U0246014

牙体牙髓病多学科诊疗病例精粹

主　编　凌均棨

副主编　韦　曦　林正梅

编　者（以姓氏音序为序）

杜　宇　付　云　高　燕　龚启梅　古丽莎　胡晓莉　黄丽佳

黄湘雅　霍永标　蒋宏伟　李京平　李晓岚　林家成　林正梅

凌均棨　刘丽敏　刘昭慧　麦　穗　宁　杨　权晶晶　童忠春

王劲茗　韦　曦　吴莉萍　项露赛　徐　琼　曾　倩　张新春

张月娇　郑健茂

秘　书　杜　宇　黄丽佳

人民卫生出版社

·北　京·

图书在版编目（CIP）数据

牙体牙髓病多学科诊疗病例精粹 / 凌均棨主编 . —
北京：人民卫生出版社，2024.3
　ISBN 978-7-117-35991-7

　Ⅰ. ①牙⋯　Ⅱ. ①凌⋯　Ⅲ. ①牙疾病 – 治疗 ②牙髓病
– 治疗　Ⅳ. ①R781.05

中国国家版本馆 CIP 数据核字（2024）第 031538 号

人卫智网	www.ipmph.com	医学教育、学术、考试、健康，购书智慧智能综合服务平台
人卫官网	www.pmph.com	人卫官方资讯发布平台

牙体牙髓病多学科诊疗病例精粹
Yatiyasuibing Duoxueke Zhenliao Bingli Jingcui

主　　编：凌均棨
出版发行：人民卫生出版社（中继线 010-59780011）
地　　址：北京市朝阳区潘家园南里 19 号
邮　　编：100021
E - mail：pmph @ pmph.com
购书热线：010-59787592　010-59787584　010-65264830
印　　刷：人卫印务（北京）有限公司
经　　销：新华书店
开　　本：889×1194　1/16　印张：29
字　　数：579 千字
版　　次：2024 年 3 月第 1 版
印　　次：2024 年 3 月第 1 次印刷
标准书号：ISBN 978-7-117-35991-7
定　　价：368.00 元

打击盗版举报电话：010-59787491　E-mail：WQ @ pmph.com
质量问题联系电话：010-59787234　E-mail：zhiliang @ pmph.com
数字融合服务电话：4001118166　E-mail：zengzhi @ pmph.com

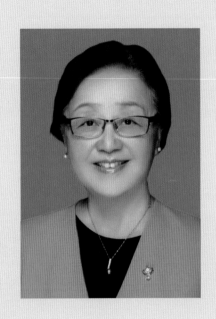

凌均棨 中山大学光华口腔医学院牙体牙髓病学二级教授、一级主任医师，博士生导师。现任中山大学光华口腔医学院·附属口腔医院名誉院长、中山大学口腔医学研究所所长、国际牙医师学院院士（ICD）、中华口腔医学会副会长、中华口腔医学会牙体牙髓病学专业委员会名誉主任委员、中华口腔医学会口腔医疗服务分会名誉主任委员、广东省口腔医学会名誉会长。主要研究方向为龋病、牙髓病和根尖周病的病因与防治、牙体牙髓病的分子生物学和组织工程学研究。主持国家级、省部级科研项目23项，荣获中华口腔医学会科技奖一等奖、广东省科学技术一等奖和科技成果奖10余项。发表论文440余篇，SCI收录110余篇。2014年起多次入选爱思唯尔（Elsevier）中国高被引学者（牙科学）。主编《牙髓病学》《根尖周病治疗学》《显微牙髓治疗学》《牙体牙髓病学临床前培训教程》《年轻恒牙根尖周病凌均棨2016观点》《牙体牙髓病病例精解》，住院医师规范化培训教材《口腔医学　口腔内科分册》等著作，担任《中国口腔医学年鉴》副主编，参编专著及国家规划教材20余部。培养博士后9名、博士研究生50名和硕士研究生68名。1995年起享受国务院政府特殊津贴；获第六届中国医师协会中国医师奖，入选第六届国之名医系列榜单。

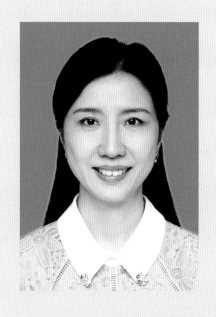

韦曦 中山大学光华口腔医学院·附属口腔医院教授、主任医师、博士研究生导师。现任中山大学光华口腔医学院·附属口腔医院牙体牙髓科主任、中华口腔医学会牙体牙髓病学专委会副主任委员、广东省口腔医学会牙体牙髓病学专委会主任委员、国家医师资格考试口腔类别试题开发专家委员会委员,《上海口腔医学》《中华口腔医学研究杂志(电子版)》编委,*Journal of Endodontics* 杂志科学顾问委员会委员。主要从事龋病微生态防治、牙髓损伤修复机制的研究,擅长牙体牙髓疾病的显微与微创治疗。发表学术论文 160 余篇,其中 SCI 收录 70 余篇,主编、副主编专著 4 部,参编专著教材等 6 部。主持国家自然科学基金 5 项、省部级科研项目 10 余项,获省部级科技进步奖 6 项。

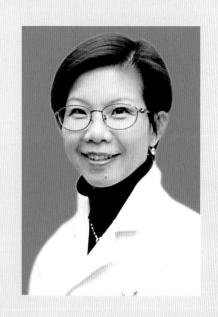

林正梅 中山大学光华口腔医学院·附属口腔医院教授、主任医师、博士研究生导师。现任中山大学光华口腔医学院·附属口腔医院副院长,中华口腔医学会口腔医学教育专委会副主任委员,中华口腔医学会牙体牙髓病学专业委员会常委,中华口腔医学会老年口腔医学专业委员会常委,广东省口腔医师协会会长,广东省基层卫生协会口腔医学专委会主任委员,广东省口腔医学会牙体牙髓病学专委会副主任委员。主持国家自然科学基金 4 项、省部级科研项目 10 余项。在国内外学术刊物上发表论文 80 余篇,SCI 50 篇。2018 年作为第一完成人获中华口腔医学会科技奖。主编《口腔内科学精选模拟习题集》,副主编《显微牙髓治疗学》《牙体牙髓病学临床前培训教程》。

步入 21 世纪后，我国口腔医学体系逐渐走向专科化，各专科之间分工明确，诊疗水平不断提高。然而，部分医师由于长期关注于本学科，对其他专科的了解较片面甚至滞后，各专科之间交流合作亦存在不足，故而影响复杂和疑难病例的综合诊疗能力。

多学科诊疗是以患者为中心，集合多个学科优势为患者提供最佳决策的诊疗模式。牙体牙髓科是口腔医学的重点科室，专门从事牙体硬组织疾病和牙髓根尖周疾病的诊疗工作，始终秉承"守护健康牙、治疗病患牙、保留天然牙"的核心理念，不仅初诊患者数量众多，更是其他专科的重要转诊科室。建立以牙体牙髓科为基础的多学科诊疗体系，将有助于拓宽专科医师和年轻口腔医师的临床视野、更能提高综合口腔医师的诊疗能力，最大程度优化患者的治疗方案。

我们的团队经过数年历练，已经培养出多位临床经验丰富、教学能力突出、科研基础扎实的中青年专家，积攒了一批以牙体牙髓科初诊、会诊及转诊为基础，多学科讨论和治疗为特色的病例。如何将课本中的治疗原则和操作规范运筹帷幄于临床实践，每位专家在成长过程中逐渐形成了更为完善的处理方式。这正是我们总结归纳和出版本书的初心，不仅讨论具体操作流程，而且展示诊疗过程中的思考、困惑、尝试、自我审视和蜕变，以期为广大口腔医师提供一本"砥砺前行"的参考书。

在整理资料的过程中，我们发现很难将每个病例做到尽善尽美，每位编委的脑海中或多或少都曾闪现过"是否当初那样做会更好"的疑惑。也许，只有读懂了那句特鲁多医师的墓志铭——"有时去治愈，常常去帮助，总是去安慰"，才能真正与自己和解，而彼时的瑕疵也最终会化作医师终身学习的驱动力。

本书在撰写过程中邀请了多位专家点评，包括中山大学附属口腔医院口腔颌面医学影像科曾东林副教授、崔敏毅副教授，口腔颌面外科廖贵清教授、曾融生教授、王成教授、杨辛副教授、刘志国讲师，牙体牙髓科刘路副教授，牙周科赵川江教授、邓雨泉讲师，口腔修复科杨凌副教授、覃峰副教授、赵煜副教授、陈晓丹讲师，口腔正畸科蔡斌教授、周晨副教授、陈奕嘉讲师、刘婷婷讲师，口腔种植科张辉讲师、吴夏怡讲师、李俊达讲师、詹思源技师，以及中山大学孙逸仙纪念医院内分泌科张锦教授，广州市第一人民医院皮肤科方锐华教授，在此向他们一一表示感谢。

为了进一步提高本书的质量，在此诚恳地希望各位读者、专家提出宝贵意见。

中山大学光华口腔医学院·附属口腔医院

凌均棨

目 录

第三章　牙髓病及根尖周病 // 153

第一章

绪论

第一节 多学科诊疗的概念和发展简史

多学科诊疗（multidisciplinary diagnosis and treatment，MDT）是针对某种临床疾病，由 2 个及以上临床学科团队会诊讨论，对疾病的诊断和治疗进行深入分析，为患者制订个体化、规范化、连续性的综合治疗方案，最终由多个学科团队联合执行的一种诊疗措施。MDT 已成为现代医学诊疗模式的发展趋势，体现了以患者为中心的理念，一般包括患者咨询、首诊前准备、诊断治疗，和后续跟进与支持 4 个诊疗阶段。MDT 模式有利于提高诊疗效率，弥补专科精细化导致的局限性。

一、多学科诊疗的起源与发展

1965 年，美国加利福尼亚州制订了智障儿童多学科诊断咨询门诊发展规划，从此 MDT 模式逐渐取代传统医疗模式。随后英国在 1993 年开启社区卫生保健 MDT 模式，并将 MDT 模式在肿瘤临床治疗领域推广。1994 年—2004 年期间，英国肿瘤患者以 MDT 模式诊疗的比例由 20% 提高至 80% 以上。自 1996 年起，英国卫生部门发布了多项肿瘤临床治疗的循证指南，强调肿瘤的临床治疗要由专科医师、护士以及其他专家合作进行。2007 年，英国国家医疗服务体系（National Health Service，NHS）规定肿瘤患者需要进行多学科诊疗，并颁布了关于肿瘤 MDT 模式的法律条文。

在美国、法国、德国、意大利等欧美国家，MDT 模式也得到广泛推广。2013 年，欧盟委员会成立欧洲抗癌行动合作组织，发表了关于多学科癌症诊疗的声明，明确了 MDT 是肿瘤治疗的关键治疗措施。目前，欧美癌症诊疗指南中规定确诊的肿瘤患者在接受治疗前必须经过相应 MDT 会诊，MDT 模式已经成为肿瘤诊疗体系的重要环节。

MDT 团队由内科、外科、护理、放射科、心理科、营养科和康复科等多学科专家共同组成，还包括志愿者和其他社会力量。MDT 会议一般每周或每半个月举办 1 次，也有一些医疗机构根据实际情况采用不同的举办频次。英国 NHS 发布指南，鼓励医疗机构开展符合自身特点的 MDT 模式，并提供了一些可供参考的不同阶段的 MDT 运作形式。美国医学科学中心也逐渐将病例讨论发展为 MDT 模式。国外 MDT 模式已不再局限于医院内，而是扩展到医院外，并且联合社会力量提供后续的心理咨询、健康教育、康复训练等全生命周期的健康支持。

二、我国多学科诊疗的发展现状

我国人口老龄化加剧，老年患者恶性肿瘤和非传染性慢性疾病发病率逐年上升，且并发症多，需在多个专科门诊进行会诊。随着医院科室划分越来越细，仅靠单一科室常常无法为患者提供最佳诊疗方案。在这种背景下，2010 年卫生部发布《结直肠癌诊疗规范（2010 年版）》，多次提到多学科诊疗的概念。2015 年，中国医师协会外科医师分会多学科综合治疗专业委员会发布《MDT 的组织和实施规范》。2016 年，国家卫计委发布《关于提高二级以上综合医院细菌真菌感染诊疗能力的通知》（国卫办医函〔2016〕1281 号），提出需要推行细菌真菌感染多学科诊疗模式。2018 年，国家卫健委印发《关于开展肿瘤多学科诊疗试点工作的通知》（国卫办医函〔2018〕713 号），要求规范肿瘤 MDT 诊疗操作流程，提高 MDT 诊疗水平和管理质量。2018 年，国家卫健委印发《进一步改善医疗服务行动计划（2018—2020 年）》，提出要推广多学科诊疗模式，开设肿瘤、疑难复杂疾病、多系统器官疾病等多学科诊疗门诊。

三、多学科诊疗在疾病诊疗中的应用

1. MDT 在恶性肿瘤诊疗中的应用　　20 世纪 70 年代，美国提出"整合医学"的概念，随后成立了第一家集多学科临床诊断、治疗及科研为一体的大型医院——安德森癌症中心。2006 年，加拿大安大略省癌症中心发布多学科癌症会诊的标准，用于指导多学科癌症会诊的实施和操作。2012 年，美国临床肿瘤学会的年会主题是"合作战胜癌症"，提出恶性肿瘤的多学科综合诊断与治疗，MDT 已成为 21 世纪治疗肿瘤的最佳模式。Basta YL 等通过系统文献回顾，指出 MDT 模式在诊疗胃肠道恶性肿瘤方面有明显优势。Kesson EM 等对 1.3 万位女性乳腺癌患者进行回顾性队列研究，发现 MDT 模式显著提高了患者的生存率。Pillay B 等系统回顾有关文献发现，MDT 模式使癌症患者接受更加准确而完整的术前分期和辅助治疗。

在国内，最早由四川大学华西医院结直肠外科在 1981 年组织 MDT，是结直肠癌多学科综合治疗研究的基地。2005 年，复旦大学附属肿瘤医院蔡三军教授组建了大肠癌 MDT 团队，此后北京大学肿瘤医院等多所医院也相继成立 MDT 团队。上海仁济医院妇科肿瘤 MDT 诊疗中心通过多学科会诊模式，极大地提高了疑难病的综合诊疗水平，并且显著提高了晚期卵巢癌患者五年生存率。解放军总医院普通外科团队研究发现，MDT 模式有利于规范结直肠癌肝转移患者的术前检查和围手术期化疗，提高患者的一期切除或消融术率及转移灶的手术切除率。经过近年来的发展，MDT 模式逐渐制度化和远程化，对延长肿瘤患者的生存期和改善患者生活质量具有促进作用。

2．MDT 在非肿瘤疾病中的应用   在非肿瘤疾病中，MDT 模式同样得到了广泛的应用。1998 年，美国学者 Wagner 将 MDT 模式引入慢性病管理，提升医疗服务，降低医疗成本，并取得良好的治疗效果。该模式在慢性病管理优势显现后，一些发达国家将 MDT 模式相继应用于慢性病中。Benagiano G 等发现 MDT 诊疗模式能降低心衰住院率，同时还能节约医疗费用。Kamper SJ 等发现 MDT 康复诊疗模式在降低慢性腰痛患者疼痛和残疾方面较常规护理和物理治疗更有效。Lin E 等发现 MDT 可以减少慢性肾病患者的透析频率，并延长预期寿命。

我国学者也在探索如何将 MDT 模式应用于非肿瘤疾病的诊疗。北京协和医院将 MDT 模式运用于肥胖症治疗，对减重手术进行全程、长期营养管理，获得了更好的减重成果。中南大学湘雅医院联合多所医院提出了，COVID-19 疫情背景下对糖尿病足患者采取 MDT 模式，将更有利于诊疗糖尿病足合并 COVID-19 感染患者。MDT 模式治疗非肿瘤疾病患者，有利于提升医疗服务、降低医疗成本和增强远期疗效，值得临床推广。

四、多学科诊疗的发展方向

MDT 是国际医学重要的诊疗模式之一，也是近年来国内综合医院探索和发展的新方向。我国正在通过医联体、分级诊疗等实现医疗资源的纵向整合，引导和鼓励常见病、多发病患者首先到基层医疗机构就诊，少部分疑难杂症患者则在大型医疗机构就诊。这样使大型医院人力和物力得到部分释放，使之真正成为集合治疗疑难杂症、科研与教学的医院。在配套支持方面，国家应出台政策指导 MDT 规范化、MDT 收费、医保衔接等，做到政策先行，促进 MDT 在综合型医院开展。

为促进国内 MDT 模式的发展，相关部门需在将多学科诊疗服务纳入改善医疗服务行动计划的基础上完善相关政策配套，制订更合理的 MDT 收费标准及指导原则，合理体现参与医师的技术劳动价值。对 MDT 教学模式、操作流程、考核等制订更完善的指南标准。医院可通过一系列激励机制来提升本院医师的参与积极性，加强在职人员培训和院内外宣传，普及 MDT 知识，提高医务人员主观能动性以及就诊患者对 MDT 模式的认可度。

国内 MDT 往往只覆盖患者院内诊疗阶段，对院外患者长期健康管理远远不够。因此，需要将全生命周期健康管理和 MDT 相结合，依托综合医院各专业科室构建全生命周期服务模式。同时，也充分合理发挥患者家属、社会工作者和志愿者等院外力量，构建符合我国国情的 MDT 团队，实现医院外场景的健康管理，最终进一步提高患者生存质量。

（郑健茂　凌均桑）

参考文献

1. 杨亚，梁晨，陈桢，等. 国内外多学科诊疗模式研究进展分析. 中国卫生质量管理，2021，28（2）：16-19.

2. 韩悦，翁卫群，黄馨仪，等. 多学科协作诊疗模式的发展现状与实践探索. 基层医学论坛，2020，24（22）：3239-3241.

3. 吕艺芝，杨坚，陈郁明，等. 我国三级医院多学科协作诊疗模式开展现状调查分析. 中国医院，2021，25（2）：21-23.

4. BASTA Y L, BOLLE S, FOCKENS P, et al. The value of multidisciplinary team meetings for patients with gastrointestinal malignancies: a systematic review. Annals of Surgical Oncology, 2017, 24(9): 2669-2678.

5. KESSON E M, ALLARDICE G M, GEORGE W D, et al. Effects of multidisciplinary team working on breast cancer survival: retrospective, comparative, interventional cohort study of 13 722 women. BMJ, 2012, 344: e2718.

6. PILLAY B, WOOTTEN A C, CROWE H, et al. The impact of multidisciplinary team meetings on patient assessment, management and outcomes in oncology settings: A systematic review of the literature. Cancer Treatment Reviews, 2016, 42(1): 56-72.

7. BENAGIANO G, BROSENS I. The multidisciplinary approach. Best Practice & Research Clinical Obstetrics & Gynaecology, 2014, 28(8): 1114-1122.

8. KAMPER S J, APELDOORN A T, CHIAROTTO A, et al. Multidisciplinary biopsychosocial rehabilitation for chronic low back pain: Cochrane systematic review and meta-analysis. BMJ, 2015, 18(3): 239-240.

9. LIN E, CHERTOW G M, YAN B, et al. Cost - effectiveness of multidisciplinary care in mild to moderate chronic kidney disease in the United States: A modeling study. PLoS Med, 2018, 15(3): e1002532.

10. 王成功，周秋红，蒋铁建，等. 新型冠状病毒肺炎疫情期间糖尿病足病多学科诊疗策略. 中华骨与关节外科杂志，2020，13（02）：126-131.

第二节　口腔医学多学科诊疗模式的建立

一、口腔多学科诊疗模式的必要性

随着口腔医学专业领域的不断划分，各专科诊疗手段日新月异的进步，知识与信息迅速更新，各个领域的专家往往对其他专科的新知识和新诊疗手段了解相对滞后。另一方面，口腔科医师面对的患者所呈现的临床问题往往涉及多个专科，需要多学科共同协作，这种协作关系在老年及青少年儿童患者中尤为显著。口腔多学科诊疗团队，通过围绕特定的病例，将数个不同的专科组成相对集中的治疗小组，充分发挥不同专科间诊疗手段以及专家知识储备的互补性，通过定期的讨论会议，共同制订诊疗方案，有计划、合理地运用多学科的治疗手段提供一站式解决方案，有效诊疗广大口腔疾病的患者（图 1-2-0-1）。

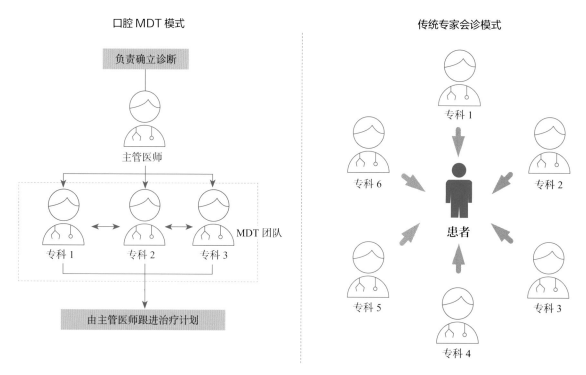

图 1-2-0-1   口腔 MDT 模式与传统多专科专家会诊模式的对比

在口腔疾病的诊疗过程中，患者的健康利益是各个专科应当优先考虑的，而这也正是口腔医学的多学科联合诊疗的核心作用。多学科诊疗团队在制订合理治疗方案的过程中，需要成员突破各自专业局限，全面考虑患者病情，从各学科诊疗方法中选取最为适合的手段，制订合理的治疗方案。这一过程是多学科联合诊疗团队的竞争与合作协同作用的结果。所谓竞争，就是各学科从自身专业角度，在循证医学的支持下评估治疗效果与近远期预后，之后在多学科联合诊疗的层面对各专科的方案进行综合比较评估，从中选出对患者最为有利的治疗方案。而具体到评估指标，可能包括患者的功能恢复情况，治疗预后是否稳定，治疗可能造成的副作用与损伤，美学情况以及社会经济等一系列涉及患者健康利益的问题。例如某患者缺失了左下颌第一磨牙，在左下颌第三磨牙存在的情况下，从 MDT 的诊疗思路出发，正畸科和种植科就存在竞争的关系。正畸科可以采用第二磨牙近中移动关闭第一磨牙的间隙，而种植科可以通过植入种植体修复牙列缺损，两者都可以解决患者的口腔问题，但根据患者口腔具体情况的不同，各有其最佳适用条件，所以需要多个相关学科相互讨论，共同制订一个对患者口腔健康最优的治疗方案。所谓合作，是指在确定了整体治疗方案后，各学科合作为实现成功的治疗创造更好的条件。

对患者而言，由多学科诊疗团队进行协作诊疗可以获得综合性的治疗，最大限度地减少患者的误诊误治，缩短患者诊断和治疗等待时间、增加治疗方案的可选择性、制订最佳治疗手段，改善患者预后，同时避免了不停转诊、重复检查给患者家庭带来的负担，从而提高患者满意度，确保患者获得最适当的治疗。而这对于老年患者尤其重要，因为老年患者往往多种问题并存，通过组织相关学科形成相对固定的诊疗团队，可以为老年患者提供一站式的解决方案。

二、多学科诊疗模式在口腔医学各专科协作中的应用

口腔各专科的多学科协作首先体现在各学科对复杂病例的诊疗上。在口腔专科的临床工作中口腔种植术有着广泛的应用，但其成功取决于多种因素。国外学者对150家口腔医疗机构开展的问卷调查说明，专科医师在进行病例选择时考虑的主要全身性因素包括患者的吸烟史以及肿瘤患者的放射性治疗计划，而需要重点关注的口腔局部因素则包括牙周炎控制状况，口腔卫生情况以及龋病等因素。可见，在治疗全流程中，患者的治疗计划都需要由口腔全科、颌颌面外科、口腔修复科、牙周科以及口腔正畸科医师与口腔种植科医师共同组成的学科团队进行评估，在必要的时候也需要团队各专业的参与和辅助。青少年时期是正畸治疗的主要时期，而第一磨牙在正畸治疗中也是重要的支抗来源。另一方面侵袭性牙周炎也同样好发于该时期，因此口腔正畸科与牙周科在该类患者的诊疗中应注重协作，共同制订诊疗方案。尤其是当接受正畸治疗的患者出现牙周疾病表现时，更应及时由牙周科协助诊疗，并对正畸治疗计划与方式进行调整，减少治疗时间并降低正畸力从而抑制侵袭性牙周炎。

随着口腔医学的发展，治疗的重心已经从过去的处理龋坏，修复缺损以及应用修复体转变成更注重美学与整体功能的改善，因此口腔医学所要面对的问题也更为复杂，需要包括正畸、牙周、修复以及口腔颌面外科的多个口腔专科共同协作。牙龈间隙或黑三角就是一种影响口腔美观的临床问题，而随着越来越多成年患者寻求口腔正畸治疗，尤其其中部分还有牙周疾病病史，这一临床问题也越发常见。牙龈间隙的潜在病因包含牙位置，牙间隙，牙冠形态以及牙槽骨牙周组织退行性变等因素，因此其治疗需要口腔修复科、牙周科与口腔正畸科共同协作。以美学为重心的多学科诊疗方式体现在重新组织思考路径上，传统的治疗方案首先是确定患者口腔状况的生物学病因并有针对性地进行治疗，然后对结构上存在的缺陷进行修补以及着力恢复正常功能，最后则通过其他手段改善患者的口腔美观情况。这样的路径虽然可以保证患者的原发疾病得到较好的治疗，但口腔美学的改善往往会让位于其他治疗计划的要求，而优先考虑口腔美学。同时从功能、结构与生理等角度制订诊疗方案，可以充分考虑包括美学在内的各方面要素。

唇腭裂是最常见的口腔先天性疾病之一，会对儿童的面部生长发育与外观、牙列关系、语言发音产生影响。由于唇腭裂对患儿的影响可能涉及听力、语言、口腔与颅颌面外科、社会心理以及认知发育等多种因素，且互相之间存在相互影响，因此非常需要由包括口腔科、儿科、耳鼻咽喉头颈外科、遗传医学科、营养科以及护理等多学科团队协同诊疗。通过对 15 例患者的跟踪随访，学者发现多学科诊疗团队通过采用规范化的手术方式与功能性治疗手段对于保证患儿面部正常生长发育、牙列关系以及发音功能有重要意义。对于部分患儿，唇腭裂所带来的问题可能会延续到青少年与成年阶段。学者对英国西米德兰郡的成人唇腭裂门诊共计 145 例患者诊疗数据回顾分析，其中 116 例需要接受手术治疗，21 例需要接受口腔修复治疗，而其中 16 例患者需要接受心理咨询。多学科诊疗团队的治疗方式在唇腭裂患者的全生命周期管理中都具有重要的作用。

除了唇腭裂以外，口腔专科团队在多种遗传性疾病诊疗团队中也有重要作用。锁骨颅骨发育不全是一种显性遗传的罕见病，其临床表现包括头面部畸形，牙列异常，锁骨发育不全，部分患者合并阻塞性睡眠呼吸暂停、复发性中耳炎及听力异常。有学者对既往病例进行回顾性分析，结果说明所有入组患者均需要正畸联合多次正颌治疗，对该类患者的诊疗需要由颅颌面外科、儿童口腔科、口腔正畸科、耳鼻咽喉头颈外科、儿科、遗传医学科以及影像科组成的多学科团队。

随着相关疾病发病机制研究的深入，一些过去相互独立的疾病也被发现存在共通的致病机制。对于缺牙症、多生牙等牙数量异常疾病来说，牙发育起始和发育过程中分子层面（如 MSX1，PAX9，EDA 以及 WNT10A 等）的异常往往是此类疾病的病因。众多学者的研究也提示从牙尖间距、牙形态到牙数量的异常，都和发育过程中基因表达的水平与时序存在密切关系。因此在此类患者的诊疗中，不仅需要由口腔正畸、口腔修复与口腔种植等学科根据现有牙列，在优先考虑患者需求的情况下制订多学科协作治疗方案，同时也需要进一步通过临床转化等方式将基础医学研究成果应用于临床诊疗。

三、口腔专科在系统性疾病多学科诊疗模式中的作用

对于鼻咽癌等头颈部肿瘤来说，放疗是重要的治疗手段。但放疗会影响口腔软硬组织的血供与组织含氧量，也可导致唾液腺的功能异常，这些病理变化将进一步导致龋病以及口腔内感染的风险上升，并且会影响口腔内组织的愈合，甚至可能导致下颌骨的放射性骨髓炎。因此对于此类患者需要由口腔专科医师加入治疗团队，口腔专科医师可以在开始放疗之前发现口腔内潜在问题；移除口腔内潜在感染源；向患者进行口腔健康宣教，告知可能出现的口腔并发症以及应对措施，并督促患者达到较好的口腔卫生标准；为患者提供口

腔护理与康复治疗的计划。而且作为多学科诊疗团队的重要组成部分，口腔专科医师对于提升患者的生活质量有重要的作用。

口腔作为全身系统的组成部分，许多口腔专科疾病也和系统性疾病存在密切的关联。牙周炎是常见的口腔慢性炎症性疾病，而流行病学调查研究则提示糖尿病是牙周炎的重要风险因素。尽管两种疾病之间确切的关联机制尚不清晰，但近期众多的研究提示两者之间的关联是双向的，而且糖尿病与慢性牙周炎都同样强调患者教育与长期随访治疗，因此口腔专科团队与糖尿病治疗团队的协作可以起到互补加强的作用。

四、口腔专科多学科诊疗模式的发展策略

尽管 MDT 模式有众多优点，但目前在口腔专科中的发展尚存在一定的问题。一方面，MDT 模式需要团队成员间的合作与交流，这需要设立良好的沟通合作机制，同时也需要在教育阶段将 MDT 理念融入口腔医学课程。另一方面，与传统治疗方法相比，MDT 的人均治疗成本更高，这需要从医疗收费制度方面进行改革从而弥补 MDT 模式所增加的治疗成本。

对于相对复杂的病例，MDT 会议往往需要持续几个小时，在此期间参与人员难免会出现注意力不集中以及讨论偏离主题的情况。英国国家癌症行动团队曾对提升 MDT 会议提出若干建议：①将手机静音，最好统一存放；②减少干扰和噪声；③每次由一位参与者发言，避免小组讨论；④集中于必要的信息和相关的讨论，避免跑题；⑤对于时间较长（如持续 2~3 小时）的会议，中间应设置 2~3 次的茶歇；⑥对于阴性结果可以不用向所有参会人员提供影像学资料；⑦使用自查表，确保所有相关信息都完成了讨论。此外有学者也建议参考成熟的学习研讨会议组织方式，预先设立 MDT 会议需要关注的人员因素列表，从而提前发现问题，改善会议效果。会议流程建议：①为会议提供专用的空间与时间；②按照时间表安排休息，不应该因为患者量较多就将休息延后；③最好设置特定的计时员，而不是仅依靠主持人控制时间；④注意同事们是否已经疲乏：如果自己已经疲乏，其他人可能也一样；⑤可以通过轮值方式，在会议主席的指导下，考虑让新人担任 MDT 会议主持；⑥对于会议议程中可能引起误解处（如患者姓名相似）以及疑难病例作特殊提示。

MDT 模式的顺利开展需要从医学教学阶段就为医学生树立多学科团队协作的理念。有学者应用虚拟仿真技术构建可重复性强的训练环境，对学生开展 8 周的虚拟训练，学生在专科间协作的自我评分问卷中获得了提升，尤其表现在改善了沟通能力、进一步明晰了团队成员定位以及对专科间协作的内在挑战获得了更深的认识。日本昭和大学的学者则为

医学院、口腔医学院、药学院、护理学院以及康复科学等专业的本科学生构建了多学科协作培训项目，并将其融入人才培养规划。通过综合运用早期接触临床以及基于案例的学习（problem-based learning，PBL）等方式在校内外开展学习，该项目对于提升学生对学科间协同的认同起到了积极的推动作用。在教育方式的探索中，除了自上而下的来自教育管理者的尝试，也有自下而上的来自学生的努力。加州大学旧金山分校的多名不同专业的学生共同构建了多学科协作训练课程，共 480 名学员参加了近一年的课程培训。参加培训的学员认为该培训对自身的角色认知、责任感、沟通与交流技能有了提升。

在口腔医学中建立 MDT 模式不仅有利于患者得到综合的诊疗，同时也是增强学科建设，促进医师进步的重要途径。作为医学发展的主要方向，MDT 模式具有一站式的学科特征，促进各学科融合发展。通过重点学科与弱势学科之间的协同合作，有助于多个学科共同发展，促进医教研健康管理的真正融合，从而弥补医院学科发展不平衡的局面。在此基础上进一步延伸，从重点疾病出发，建立口腔疾病临床医学中心，有力提高医务人员的临床和科研能力，有利于开展学术研究、激发创新技术和拓宽科研思路。

（项露赛　凌均桑）

参考文献

1. CHIN J S, REES J, ADDY L. The provision of dental implants: current practice among university and hospital specialists in restorative dentistry within the UK and Ireland. British Dental Journal, 2020, 228(1): 39-43.

2. NG D Y, WONG A Y C, LISTON P N. Multidisciplinary approach to implants: a review. N Z Dent J, 2012, 108(4): 123-128.

3. HAZAN-MOLINA H, LEVIN L, EINY S, et al. Aggressive periodontitis diagnosed during or before orthodontic treatment. Acta Odontol Scand, 2013, 71(5): 1023-1031.

4. COOPER D C, PETERSON E C, GRELLNER C G, et al. Cleft and craniofacial multidisciplinary team clinic: a look at attrition rates for patients with complete cleft lip and palate and nonsyndromic single-suture craniosynostosis. Cleft Palate-Craniofacial Journal, 2019, 56(10): 1287-1294.

5. JIRAPINYO C, DERAJE V, HUANG G, et al. Cleidocranial dysplasia: management of the multiple craniofacial and skeletal anomalies. The Journal of craniofacial surgery, 2020, 31(4): 908-911.

6. BROOK A H, JERNVALL J, SMITH R N, et al. The dentition: the outcomes of morphogenesis leading to variations of tooth number, size and shape. Australian Dental Journal, 2014, 59(Suppl.1): 131-142.

7. HUNTER J P, GUATELLI-STEINBERG D, WESTON TC, et al. Model of tooth morphogenesis predicts carabelli cusp expression, size, and symmetry in humans. PLoS ONE, 2010, 5(7): e11844.

8. O'SULLIVAN M, O'CONNELL B. Multidisciplinary management of hypodontia. Prim Dent J, 2017, 6(1): 62-73.

9. SEMPLE C J, KILLOUGH S A. Quality of life issues in head and neck cancer. Dental Update, 2014, 41(4): 346353.

10. PRESHAW P M, ALBA A L, HERRERA D, et al. Periodontitis and diabetes: a two-way relationship. Diabetologia, 2012, 55(1): 21-31.

11. OEPPEN R S, DAVIDSON M, SCRIMGEOUR D S, et al. Human factors awareness and recognition during multidisciplinary team meetings. J Oral Pathol Med, 2019, 48(8): 656-661.

12. WONG E, LESLIE J J, SOON J A, et al. Measuring interprofessional competencies and attitudes among health professional students creating family planning virtual patient cases. BMC Medical Education, 2016, 16(1): 273.

13. KIUCHI Y. Systematic and stepwise interprofessional education in Showa University. Pharmaceutical Society of Japan, 2017, 137(7): 853-857.

14. FITZSIMMONS A, CISNEROS B, SAMORE J. A learner developed longitudinal interprofessional education curriculum. J Interprof Care, 2014, 28(1): 66-67.

第三节　多学科诊疗在牙体牙髓疾病诊疗中的应用

口腔多学科协作诊疗（oral multidisciplinary team，OMDT）是针对复杂疑难的口腔疾病患者，在 MDT 理念指导下全面获取患者信息，正确诊断并制订专业化、规范化、个性化的综合治疗方案，建立合理、高效的治疗流程，依托多学科团队发挥各专业的技术优势，协作配合为患者提供全面系统的治疗，恢复和重建口颌系统功能促进全身健康的诊疗模式。同时，对患者进行口腔健康管理和口腔健康宣教，提高其口腔保健意识，使患者认识到及时治疗的必要性、重要性及治疗的复杂性，从而提高患者的配合度和依从性。口腔多学科协作诊疗在牙体牙髓病学的应用，为牙体牙髓疾病提供了新的诊疗思路和手段，为最大限度保留天然牙提供可能。

一、龋病的多学科诊疗考量

龋病是进行性发展性疾病，龋病的治疗不能仅局限于对龋齿进行简单的充填治疗，应针对病因采取积极有效的措施控制牙菌斑，阻止龋病的发展和蔓延，发现并指出患者口腔卫生态度和行为存在的问题并给予具体指导，对于防控龋病的发展具有极其重要的意义，同时也是维持龋病治疗效果的基础。龋病的治疗计划应包括对病因的控制和消除，龋损的修复以及功能的恢复。

在龋病发展过程中，其他口腔及颌面部的疾病可能对其产生一定的影响，如牙列不齐、牙周病等的存在，常易导致食物嵌塞，牙菌斑难以得到控制，容易导致龋病及继发龋的发生。舍格伦综合征、头颈部肿瘤的放疗等会导致唾液分泌减少，唾液对口腔的保护功能下降，容易导致龋病的发生。范围较大的龋损，龋损边缘可位于龈下，此时龋损大多可能累及牙髓组织，同时伴发殆关系异常、口腔唾液腺功能异常等，除了必要的保髓治疗或根管治疗外，需要与牙周科、正畸科、修复科医师等共同探讨后续治疗方案，在终止龋病发展、恢复牙体外形后，联合正畸及必要的基础治疗等，消除龋病危险因素，确保治疗的有效性。

对于牙体缺损的邻面边缘位于釉牙骨质界下或龈下的患牙，最理想的方式为牙冠延长术，近年来也有部分学者使用龈壁提升术（cervical margin relocation，CMR），即通过成形片及树脂材料恢复龈下部分的牙体形态，以获得良好隔湿条件，满足后续修复印模制取、修复体粘接等的需要。Ferrari 等通过 12 个月的临床研究发现行 CMR 后的边缘探诊出血发生率更高。但也有学者认为在口腔卫生控制极佳的条件下，边缘完好、抛光精细的龈下树脂边缘不会引起牙周组织的临床改变。因此，是否对患牙采取龈壁提升术仍需慎重决策，尤其是当龈下边缘较深，粘接界面位于牙骨质时，不仅需要患者维持良好的口腔条件，还必须进行系统牙周治疗和定期牙周复查。

另外，国外的系统性回顾研究表明，后牙树脂修复失败的主要原因是继发龋，而前牙树脂修复失败的主要原因与患者的美学需求相关。因此，在制订 MDT 治疗方案时，患者的个人意见应予以足够重视。

二、牙体硬组织非龋性疾病的多学科诊疗视角

（一）非龋性颈部缺损

非龋性颈部缺损（non-carious cervical lesions，NCCL）是指发生在牙釉质和牙骨质处除龋损外的牙体硬组织丧失。早期 NCCL 称为牙颈部磨损、磨耗、楔状缺损及酸蚀等。NCCL 形态多样，可仅累及牙冠部、牙根表面，或同时累及牙冠和牙根部，累及牙根者往往伴随牙龈退缩。伴随牙龈退缩或累及牙本质深层，一般可出现牙本质敏感的症状，累及牙髓腔则可出现牙髓炎、根尖周炎等症状。NCCL 的形成是多因素作用的结果，如解剖因素、殆力、酸蚀、牙周表型（附着龈厚度和宽度）等，不同缺损类型存在不同病因。

NCCL 根据病因和患病程度的不同，治疗方案可能需要牙体牙髓科、牙周科、修复科等多学科的共同协作，通过病损位置、大小、深度和有无牙本质敏感及牙髓症状制订治疗方案。对缺损小、无症状者可以观察不予处理。牙冠部缺损较大、影响美观、龋坏及可摘局部义齿修复的基牙等患牙可采用树脂修复治疗。缺损累及牙根或同时累及牙冠

和牙根，合并牙龈退缩的病例，治疗方案选择需考虑缺损大小、牙龈退缩类型和牙龈边缘位置。除了修复治疗外，可根据缺损大小、牙龈退缩类型（表 1-3-0-1）和牙龈边缘位置（maximum root coverage level，MRC），考虑牙周科治疗，采用牙周膜龈手术（表 1-3-0-2）。

表 1-3-0-1 Miller 牙龈退缩分类法

表型分类	牙周特点
Ⅰ类	龈缘位于釉牙骨质界根方，未达膜龈联合，邻面无附着丧失
Ⅱ类	龈缘达到或超过膜龈联合根方，邻面无附着丧失
Ⅲ类	龈缘达到或超过膜龈联合根方，邻面有骨或软组织丧失
Ⅳ类	龈缘达到或超过膜龈联合根方，邻面骨或软组织丧失严重，牙错位

表 1-3-0-2 伴牙龈退缩的 NCCL 分类及治疗原则

NCCL 分类	特点	治疗原则
Ⅰ类	牙根表面缺损合并 Miller Ⅰ/Ⅱ类牙龈退缩，MRC 位于 NCCL 冠部边缘冠方 > 1mm	1. 冠向复位瓣（coronally advanced flap，CAF）/上皮下结缔组织瓣移植（connective tissuegraft，CTG）+ CAF 2. 膜龈手术暴露的缺损牙根表面行根面平整术，同时化学处理（24% 乙二胺四乙酸）去除污染层，龈瓣复位至 MRC 冠方 1mm
Ⅱ类	牙根表面缺损合并 Miller Ⅰ/Ⅱ类牙龈退缩，MRC 位于 NCCL 冠部边缘	1. 牙周治疗（手术软组织易塌陷） 2. 根面覆盖手术时先对缺损牙根表面行机械化学预备，采用 CTG + CAF 技术，龈瓣复位至 MRC 冠方 1 mm
Ⅲ类	牙颈部缺损累及牙冠和牙根，合并 Miller Ⅰ、Ⅱ或Ⅲ类牙龈退缩	1. 冠部采用复合树脂充填修复至 MRC 2. 根面覆盖术中采用树脂充填根部缺损，龈瓣冠向复位至充填树脂冠方 1mm 处
Ⅳ类	牙根表面缺损合并 Miller Ⅲ类牙龈退缩，或缺损累及牙冠和牙根合并 Miller Ⅰ、Ⅱ类牙龈退缩且缺损最深处位于解剖牙冠上，软组织不能完全覆盖缺损，MRC 位于 NCCL 缺损最深处根方	1. 冠方可用复合树脂充填至 MRC 2. 根面覆盖术覆盖根面，龈瓣冠向复位至充填树脂冠方 1mm
Ⅴ类	牙根表面缺损合并 Miller Ⅲ/Ⅳ类牙龈退缩，MRC 位于 NCCL 缺损的根方边缘，根面 NCCL 无软组织覆盖	主要采用复合树脂充填至 MRC 边缘

当 NCCL 合并牙髓/根尖周病变、冠折等时，根据患牙病变范围、剩余牙体组织量、牙根长度等评估患牙可修复性，确定后续治疗方案，如冠延长术、正畸牵引、CMR 等，同时完善根管治疗后进行冠部修复。研究显示，偏侧咀嚼、𬌗干扰、磨牙症等导致 NCCL 发生率增高，𬌗干扰导致 NCCL 修复体治疗成功率显著降低。因此，在纠正偏侧咀嚼等

不良习惯后，伴有𬌗干扰的患者需要调整咬合，必要时可通过正畸、修复等方法恢复咬合关系。国外研究表明，𬌗垫结合肌肉按摩可改善磨牙症体征和症状的强度。调查数据显示，胃食管反流病、酸性饮料等是 NCCL 发生的危险因素，此时需要减少酸性饮料的摄入。患有消化系统疾病的患者应至消化内科就诊，防止其对牙体硬组织完整性造成影响。

（二）牙外伤

牙外伤（traumatic dental injury，TDI）是指在突然外力作用下，牙体硬组织、牙髓和/或牙周组织发生急性损伤的一类疾病。牙外伤可以单独破坏一种组织，也可以同时累及多种组织。好发于儿童和青少年，常累及前牙区，导致牙外伤的病因包括摔伤、暴力伤害、交通事故、咬硬物和医源性损伤等。

国际牙外伤协会牙外伤分类法的一级分类包括牙体硬组织和牙髓损伤、牙周组织损伤、支持骨损伤、牙龈和口腔黏膜损伤，并进行了二级分类（表 1-3-0-3），适用于恒牙列和乳牙列。临床上通常采用二级分类进行牙外伤的诊断和治疗。

表 1-3-0-3　国际牙外伤协会牙外伤分类法

序号	一级分类	二级分类
1	牙体硬组织和牙髓损伤	简单冠折、复杂冠折、简单冠根折、复杂冠根折、根折
2	牙周组织损伤	牙震荡、亚脱位、脱出性脱位、侧方脱位、嵌入性脱位、完全脱位
3	支持骨损伤	牙槽窝碎裂、牙槽窝骨壁骨折、牙槽突骨折、颌骨骨折
4	牙龈和口腔黏膜损伤	撕裂伤、挫伤、擦伤

牙外伤常会累及口腔颌面部软硬组织，严重时需要牙周科、口腔颌面外科、牙体牙髓科、口腔修复科等多学科共同评估患牙保留价值，制订治疗计划。恒牙牙外伤同时累及牙冠及牙根者，治疗难度增加。简单冠根折，去除折裂片，根据恒牙牙根发育情况及折裂牙断面的位置制订治疗方案，必要时行切龈术。复杂冠根折，常累及牙髓。牙根未发育完全的年轻恒牙，根据牙髓的状态，根尖周组织状态等，对患牙行牙髓切断术、牙髓血运重建术、根尖诱导成形术等，并定期复查牙髓及根尖周组织情况，若出现牙髓坏死、根尖周炎等及时干预。根尖形成的恒牙，去除折断片后，评估外伤范围及折裂边缘的位置等，考虑联合牙周科、正畸科、颌面外科医师等对患牙行冠延长术、正畸牵引、意向再植术等，同时完善根管治疗及必要的临时美学修复，观察期后完成桩核冠等永久修复。若折裂牙无法保留，则需拔除，并根据患者口内余留牙的情况，选择自体牙移植术或种植术。

牙脱位中，嵌入性牙脱位造成的损伤最严重，破坏牙龈附着，导致牙周膜和牙槽骨挫伤、牙槽窝碎裂或骨壁骨折，同时造成牙髓组织损伤。年轻恒牙牙根未发育完全，外伤后不予以任何即刻干预，任其自行萌出。若观察4周后，患牙无萌出，行正畸牵引，同时复查牙髓活力及根尖周组织发育情况。牙根发育完全的恒牙，嵌入深度<3mm，任其自行萌出，观察8周。观察期结束无萌出或嵌入深度>3mm的患牙，需外科手术复位，牙周夹板固定或者通过正畸牵引将患牙牵至正常的临床高度。嵌入深度>7mm的患牙，外科手术复位，牙周夹板固定，患牙应在外伤2周或者治疗条件允许后，尽快完善根管治疗。

牙外伤的预后和多种因素相关，如外伤类型、治疗时机、治疗方式、牙根发育水平、牙外伤范围、口腔内细菌感染等。在多学科序列治疗过程中，尤其是牙体牙髓治疗过程中，如年轻恒牙的牙髓再生治疗、脱位牙的再植/复位治疗等，治疗结果存在不确定性，可能出现牙根吸收、牙髓钙化、牙髓坏死、牙冠变色等并发症，因此外伤牙需要定期复查以便及时干预。

（三）牙根纵裂

牙根纵裂是牙根发生纵向折裂，通常从根尖开始向冠部延伸。牙根纵裂的发生与内因如解剖结构、所在位置、饮食习惯等，以及外因如外伤、医源性因素相关。牙骨质撕裂（cemental tear）是特殊的根面纵裂，可仅涉及牙骨质或同时累及牙本质、牙骨质，好发于前牙，单发/多发，常伴有窄而深的牙周袋，表现出类似于局限性牙周炎、根尖周炎和牙根纵裂的体征/症状。牙骨质撕裂的发生与牙外伤、异常咬合，不良修复体等因素有关。牙根纵裂一旦出现往往预后较差，需根据患者的需求及患牙的实际情况决定治疗方案。若患者保留意愿强烈，在牙周科、口腔修复科、口腔种植科等多学科会诊后，患牙牙周条件满足治疗需求，治疗后患牙可修复，在完善根管治疗的前提下，根据患牙纵裂的位置、个性化特点及患者意愿，确定患牙的治疗方案，同时进行必要的定期复查。近年来，由于口腔手术显微镜（dental operating microscope，DOM）及显微手术器械广泛应用于口腔治疗中，加之患者保存患牙的意愿愈加强烈，目前发展出多种保存牙根纵裂患牙的治疗方法，其长期的临床疗效尚需临床型研究进行疗效追踪和效果验证（表1-3-0-4）。

表1-3-0-4 牙根纵裂治疗方法

方法	操作
裂痕粘接	根管内或翻瓣后直视下清创，树脂粘接封闭裂痕
意向性再植术	将患牙拔出，体外清创后树脂粘接封闭裂痕，再植回原牙槽窝
显微根尖手术或截根术	显微根尖手术或翻瓣后截除纵裂牙根（多根牙）
第三磨牙自体移植	拔除患牙后用第三磨牙自体移植取代患牙

（四）牙釉质发育不全

牙釉质发育不全是在牙发育期间，由于全身疾患、营养障碍或严重的乳牙根尖周感染/外伤导致的牙釉质结构异常，分为牙釉质矿化不全（轻症）和牙釉质形成不全（重症）。牙釉质矿化不全者，牙釉质形态完整，仅有色泽和透明度的改变，一般无自觉症状。牙釉质形成不全者，牙釉质表面出现带状或者窝状凹陷，同时可伴有牙本质敏感。后者因牙釉质表面形态异常容易积聚牙菌斑和牙石，继发龋病、牙髓根尖周病及牙周组织炎症。

牙釉质发育不全对青少年患者心理造成巨大影响，故患者常诉求改善牙齿的功能和美观。同时，牙釉质发育不全的儿童和青少年患者，患牙常有牙釉质脆弱、严重磨耗及牙釉质缺失导致邻牙间隙缩小、髓角高大、髓室宽大等特点，同时可伴有牙本质敏感、髓腔钙化、牙周组织炎症、错𬌗畸形等。处于混合牙列期的青少年患者，𬌗关系尚未正常建立，最终的修复方案往往要推迟到恒牙列发育完成，加大计划的制订难度。Marie 等提出，对于乳牙外伤所致的继承恒牙牙釉质发育不全，应在恒牙萌出后根据牙釉质缺损的范围尽早进行干预，如脱敏治疗、树脂充填等。Kamble 等认为对于牙根发育完全的恒牙，牙釉质发育不全伴严重磨耗，临床咬合高度低、脱敏治疗无效者，可行根管治疗术、冠延长术及后续冠修复，满足患者的治疗需求。Islam 等关于牙釉质发育不全病例的综合序列治疗中发现，口内检查患者存在牙釉质脱落、牙本质敏感、咬合高度降低、乳牙滞留等问题。治疗过程分为 3 个阶段，①预防阶段：改变进食习惯进而减少咀嚼频率，同时改善口腔卫生条件，并进行脱敏治疗；②控制阶段：涂氟，预防龋齿，拔除滞留乳牙，树脂充填恢复前牙美观，对𬌗面牙釉质完整的患牙进行窝沟封闭及牙本质暴露的患牙进行树脂覆盖；③永久修复阶段：正畸矫治牵引阻生尖牙，同时恢复咬合及邻牙间隙为后续修复提供空隙，结合树脂充填修复。在治疗过程中修复专家曾提供冠延长及全冠修复治疗方案供患者选择，患者因对树脂充填效果满意从而放弃全冠修复。因此，牙釉质发育不全治疗计划的制订，需根据病例的严重程度、牙列类型、患者意愿、年龄、主诉等进行多学科的综合考量，制订个性化方案。

（五）牙冠形态异常

前牙区的牙冠过大可能是独立的过大牙，也可能是融合牙或双生牙，或是牙冠大而牙根短小的前牙。Hakan 等报道一例上颌中切牙融合额外牙伴侧切牙扭转，为解决患者前牙美观性及牙列拥挤的诉求，正畸科、牙周科、牙体牙髓科等多学科专家根据患者口内情况提供多个治疗方案。患者选择拔除扭转牙，正畸矫治后以融合牙为基牙连冠修复的治疗方案。序列治疗过程中，因融合牙髓腔过大，牙体预备可能会出现牙髓并发症，故在矫治完成后进行牙髓摘除术，为后续的修复治疗提供保障。同时牙周手术恢复患牙牙龈形态，以满足美学效果。Kim 等报道 8 岁男孩左上颌融合侧切牙一例。患牙具有宽大的临床牙冠，牙冠中心存在延伸至龈沟的沟裂和 2 个分离的牙根。患牙接受完善根管治疗后，分别行牙冠半切术、多生牙拔除、复合树脂充填恢复牙体外形。因此，过大牙常伴有融合牙、双生牙，不仅会导致牙列拥挤、牙龈形态异常，容易积聚菌斑，易发生龋病、牙髓根尖周病、牙周病，同时患者多以美学诉求就诊，治疗过程中可能涉及间隙修复、融合牙保留、修复前牙髓组织保护等问题，需要正畸科、口腔颌面外科、牙周科、牙体牙髓科等多学科联合患者意愿制订个性化的多学科序列方案。

（六）牙内陷

牙内陷为牙发育初期，成釉器过度卷叠或过度增殖，深入牙乳头所致，常见于上颌侧切牙，偶发于上颌中切牙或尖牙。根据牙内陷的深浅程度及其形态变异，临床上分为畸形舌侧窝、畸形舌侧尖、畸形根面沟、牙中牙。国外较常用的是 Oehler 分类法（图1-3-0-1）。

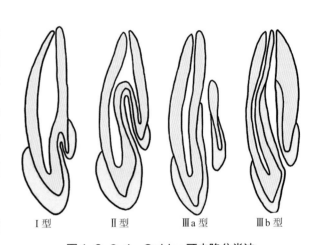

图 1-3-0-1　Oehler 牙内陷分类法

Ⅰ型：局限于牙冠的部分内陷。这些病变累及牙本质和牙釉质，但不延伸到釉牙骨质界（CEJ）或牙髓。

Ⅱ型：局部内陷延伸到牙冠外，范围超过 CEJ，波及牙根。这些病变累及 / 不累及牙髓，牙根解剖形态正常，未与牙周膜交通。

Ⅲa 型：完全内陷延伸到牙根，且在牙根侧面开口与牙周膜交通。牙髓本身通常没有受累，但会导致严重的解剖畸形。

Ⅲb 型：完全内陷延伸到牙根，并在根尖孔与牙周膜相连。牙髓本身通常没有受累，但会导致严重的解剖畸形。

牙内陷的发生，导致牙体解剖形态变得复杂，患牙容易积聚菌斑、易患龋病。早期未及时处理，龋病可继续发展为牙髓病、根尖周病。牙内陷与根侧 / 根尖牙周膜直接交通者（畸形根面沟、Oehler Ⅲ 类），除通道部分易患龋病外，交通部位易发生根尖周炎或 / 和牙周炎，此时牙髓活力可能正常或受感染影响发生坏死，增大疾病复杂性。畸形舌侧尖可有牙髓组织进入，类似于畸形中央尖，易磨损导致牙髓根尖周病。

　　牙内陷的治疗需综合考虑内陷深度、解剖形态、牙髓状态、感染波及的牙周组织范围等因素制订治疗计划。Oehler's Ⅰ型牙内陷，常用窝沟封闭或流动性好的复合树脂封闭内陷处进行预防性充填，从而预防龋病甚至牙髓根尖周病的发生。Oehler's Ⅱ型由于内陷程度较大，解剖形态复杂，常规的预防性充填效果较差。Zubizarreta等报道通过超声治疗清除内陷区结构，采用新型生物陶瓷类材料严密充填，Oehler's Ⅱ型牙内陷可取得较好的临床效果。Oehler's Ⅲ型常伴发严重的牙髓-牙周联合病变，疗效最差，但锥形束CT（cone beam computed tomography，CBCT）、显微根管治疗及超声技术结合三氧化矿物凝聚体或新型生物陶瓷类材料等新技术新材料的应用，提高了Oehler's Ⅲ型牙内陷的治疗质量及疗效，扩大了患牙的保存范围。针对伴有牙髓坏死、根尖周炎及牙槽骨缺损的复杂Oehler's Ⅲ型牙内陷，当常规根管治疗效果不佳或伴深牙周袋时，显微根尖手术或联合牙周科、口腔颌面外科行意向性再植术可取得良好的临床疗效，达到保存患牙的目的。

　　年轻恒牙Oehler's Ⅲ型牙内陷，常由于内陷区感染导致根尖病变，而主根管还是活髓状态，临床上可通过超声清理及严密封闭内陷"根管"控制感染，主根管尽量保留活髓状态或行活髓保存治疗，从而促进牙根继续发育，达到理想的治疗效果。针对主根管进行牙髓血运重建术，对内陷部位进行充填治疗，随访根尖片和CBCT可见根尖周炎症消失、根尖孔闭合、根管壁增厚。Lee等报道对内陷"根管"和主根管清理后均行牙髓血运重建术也可达到较好的治疗效果。

　　张等报道左上颌侧切牙Ⅲ型牙内陷牙髓及牙周联合治疗一例。由于病例瘘道长期不愈，腭侧窄而深牙周袋，严重根尖病变及牙槽骨垂直吸收，故采用显微根管治疗、显微根尖手术及牙周组织再生技术，取得满意的治疗效果。Oosterhuis等报道出现拥挤牙列且患牙治疗效果不佳时，也可考虑拔除，采用自体牙移植术，随后进行正畸治疗。因此，对于牙内陷的保守治疗技术已经越来越成熟。但牙内陷患牙同时存在牙周支持组织严重破坏、牙列异常、牙体形态异常、需要美学修复等因素时，需根据患者口内情况及后续治疗需求，并联合牙体牙髓科、牙周科、口腔颌面外科、口腔修复科等多学科综合判定。

三、牙髓病和根尖周病的多学科诊疗思路

　　牙髓根尖周病的病因复杂，包括龋病、隐裂、牙外伤、咬合创伤等。根管治疗仅是应对牙髓根尖周病的手段，并非决定患牙远期疗效的唯一因素。因而，在制订牙髓根尖周病治疗方案前必须通过问诊、影像学检查、牙周检查、咬合检查等综合评估患牙预后，确定是否保留后再开始序列治疗。例如有文献表明隐裂牙牙周探诊深度＞4mm时预后较差，咬合痛等症状持续比例高于探诊深度正常的隐裂牙；部分牙体完整的患牙虽出现牙髓根尖

周病症状，拍摄 CBCT 后可观察到明显根裂；个别患牙虽诊断为牙髓根尖周病，但患者存在全牙列拥挤且有正畸意愿可能需拔牙等。上述情况均需要牙体牙髓科医师具备全面的MDT 思维，避免患牙在根管治疗后短期内需要拔除或预后欠佳的后果。

此外，根尖周囊肿也是较棘手的临床难题，属于慢性根尖周炎的病变类型之一，由Malassez 上皮剩余受到根尖周长期的慢性炎症刺激形成。根据囊壁是否与根尖孔相通，分为袋状囊肿及真性囊肿，影像学检查为根尖周的低密度透射影像，边界清晰，可见骨白线。根尖周囊肿的治疗首选非手术根管治疗。袋状囊肿采用根管治疗愈后较好。真性囊肿因形成密闭空腔，与根管系统隔绝，根管治疗效果可能不佳。根管（再）治疗因各种因素无法进行或治疗无效后，在完善根管治疗的前提下，可考虑根尖手术。与传统根尖外科手术相比，显微根尖外科手术借助 DOM 的放大和照明作用，术者可精确定位根尖及根管位置，直视如峡区、穿孔、侧支根管和根尖微裂纹等复杂情况，从而有效去除病变组织并进行严密三维充填，促进病变愈合，显著提高了治疗成功率。国内研究报道，传统根尖手术的成功率约 50%，显微根尖手术的 1 年成功率能达到 90% 以上，4 年成功率能达到 85%以上。当根尖周囊肿病变范围过大，累及重要解剖结构，如上颌窦底、鼻底、下颌神经等，需要口腔颌面外科参与，对囊肿采用袋形术减小囊肿后，再行囊肿摘除术。根尖周囊肿无论根管治疗或根尖手术治疗，都需要定期拍摄根尖片及 CBCT 复查，以便判断根尖骨组织愈合情况。根尖手术治疗失败，则需考虑口腔颌面外科拔除及后续牙列缺损修复治疗，如可摘局部义齿、种植修复等。

（权晶晶　凌均燊）

参考文献

1. OPDAM N J, VAN DE SANDE F H, BRONKHORST E, et al. Longevity of posterior composite restorations: a systematic review and meta-analysis. Journal of dental research, 2014, 93(10): 943-949.
2. 梁景平. 非龋性颈部缺损的研究进展. 中华口腔医学杂志, 2020（05）: 6.
3. MILLER P D J. A classification of marginal tissue recession. The International journal of periodontics & restorative dentistry, 1985, 5(2): 8-13.
4. JOKUBAUSKAS L, BALTRUŠAITYTĖ A, PILEIČIKIENĖ G. Oral appliances for managing sleep bruxism in adults: a systematic review from 2007 to 2017. Journal of oral rehabilitation, 2018, 45(1): 81-95.
5. 凌均燊. 年轻恒牙根尖周病凌均燊 2016 观点. 北京: 科学技术文献出版社, 2017.
6. KAMBLE V D, PARKHEDKAR R D. Multidisciplinary approach for restoring function and esthetics in a patient with amelogenesis imperfecta: a clinical report. Journal of Clinical and Diagnostic Research: JCDR, 2013, 7(12): 3083-3085.
7. ALRAHEAM I A, DONOVAN T. Management of amelogenesis imperfecta in an adult patient: a short review and clinical report. British Dental Journal, 2020, 229(4): 239-243.

8. BULUT H, PASAOGLU A. Multidisciplinary management of a fused maxillary central incisor moved through the midpalatal suture: a case report. Korean J Orthod, 2017, 47(6): 384-393.

9. 凌均棨. 显微牙髓治疗学. 4版. 北京: 人民卫生出版社, 2014.

10. KUMAR H, AL-ALI M, PARASHOS P, et al. Management of 2 teeth diagnosed with dens invaginatus with regenerative endodontics and apexification in the same patient: a case report and review. Journal of endodontics, 2014, 40(5): 725-731.

11. 张锋, 张亦文, 蒋晓琼, 等. 左上侧切牙Ⅲ型牙内陷牙髓及牙周联合治疗1例. 华西口腔医学杂志, 2019, 37（04）: 453-456.

12. OOSTERHUIS M, KRAMER G J C, KUITERT R B. Orthodontic treatment of a malocclusion with a compromised central upper incisor. Ned Tijdschr Tandheelkd, 2019, 126(4): 183-189.

13. 徐宁, 王捍国, 余擎. 显微根尖外科手术后1年和4年临床疗效对比研究. 牙体牙髓牙周病学杂志, 2017, 27（04）: 215-219.

第二章
牙体硬组织非龋性疾病

第一节 牙发育异常

一、病例 1 牙釉质发育不全伴重度磨耗种植修复治疗一例

牙釉质发育不全是人体在牙发育过程中，由于全身或局部因素引起的牙釉质结构发育障碍，导致牙釉质矿化不良，甚至出现实质性缺损。全口牙釉质发育不全的患者，因牙釉质硬度低，常常伴发磨损及龋坏，严重者咬合高度下降，易引起颞下颌关节疾病，或者因美观问题引发心理疾病，在口腔临床诊疗中应给予足够重视，尽早治疗。治疗时应准确判断余留牙牙体情况，从美学和修复效果评估保留患牙的可能性。前牙可采用经根管治疗保留后桩核冠修复，维持前牙美学区的红色美学和轮廓美学；后牙则应更多考虑恢复咬合功能。通过咬合重建，实现美观和功能的再造。

第一次就诊 **口腔种植科** 2016 年 4 月 26 日

【基本信息】

患者，23 岁，女性。

【主诉】

全口烂牙要求治疗。

【病史】

患者自换牙后牙齿色泽不佳，易碎裂，时有小块白色牙齿碎片脱落。3 年前全口牙齿开始龋坏，多颗牙出现牙龈脓疱，伴脓液流出，并伴有间歇发作性疼痛，自诉咀嚼效率低，影响美观。曾在多家医院就诊，未做治疗，现来我院求治。否认全身系统性疾病，无高氟区居住史，近亲三代无类似病史。

【检查】

1. 口内检查 11、21、28、31、32、41、42、43 部分牙体缺损，切端磨耗，唇颊侧表面剩余牙釉质呈白垩色，可见多个带状及窝状棕色缺陷，部分伴有龋坏未穿髓，牙髓电活力测试及冷测 11、28、41、31、32 有反应，21、42、43 无反应；14、17、23、24、25、26、27、33、34、35、36、37、38、45、46、47、48 残根，12、13、15、16、18、22、28、44 残冠，牙本质棕黄色，其中 15、16、17、25、26、27、35、36、37 断面至龈下，伴牙本质龋；36 松动Ⅱ度，36、46 区域牙龈红肿，牙周袋 2 ~ 5mm，22 腭侧及 37 颊侧可见窦道及分泌物（图 2-1-1-1A、图 2-1-1-1B、图 2-1-1-1E）。

2. 影像学检查 全景片显示 12、21、22、24、25、31、35、37、45、47 根尖区可

见小范围透射影，36、47 根尖周大面积透射影；上颌窦底形态不规则（图 2-1-1-1D）。CBCT 显示双侧髁突表面光滑，骨质未见明显异常（图 2-1-1-1C，图 2-1-1-1F）。

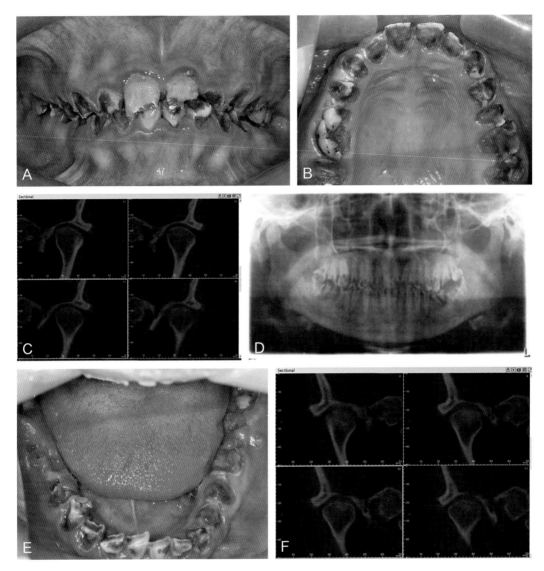

图 2-1-1-1　术前口内照及影像学检查

A. 口内咬合照　B. 上颌牙列口内照　C. 左侧髁突 CBCT 截面　D. 全景片　E. 下颌牙列口内照　F. 右侧髁突 CBCT 截面

3. 垂直距离检查　外眦至口角延长线距离 65mm，紧咬牙时鼻底至颏底距离 62mm。

4. 咬合检查　前牙深覆𬌗深覆盖，后牙仅余残根，咬合支撑不足，正中咬合位置稳定，Spee 曲线曲度较大。

5. 颞下颌关节检查　面型左右基本对称，开口型无偏斜，开口度 3 指，下颌运动无受限。双侧颞下颌关节区无压痛、弹响，面部及口周肌肉无异常，关节区无压痛无弹响。

【诊断】

1. 牙釉质发育不全。

2．全口牙列磨耗 2 ~ 4 度（Carlssion 分级）。

3．14、17、23、24、25、26、27、33、34、35、36、37、38、45、46、47、48 残根，12、13、15、16、18、22、28、44 残冠。

4．12、21、22、24、25、31、35、36、37、45、46、47 慢性根尖周炎。

5．11、28、32、41 中龋。

6．慢性牙周炎。

【治疗计划】

1．藻酸盐取研究模型，拍颞下颌关节 CBCT。

2．组织牙体牙髓科、牙周科、修复技工室、口腔种植科行 MDT 讨论，根据现有临床资料确定需要拔除的患牙，可保留患牙的治疗方案及拔牙后种植修复方案。

多学科诊疗讨论　2016 年 4 月 28 日

【讨论目的】

根据现有临床资料确定需要拔除的患牙，可保留患牙的治疗方案，及拔牙后种植修复方案。

【参与科室】

牙体牙髓科、牙周科、修复技工室、口腔种植科。

【讨论意见】

1．牙体牙髓科　建议保留 14—24，35—45 行根管治疗（root canal therapy，RCT）；15、16、17、25、26、27、46 残根断面低，质腐，建议拔除；36、37、47 根分叉已破坏，X 线片显示根尖周阴影，建议拔除；18、38、48 龋坏残冠建议拔除；28 无保留价值亦建议拔除。

2．牙周科　建议拔除无保留价值的患牙后，余留牙完善牙周基础治疗。

3．修复技工室　前牙修复体建议采用纤维桩修复，避免大量金属修复体应用导致日后 CT/MRI 影响成像干扰，牙冠部分建议采用氧化锆底加饰瓷的全瓷冠修复方式，后牙区种植修复体建议采用氧化锆全瓷冠桥修复。

4．口腔种植科　拔除不能保留的上颌患牙 15、16、17、18、25、26、27、28，3 个月后，考虑 15—17，25—27 种植桥修复，双侧上颌窦区骨量不足，拟种植同期行上颌窦外提升植骨；下颌拔除 36、37、38、46、47、48，3 个月后，行 36、37、46、47 种植单冠修复。

【结论】

拔除 15—18，25—28，36—38，46—48；保留 14—24，35—45 行 RCT 后纤维桩树脂核加全瓷冠修复；36、37、46、47 种植单冠修复；双侧上颌窦外提升植骨，15—17，

25—27 种植桥修复。与患者仔细沟通方案，患者选择配合完成外科、牙体、牙周治疗后，由具有修复经验的种植医师进行全口牙的美学与咬合重建修复。

第二次就诊 口腔颌面外科 2016 年 5 月 10 日

【主诉】

　　要求拔除 15—18，25—28，36—38，46—48。

【检查】

　　15、16、17、25、26、27、46 残根断面至龈下，腐质多，36、37、47 根分叉破坏，X 线片显示根尖周透射影，18、38、48 龋坏残冠残根，28 牙釉质部分缺失。

【治疗】

　　盐酸阿替卡因局部麻醉下微创拔除 15—18，25—28，36—38，46—48，仔细搔刮拔牙创，去除根尖区肉芽组织，止血，嘱 3 个月后复诊。

第三次就诊 牙体牙髓科 2016 年 5 月 17 日

【主诉】

　　要求治疗 14—24，35—45。

【检查】

　　11、21、31、32、41、42、43 部分牙体缺损，切端磨耗，12、13、14、22、23、24、33、34、35、44、45 残根残冠，牙本质棕黄色，X 线片可见 12、14、21、22、23、24 根尖区小范围透射影（图 2-1-1-1D）。

【治疗】

　　盐酸阿替卡因局部麻醉下 14—24，35—45 橡皮障隔离，去龋，开髓，清理根管，手动结合机械镍钛器械根管预备，1% NaClO 冲洗，干燥，封 Ca（OH）$_2$，ZOE 暂封。嘱两周复诊。

第四次就诊 牙周科 2016 年 5 月 27 日

【主诉】

　　要求进行牙周基础治疗。

【检查】

　　14—24，35—45 无松动，22 腭侧可见窦道无分泌物，12、13、14 龈缘稍红。

【治疗】

　　14—24，35—45 超声龈上洁治，盐酸阿替卡因局麻下超声龈下刮治，过氧化氢溶液冲洗。

第五次就诊 牙体牙髓科   2016 年 6 月 7 日

【主诉】

14—24，35—45 无不适。

【检查】

14—24，35—45 暂封完整，无叩痛，无松动，未探及深牙周袋。

【治疗】

14—24，35—45 去除暂封，清理根管，1% NaClO + 17% EDTA 冲洗，NS 终末冲洗，干燥，热牙胶加环氧树脂型根充糊剂充填，拍摄 X 线片，玻璃离子暂封（图 2-1-1-2）。嘱 1 个月后复诊，评估是否可行桩核冠修复。

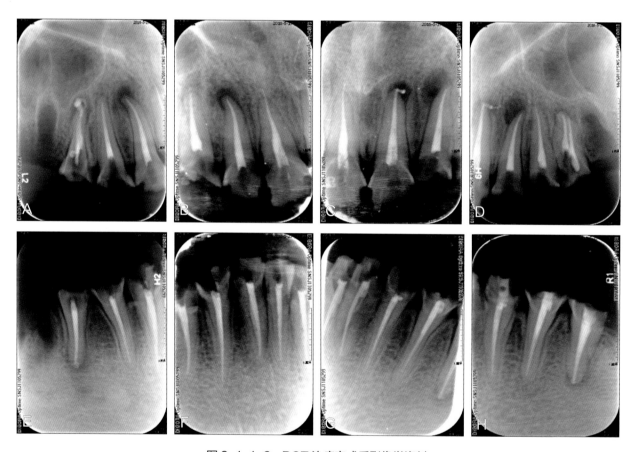

图 2-1-1-2   RCT 治疗完成后影像学资料

A. 14、13、12 根尖片   B. 13、12、11 根尖片   C. 11、21、22 根尖片   D. 22、23、24 根尖片   E. 45、44、43 根尖片
F. 44、43、42、41、31 根尖片   G. 31、32、33、34 根尖片   H. 33、34、35 根尖片

第六次就诊 口腔种植科   2016 年 6 月 30 日

【主诉】

14—24，35—45 无不适，要求修复。

【检查】

14—24，35—45 无叩痛，无松动，X 线片示根充完善，根尖区透射影范围已缩小。

【治疗】

14—24，35—45 行纤维桩加树脂核修复后牙体预备，含肾上腺素排龈线排龈（图 2-1-1-3A～图 2-1-1-3C）；硅橡胶二次印模，超硬石膏灌制模型，硅橡胶咬合记录升高咬合 3mm，比色板选色 A2，填设计单，交技工室制作 14—24，35—45 树脂临时牙。

第七次就诊 口腔种植科　2016 年 7 月 6 日

【主诉】

14—24，35—45 无不适。

【检查】

14—24，35—45 无叩痛，无松动，桩核修复体完整。

【治疗】

14—24，35—45 试戴临时牙，调整咬合，临时粘接剂粘接（图 2-1-1-3D～图 2-1-1-3F）。嘱不适随诊。

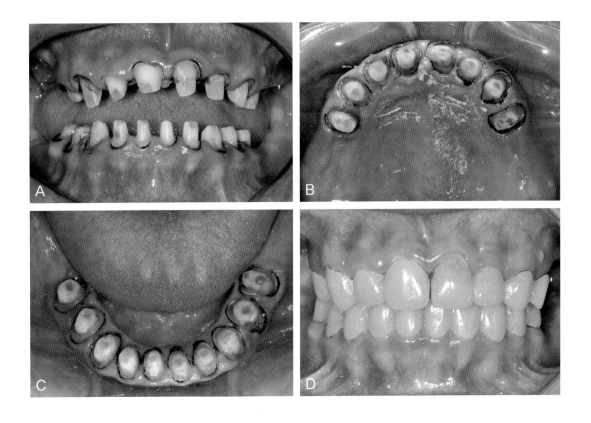

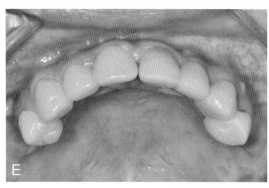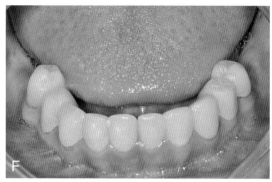

图 2-1-1-3　口内余留牙行纤维桩加固后牙体预备，树脂临时冠修复

A. 牙体预备后排龈正面观　B. 上颌牙体预备口内照　C. 下颌牙体预备口内照　D. 临时冠口内试戴咬合照　E. 上颌试戴临时冠口内照　F. 下颌试戴临时冠口内照

第八次就诊　**口腔种植科**　2016 年 8 月 31 日

【主诉】

　　14—24，35—45 无不适，要求正式修复。

【检查】

　　14—24，35—45 无叩痛，无松动，全景片示根尖区透射影范围稳定。检查颞下颌关节区无压痛或不适，拍张闭口关节侧位片显示双侧关节间隙未见异常（图 2-1-1-5G）。

【治疗】

　　14—24，35—45 去除临时冠后牙体预备，含肾上腺素排龈线排龈；硅橡胶二次印模，超硬石膏灌制模型，硅橡胶咬合记录升高咬合 3mm，比色板选色 2R1.5，填设计单，交技工室制作 14—24，35—45 氧化锆底冠全瓷牙（图 2-1-1-4A ~ 图 2-1-1-4C），戴临时冠。

第九次就诊　**口腔种植科**　2016 年 9 月 7 日

【主诉】

　　14—24，35—45 无不适。

【检查】

　　14—24，35—45 无叩痛，无松动，临时修复体完整。

【治疗】

　　14—24，35—45 去除临时牙，试戴全瓷冠，调整咬合，多功能树脂粘接（图 2-1-1-4D ~ 图 2-1-1-4F），拍摄全景片（图 2-1-1-5H）。

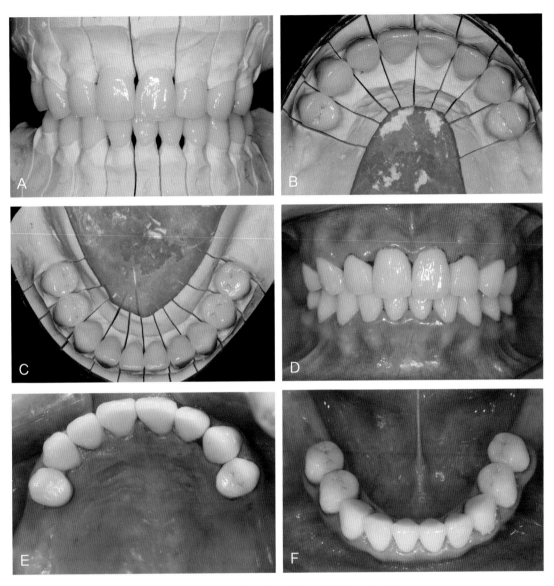

图 2-1-1-4　技工室完成永久修复及口内试戴

A. 技工室模型上制作完成全瓷冠正面观　B. 上颌模型全瓷冠就位　C. 下颌模型全瓷冠就位　D. 口内试戴全瓷冠咬合照
E. 上颌试戴全瓷冠口内照　F. 下颌试戴全瓷冠口内照

第十次就诊　**口腔种植科**　2016 年 9 月 14 日

【主诉】

要求种植右后缺失牙。

【检查】

15、16、17、46、47 缺失，CBCT 示上颌牙槽嵴顶宽度 7～10mm，可用骨高度 16、17 区 3～4mm，15 区骨高 10mm，46、47 区牙槽嵴宽 7mm，可用骨高 13mm，骨密度适中。前牙修复体适应良好，关节区无不适。

【治疗】

常规消毒辅巾，盐酸阿替卡因局部麻醉下，15、16、17、46、47区牙龈切开、翻瓣，46、47牙槽骨修整、定位，逐级进行窝洞预备、攻丝，植入牙种植体4.5mm×11mm两枚（图2-1-1-5D），接覆盖螺丝，扭矩30N·cm；右侧上颌窦侧壁开窗，仔细剥离上颌窦黏膜，牙槽嵴顶备洞，于15、17处植入4.5mm×11mm种植体两枚（图2-1-1-5A），接覆盖螺丝，扭矩25N·cm，上颌窦内植入脱蛋白牛骨基质0.75g，侧壁覆盖可吸收胶原膜，减张缝合创口，埋置愈合。术后口服抗生素。嘱两周后拆线。

第十一次就诊 口腔种植科 2016年9月27日

【主诉】

要求种植左后缺失牙。

【检查】

25、26、27、36、37缺失，CBCT示上颌牙槽嵴顶宽度7~10mm，可用骨高度26、27区3~4mm，25区骨高10mm，36、37区牙槽嵴宽度7mm，可用骨高14mm，骨密度适中。右侧手术创口愈合良好。

【治疗】

常规消毒辅巾，盐酸阿替卡因局部麻醉下，25、26、27、36、37区牙龈切开、翻瓣，36、37区牙槽骨修整、定位，逐级进行窝洞预备、攻丝，植入牙种植体4.5mm×11mm两枚（图2-1-1-5E），接覆盖螺丝，扭矩30N·cm；左侧上颌窦侧壁开窗，仔细剥离上颌窦黏膜，牙槽嵴备洞，于25、27处植入4.5mm×11mm种植体两枚（图2-1-1-5B），接覆盖螺丝，扭矩25N·cm，上颌窦内植入脱蛋白牛骨基质0.75g，侧壁覆盖可吸收胶原膜，减张缝合创口，埋置愈合。术后口服抗生素。予拆除右侧伤口缝线。

第十二次就诊 口腔种植科 2017年5月24日

【主诉】

种植牙无不适。

【检查】

双侧后牙区牙龈颜色正常，无压痛。X线片示15、17、25、27、36、37、46、47种植体骨结合良好。

【治疗】

盐酸阿替卡因局麻下15、17、25、27、36、37、46、47区切龈翻瓣，去覆盖螺丝，接愈合基台。

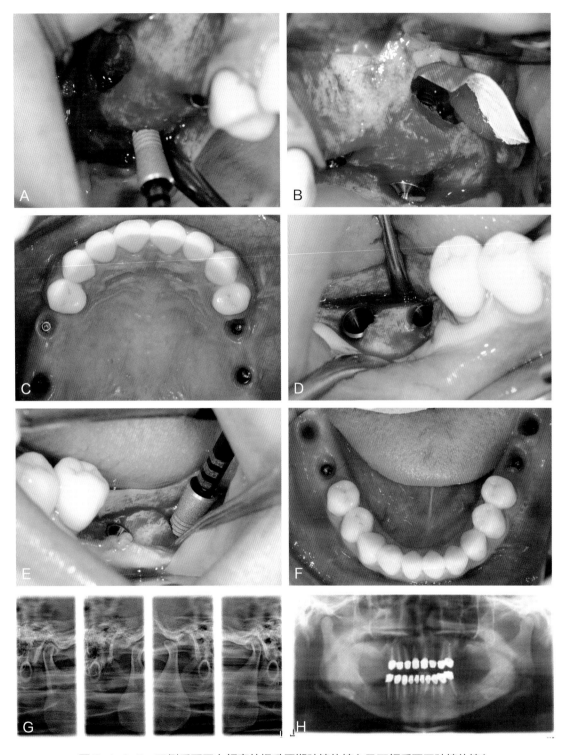

图 2-1-1-5 双侧后牙区上颌窦外提升同期种植体植入及下颌后牙区种植体植入

A. 右侧上颌窦侧壁开窗外提升 15、17 同期植入种植体 B. 左侧上颌窦外提升 25、27 同期植入种植体 C. 种植体植入 8 个月后上颌口内照 D. 46、47 植入两枚种植体 E. 36、37 植入两枚种植体 F. 种植体植入 8 个月后下颌口内照 G. 前牙正式修复前张闭口关节侧位片 H. 前牙正式修复后全景片

第十三次就诊　**口腔种植科**　2017 年 6 月 4 日

【主诉】

种植牙无不适，要求修复。

【检查】

15、17、25、27、36、37、46、47 基台无松动，牙龈色正常，挤压无不适。

【治疗】

15、17、25、27、36、37、46、47 取下愈合基台（图 2-1-1-5C、图 2-1-1-5F），种植体接转移杆（图 2-1-1-6A、图 2-1-1-6D），闭窗式硅橡胶一次印模，转移杆接替代体插回硅橡胶阴模，制作人工牙龈（图 2-1-1-6B、图 2-1-1-6E），超硬石膏灌制模型。15、17、25、27、36、37、46、47 接回愈合基台。硅橡胶记录咬合，3D 比色板选色 2R1.5，填设计单，选择永久基台交技工室制作氧化锆全瓷修复体。

第十四次就诊　**口腔种植科**　2017 年 6 月 15 日

【主诉】

种植牙无不适，要求修复。

【检查】

15、17、25、27、36、37、46、47 基台无松动，牙龈色正常，挤压无不适。

【治疗】

15、17、25、27、36、37、46、47 取下愈合基台，试戴永久基台，25N·cm 锁紧，无菌棉加树脂封基台，试戴种植冠桥，多功能树脂粘接。去除多余树脂，牙线通畅邻接，全口咬合调整，抛光（图 2-1-1-6C、图 2-1-1-6F、图 2-1-1-6G）。拍摄全景片（图 2-1-1-6H）。嘱渐进性负荷，定期复查。

【复查与随访】

治疗完成 3 个月到 4 年半的时间里，进行定期的病例复查随访，见前牙修复体完整，边缘紧密贴合，无着色变色、无继发龋，牙周健康，种植体周软组织色形质未见异常，患者对修复效果满意。随访 3 个月时可见少量窦内植骨材料吸收，一年后趋于稳定；随访两年后 34 根尖区可见 4mm 直径透射影，行根尖刮治术后病变稳定；随访四年半时全景片可见种植体颈部骨水平稳定，种植体周无透射影（图 2-1-1-6I）。

【多学科分析】

1. 牙釉质发育不全的临床分型（中山大学附属口腔医院牙体牙髓科，杜宇副教授）牙釉质发育不全 / 牙釉质形成缺陷（amelegenesis imperfecta，AI）是导致牙釉质形态和硬

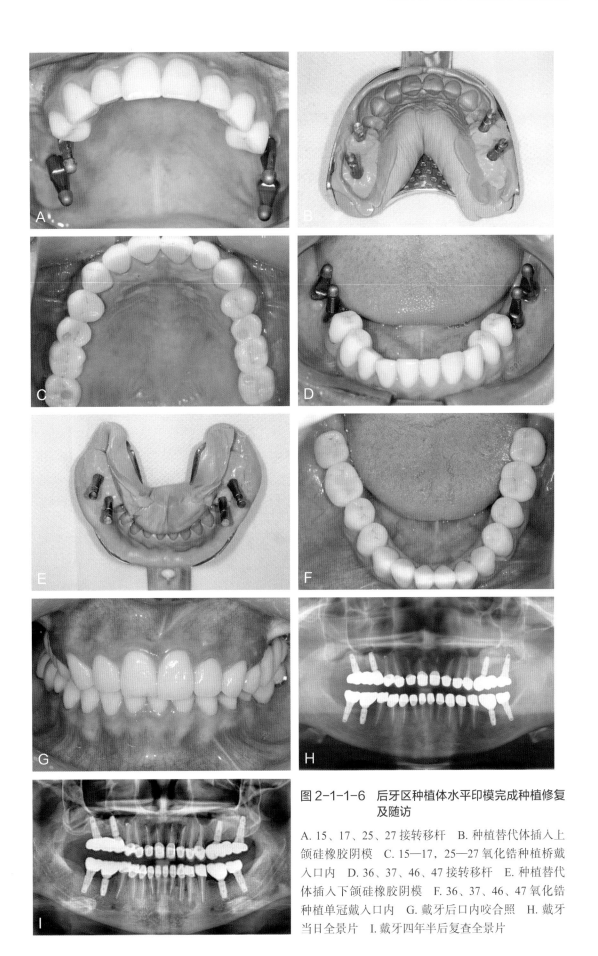

图2-1-1-6 后牙区种植体水平印模完成种植修复及随访

A. 15、17、25、27 接转移杆 B. 种植替代体插入上颌硅橡胶阴模 C. 15—17，25—27 氧化锆种植桥戴入口内 D. 36、37、46、47 接转移杆 E. 种植替代体插入下颌硅橡胶阴模 F. 36、37、46、47 氧化锆种植单冠戴入口内 G. 戴牙后口内咬合照 H. 戴牙当日全景片 I.戴牙四年半后复查全景片度出现异常病理表现的遗传性疾病，表现为釉柱数量、结构或组成上的显微结构变化，同时可伴有其他口腔颌面部组织和／或全身组织的异常，可累及乳牙和／或恒牙。AI 在口腔临床上表现出复杂多样的临床表现，具有一定的临床异质性。目前大部分文献和教科书引用较多的是 Witkop 基于临床表型的分型：①发育不全型牙釉质发育不全（HPAI）：患牙牙釉质层厚度明显低于正常发育牙釉质，但牙釉质硬度和颜色基本正常；②成熟不全型牙釉质发育不全（HMAI）：患牙釉质层厚度基本正常，硬度较正常牙釉质稍低，牙釉质颜色异常（色素型呈棕褐色，雪帽型呈白灰样改变）；③钙化不全型牙釉质发育不全（HCAI）：患牙未萌前牙釉质厚度基本正常，萌出后迅速磨损，硬度较正常牙釉质低，表面粗糙，颜色一般为黄褐色；④混合型牙釉质发育不全伴牛牙症：上述 HPAI 和 HMAI 的表现均有，且该类型患牙的磨牙常伴发牛牙症／长冠牙（taurodontism，牙冠长，牙根短，髓腔或根尖孔可见异常）。该患者从临床表现看可归于钙化不全型牙釉质发育不全。

2. 牙釉质发育不全与氟斑牙的鉴别诊断（中山大学附属口腔医院牙体牙髓科，杜宇副教授）　牙釉质发育不全可分为轻度和重度。轻度牙釉质发育不全呈灰白色、不透明、白垩状，重度牙釉质形成不全，表面有实质性缺损，牙硬度下降易磨耗，易发生龋坏，影响美观和咀嚼功能。本例患者就伴发严重磨耗及龋坏，导致咬合垂直距离降低。牙釉质发育不全主要与氟斑牙进行鉴别，牙釉质发育不全多为对称性发生的牙面带状窝状凹陷，牙面可见平行横线及白垩色斑块，白垩斑周界比较明确，且其纹线与牙釉质生长发育线相平行吻合。氟牙症为长期性的损伤，故其斑块呈散在的云雾状，周界不明确并与生长发育线不相吻合，多数氟牙症患者有在高氟区生活史。

3. 牙列重度磨耗及龋坏的美学功能重建（中山大学附属口腔医院口腔种植科，王劲茗副教授）　全口牙釉质发育不全的患者，因牙釉质硬度低，常常伴发磨损及龋坏，严重者咬合高度下降，易引起颞下颌关节疾病，或者因美观问题引发心理疾病，在口腔临床诊疗中应给予足够重视，尽早治疗。我们对该病例牙列中牙体受损情况进行全面评估，拟最大限度保留患者天然牙。由于磨牙牙体缺损范围大，去龋后剩余牙体抗力形不佳，采用拔牙后种植修复重建后牙区咬合功能，后牙区选用种植氧化锆全冠恢复咬合，满足功能区咬合力需求。前牙及部分前磨牙先进行 RCT 及系统牙周治疗，考虑到牙体缺损范围较大，采用纤维桩树脂核恢复牙齿主体后，氧化锆底加饰瓷的全瓷冠修复，虽然美学效果欠佳，但修复体边缘短，封闭性好，修复体强度有保障。本例患者为年轻女性，对美观要求高，由此选用了较多非金属类的修复材料。此类全瓷材料强度高，生物相容性好，可避免大量金属修复体应用导致日后 CT/MRI 成像干扰。后牙种植修复的种植体和基台均为钛合金，也是对 CT/MRI 成像干扰影响较小的金属。

4. 牙体缺损桩核修复材料选择（中山大学附属口腔医院口腔种植技工室，詹思源技师）目前桩核材料主要分为金属类和非金属类。非金属类包括：玻璃纤维桩＋复合树脂核、全瓷桩核、CAD/CAM 纤维桩和石英纤维桩。此类材料强度高，生物相容性和美学性能好，不影响磁共振成像，弹性模量接近天然牙，必要时容易去除。适用于对金属过敏和美观要求高的患者。应用时要求根管形态正常，使桩与根管有良好的适合性。后牙常选用铸造全瓷桩核，单根前牙及单根前磨牙可选用玻璃纤维桩＋复合树脂核、石英纤维桩，或 CAD/CAM 纤维桩。金属类桩核中的贵金属桩核由于刚性和韧性俱佳，目前仍然为很多修复科医师选用，尤其当基牙根管形态不理想，殆龈高度不足、咬合关系异常时都可以使用。非金属桩与金属桩如何选择需要根据患者的实际情况而定。本例患者为年轻女性，对美观要求高，需要修复的为单根牙或前磨牙，由此选用了非金属类的玻璃纤维桩＋复合树脂核进行修复。

5. 上颌窦底提升术式的选择（中山大学附属口腔医院口腔种植科，李俊达讲师）上颌后牙区常因上颌窦气化导致上颌窦底过低，牙槽嵴高度不足而无法满足种植体长度的需求。上颌窦底提升术将上颌窦底黏膜抬起，植入骨替代材料，同期或者延期植入种植体，顺利解决上颌窦高度不足的临床问题。上颌窦底提升术包括两种经典的临床技术，即侧壁开窗上颌窦底提升术和经牙槽嵴顶上颌窦底提升术。这两种技术各具特点，适用于不同病例。侧壁开窗上颌窦底提升术主要适用于上颌窦底严重骨萎缩及复杂上颌窦底解剖形态的情况，优点是直视下操作，提升范围和高度可控且准确，可靠性强；缺点是手术创伤大，患者术后反应重，恢复时间长。经牙槽嵴顶上颌窦底提升术则适用于轻度骨高度不足、上颌窦底较为平坦等情况，优点是手术创伤小，患者术后反应轻，恢复时间短；缺点是盲探下操作，提升范围和幅度有限，不易预防和发现上颌窦黏膜穿孔等并发症。临床上除常规检查，可结合 CBCT 对上颌窦底形态、宽度及高度进行评估，从而选择合适的术式，该病例因提升范围要求高，且上颌窦底形态不规则而选用了侧壁开窗上颌窦底提升术。

6. 上颌窦提升同期种植的考量（中山大学附属口腔医院口腔种植科，张辉讲师）上颌窦提升术面临的实际问题是，许多患者需要进行复杂的外提升手术或延期二次植入手术，导致治疗周期长、创伤大，患者接受度减低，同时技术敏感度增加。随着短种植体应用和提升工具的成熟，当上颌后牙区骨高度即窦嵴距（RBH）≥4mm 时，已经可以通过上颌窦内提升获得良好的临床效果，一定程度上降低了手术创伤，缩短了术后愈合时间，受到很多种植医师及患者的好评。对于 RBH＜3mm 的病例，临床多采用上颌窦外侧壁开窗的方法植骨并延期种植。我院种植科经过大量的临床实践证实，在 RBH＜3mm 的情况下，如果残余基骨密度良好，选择合适的颈部有级差的种植系统，采用上颌窦外提升手术同期种植，可获得一定的初期稳定性。此时无论穿龈愈合或埋置愈合，后期一样可获得良好的骨结合；相反，对于有些 RBH≥3mm，骨密度低或缺乏良好骨密质支持的患者，建议采用延期种植的方式，必要时对残余基骨进行清创植骨，以获得良好的种植床条件。本病例拔牙清创后牙槽骨愈合良好，剩余牙槽骨可以提供足够的初期稳定性，由此选用上颌窦提升同期种植的方法，大大缩短了患者的总体诊疗时间。

（王劲茗）

参考文献

1. HU J C, CHUN Y H, Al H T, et al. Enamel formation and amelogenesis imperfecta. Cells Tissues Organs, 2007, 186(1): 78-85.
2. GOLDSTEIN G, GOODACRE C, GREGOR M K. Occlusal vertical dimension: best evidence consensus statement. J Prosthodont, 2021, 30(S1): 12-19.
3. RUSCHEL V C, ARAUJO É, BERNARDON J K, et al. Enamel hypoplasia: challenges of esthetic restorative treatment. Gen Dent, 2016, 64(5): 75-78.
4. SEOW W K. Developmental defects of enamel and dentine: challenges for basic science research and clinical management. Aust Dent J, 2014, 59 Suppl 1: 143-154.
5. DEN B P, LI W. Chronic fluoride toxicity: dental fluorosis. Monogr Oral Sci, 2011, 22: 81-96.
6. STERN A, GREEN J. Sinus lift procedures: an overview of current techniques. Dent Clin North Am, 2012, 56(1): 219-233.
7. UCKAN S, TAMER Y, DENIZ K. Survival rates of implants inserted in the maxillary sinus area by internal or external approach. Implant Dent, 2011, 20(6): 476-479.
8. CARVALHO M A, LAZARI P C, GRESNIGT M, et al. Current options concerning the endodontically-treated teeth restoration with the adhesive approach. Braz Oral Res, 2018, 18(suppl 1): e74.
9. FRANCO E B, LINS V A, POMPEIA F A, et al. Fracture resistance of endodontically treated teeth restored with glass fiber posts of different lengths. J Prosthet Dent, 2014, 111(1): 30-34.
10. FIGUEIREDO F E, MARTINS-FILHO P R, FARIA E S. Do metal post-retained restorations result in more root fractures than fiber post-retained restorations? a systematic review and meta-analysis. J Endod, 2015, 41(3): 309-316.

二、病例 2　右上颌侧切牙畸形根面沟的意向性再植治疗

畸形根面沟是一种比较罕见的牙发育变异，常发生于上颌侧切牙的腭侧根面，文献报道比例从 1.9% 到 14% 不等，有时与畸形舌侧窝同时出现，临床检查可见一条纵行裂沟向舌侧越过舌隆突，并向根方延伸。畸形根面沟常使龈沟底封闭不良，上皮在该处无法形成生理性附着，使得菌斑或牙石滞留，导致牙周病变，如继续发展可能引发牙髓 - 牙周联合病变。

第一次就诊　**牙体牙髓科**　2020 年 9 月 10 日

【基本信息】

患者，49 岁，男性。

【主诉】

右上颌前牙牙龈溢脓一周余。

【病史】

患者自述一周前发现右上颌前牙牙龈处有一白色脓点，按压有脓液渗出，无明显自发痛、夜间痛、冷热刺激痛，近两周有咬合不适感，并自觉右上颌侧切牙松动加重，遂来我院就诊。患者否认牙外伤史、全身系统性疾病史、家族病史、传染病史及药物过敏史，自述1个月前曾于我院牙周科行系统牙周治疗。

【检查】

1. 口内检查　全口口腔卫生状况良好，未探及明显龈上牙石，牙龈无明显红肿，Ⅰ度深覆𬴩，12唇侧黏膜可见一窦道，挤压有脓性液体渗出（图2-1-2-1A）。12牙唇侧外观正常，舌隆突根方有一裂沟，探腭侧牙周探诊深度（PD）=10mm，其余位点PD均为3mm（图2-1-2-1B）。12松动Ⅰ度，叩诊不适，电活力测试及冷测无反应，11、13无叩痛，无松动，电活力测试有活力，冷测一过性敏感。

2. 影像学检查　全景片显示全口牙槽骨水平吸收至根中段，17、27缺失，28、48阻生，16、26远中牙槽骨吸收至根尖，16已行根管治疗（图2-1-2-1C）。牙胶示踪根尖片显示窦道来源于12，12根尖有小面积低密度影，根中及上段牙槽骨吸收（图2-1-2-1D）。

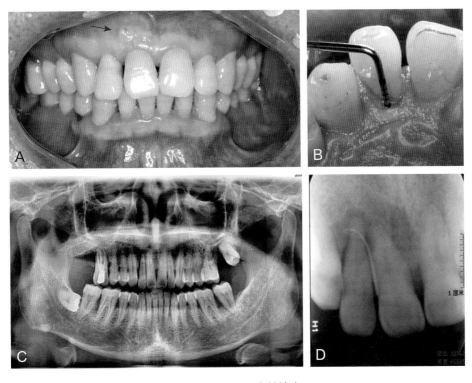

图2-1-2-1　术前检查

A. 正面咬合照（红色箭头示窦道）　B. 12腭侧照　C. 全景片　D. 牙胶示踪根尖片

【诊断】

1．12 牙髓 - 牙周联合病变，畸形根面沟。

2．牙周炎（Ⅲ期 C 级）。

3．17、27 缺失。

4．28、48 阻生。

【治疗计划】

1．告知患者 12 预后不佳可能需要拔除，如有意愿保留需进行牙髓和牙周联合治疗。建议多学科会诊明确治疗方案。

2．建议拔除 28、48。

多学科诊疗讨论　2020 年 9 月 11 日

【讨论目的】

明确 12 治疗方案。

【参与科室】

口腔颌面医学影像科、牙体牙髓科、牙周科、口腔修复科。

【讨论意见】

1．口腔颌面医学影像科　CBCT 轴位示 12 单根管影像，腭侧根颈部至中段牙根凹陷，未与髓腔相通（图 2-1-2-2A），冠状位示 12 根尖周低密度影波及 11、13（图 2-1-2-2B），矢状位示 12 唇侧根尖区骨板缺如、腭侧骨吸收至根尖（图 2-1-2-2C）。

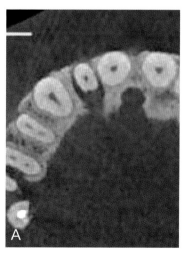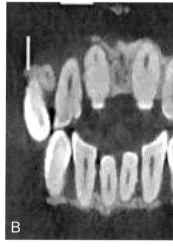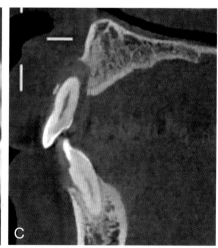

图 2-1-2-2　术前 CBCT

A. 轴位　B. 冠状位　C. 矢状位

2．牙体牙髓科　畸形根面沟患牙若牙周破坏严重时通常预后较差。本例 12 仅 I 度松动，唇侧及近远中侧也没有探及明显牙周袋，可以尝试保留。由于牙髓已经坏死，因此建议先行根管治疗，继而经牙周途径处理根面沟。如果计划行意向性再植术，需尽量减少体外操作时间。CBCT 检查根管下段无明显解剖异常，可考虑在体内根管治疗时提前制备不少于 6mm 的根尖屏障。

3．牙周科　畸形根面沟的牙周治疗一般为翻瓣后清理或意向性再植术。本例患牙根面沟位置近根尖 1/3，局部牙周破坏较严重，如行腭侧翻瓣术视野较差，难以彻底清除局部感染，可能无法保证预备及充填根面沟的质量，因此考虑首选意向性再植术。

4．口腔修复科　12 局部牙槽骨破坏较严重，唇侧牙槽骨丧失，如此时拔除，后期选择种植修复需行大范围骨增量，技术难度较高且远期效果不明确，而固定桥修复需要磨除 11、13 部分牙体。若能通过保守方案，如意向性再植术控制局部感染并促进病变愈合，即使 12 远期发生替代性吸收，也可为以后种植创造更好的牙槽骨条件。

【结论】

讨论形成两种治疗方案，与患者沟通，知情同意后确定治疗方案。

1．12 行根尖屏障术和根管治疗，择期行意向性再植术。

2．12 拔除。

第二次就诊　**牙体牙髓科**　2020 年 9 月 12 日

【主诉】

同第一次就诊。

【检查】

同第一次就诊。

【治疗方案】

告知患者保存或拔除两种方案，告知治疗费用、程序及风险，患者表示知情理解并选择尝试保存治疗。

【治疗】

12 阿替卡因局麻，橡皮障隔离，口腔手术显微镜（dental operating microscope，DOM）下开髓，根管内无渗血，坏死牙髓不成形，测单根长 21mm，初尖锉 20#，使用镍钛锉备至 40#/04，3% NaClO 结合超声大量冲洗，干燥，封氢氧化钙糊剂，暂封膏暂封开髓孔（图 2-1-2-3A）。术后根尖片显示有少许封药溢出根尖孔（图 2-1-2-3B）。

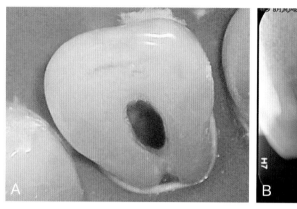
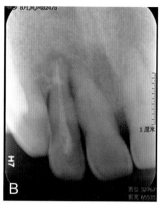

图 2-1-2-3　12 根管治疗第一次就诊

A. 根管预备完成后　B. 根管封药完成后根尖片

第三次，第四次就诊　牙体牙髓科　2020 年 10 月 8 日，2020 年 10 月 12 日

【主诉】

右上颌前牙无不适。

【检查】

12 暂封完整，无叩痛，无松动。唇侧仍可探及窦道，无溢脓。腭侧 PD ＝ 10mm，其余位点 PD 均为 3mm。

【治疗】

12 橡皮障隔离，DOM 下清理暂封，3% NaClO 结合超声大量荡洗根管，生理盐水终末冲洗，干燥，试尖确定工作长度为 21mm（图 2-1-2-4A），生物陶瓷水门汀制备根尖区 6mm 屏障，根尖片提示屏障到达工作长度（图 2-1-2-4B），根管上段置一微湿小棉球，暂封开髓孔。4 日后复诊，橡皮障隔离下去除 12 暂封和小棉球，垂直加压器探根管下段屏障材料质地坚硬，根管中上段热牙胶回填，流体树脂封闭根管口和开髓孔（图 2-1-2-4C）。

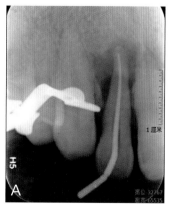
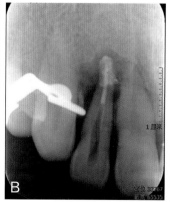
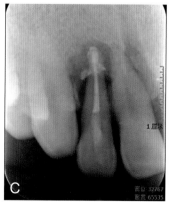

图 2-1-2-4　12 根尖屏障术中及术后根尖片

A. 试尖到达工作长度　B. 制备根尖屏障　C. 根充完成及髓腔封闭

第五次就诊　牙体牙髓科和牙周科联合　　2020 年 11 月 2 日

【主诉】

右上颌前牙无不适。

【检查】

12 腭侧充填物完整，无叩痛，无松动。唇侧窦道仍能探入，无溢脓（图 2-1-2-5A）。腭侧 PD = 10mm，其余位点 PD 均为 3mm（图 2-1-2-5B）。

【治疗】

口腔颌面部聚维酮碘消毒，甲哌卡因局麻下微创拔除 12（图 2-1-2-5C），DOM 下可见根面少许牙石，腭侧根面沟从舌隆突下方延伸至距根尖约 3mm 处（图 2-1-2-5D）。涡轮机金刚砂车针及超声清理牙石及根面沟，截去根尖 3mm，探剩余根尖段屏障材料质地坚硬，清理干燥后以生物陶瓷水门汀充填根面沟，抛光（图 2-1-2-5E）。刮匙轻柔去除部分根尖肉芽组织，庆大霉素冲洗拔牙窝，根尖区置入少量脱蛋白牛骨颗粒，将 12 植入牙槽窝，树脂粘接固定 11、12、13，调𬌗，抛光（图 2-1-2-5F、图 2-1-2-5G），术后即刻根尖片示 12 复位良好（图 2-1-2-5H）。

嘱患者保持口腔卫生，避免用患牙咀嚼。1 个月后复诊。

术后用药：

头孢拉定胶囊 0.5g/ 次，4 次 /d，连续服用 7 天。

西吡氯铵含漱液 10mL/ 次，3 次 /d，连续含漱 7 天。

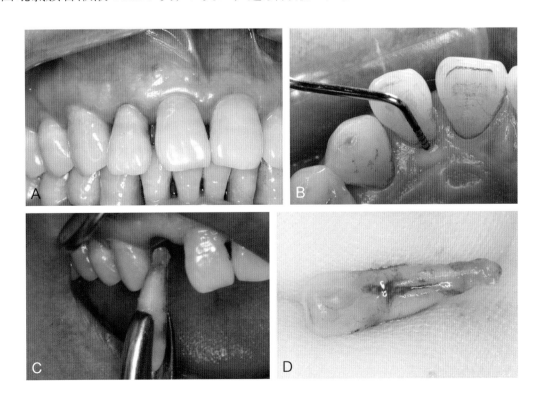

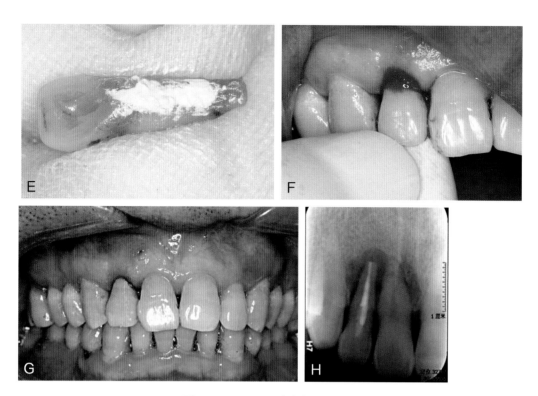

图 2-1-2-5　12 意向性再植术过程

A. 术前唇侧照　B. 术前腭侧照　C. 拔除 12　D. 12 腭侧观　E. 根尖切除、根面沟超声预备、生物陶瓷水门汀封闭 F. 12 再植　G. 12 固定后术后唇侧照　H. 术后即刻根尖片

第六次就诊　**牙体牙髓科**　2020 年 12 月 2 日

【主诉】

右上颌前牙无不适。

【检查】

12 腭侧充填物完整，无叩痛，无松动。唇侧窦道不能探入，无溢脓（图 2-1-2-6A）。

【治疗】

涡轮机金刚砂车针及超声去除 11、12、13 牙面粘接剂，抛光。根尖片显示根管及根面沟充填物完好，根尖区及近远中牙槽骨仍有低密度影像（图 2-1-2-6B）。

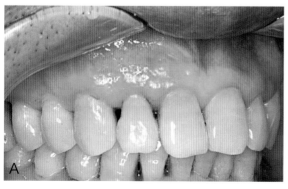

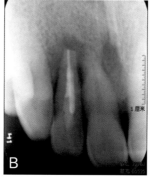

图 2-1-2-6　12 意向性再植术后 1 个月复诊

A. 唇侧照　B. 根尖片

第七次，第八次复查　**牙体牙髓科**　2021年2月2日，2021年9月2日

【主诉】

右上颌前牙无不适。

【检查】

第一次复查12暂封完整，无叩痛，无松动，唇侧窦道愈合（图2-1-2-7A）。腭侧PD = 3mm，其余位点PD仍为3mm（图2-1-2-7B），根尖片显示根尖阴影缩小（图2-1-2-7C）。第二次复查12暂封完整，无叩痛，无松动（图2-1-2-7D）。腭侧PD = 3mm，其余位点PD仍为3mm（图2-1-2-7E），根尖片显示根尖阴影进一步缩小，根尖1/3骨密度增高（图2-1-2-7F）。CBCT示腭侧及根尖区骨密度增高，腭侧骨板完整（图2-1-2-8）。11、13无叩痛，无松动，电活力测试有活力，冷测一过性敏感。

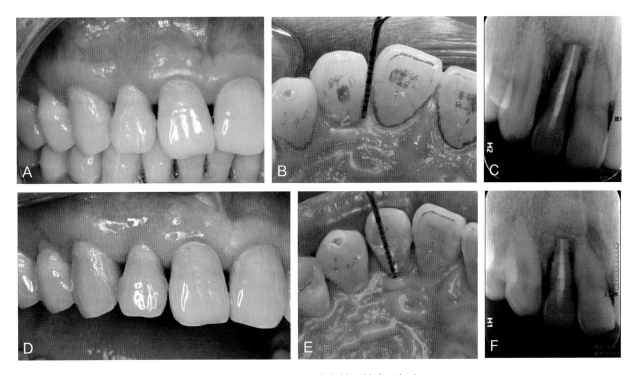

图2-1-2-7　12意向性再植术后复查

A. 3个月后唇侧照　B. 3个月后腭侧照　C. 3个月后根尖片　D. 10个月后唇侧照　E. 10个月后腭侧照　F. 10个月后根尖片

【多学科分析】

1. 畸形根面沟的临床特点及治疗方案选择（中山大学附属口腔医院牙体牙髓科，高燕教授）　畸形根面沟属于牙内陷的一种，多发于上颌侧切牙，由于其位置的隐匿性，在未引起牙周或牙髓病变时很难被诊断。临床上患者在就诊时往往已有明显症状如疼痛、黏膜窦道、松动等，甚至发生牙髓-牙周联合病变。当上颌前牙临床症状和龋病、牙周病及

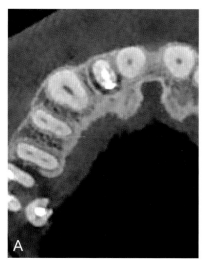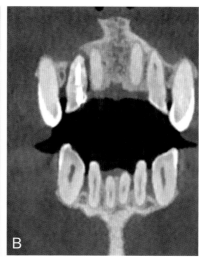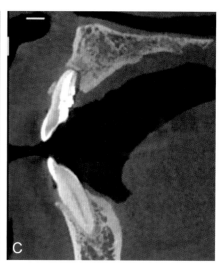

图 2-1-2-8　12 意向性再植术后 10 个月 CBCT

A.轴位　B.冠状位　C.矢状位

外伤表征不匹配时，应仔细检查是否存在牙发育畸形，留意患牙牙冠大小是否异常，在 DOM 下观察腭侧是否有凹陷或裂沟，是否伴发舌侧尖等，必要时建议拍摄 CBCT 明确诊断。CBCT 有助于熟悉患牙三维解剖结构，了解根面沟的大致深浅和长度、根管的数目等，继而根据牙髓活力、牙周病损情况和根尖周牙槽骨破坏程度决定后续治疗方案。本病例侧切牙外观基本正常，仅凭视诊无法完全确诊，拍摄 CBCT 后可清楚观察到腭侧有一条浅凹沟从舌隆突下方延续至根尖段，故而明确诊断为畸形舌侧沟，另外单根管系统和舌侧沟没有交通，根管中下段无明显形态异常，提示体内根管治疗操作难度系数不高。

畸形根面沟通常伴发牙周破坏，预后较差，其治疗原则为尽量控制感染和保存患牙。本例患牙因牙髓坏死后出现窦道溢脓就诊，检查无明显龋损、裂纹，有深牙周袋，提示根面沟中的微生物聚集引发局部牙周炎症，发展至牙髓组织感染坏死，属于牙周来源的牙髓-牙周联合病变，如若保留患牙需联合进行根管和牙周治疗。常规的龈下刮治及根面平整术对根面沟清理能力有限，因此理想的牙周治疗方法为牙周翻瓣术后严密封闭根面沟、结合引导组织再生术或植骨。然而实际上大部分患牙在就诊时牙周袋已较深，且根面实际情况可能比 CBCT 显示更为复杂，牙周翻瓣手术可能存在视野不佳、难以彻底清除感染的情况，手术难度较大，故而采取意向性再植术作为保留这类患牙的最终手段。

2. 意向性再植术的临床操作要点（中山大学附属口腔医院牙体牙髓科，杜宇副教授）意向性再植术是指将牙髓根尖周病患牙完整拔除，在体外检查评估牙根后，去除病变组织，再将患牙植入原牙槽窝内以保存患牙和恢复咬合功能的一项技术。该技术虽然从 11 世纪已有初次报道，但由于其疗效的不可预期性一直存在争议。近年来，DOM 和纳米生物活性材料的使用为现代意向性再植术的成功提供了重要保障。医师可在体外 DOM 直视下彻底清除根面沟内的感染，使用的生物陶瓷水门汀可严密封闭沟裂和平整根面，大部分文献报道的 2 年内复查呈现了良好的预后。本病例采取同样方式充填了根面沟，复查时可见到腭侧颈部有少量生物陶瓷水门汀暴露，由于其本身不具备粘接性，因此不排除远期材料脱落的风险。国内学者曾报道了在意向性再植术中通过两段式修复方式封闭根面沟的病例，即根面沟釉牙骨质界冠方使用流体树脂充填，根方用生物陶瓷水门汀充填，2 年内临床及 CBCT 检查几乎完全愈合，提示两段式修复法具有良好效果。

意向性再植术成功的关键之一在于维护牙周膜细胞的活力与健康，其操作要点在于：①严格控制体外操作时间，一般要求在 15 分钟内。研究表明体外操作时间越长，发生牙根吸收的风险越高；②尽量保持牙根表面的润湿状态，体外操作时一般用生理盐水或平衡盐溶液润湿的纱布包裹牙冠，不要伤及牙根表面；③拔牙时尽量微创，避免牙周膜撕裂，拔牙后不要用挖匙搔刮牙槽窝，如根尖周有少量肉芽组织可不予处理，而病变较大时可以在显微镜下仔细清除根尖周肉芽组织，操作过程中不要触碰牙槽窝侧壁。因此，一般实施意向性再植术时可由两位术者分别同时完成拔牙 / 牙槽窝处理和体外检查处理牙根，以提高工作效率，节约体外治疗时间。

此外，一般意向性再植术是先在体内完成根管治疗，继而拔除患牙，在体外切除根尖，再进行倒预备和倒充填。上述体外操作步骤需要 1 ~ 2 分钟，且手持患牙稳定性欠佳，考虑到本病例来源于牙周，CBCT 提示根尖区无明显解剖变异，因此尝试在体内根管治疗时预先制备了 6mm 根尖屏障，体外切除 3mm 后仍保留 3mm 根尖屏障，节约了体外倒预备和倒充填操作时间，10 个月复查腭侧缺如骨板恢复、根尖及腭侧骨密度增高，患牙无窦道、无牙周袋、无松动，提示短期预后良好，然而远期疗效仍有待观察。

3. 意向性再植术的并发症和预后（中山大学附属口腔医院牙体牙髓科，杜宇副教授）意向性再植术最主要的并发症是炎症性外吸收和替代性吸收。健康状态下，恒牙牙根处的牙本质被牙骨质覆盖保护，不会发生吸收。当受到外界刺激如外伤、感染、压力和正畸治疗时，牙骨质可能发生机械性损伤，若并发根管系统或外来微生物污染，牙本质小管直接连通牙周膜，细菌及其产物引发炎症效应激活破骨 / 破牙机制，促进炎症性外吸收发生，此时拍摄 X 线片可观察到牙根表面呈凹坑状，相邻牙槽骨及牙周膜低密度影像。而当受损面积过大，骨改建速度快于牙骨质样组织的形成速度，牙根表面不仅被破骨细胞吸收，同时还被骨组织取代，最终牙根与牙槽骨粘连，即发生替代性吸收，此时拍摄 X 线片可观察到牙根与牙槽骨影像融合。

一般来说，炎症性外吸收与微生物感染有关，只要严格控制感染即可快速停止吸收。而替代性吸收多与牙周膜干燥或缺失有关，一旦发生无法停止。本病例虽在再植前已经对根管系统进行彻底消毒及严密封闭，术后亦开具了抗生素，然而由于有严重牙周病变，操作过程中亦不能彻底清创牙槽窝，所以仍然存在感染的风险。有学者曾报道两例畸形舌侧沟患牙在完成意向性再植术后 2 年和 3 年，分别出现了炎症性外吸收，但由于根尖周病变基本愈合，保留了牙龈边缘位置和龈乳头，为后期种植修复打下良好的基础。控制替代性吸收的手段主要依靠拔牙动作轻柔以避免撕裂牙周膜，快速、润湿状态下操作以保证牙周膜细胞的活力，不过有学者认为，即使术后发生了替代性吸收，若患者没有临床症状仍可保留患牙，成人意向性再植术后牙根粘连患牙可存活 5 ~ 20 年，直至牙根完全吸收至自然脱落。

4. 本病例拔除后种植的风险评估（中山大学附属口腔医院牙周科，宁杨副教授）　对于天然牙缺失后的修复，种植术目前是一种受到广泛认可并能较好恢复患者咀嚼功能的治疗方式。然而前牙区种植常面临两个主要挑战，即牙槽骨骨量不足和难以完全恢复天然的软硬组织美学形态。本病例如果选择拔除患牙，虽然可以使用引导性骨再生技术增加骨量，但患牙牙槽骨的四壁缺损类型导致植骨技术操作难度较高，远期成骨效果难以明确。此外，患牙牙周软硬组织缺损明显，很难保证种植后牙槽嵴高度的完全恢复，修复后牙龈乳头退缩出现"黑三角"的概率较高。

该患者为慢性牙周炎患者，临床研究证实牙周炎为种植体周围炎的高相关风险因素，牙周炎患者发生种植体周围炎的风险是牙周健康个体的 14 倍，而存在较深牙周袋（＞6mm）的牙周炎患者尤为明显。该患者虽目前牙周状况控制较好，处于牙周炎病情静止期，如采用拔除后种植修复，仍需持续关注牙周炎带来的种植风险问题。

（杜　宇）

参考文献

1. 周学东. 牙体牙髓病学. 5 版. 北京：人民卫生出版社，2020.
2. 张琛，侯本祥. 对牙内陷诊断和治疗的再认识. 中华口腔医学杂志，2020，55（5）：145-150.
3. GINER L T, MICÓ M P, PRADA I, et al. Role of cone-beam computed tomography (CBCT) in diagnosis and treatment planning of two-rooted maxillary lateral incisor with palatogingival groove. Case report. J Clin Exp Dent, 2020, 12(7): e704-e707.
4. YAN H, XU N, WANG H, et al. Intentional replantation with a 2-segment restoration method to treat severe palatogingival grooves in the maxillary lateral incisor: a report of 3 cases. J Endod, 2019, 5(12): 1543-1549.
5. HAN B, LIU Y Y, LIU K N, et al. Is Intentional replantation appropriate for treatment of extensive endodontic-periodontal lesions related to palatogingival groove? Chin J Dent Res, 2020, 23(3): 205-214.
6. BECKER B D. Intentional replantation techniques: a critical review. J Endod, 2018, 44(1): 14-21.
7. CHO S Y, LEE Y, SHIN S J, et al. Retention and healing outcomes after intentional replantation. J Endod, 2016, 42(6): 909-915.

8. PLOTINO G, ABELLA S F, DUGGAL M S, et al. Clinical procedures and outcome of surgical extrusion, intentional replantation and tooth autotransplantation - a narrative review. Int Endod J, 2020, 3(12): 1636-1652.

9. TARNOW D P, MAGNER A W, FLETCHER P. The effect of the distance from the contact point to the crest of bone on the presence or absence of the interproximal dental papilla. J Periodontol, 1992, 63(12): 995-996.

10. SMITH M M, KNIGHT E T, AL H L, et al. Chronic periodontitis and implant dentistry. Periodontol 2000, 2017, 74(1): 63-73.

三、病例 3　异位左上颌侧切牙的牙周 - 牙髓 - 正畸联合治疗

恒牙异位萌出是指恒牙在萌出过程中偏离正常位置，或者未在牙列正常位置萌出，以第一恒磨牙和上颌尖牙多见。成人异位萌出恒牙的牙根已发育完全，若距离正常牙弓位置较远，或可用间隙比必需间隙小，常规正畸牵引难以使其达到正常位置，必要时可辅助牙周加速成骨正畸术（periodontally accelerated osteogenic orthodontics，PAOO）以加快牙移动、缩短疗程和增加牙槽骨体积。若患牙伴发牙髓 - 牙周联合病变，还需要控制局部感染，联合多学科会诊制订治疗方案，以尽可能降低风险、达到预期治疗目的。

第一次就诊　牙周科　2019 年 11 月 1 日

【基本信息】

患者，19 岁，女性。

【主诉】

左上颌前牙咬合不适 1 个月余。

【现病史】

患者因错𬌗畸形于我院行正畸治疗 1 年余，正畸治疗前曾于外院行 11 和 21 间多生牙拔除术及 21、22 根管治疗，根管治疗具体情况不详，近 1 个月发现无法移动 22 腭侧异位牙，且偶有咬合不适。

【既往史】

否认全身系统性疾病与药物过敏史等。

【检查】

1. 口内检查　全口口腔卫生欠佳，菌斑指数（plaque index，PLI）= 1，牙石指数（calculus index，CI）= 1，软垢指数（debris index，DI）= 1，上下颌牙唇面见正畸附件，22 偏腭侧异位，21、22 舌侧开髓洞型树脂充填物，叩痛（+），21 无明显松动，22 松动Ⅰ度，牙龈稍红肿，探诊出血（bleeding on probing，BOP）（+），腭侧牙龈退缩 3mm，唇侧近中 PD= 9mm，21、22 其余位点 PD = 1 ~ 3mm（图 2-1-3-1A、图 2-1-3-1B）。

2. 影像学检查   根尖片及 CBCT 示 21、22 根管充填已经完成，根充材料略超出根尖孔，根尖周见小范围低密度影，22 近中牙周膜间隙明显增宽，21、22 间牙槽嵴骨吸收至根尖 1/3，21 唇侧及 22 腭侧骨壁菲薄（图 2-1-3-1C ～ 图 2-1-3-1H）。

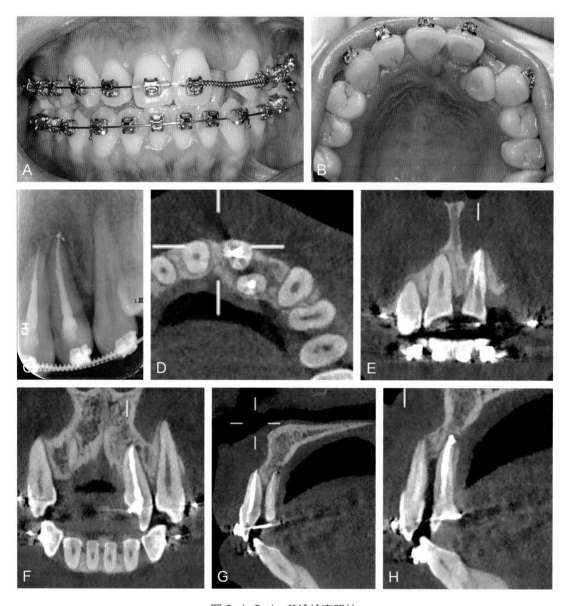

图 2-1-3-1   首诊检查照片

A. 口内唇侧照   B. 口内腭侧照   C. 21、22 根尖片   D. CBCT 轴位   E. 21 CBCT 冠状位   F. 22 CBCT 冠状位   G. 21 CBCT 矢状位   H. 22 CBCT 矢状位

【诊断】

21、22 牙髓 - 牙周联合病变，错𬌗畸形。

【治疗计划】

多学科会诊联合讨论 21、22 诊疗方案。

【治疗】

阿替卡因局麻下行 21、22 龈下刮治 + 根面平整术，3% 过氧化氢溶液 + 生理盐水冲洗。

多学科诊疗讨论　2019 年 11 月 18 日

【讨论目的】

确定 21、22 治疗方案。

【参与科室】

牙周科、牙体牙髓科、正畸科。

【讨论意见】

1. 牙周科　患者目前处于正畸治疗中，临床检查 21、22 叩诊不适，牙龈稍红肿，BOP（+），22 唇面近中 PD = 9mm。CBCT 显示 21、22 根尖周小范围低密度影，21、22 之间牙槽骨吸收至根尖 1/3 区，提示 21、22 存在慢性根尖周感染和牙周感染，符合牙髓-牙周联合病变的诊断。建议暂停正畸治疗，控制根尖周感染和牙周感染，部分恢复 21、22 间降低的牙槽骨高度后重新开始正畸治疗。牙周感染的控制方面，因 22 唇面 PD 达 9mm 且存在窄而深的骨下袋，单纯基础治疗难以彻底控制牙周感染，应考虑在基础治疗后行牙周手术，窄而深的骨下袋为引导性组织再生术（guided tissue regeneration，GTR）的良好适应证。同时 CBCT 显示 21 唇侧及 22 腭侧牙槽骨大部缺失，剩余骨壁菲薄，且 22 异位导致正畸无法移动，可考虑在 GTR 手术同期行 PAOO 手术，即在唇腭侧骨密质切开的同时进行植骨，利用骨密质切开后局部形成成骨更快的区域性加速现象（regional accelerated phenomenon，RAP）进行早期正畸加力，达到加快患牙移动和促进局部骨增量的目的。

2. 牙体牙髓科　21、22 于外院行根管治疗 1 年，现检查有叩诊不适，影像学检查示部分根充材料超出根尖孔，少许根尖周低密度影，且患者回忆外院根管治疗过程未使用橡皮障，可能感染控制欠佳，建议先行 21、22 根管再治疗，如根尖周病变仍无法愈合可考虑在牙周手术同期行显微根尖手术。CBCT 显示 21、22 根尖位置唇腭方向重叠，根尖手术过程中根尖倒预备、倒充填入路可能不佳，可考虑在根管再治疗中提前制备至少 6mm 的根尖屏障，方便手术过程中直接切除根尖，避免倒预备和倒充填步骤，降低手术操作难度。

3. 口腔正畸科　患者 21、22 均存在根尖周感染和牙周感染，同意牙周与牙体牙髓专科建议，暂停正畸治疗，待感染控制后择期行正畸治疗。同时因 22 移动困难，21 唇侧和 22 腭侧均存在牙槽骨缺损，同意牙周专科的建议行 PAOO 手术，术后早期正畸加力。

【结论】

建议如下治疗，与患者沟通，知情同意后确定治疗方案。

1. 暂停正畸治疗。

2. 21、22 行根管再治疗，根尖段行根尖屏障术。

3. 21、22 行 PAOO 手术，同期行 22 唇侧 GTR，必要时结合显微根尖手术。

4. 术后确认无明显感染后，利用牙槽骨改建期早期重新开始正畸治疗。

第二次就诊 **牙体牙髓科** 2019 年 11 月 22 日

【主诉】

21、22 复诊无不适。

【检查】

21、22 腭侧充填物完整，叩诊不适。21、22 牙龈轻度红肿，21 无松动，22 松动 I 度。

【治疗方案】

告知患者根管再治疗相应的疗程、预后、风险及费用等，患者知情并同意治疗。

【治疗】

21、22 橡皮障隔离，DOM 下去除腭侧树脂充填物，修整开髓入路，再治疗镍钛锉系统结合 H 锉去除根管内牙胶，测工作长度均为 20mm，根尖孔直径为 45#（0.45mm），3% NaClO + NS + 17% EDTA 超声荡洗，拍摄根尖片显示根管内充填物基本去净，根尖孔外仍有少量超填物（图 2-1-3-2），继续用镍钛锉预备至 60#/04，冲洗、干燥后封入 Ca(OH)₂ 糊剂，暂封，一周后复诊。

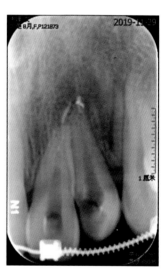

图 2-1-3-2　21、22 去除大部分根管充填物后根尖片

第三次，第四次就诊 **牙体牙髓科** 2019 年 11 月 29 日，2019 年 12 月 2 日

【主诉】

21、22 复诊无不适。

【检查】

21、22 暂封完整无叩痛，21 无松动，22 松动 I 度。

【治疗】

21、22 橡皮障隔离，DOM 下去除暂封，3% NaClO + NS + 17% EDTA 结合超声荡洗根管，生理盐水终末冲洗，纸尖吸干，根尖段 6mm 制备生物陶瓷水门汀屏障，置微湿棉球后玻璃离子水门汀暂封。术后根尖片示21、22根尖屏障充填致密，少许屏障材料超出根尖孔（图2-1-3-3）。3日后复诊，DOM下去除21、22暂封，探查根尖段屏障材料质地坚硬，中上段生理盐水冲洗、纸尖干燥，热牙胶回填，树脂充填修复。嘱3个月后复查。

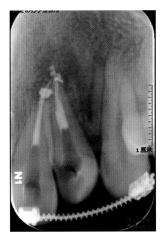

图2-1-3-3　21、22根尖屏障术

第五次就诊 牙周科 因特殊原因推迟至 2020 年 4 月 29 日

【主诉】

21、22复诊无不适。

【检查】

口内检查21、22腭侧充填物完整，牙龈无明显红肿，22唇侧探诊深度9mm，BOP（+），无叩痛，无松动。根尖片示21、22根管充填物严密，部分根充材料超出根尖孔，根尖周低密度影范围较前无显著变化（图2-1-3-4）。

【治疗】

牙周科和牙体牙髓科会诊讨论。

【讨论意见】

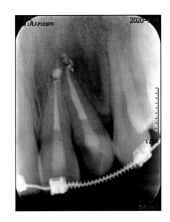

图2-1-3-4　21、22根管再治疗5个月后复查

1. 牙周科　22唇侧牙周探诊深度仍达9mm，BOP（+），需行牙周手术进一步控制牙周感染并恢复部分牙槽骨。首诊CBCT提示21、22唇腭侧牙槽骨薄弱，考虑正畸治疗需要良好的牙周组织基础，拟行21、22 PAOO＋GTR手术。

2. 牙体牙髓科　21、22根尖周低密度透射影与根管再治疗前无显著改变，患者希望尽快恢复正畸治疗，建议牙周手术同期行21、22显微根尖手术。前期根管再治疗中已行21、22根尖屏障术，根尖切除后如探及根管内屏障材料密实，不必行倒预备和倒充填操作。

【结论】

建议行21、22 PAOO＋GTR手术，同期行21、22显微根尖手术。与患者沟通，知情同意后确定治疗方案。

第六次就诊 牙周科 2020年6月29日

【主诉】

21、22复诊无不适。

【检查】

同第五次就诊。

【治疗】

告知患者手术方案，签署手术知情同意书。术前正畸科拆除上颌矫治弓丝，阿替卡因局麻下作 11—23 唇腭侧龈沟内水平切口及唇侧 12、24 近中垂直切口，翻全厚瓣，见 11—13 唇腭侧牙槽骨菲薄，部分区域存在骨开窗和骨开裂，21 唇侧见根尖孔外超填材料和炎性肉芽组织。22 唇侧及近中邻面见牙槽骨垂直型吸收伴大量炎性肉芽组织，清创去除，行 22 根面平整术，冲洗后见牙槽骨吸收至根尖 1/3 区。DOM 下 21 唇侧根尖部定位，超声骨刀开窗，去除根尖周超填材料，根尖切除 3mm，继续向腭侧定位 22 根尖部，切除根尖 3mm，探查确认 21、22 根尖屏障材料密实。21—23 超声骨刀下行唇腭侧骨密质切开，预备滋养孔后在 22 唇侧垂直型骨吸收区域和 21—23 唇腭侧植入脱蛋白牛骨颗粒 1.0g，21—23 唇侧 5-0 可吸收缝线悬吊缝合固定 25mm×25mm 可吸收胶原膜，覆盖唇侧植骨区域，龈瓣复位缝合（图 2-1-3-5A～图 2-1-3-5O）。术后根尖片示 21、22 原超填材料已清除，植骨材料密实（图 2-1-3-5P）。予常规抗炎处理。

【医嘱】

1. 术后 2 周拆线，定时复查，不适随诊。

2. 考虑手术效果较明确，为利用 PAOO 术后的局部区域加速成骨现象，建议开展正畸治疗。

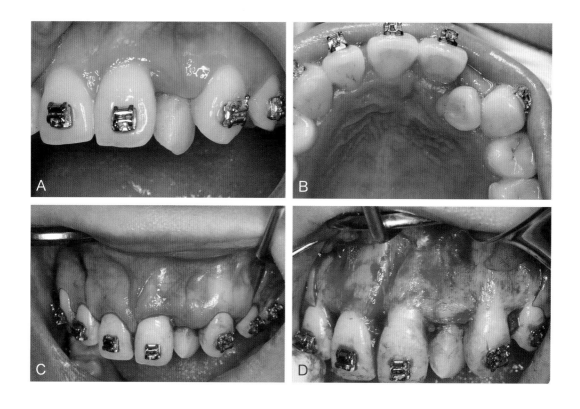

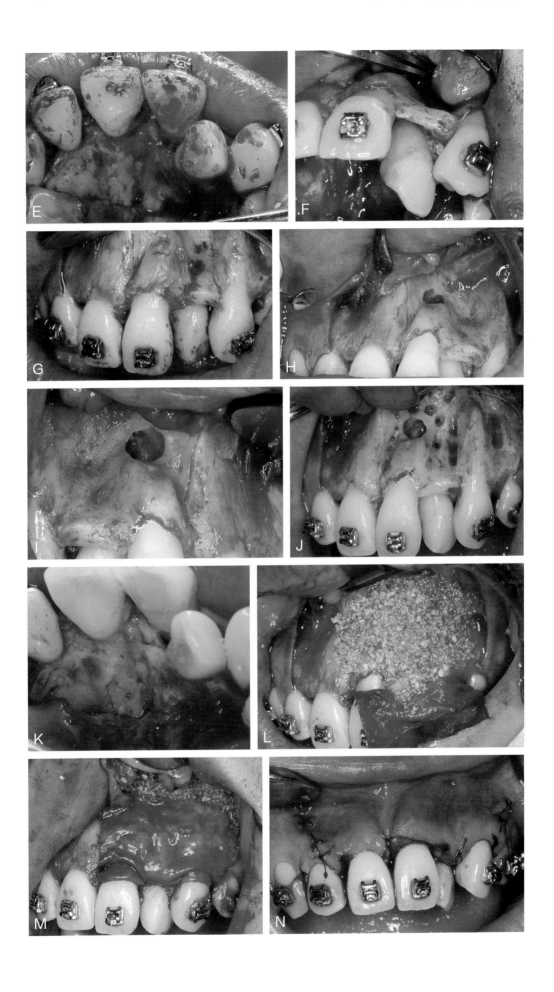

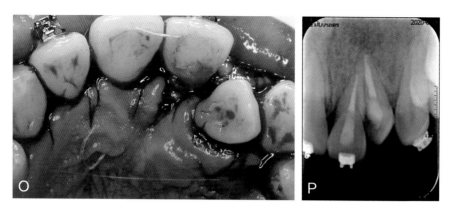

图 2-1-3-5　21、22 联合手术过程

A. 术前唇侧照　B. 术前腭侧照　C. 手术切口设计　D. 翻瓣后唇侧照　E. 翻瓣后腭侧照　F. 22 唇侧骨下袋清创和根面平整后　G. 21 去除根尖超填材料及肉芽组织后　H. 21 唇侧牙槽骨开窗及截除根尖　I. 21 腭侧探查并截除 22 根尖　J. 超声骨刀行 21—23 唇侧骨密质切开并预备大量滋养孔　K. 超声骨刀行 21—23 腭侧骨密质切开　L. 21—23 唇侧植入人工骨粉材料　M. 21—23 唇侧悬吊缝合固定胶原膜　N. 组织瓣复位缝合唇侧照　O. 组织瓣复位缝合腭侧照　P. 术后即刻根尖片

第七次就诊　牙周科　2020 年 7 月 14 日

【主诉】

复诊无不适。

【检查】

21、22 牙龈红肿，22 唇侧近中牙龈退缩，无松动。

【医嘱】

1. 消毒后拆除术区缝线。

2. 嘱两周后复查，不适随诊。

第八次就诊　牙周科　2020 年 7 月 30 日

【主诉】

复诊无不适。

【检查】

22 已明显颊侧移位，21、22 牙龈轻度红肿，唇侧牙龈退缩，无松动（图 2-1-3-6）。

【医嘱】

嘱定期复查，不适随诊。

第九次就诊　牙周科　2020 年 8 月 24 日

【主诉】

复诊无不适。

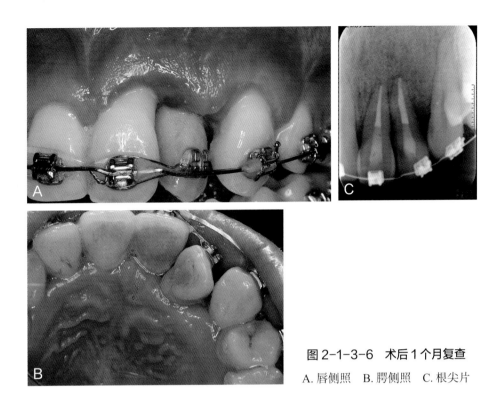

图2-1-3-6　术后1个月复查

A. 唇侧照　B. 腭侧照　C. 根尖片

【检查】

22逐渐移至正常位置，21、22牙龈红肿逐渐消退，唇侧21远中、22近中牙龈退缩2~3mm，探诊深度1~2mm，无松动（图2-1-3-7A、图2-1-3-7B）。影像学检查示21、22邻面牙槽骨高度位于根中份（图2-1-3-7C）。

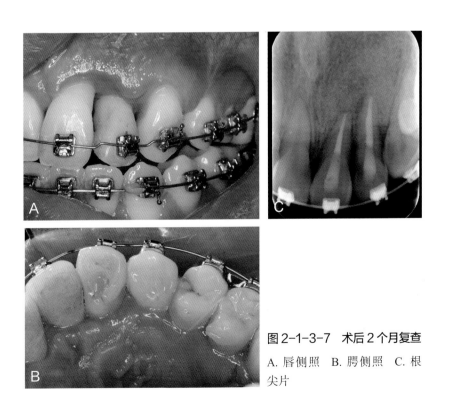

图2-1-3-7　术后2个月复查

A. 唇侧照　B. 腭侧照　C. 根尖片

【医嘱】

嘱定期复查，不适随诊。

第十次～第十五次就诊　**口腔正畸科**　2020 年 8 月 26 日—2021 年 3 月 20 日

【治疗】

22 粘接托槽，使用 0.012inch（1inch≈2.54cm）超弹镍钛弓丝轻力逐步将 22 排列入牙弓，每两周调整加力一次。逐渐更换至 0.014inch 镍钛弓丝，0.016inch 镍钛弓丝，0.016inch×0.022inch 镍钛方丝排齐牙列。

第十六次就诊　**牙周科**　2021 年 4 月 27 日

【主诉】

复诊无不适。

【检查】

1. 口内检查　全口已移除正畸装置，22 较前向唇侧移至正常位置，21、22 龈缘见少量菌斑，牙龈未见明显红肿，探诊 PD = 1～2mm，BOP（－）。21、22 无叩痛，无松动（图 2-1-3-8A、图 2-1-3-8B）。

2. 影像学检查　全景片及根尖片示 21、22 未见明显根尖周低密度影，邻面牙槽骨高度位于根中份（图 2-1-3-8C、图 2-1-3-8D）。

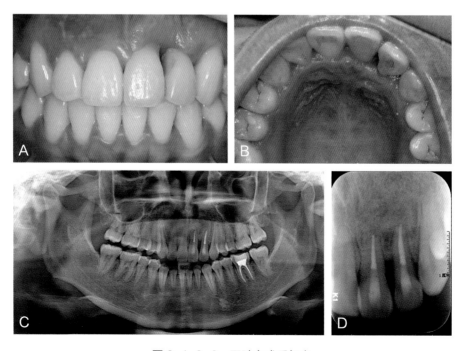

图 2-1-3-8　正畸完成后复查

A. 唇侧照　B. 腭侧照　C. 全景片　D. 根尖片

【医嘱】

1. 嘱加强口腔卫生。

2. 定期复查，不适随诊。

第十七次就诊　**牙周科**　2021年8月2日

【主诉】

21、22复诊无不适。

【检查】

口内检查　口腔卫生状况可，22龈缘见少量菌斑，21、22牙龈未见明显红肿，探诊PD = 1 ~ 2mm，BOP（−）。21、22无叩痛，无松动（图2-1-3-9）。

【医嘱】

嘱定期复查，不适随诊。

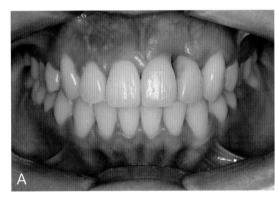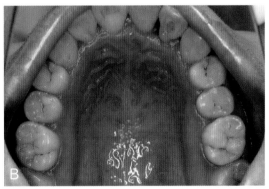

图2-1-3-9　正畸完成3个月后复查

A.唇侧照　B.腭侧照

【多学科分析】

1. 正畸治疗过程中的牙周考量（中山大学附属口腔医院牙周科，宁杨副教授；中山大学附属口腔医院东圃分院口腔正畸科，刘婷婷讲师）　健康完整的牙周组织是进行正畸移动的生物学基础，必须在牙周组织健康的前提下才可开展正畸治疗。根据中华口腔医学会2020年发布的《维护牙周健康的中国口腔医学多学科专家共识》，开展口腔专科治疗的必要条件是牙周组织处于健康状态，或牙周炎症已得到有效控制并处于维护期。具体评估标准如下：①牙龈无炎症或未累及深部牙周组织的轻中度牙龈炎；②牙齿动度为生理性动度或轻度松动Ⅰ度内；③牙周探诊出血位点数＜25%；④牙周探诊深度最大值＜3mm，经过有效治疗的牙周炎患者可放宽至4mm。此病例中22牙周探诊PD达9mm，提示存在明显的牙周组织感染，同时还伴有21和22的根尖周感染，应暂停正畸治疗，控制牙周和根尖周感染后才可继续。

该病例在控制感染的同时，还应注意牙周组织重建。牙周炎患者如牙槽骨吸收超过根长 1/2 时应慎重选择正畸治疗方案，该病例首诊 CBCT 显示 21、22 间牙槽骨吸收至根尖 1/3 区，因此可在感染控制同时通过牙周组织再生手术恢复 22 唇侧的牙周附着水平和牙槽骨高度。GTR 手术是指在牙周手术中利用膜性材料作为屏障，阻挡牙龈上皮在愈合过程中沿根面生长，避免牙龈结缔组织与根面的接触，并提供一定空间引导具有形成再生能力的牙周膜细胞优先占据根面，从而在原已暴露于牙周袋内的根面上形成新的牙骨质，并有牙周膜纤维埋入，促使牙周组织再生。临床上，GTR 手术常与植骨术联合应用以提高组织再生的效果。本病例翻瓣清创后的术中照片清晰可见 22 唇侧为窄而深的三壁骨袋，该类骨袋因牙周膜细胞来源丰富且易提供稳定的生长空间，牙周组织再生效果最好，为 GTR 手术的良好适应证。从术后的复查效果也证实了这一推断，虽存在 21、22 唇侧部分牙龈退缩，但 22 牙周附着和牙槽骨高度较治疗前均获得了较大的改善。

此外，该病例首诊 CBCT 示 21 唇侧及 22 腭侧骨壁菲薄，术中翻瓣后可见 21—23 唇侧存在明显的骨开窗和骨开裂。因此，在继续矫治前应考虑唇腭侧的骨增量，减少正畸风险。该患者还存在正畸加力后 22 移位困难的问题，可联合使用 PAOO 综合解决这两个难题。

PAOO 的概念由 Wilcko 等在 21 世纪初提出，通过切开正畸所需移动牙的牙根颊侧骨密质，深度达到骨松质，加速在正畸移动过程中的牙槽骨脱矿和再矿化。PAOO 的原理为骨密质切开术后，伤口愈合过程中出现短暂的脱矿 - 再矿化的局部区域加速成骨现象（regional acceleratory phenomenon，RAP）。在骨愈合过程中降低区域骨密度和加速骨转化的 RAP 现象被认为是促进正畸牙齿移动的原因。RAP 一般在术后 1~2 个月达到高峰，通常可维持 4 个月，6 个月后逐渐消失。加速牙移动是 PAOO 的首要目的，合理使用可使正畸疗程缩短 1/3~1/2 时长。PAOO 的另一个重要目的是成骨。除 RAP 导致的手术区域牙槽骨快速转化外，PAOO 还常与植骨术联合使用，以增加牙槽骨量，预防和治疗骨开窗和骨开裂。PAOO 在正畸治疗中运用的适应证包括：①牙槽骨骨增量，如纠正骨开窗和骨开裂；②加速正畸治疗速度，缩短疗程；③促进临床结果的稳定性，减少正畸后复发；④拓展错𬌗畸形的矫治范围，部分病例可避免正颌手术；⑤埋伏牙的快速拉出。

PAOO 手术在牙周具体操作方面涉及翻瓣术、骨密质切开术和植骨术。在骨密质切开中主要有两种切口：线状切口和点状切口。前者为牙根之间的垂直切口，从牙槽嵴顶下 2~3mm 至根尖下 2~3mm，可在根尖附加水平切口；后者为在牙槽骨表面制备大量散在分布的孔隙，类似于植骨术中常需制备的滋养孔。两种切口方式可联合使用，如在本病例中 21—23 唇侧因牙槽骨形态不规则即采用两种切口综合使用。传统骨密质切口制备多采用高速涡轮机，但存在局部骨灼伤和水路感染的风险。超声骨刀具有操作敏感、软组织损伤小、出血少和术后反应轻等优点，近年来逐渐成为 PAOO 中骨密质切开的首选工具。本病例中采用超声骨刀制备骨密质切口，有效控制了组织损伤，保证了良好的术后效果。

2. 根管超填的原因、对预后的影响及应对策略（中山大学附属口腔医院牙体牙髓科，杜宇副教授）　理想的根管充填应为充填物与根管壁紧密贴合、严密封闭整个根管系统，充填物内部致密、均匀，无空隙，充填物末端到达生理学根尖孔，根尖片显示充填物没有明显超填和欠填。其中超填是指严密封闭根管系统情况下，根充材料超出根尖孔到达根尖周组织，可能由于根尖孔敞开、根管超预备后根尖挡破坏、牙胶尖选择不当、根充过程中压力过大等原因导致。临床上由于患牙自身特点以及医师技术水平不一，超填问题难以完全避免。

影响根管超填预后的主要因素在于根管预备过程中是否严格控制感染，超预备和超填物是否造成根尖周组织创伤、是否影响相邻重要解剖结构如上颌窦、下颌神经管等。当根充材料致密，少量材料超出根尖孔，患者无明显不适，可暂时不予处理，随访观察。若根管充填不致密、超填材料导致治疗失败时建议首先采取根管再治疗术，必要时再行显微根尖手术取出超填材料。若材料超出至重要解剖结构引起患者出现麻木、疼痛等症状时，需及早干预或行手术取出材料，同时术中避免继发神经损伤。值得注意的是，虽然少量超填材料随时间推移在根尖周组织中可被溶解吸收，但仍存在延迟根尖周病变愈合的可能，所以临床上应尽量避免超填。

本病例患者在正畸治疗前已在外院行根管治疗，部分根管充填物超出根尖孔，一年后根尖片显示患牙区仍存在低密度影像，叩诊不适，提示仍存在根尖周炎症。推测有以下原因：①原根尖周病变区域感染难以控制，根尖部可能存在峡区、分歧、副根管等结构，不仅为微生物提供聚集场所和营养，也是根管内微生物及毒性产物侵入根尖周组织的通路；②超预备或超填过程将感染的牙本质碎片推至根尖周组织激发感染；③超预备或超填导致根尖周组织创伤。鉴于患者回忆在外院根管治疗过程中全程未使用橡皮障，推测感染控制手段欠规范，超填材料提示可能超预备致使根尖狭窄破坏，故对本例患牙先尝试显微根管再治疗，在严格的根管机械和化学预备后完成根尖屏障，既能严密封闭根尖孔，又可降低后续可能进行显微根尖手术时倒预备和倒充填的难度。治疗过程中未能将根尖孔外超填材料全部取出，且亦有少量根尖屏障材料超填，术后 5 个月影像学检查根尖周低密度影无明显变化，虽然无主观症状，但考虑到患者亟需恢复正畸治疗，因此在牙周手术过程中同期行显微根尖手术，清除了根管外超填物并切除根尖，在去除牙髓根尖周病感染来源的同时为牙周再生营造了健康的局部环境，术后复查根尖周病变愈合良好。

（宁　杨）

参考文献

1. 孟焕新. 牙周病学. 5版. 北京：人民卫生出版社，2020.
2. 中华口腔医学会. 维护牙周健康的中国口腔医学多学科专家共识. 中华口腔医学杂志，2021，56（2）：127-135.
3. 李宝玉，龚启梅. 根管超填临床预后的研究进展. 中华口腔医学杂志，2021，56（2）：210-215.
4. WILCKO W M, WILCKO T, BOUQUOT J E, et al. Rapid orthodontics with alveolar reshaping: two case reports of decrowding. Int J Periodontics Restorative Dent, 2001, 21(1): 9-19.
5. RICUCCI D, RÓÇAS I N, ALVES F R, et al. Apically extruded sealers: fate and influence on treatment outcome. J Endod, 2016, 42(2): 243-249.
6. 轩东英. 促进正畸治疗的牙周手术策略. 中华口腔医学杂志，2020，55（7）：448-454.
7. SEBAOUN J D, KANTARCI A, TURNER J W, et al. Modeling of trabecular bone and lamina dura following selective alveolar decortication in rats. J Periodontol, 2008, 79(9): 1679-1688.
8. 江久汇. 牙周辅助加速成骨正畸的应用、研究及展望. 中华口腔医学杂志，2021，56（10）：971-977.
9. WILCKO M T, WILCKO W M, PULVER J J, et al. Accelerated osteogenic orthodontics technique: a 1 - stage surgically facilitated rapid orthodontic technique with alveolar augmentation. J Oral Maxillofac Surg, 2009, 67(10): 2149-2159.

第二节 牙 根 吸 收

一、病例 1 左上颌第一磨牙牙颈部外吸收部分活髓切断术治疗

牙颈部外吸收（external cervical resorption，ECR）是由于局部牙周膜受到慢性损伤，牙骨质或前期牙骨质破坏，破牙本质细胞引起牙本质吸收而造成的。该病损起始于龈下，前期多无自觉症状，具有一定隐匿性。患者常常因为其他疾病进行影像学检查，或缺损严重出现症状后发现。外吸收的治疗亦存在一定的难度，需要根据疾病的特点制订多学科综合治疗计划。因此，早期诊断及选择合适的治疗方案，是牙颈部外吸收患牙诊疗的关键。

第一次就诊 **牙体牙髓科**   2018 年 11 月 2 日

【基本信息】

患者，43 岁，女性。

【主诉】

左上颌后牙牙龈增生物 3 个月余。

【病史】

该患者于 3 个月前发现左上颌后牙牙龈增生物，自诉无疼痛不适，曾因怀疑颌骨病变、牙周病变等多处就诊未能确诊。10 余年前曾有正畸治疗不完善史，否认全身系统性疾病与药物过敏史等。

【检查】

1. 口内检查　下颌中线左移 3.5mm，左侧反𬌗，右侧正常覆盖。26 颊侧颈部牙体缺损，边缘透红色，未见龋损腐质（图 2-2-1-1A ~ 图 2-2-1-1C）。软组织增生物侵入洞内，呈粉红色，约 2mm×3mm，边界清晰，与龈缘分离，质软，洞内边缘探出血。颊侧龈缘清晰（图 2-2-1-1B），可探及正常龈沟底，无探诊出血，未探及牙周袋。近中邻面牙色充填体欠密合，继发龋。无叩痛，无松动，冷热测一过性敏感。

2. 影像学检查　根尖片示 26 牙颈部水平低密度影，与髓室影重叠，近中邻面继发龋未及髓，根尖周未见明显异常（图 2-2-1-1D，图 2-2-1-4A）。

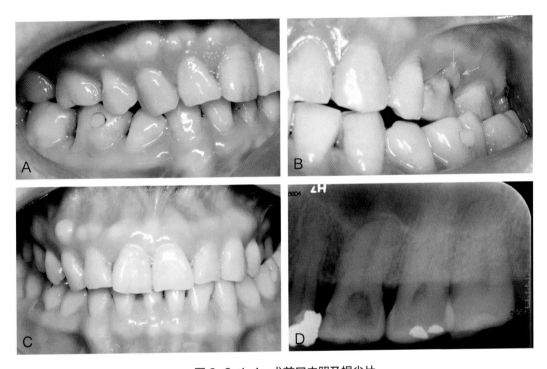

图 2-2-1-1　术前口内照及根尖片

A. 右侧口内照　B. 左侧口内照　C. 正位口内照　D. 26 根尖片

【诊断】

26 牙颈部外吸收、继发龋，安氏 Ⅱ 类 1 分类亚类错𬌗畸形。

【诊疗计划】

26 和颞下颌关节行 CBCT 检查，评估指标如下。

1. 三维测量外吸收侵袭范围，是否累及牙髓。

2. 继发龋损范围，是否累及牙髓。

3. 牙体吸收程度与牙槽嵴顶关系。

4. 牙周附着丧失程度。

5. 双侧颞下颌关节变化。

根据 CBCT 结果请相关专科会诊，确定后续治疗计划及评估预后。

多学科诊疗讨论　2018 年 11 月 12 日

【讨论目的】

确定 26 病情及诊疗方案。

【参与科室】

口腔颌面医学影像科、牙体牙髓科、牙周科、口腔正畸科。

【讨论意见】

1. 口腔颌面医学影像科　CBCT 显示 26 颊侧牙槽嵴顶冠方 2.2mm 处牙体缺损，形态不规则，边缘欠光整，向近远中呈半圆形侵袭，累及部分髓腔，髓室轮廓基本正常，根尖未见低密度影。近中邻面继发龋未及髓腔。双侧髁突形态不对称，左侧髁突明显较右侧小，变形更明显。双侧颞下颌关节前间隙增宽，后间隙变窄（图 2-2-1-2）。

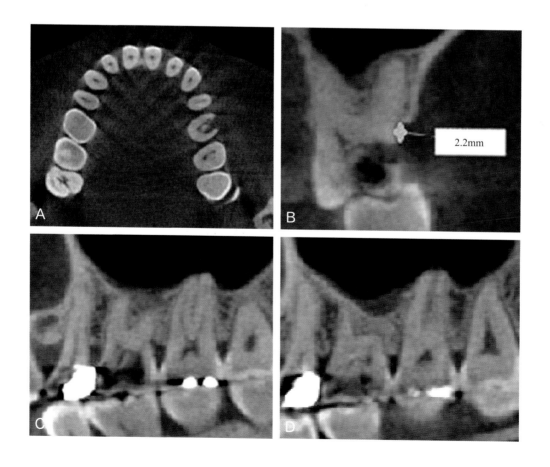

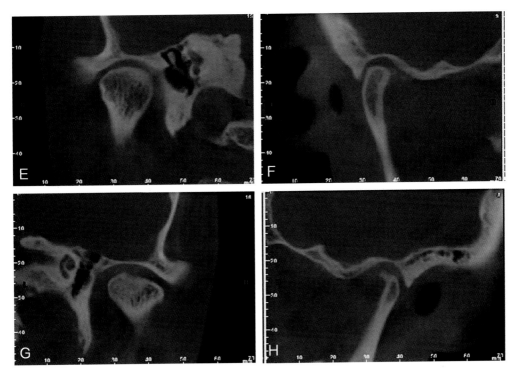

图 2-2-1-2　术前 CBCT 检查

A. 术前 CBCT 轴位　B. 术前 CBCT 冠状位　C. 术前 CBCT 矢状位（颊侧）　D. 术前 CBCT 矢状位（腭侧）　E. 右侧颞下颌关节矢状位　F. 右侧颞下颌关节冠状位　G.左侧颞下颌关节矢状位　H.左侧颞下颌关节冠状位

2．牙体牙髓科　患牙无明显症状体征，根尖周骨质无明显异常，颊侧颈部牙体缺损呈虫蚀状，边缘透红色，未见龋损腐质，累及部分髓腔，其余髓室影基本正常，考虑为牙颈部外吸收。牙体缺损洞内软组织可能为外吸收后肉芽组织增生。近中邻面继发龋未及牙髓，表明牙髓无明显感染。若去除肉芽组织后牙髓未见明显充血，可考虑直接盖髓或部分活髓切断术，否则需行根管治疗。难点是在尽量保髓和保存牙体的基础上彻底清除外吸收组织，阻断吸收进程。

3．牙周科　26 牙龈无明显红肿，龈缘清晰，缺损处增生软组织与牙龈缘分离，其根方探及正常龈沟底，未探及牙周袋，提示患牙未发生明显附着丧失。增生软组织可能为牙龈瘤，需要手术彻底去除以防复发。CBCT 显示颊侧牙体缺损至牙槽嵴顶冠方 2mm，仍有翻瓣去骨可能性。若后期冠修复，存在冠延长可能。但颊侧骨板薄，邻近根分叉，若行冠延长有继发牙槽骨吸收风险。

4．口腔正畸科　左侧磨牙的反𬌗可能引起咬合创伤，26 颊尖承受方向异常或过大的咬合力并传导至 26 釉牙骨质界处，导致该处应力集中，从而引发外吸收。口内检查发现 26 颊面大量的隐裂纹可佐证异常应力的存在。患者目前仍存在下颌偏斜、一侧磨牙反𬌗、上下颌牙弓横向宽度不匹配等问题，在牙周健康条件允许的前提下，建议行正畸治疗排齐牙列、解除反𬌗，可避免颞下颌关节问题出现或加重，有益于患者获得良好的、稳定的咬合关系。

【结论】

经医患沟通，患者选择先行 26 治疗后观察。要求尽量微创治疗，拟行部分活髓切断术后树脂修复观察。

第二次就诊 牙体牙髓科 2018 年 11 月 13 日

【主诉】

同第一次就诊。

【检查】

同第一次就诊。

【治疗】

26 阿替卡因局部浸润麻醉，上橡皮障，剪除颊侧部分橡皮障边缘，充分暴露术区。DOM 下去除近中邻面龋坏组织，发现其未与牙髓相通。刮除颊颈部缺损区增生软组织（取出组织被强吸吸走，未能送病理检查），其与洞底分界不清，与牙周膜仅少许蒂相连（图 2-2-1-3B 红色箭头）。牙龈缘形态质地正常（图 2-2-1-3A、B 黄色箭头），无出血，可见正常龈沟底。牙体缺损龈壁中段牙釉质牙骨质缺失，与牙周膜相通，疑为外吸收入口（图 2-2-1-3B 红色箭头）。

相邻牙体呈虫噬状吸收，无腐质，累及近颊及远颊髓角，髓壁中部钙化牙本质；近远中侵袭性吸收达牙本质深层，与近中邻殆面继发龋不相通。去除虫噬状牙本质壁（非近髓部分使用球钻，近髓部分使用挖匙），刮除残留肉芽组织，暴露牙髓，去除薄壁弱尖，与近中邻面洞相通（图 2-2-1-3C），但近中邻面洞未累及牙髓。

3% NaClO 浸泡 1 分钟，未见明显渗血，生物陶瓷水门汀盖髓，覆盖露髓点边缘 2mm，厚度为 2mm（图 2-2-1-3D）。放置微湿棉球，玻璃离子暂封，拍摄术后 X 线片（图 2-2-1-4B）。

第三次就诊 牙体牙髓科 2018 年 11 月 16 日

【主诉】

左上颌后牙无不适。

【检查】

26 暂封完整，牙龈形态正常，无明显充血。未探及牙周袋，无叩痛，无松动。牙髓活力测试正常。

【治疗】

　　26去暂封，生物陶瓷水门汀已固化，流动树脂加纳米树脂修复，均衡咬合（图2-2-1-3E、图2-2-1-3F）。

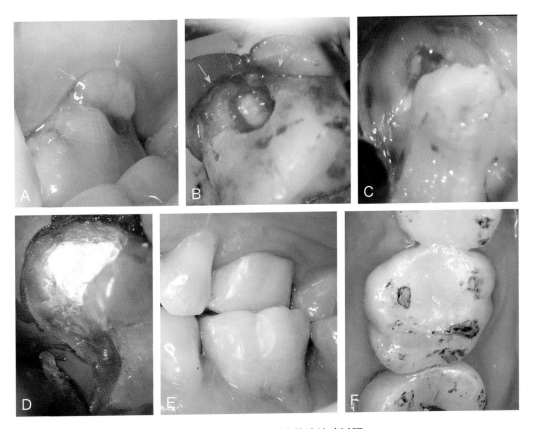

图2-2-1-3　26口内临床治疗过程

A. 26术前显示颊侧牙体缺损及洞内软组织增生（黄色箭头为牙龈缘）　B. 去除洞内软组织后见洞壁呈虫噬状吸收，无腐质（黄色箭头为牙龈缘，红色箭头为外吸收入口）　C. 去除洞壁吸收组织和近中邻面继发龋，牙髓部分切除　D. 生物陶瓷水门汀直接盖髓　E. 树脂充填后颊面观　F. 树脂充填后𬌗面观

【复查】

　　术后3、9、32个月复查，无症状。牙龈形态正常，轻微充血，龈袋约3mm，无叩痛，无松动，电活力测试有活力。X线片（图2-2-1-4C～图2-2-1-4E）及术后9个月CBCT（图2-2-1-4F～图2-2-1-4I）检查均未见继发吸收和根尖周低密度影。

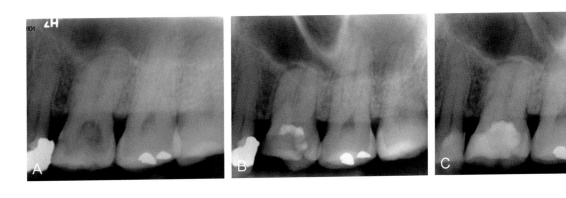

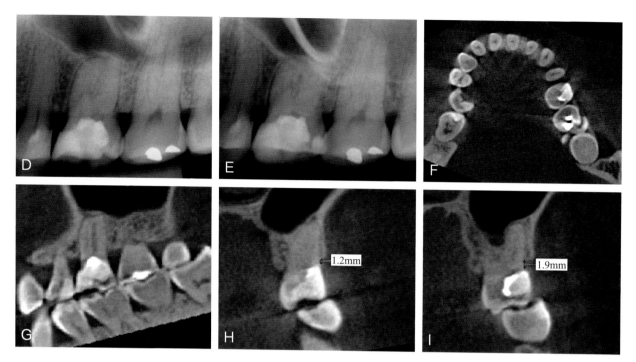

图 2-2-1-4　26 根尖片及 CBCT 复查

A. 术前根尖片　 B. 活髓切断术后即刻根尖片　 C. 3 个月复查根尖片　 D. 9 个月复查根尖片　 E. 32 个月复查根尖片
F. 9 个月复查 CBCT 轴位　 G. 9 个月复查 CBCT 矢状位　 H. 9 个月复查 CBCT 冠状位（近颊区）　 I. 9 个月复查 CBCT
冠状位（远颊区）

【多学科分析】

1. 影像学检查是诊断和鉴别诊断牙根吸收的重要手段（中山大学附属口腔医院牙体牙髓科，刘昭慧讲师）　牙根吸收是由于破牙本质细胞增加，引起牙体硬组织逐渐丧失的现象。其可能是生理性的（如乳牙脱落），也可能是病理性的。病理性吸收根据部位和来源不同，可以分为炎症性外吸收、牙颈部外吸收和牙内吸收。

炎症性外吸收（external inflammatory resorption，EIR）是最常见的一种牙根吸收形式，其牙髓多数已感染坏死，影像学上主要表现为牙根尖表面参差不齐、凹形透射影，根尖周可能出现低密度影，易于与牙颈部外吸收和牙内吸收鉴别。

牙内吸收（internal root resorption，IRR）是起始于根管壁的一类牙根吸收。当成牙本质细胞层及前期牙本质受到损伤，导致矿化的牙本质暴露于破牙本质细胞下，从而启动内吸收。吸收区域根尖段多为活髓，为破牙本质细胞持续提供血供，冠方为感染坏死牙髓，刺激形成破牙本质细胞。影像学上表现为根管壁形态丧失，局部凸起，形成密度均一、光滑、对称性分布的根管内透射影。

牙颈部外吸收是由于局部牙周膜受到慢性损伤，牙骨质或前期牙骨质破坏，破牙本质细胞引起牙本质吸收而造成的。牙颈部外吸收发展主要分为 3 个过程。初始阶段：局部牙周膜损伤，牙骨质吸收，吸收入口较小且隐蔽；吸收阶段：沿牙本质三维侵袭性发展，吸收腔隙内主要为纤维血管样组织，但靠近牙髓腔的一侧存在髓周抗吸收层（pericanalar resorption-resistant sheet，PRRS），尽可能避免侵及牙髓，对牙髓组织有保护作用；修复阶段：在吸收前沿产生纤维骨样组织进行修复。因此外吸收在影像学检查时无特征性表现，根据部位、侵袭的范围以及吸收区域组织的不同，可能表现透射影（吸收阶段）或阻射影（骨样修复阶段）或二者皆有，表现为密度不均一的斑驳影像。X 线片上区分牙内吸收和牙颈部外吸收比较困难，因为二者有相似的影像学特征，特别是 ECR 处于吸收阶段的时候。能否观察到根管壁的轮廓，是鉴别牙根内吸收和牙颈部外吸收的关键。然而，由于在 X 线片上显示并不明显，往往导致漏诊和误诊等。

CBCT 可从轴位、冠状位、矢状位提供病变区的信息，包括外吸收的位置、大小、形状，有无侵及牙髓及与牙槽嵴顶的关系，相邻牙槽骨有无破坏吸收等，这些影像学特征不仅可以与内吸收进行鉴别诊断，还有助于制订精准的治疗计划。本病例中，吸收起源于牙颈部，沿牙本质侵袭性发展，无龋坏组织，根管壁形态基本正常，未出现对称性增大，因此诊断为牙颈部外吸收。

2018 年 Patel 基于 CBCT 检查对外吸收进行了分类。该分类法从 3 个方面细分。第一部分是吸收的位置："1" 位于牙釉质牙骨质界或牙槽嵴顶以上；"2" 位于牙槽嵴顶以下至根管冠 1/3；"3" 位于根管中 1/3；"4" 位于根尖 1/3。第二部分是从横断面累及的范围分："A" ≤ 90°；90° < "B" ≤ 180°；180° < "C" ≤ 270°；"D" > 270°。第三部分为是否累及牙髓："d" 未累及牙髓；"p" 累及牙髓。按照此分类本病例属于 1Cp 类型。

2. 牙根吸收的病因分析（中山大学附属口腔医院牙体牙髓科，刘昭慧讲师；中山大学附属口腔医院口腔正畸科，周晨副教授） 恒牙出现牙根吸收的确切病因尚不能完全确定。多数文献报道跟炎症及受到不恰当的外力有关，例如外伤、咬合创伤、近中阻生下颌第三磨牙对下颌第二磨牙的影响以及正畸作用等。牙内吸收和炎症性外吸收多见于外伤。对 25 例牙内吸收的研究中，45% 曾受外伤。外伤后出现炎症性外吸收的概率为 5%～18%，再植牙中患病率达 30%。

目前正畸与牙根吸收的关系越来越受到正畸专科医师和牙体牙髓科医师的关注，关于牙根吸收的文献有 6 000 余篇，其中关键词包含正畸的有 1 700 余篇，多数讨论的是根尖外吸收，少数报道牙颈部外吸收。研究显示，拔除上颌前磨牙、支抗钉的使用或深覆盖的病例，具有更高的牙根吸收风险，而根管治疗后患牙具有较低的牙根吸收风险。牙颈部外吸收的病例中，正畸作为单一潜在诱发因素发生率为 20.7%～24.9%，作为联合诱发因素发生率为 45.7%。

错𬌗畸形也是牙颈部外吸收的主要潜在诱发因素之一，发生率为 17.5%。本病例中左侧磨牙的反𬌗可能引起咬合创伤，26 颊尖承受方向异常或过大的咬合力并传导至 26 釉牙骨质界，导致该处应力集中，从而引起局部牙周膜损伤，启动牙本质吸收或者加重已存在的颊侧颈缘处缺损。口内检查发现 26 颊面大量的隐裂纹可佐证异常应力的存在。

除此之外，创伤、口腔不良卫生习惯、不良咬合习惯、邻牙拔除或病毒感染等均为牙颈部外吸收的潜在诱发因素。而多发性特异性牙颈部外吸收可能与全身疾病相关，病例报道包括乙型肝炎、系统性硬化症、化疗等。

3. 牙颈部外吸收纤维血管样肉芽组织和牙龈瘤的鉴别诊断（中山大学附属口腔医院牙体牙髓科，刘昭慧讲师；中山大学附属口腔医院牙周科，宁杨副教授）　牙颈部外吸收在吸收阶段，沿牙本质三维侵袭性破坏，缺损腔隙内主要为纤维血管性肉芽组织，通过变薄的外层牙釉质或牙骨质可能出现透红色的临床体征。在某些病例中，肉芽组织在龈缘处穿通牙釉质牙骨质，表现为牙龈增生的外观，与牙龈瘤难以鉴别。

牙龈瘤（epulis）是指龈乳头受到局部菌斑、牙石、不良充填体等长期刺激，牙龈结缔组织形成的炎症反应性瘤样增生物，非真性肿瘤。可来源于牙龈，亦可来源于牙周膜。根据组织病理性不同，分为纤维型、肉芽肿型、血管型三类。纤维型牙龈瘤质地坚硬，与正常牙龈色泽相似，表面光滑，不易出血，常来源于牙周膜。肉芽肿型牙龈瘤是一种有蒂的瘤状物或扁平无蒂的肥大，一般呈红色或暗红色，质地较软，容易出血。血管型牙龈瘤含丰富血管，易出血，妊娠期牙龈瘤多属此型。

本病例中的牙龈增生组织色泽粉红，表面光滑，与正常牙龈颜色相似，质软。与牙龈缘分离，来源于牙周膜。与吸收腔隙相连，易剥离，洞底虫蚀状吸收面探出血，表明此增生软组织极可能为外吸收纤维血管样肉芽组织。但其突出缺损表面呈瘤样增生，光滑且有光泽，可见一纵向分隔，与肉芽肿型牙龈瘤外观相似。可能在外吸收进展过程中，缺损处菌斑滞留，刺激牙龈结缔组织在纤维血管样肉芽组织基础上，形成肉芽肿型牙龈瘤。牙龈瘤的主要治疗方法是手术彻底切除，否则极易复发。而外吸收组织也需要彻底去除病变组织，阻止外吸收进程。因此在治疗过程中，在牙周膜暴露区域彻底去除增生组织，光滑龈壁，充填牙体缺损减少复发可能。治疗后 32 个月复查显示牙龈形态正常，无增生组织，表明未出现牙龈瘤或外吸收复发。

4. 牙颈部外吸收多学科诊疗方案的制订（中山大学附属口腔医院牙体牙髓科，刘昭慧讲师；中山大学附属口腔医院牙周科，宁杨副教授）　牙颈部外吸收治疗目的是去除吸收组织、修复缺损和防止复发。临床上需要根据吸收区域和位置的不同，制订多学科治疗策略。首先考虑是否存在可修复性，以及从什么入口进行修复，即从牙周或根管内进行修复。主要治疗方案包括牙体缺损粘接修复、活髓保存、根管治疗、血运重建、牙周翻瓣或开窗手术、意向性再植术或拔除等，涉及牙体牙髓科、牙周科和口腔颌面外科。

范围较小的吸收，治疗效果较好，如 Patel 分类中的 1Ad、2Ad 或 2Bd 等。可进行沟内切口或翻黏骨膜瓣后暴露吸收区域，彻底去除根面和牙周纤维上的吸收组织及纤维血管样组织。由于吸收沿牙本质呈虫噬状前进，存在许多细窄的小孔，加以吸收前沿骨样修复组织的存在，非常难以辨别吸收组织和正常牙本质。然而，吸收组织如果不能彻底去除，具有较高的复发风险。可选择尖锐的挖器去除吸收组织。若洞底存在出血现象（未露髓时），表明其为纤维骨样组织，需要清除。借助 DOM 的放大和照明系统，可以更有效的区分吸收组织和正常牙本质。90% 的三氯乙酸（trichloroaceticacid，TCA）水溶液浸泡 3~4 分钟可促使吸收前沿的残留胶原纤维坏死，辅助去除微小空隙里的吸收组织。3%~5% 的 NaClO 溶液与 TCA 具有相似的作用，但两者对邻近软组织均有刺激性，可在橡皮障隔离或劈障技术下，选择小棉球或小毛刷涂抹，邻近软组织涂甘油保护。牙体缺损如果与口腔相通，应选用粘接性材料如树脂类进行修复。

当吸收组织接近牙髓或部分穿髓，未出现牙髓根尖周病变时，如 Patel 分类中的 1Ap、2Ap、2Bp 或 1Cp 等，可考虑间接盖髓、直接盖髓或牙髓切断术。本病例即属于此种情况。牙颈部外吸收病变特征表明，其在靠近髓腔侧保留一层抗吸收层，尽可能避免牙髓受到侵及。本病例中外吸收入口较小，仅破坏少许牙周膜。虽然颊侧两处髓角暴露，但其余髓腔轮廓清晰，主要向冠方和近远中向侵袭性吸收，几乎不向根方发展，口腔卫生较好，无牙髓症状，采用部分活髓切断术是可行的。32 个月复查显示牙髓活力正常，证明其牙髓未出现炎症。盖髓剂应选择具有良好抗菌性和生物活性的生物陶瓷类材料，其不但可以修复牙本质缺损，还可促进修复性牙本质和牙骨质形成及成骨细胞的分化。若缺损入口位于龈下，可使用树脂改性玻璃离子修复，有利于牙周附着形成。

当已经出现牙髓根尖周症状时，则需要根管治疗结合牙周翻瓣术或翻瓣后开窗术，从牙周入口去除吸收组织和修复缺损。如 Patel 分类中的 1Ap、2Ap 或 2Bp。若根管外吸收入口较小并且接近根尖方向，吸收区域靠近根管壁，如 Patel 分类中的 2Cp、2Dp、3Cp 或 3Dp 等，可采用根管内去除吸收组织后完成根管治疗和穿孔修补。机械去除髓周抗吸收层 PRRS，见出血即为暴露吸收区域。像处理内吸收一样的方法，高浓度 NaClO 溶液超声荡洗，或采用特殊镍钛器械加强机械清理效果，氢氧化钙封药去除残留吸收组织，根尖段常规根管充填，生物陶瓷材料封闭吸收区域，促进根尖周组织和吸收区域的愈合。

对于吸收位置低、牙槽骨吸收少、颊侧骨密质较厚、牙周手术创伤大或不适合牙周手术的（如邻面的吸收或根尖靠近重要结构等），如 Patel 分类中的 3Ad 或 3Bd，可以采用意向性再植术（intentional reimplantation，IR），体外修复后再植入。IR 的禁忌证包括未控制的牙周炎症或拔牙时容易出现冠折或根折的患牙（如牙根过长过弯、牙根吸收范围较大等）。再植前需进行根管治疗。非创伤性拔牙和体外治疗时间控制在 15 分钟内是意向性再植术的两个重要环节。采用牙周膜切割刀、显微外科刀片以及牙钳只接触牙冠部分有助于减少牙周纤维和牙骨质的损伤。正畸牵引 2~3 周有利于非创伤性拔牙并增加牙周膜体积。尽量保留有活性的牙骨质和牙周纤维是防止继发性吸收和再植失败的关键。体外操作时间越短，越能提高牙骨质和牙周纤维的活性，15 分钟可获得最佳的牙周纤维愈合。根面应采用生理盐水或 HBSS 平衡液保持湿润状态，预防牙根干燥损伤牙周纤维和牙骨质活性。吸收区域可在 DOM 下采用球钻快速去除病变组织，生物陶瓷材料修补，后者可以刺激牙骨质沉积和促进新的牙周膜附着。

对于某些牙根吸收严重，范围超出牙根横截面 180°，似乎已无保留价值的年轻恒牙，如 Patel 分类中的 3Bp、3Cp、4Cp 等，可采用血运重建治疗，减少手术对牙周和牙根的进一步损伤，促使吸收自动停止，甚至愈合，亦是牙根吸收的一个微创治疗方案。2015 年，Santiago 报道三例根管中下段大范围外吸收病例，经根管内通道去除感染物质后，封三联抗菌糊剂 3 周，引导根尖或吸收区域出血，生物陶瓷类材料封闭根管口，观察 15 ~ 30 个月后，所有患牙均无症状，松动度减轻，保持正常功能和生理动度。影像学显示吸收停止，牙根和邻近牙槽骨透射影逐渐矿化修复。

对于缺损范围大，易根折的患牙，拔除是一个常见的方案。如果牙颈部外吸收部分位于龈下，且与口腔相通，多数存在牙槽骨吸收、附着丧失和口腔卫生不良等问题，预后较差，应根据缺损区域范围和附着丧失程度谨慎选择是否保留。

（刘昭慧）

参考文献

1. HARGREAVES K M, BERMAN L H. Cohen's pathways of the pulp. 11th ed. St Louis: Mosby, 2016.

2. MAVRIDOU A M, HAUBEN E, WEVERS M, et al. Understanding external cervical resorption in vital teeth. J Endod, 2016, 42(12): 1737-1751.

3. PATEL S, FOSCHI F, MANNOCCI F, et al. External cervical resorption: a three-dimensional classification. Int Endod J, 2018, 51(2): 206-214.

4. PATEL S, FOSCHI F, CONDON R, et al. External cervical resorption: part 2-management. Int Endod J, 2018, 51(11): 1224-1238.

5. MAVRIDOU A M, BERGMANS L, BARENDREGT D, et al. Descriptive analysis of factors associated with external cervical resorption. J Endod, 2017, 43(10): 1602-1610.

6. FERNANDES L Q P, FIGUEIREDO N C, MONTALVANY ANTONUCCI C C，et al. Predisposing factors for external apical root resorption associated with orthodontic treatment. Korean J Orthod, 2019, 49(5): 310-318.

7. ASGARY S, NOURZADEH M, VERMA P, et al. Vital pulp therapy as a conservative approach for management of invasive cervical root resorption: a case series. J Endod, 2019, 45(9): 1161-1167.

8. SHEMESH A, ITZHAK J B, SOLOMONOY M. Minimally invasive treatment of class 4 invasive cervical resorption with internal approach: A case series. J Endod, 2017, 43(11): 1901-1908.

9. KRUG R, SOLIMAN S, KRASTL G. Intentional replantation with an atraumatic extraction system in teeth with extensive cervical resorption. J Endod, 2019, 45(11): 1390-1396.

10. SANTIAGO C N, PINTO S S, SASSONE L M, et al. Revascularization technique for the treatment of external inflammatory root resorption: a report of 3 cases. J Endod, 2015, 41(9): 1560-1564.

二、病例 2　邻牙阻生致下颌第一磨牙牙根外吸收的多学科诊疗

牙根外吸收（external root resorption，ERR）是由创伤、压力或感染等多种机械或化学刺激引起的牙根外表面硬组织溶解破坏的病理性过程，其中由阻生牙压迫引起的 ERR 是临床常见的牙外吸收类型。ERR 通常较隐匿，早期临床症状不明显，不易被发现。严重的 ERR 可导致牙体牙髓疾病、牙周疾病，甚至患牙缺失。目前，尚无统一的 ERR 治疗方案，临床需要根据引起吸收的病因、患牙的牙根吸收和牙周组织情况等进行多学科综合决策。

第一次就诊　牙体牙髓科 2019 年 3 月 13 日

【基本信息】
　　患者，40 岁，女性。

【主诉】
　　右下颌后牙反复肿痛 3 年余，加重 1 周。

【病史】
　　患者自 3 年前始右下颌后牙区偶有肿痛，反复发作，近 1 周右下颌后牙持续肿痛，4 日前于我院颌面外科就诊，诊断为"冠周炎"并行"冲洗上药"治疗，今疼痛仍持续，遂就诊于我科。否认全身系统性疾病及药物过敏史等。

【检查】
　　1. 口外检查　面部对称，颞下颌关节未见异常，无张口受限，开口度、开口型正常。
　　2. 口内检查　48 部分萌出，近中倾斜，无松动，无叩痛，冠周黏膜红肿压痛，47 未萌；46 𬌗面牙色充填物，叩痛（±），无松动，可探及远中牙周袋约 8mm；37 缺失，17、18、27、28 伸长，𬌗面牙色充填物，28 远中邻面继发龋。
　　3. 影像学检查　全景片示 48 近中阻生，47 低位水平阻生且牙根下方紧邻下颌神经管，46 远中根外吸收至根上 1/3。17 冠部及根管内充填物影像，近中颊根未行充填，根尖周无明显异常，18、27 冠部高密度充填物影像，28 冠部充填物至髓腔，未行根管充填，远中邻面继发龋（图 2-2-2-1A）。

【诊断】
　　1. 47、48 阻生牙，冠周炎。
　　2. 46 牙根外吸收。
　　3. 17 根管治疗后疾病。

4. 18，28 阻生，28 继发龋。

5. 下颌牙列缺损。

【诊疗计划】

1. 建议完善 CBCT 检查，分析 48 和 47 阻生情况及与周围重要的组织结构如下颌神经管的解剖关系，评估 46 远中根吸收部位、病变范围和远中牙槽骨破坏程度。

2. 根据 CBCT 检查结果进行多学科会诊，制订后续诊疗方案。

第一次多学科诊疗讨论　2019 年 3 月 17 日

【讨论目的】

确定 46、47、48 诊疗方案。

【参与科室】

口腔颌面医学影像科、牙体牙髓科、正畸科、口腔颌面外科、牙周科、口腔修复科。

【讨论意见】

1. 口腔颌面医学影像科　CBCT 示 48 位于 47 远中上方，近中倾斜，47 低位水平埋伏于骨内，牙冠朝向近中，紧邻 46 远中根，牙根朝向远中，牙根下方紧邻下颌神经管；46 远中根外吸收，形态不规则，边缘欠光滑，向近中侵袭，累及根上 1/3，髓室及近中根管轮廓基本正常，近中根尖周未见明显异常（图 2-2-2-1B ~ 图 2-2-2-1E）。

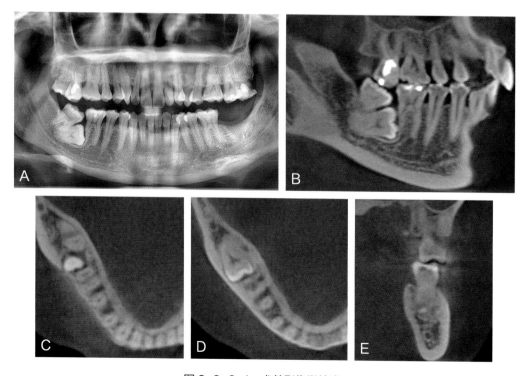

图 2-2-2-1　术前影像学检查

A. 全景片　B. 术前 CBCT（矢状面）　C、D. 术前 CBCT（轴面）　E. 术前 46 CBCT（冠状面）

2. 牙体牙髓科　患者 48 牙龈红肿压痛，47 未萌出；46 殆面牙色充填物未及髓腔，远中根外吸收至根上 1/3，近中根尖周骨质无明显异常。首先考虑患者右下颌后牙区反复肿痛是由 48 冠周炎所致，且 47 阻生已经导致 46 远中根明显外吸收，请正畸科和口腔颌面外科会诊 48 和 47 治疗方案，后续随访观察 46 牙髓情况，如有牙髓炎症状再考虑行根管治疗。

3. 口腔正畸科　患者 48 位于 47 的殆面，近中阻生约 45°；47 完全近中水平阻生并压迫 46 远中根吸收。若拔除 47 进行 48 的牵引，47 拔牙创尤其是 46 远中和 48 根尖处将失去牙槽骨支撑，牵引过程 48 易出现松动且牵引后难以完全恢复正常 48 的牙槽骨与牙周情况，48 预后差。若拔除 48，牵引 47，需要在下颌支处植入支抗钉，远中移动 47 后再尝试牵引 47，以避免牵引过程中进一步压迫 46 牙根的情况。牵出 47 的成功率较低，耗时需一年半以上且需全口配戴矫治器，牵引后的 47 可能出现牙根吸收和近中牙槽骨缺失的情况。因此，建议拔除 47、48。

4. 口腔颌面外科　患者 48 近中阻生、47 近中水平低位阻生，周围黏膜红肿压痛，无破溃，无窦道，下颌骨颊侧无明显隆起，牙齿无松动，CBCT 示 46 远中根吸收至根上 1/3。47 低位水平阻生，牙根下方紧邻下颌神经管，建议手术拔除，术中需注意保护下牙槽神经血管束和后牙区牙槽骨高度以便后期修复，18、28 无对颌牙且伸长，建议一并拔除，可考虑门诊分次拔除患牙或入院后全麻下同期拔除。

5. 牙周科　患者口腔卫生情况可，48 牙龈红肿，其余部位牙龈未见明显红肿，46 远中牙周袋探诊深度约 8mm，无明显松动。CBCT 显示 46 远中根吸收，远中牙槽骨吸收至根尖区。因 46 远中牙槽骨吸收范围大，预后不确定。但患牙近中及根分叉区域并未受到累及，可考虑拔除 47、48 后先行观察 46 情况，且如可保留 46 远中颊侧骨板，则远中牙槽骨高度恢复可能性较大，建议拔除 47、48 过程中尽量保留颊侧骨板高度。

6. 口腔修复科　患者 CBCT 显示 46 远中根吸收，远中牙槽骨吸收至根尖 1/3，无松动。考虑到 46 远中根吸收，远中牙槽骨破坏较大，其独自承担殆力风险较高；另 37 缺失，后续 47、48 拔除后，可考虑 37、47 种植修复以分担全口殆力。建议 47、48 拔除后观察 46 情况以及远中牙槽骨愈合情况，必要时可考虑于拔牙时植入骨粉辅助牙槽骨高度恢复，择期行种植修复治疗。

【结论】

多学科会诊后，经医患沟通和知情同意后，患者不考虑正畸治疗，选择入院拔除 18、28、47、48，其余患牙暂不处理。已建议 17 择期行根管再治疗和冠修复以及 37 种植科会诊修复方案。

第二次就诊　**口腔颌面外科**　2019年3月19日

主诉检查同第一次就诊。

【治疗】

入院后完善相关检查，查无手术禁忌证，于手术室全麻下行18、28、47、48复杂牙拔除术。对于47、48阻生牙的拔除，切开翻瓣后，分牙、去骨、解除阻力、拔除患牙，检查拔牙窝及患牙完整性，冲洗缝合，关闭创口；术中尽量微创，减少去骨量，尽可能保留颊侧骨密质的高度，同时注意保护邻近的下颌管。18、28分离牙龈后，牙挺挺松拔除患牙。手术过程顺利，术后予以抗炎、消肿、止血等治疗。患者术后第2天出院，嘱一周后复诊拆线，不适随诊。

第三次就诊　**牙体牙髓科**　2019年3月29日

【主诉】

右下颌后牙拔牙后疼痛1周。

【病史】

患者一周前于我院口腔颌面外科全麻下拔除47、48、18、28，术后右下颌后牙进食冷热食物疼痛，有自发痛和夜间痛，疼痛放射至头面部，遂于我科就诊。

【检查】

47、48拔牙创愈合良好，46𬌗面牙色充填物，叩痛（±），松动Ⅰ度，冷测激惹痛，持续约20秒。根尖片及CBCT显示46远中根吸收至根上1/3，远中牙槽骨吸收至根尖1/3（图2-2-2-2A）。

【诊断】

46牙根外吸收，46慢性牙髓炎急性发作。

【治疗方案】

告知患者46显微根管治疗方案，告知相应的疗程、预后、风险及费用等，患者知情，选择尝试显微根管治疗。

【治疗】

46阿替卡因局部浸润麻醉，橡皮障隔离，𬌗面开髓，揭髓室顶，髓腔内渗血明显，1% NaClO与生理盐水交替冲洗髓腔，玻璃离子水门汀暂封多聚甲醛失活剂，约日复诊。

第二次多学科诊疗讨论 2019 年 3 月 29 日

【讨论目的】

评估 46 预后及诊疗方案。

【参与科室】

牙体牙髓科、牙周科。

【讨论意见】

1. 牙体牙髓科 由于 46 出现典型牙髓炎症状，已先行开髓引流止痛，请牙周科会诊分析患牙保留价值及后续治疗方案。

2. 牙周科 由于 46 根分叉区域及近中牙槽骨未见明显吸收，松动 Ⅰ 度，虽远中骨吸收严重，但颊侧骨板保留较好，仍建议尝试保留 46；考虑 47 缺失，若行 46 截根术或牙半切术，患牙所受殆力和侧向力增大，不利于患牙远期保存，故建议继续完善根管治疗，定期复查。

【结论】

结合患者意愿，继续完善 46 根管治疗，告知患牙预后情况。

第四次就诊 **牙体牙髓科** 2019 年 4 月 12 日

【主诉】

右下颌后牙仍有酸软不适。

【检查】

46 暂封完整，叩痛（±），松动 Ⅰ 度，PD 约 4mm。

【治疗】

46 橡皮障隔离，去除暂封材料，DOM 下清理髓腔，探及 MB、ML、DB 及 DL 4 个根管，拔髓，疏通根管，根尖定位仪测量工作长度：MB = ML = 19mm，DB = 15mm，DL = 14mm，机动镍钛锉完成根管预备，MB、ML 根管预备至 30#/04，DB、DL 根管预备至 50#/04，3% NaClO 和 17% EDTA 交替冲洗，干燥根管，封入氢氧化钙，玻璃离子水门汀暂封。嘱 2 周后复诊。

第五次就诊 **牙体牙髓科** 2019 年 5 月 9 日

【主诉】

右下颌后牙无不适。

【检查】

46 暂封完整，PD 约 4mm，无叩痛，松动Ⅰ度。

【治疗】

46 橡皮障隔离后，DOM 下去除暂封材料，清理髓腔及根管，3% NaClO 与 17% EDTA 交替冲洗，2% CHX 超声荡洗。MB 和 ML 采用生物陶瓷糊剂加主牙胶尖及热牙胶垂直加压充填，DB 和 DL 采用生物陶瓷水门汀加压充填。拍根尖片（图 2-2-2-2B）确认，流动树脂加纳米树脂充填，调𬌗，抛光。术后根尖片显示 46 根管充填恰填（图 2-2-2-2C）。嘱定期复查。

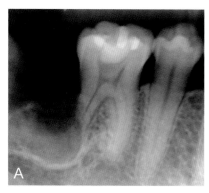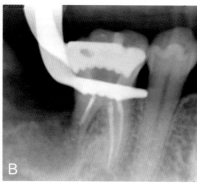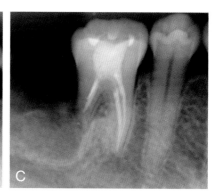

图 2-2-2-2　46 显微根管治疗根尖片

A. 术前根尖片　B. 术中根尖片　C. 术后即刻根尖片

【复查】

牙体牙髓科　2019 年 11 月 8 日，2020 年 9 月 16 日和 2021 年 11 月 13 日三次复查

术后 6、16、30 个月复查，患牙均无症状，无叩痛，无松动，牙龈形态正常。

术后 6 个月全景片及根尖片显示 46 根管充填良好，远中根牙周膜间隙增宽，远中根牙槽骨吸收至根中 1/3，根尖周未见继发牙根吸收（图 2-2-2-3）。

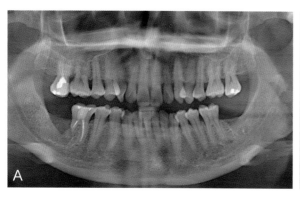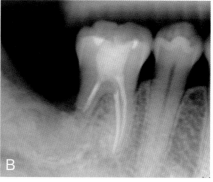

图 2-2-2-3　46 术后 6 个月复查全景片和根尖片

A. 术后 6 个月全景片　B. 术后 6 个月根尖片

术后 16 个月根尖片及 CBCT 显示 46 根管充填良好，远中牙槽骨高度略有恢复至根上 1/3，可见正常骨小梁影像（图 2-2-2-4）。建议种植科咨询患牙修复及牙列缺损修复方案，患者因自身原因表示暂缓修复。

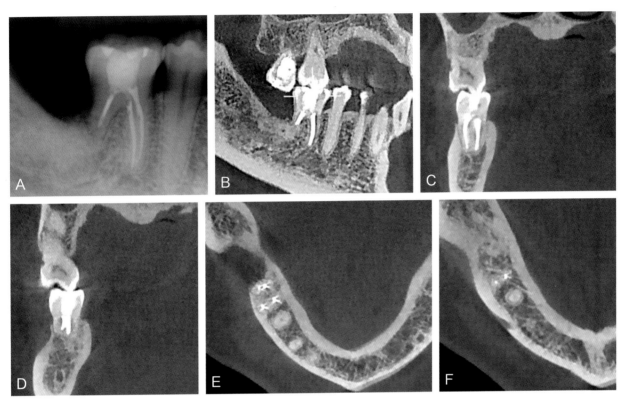

图 2-2-2-4 46 术后 16 个月复查根尖片和 CBCT

A. 术后 16 个月根尖片 B. 术后 16 个月 CBCT（矢状面） C、D. 术后 16 个月 CBCT（冠状面） E、F. 术后 16 个月 CBCT（轴面）

术后 30 个月全景片及根尖片显示 46 根管充填良好，远中牙槽骨高度恢复至根上 1/3，未探及牙周袋，根尖区骨质未见明显异常（图 2-2-2-5）。患者考虑近期 17 根管再治疗后全冠修复及后续种植科会诊 46 和牙列缺损区域的修复。

【多学科分析】

1. 牙根外吸收的病因和影像学诊断（中山大学附属口腔医院牙体牙髓科，龚启梅副教授） 牙根外吸收根据临床和组织学表现可以分为外部表面吸收、外部炎症性吸收和外部替代性吸收等。炎症性牙根外吸收可由机械力或炎症等多种因素引起，如创伤、正畸压力、阻生牙、囊肿或肿瘤压迫以及慢性根尖周炎等，本病例即是由阻生牙导致的炎症性牙根外吸收。

埋伏阻生牙由于其埋伏位置及萌出方向异常，易出现相邻牙齿的牙根外吸收。Nitzan 等发现 199 例阻生牙有 7.5% 的邻牙发生牙根外吸收。最常见的是阻生第三磨牙导致相邻

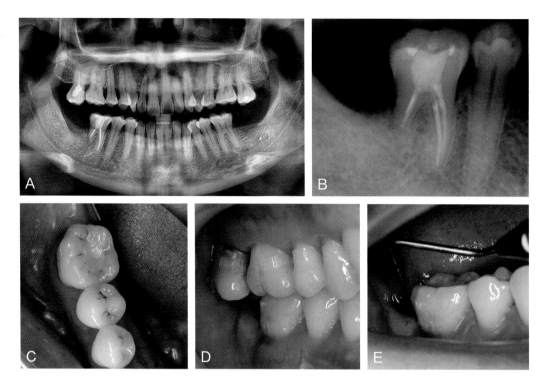

图 2-2-2-5　46 术后 30 个月复查全景片、根尖片及口内检查照

A. 术后 30 个月全景片　B. 术后 30 个月根尖片　C. 术后 30 个月口内照（𬌗面）　D. 术后 30 个月口内照（颊面）　E. 术后 30 个月口内照（牙周探诊）

第二磨牙牙根外吸收，其次是低位阻生上颌尖牙导致相邻侧切牙牙根外吸收以及埋伏多生牙导致邻牙牙根外吸收。目前有关年龄和性别对牙根外吸收的影响研究较多，但结论尚不一致。有研究指出，ERR 的检出率会随着患者年龄的增加而升高，建议大于 35 岁的患者更应该积极检查治疗前倾或水平阻生的第三磨牙，因为这些阻生牙的持续压力是造成 ERR 的主要原因。牙根外吸收早期可无明显的临床症状，多在吸收后期引起牙髓病变或牙齿松动后才被发现，最终导致 ERR 患牙的拔除。因此，早期发现牙根外吸收及明确病变的位置和程度对制订合适的治疗方案及远期预后具有重要的临床意义。

　　牙根外吸收的诊断通常依赖于临床检查和影像学检查，但由于早期临床检查很难发现明显异常，因此影像学检查显得尤为重要，然而传统的根尖片和全景片的二维影像的局限性可能导致误诊和评估不充分等。牙根外吸收的影像学表现为牙周膜间隙异常，吸收表面呈虫蚀状改变，牙根长度变短，根尖呈斜形、锯齿状或异常圆钝等。

　　有研究报道，对同样有阻生第三磨牙接触第二磨牙牙根的情况，全景片的 ERR 检出率为 5.31%，而 CBCT 的检出率为 22.88%，这是基于全景片所得数据的 4.3 倍。CBCT 可从轴位、冠状位和矢状位的三维视角提供病变区的信息，其对牙根外吸收的检出率明显高于传统的二维影像。因此，在常规根尖片或全景片中阻生牙与邻牙牙根影像重叠且存在可疑牙根外吸收影像的情况下，CBCT 可用于发现和定位吸收性病变以及测量吸收的范围等，有利于 ERR 的早期诊断、预后评估和治疗方案的制订。

2. 埋伏阻生牙的微创外科拔除考量（中山大学附属口腔医院口腔颌面外科，王成教授） 阻生牙是指由于位置不正、空间不足或萌出轨迹存在物理障碍而无法正常萌出的牙齿，其中第三磨牙是阻生牙发生频率最高的牙齿。这些阻生牙可能导致冠周炎、邻牙龋损、邻牙牙根吸收以及牙源性囊肿或肿瘤等病理过程。

在本病例中，术前 CBCT 提示 48 近中阻生，47 水平低位阻生且靠近下颌管，故拔牙风险较大，患者选择住院进行微创拔牙。术中一方面分牙解除阻力，避免损伤邻牙，尽可能避免邻牙牙根承受挤压等机械力，保证邻牙的根尖周及牙周组织不为手术创伤所累；另一方面减少去骨，尤其减少对颊侧骨板的损伤，尽量保护颊侧骨密质的高度；同时需注意保护邻近的下颌管，避免影响下牙槽神经导致下唇麻木。总之，微创理念应贯穿于术前准备、切口设计、分牙去骨策略到术后并发症的预防与处理等整个拔牙过程。

拔牙位点保存是指拔牙时或拔牙后对牙槽窝采取保护性或修复性干预，减少牙槽骨的吸收，保存软硬组织形态，为后期的修复提供重要保障的一种手段。拔牙位点保存技术能有效预防拔牙后牙槽骨的生理性萎缩和吸收，促进新骨形成，保留剩余牙槽骨，为后期的种植提供良好的位点条件；同时其软组织的保存作用可使种植的美学效果达到最佳，提高患者的满意程度。目前，临床上主要采用拔牙窝内移植材料充填，并应用不同方法封闭牙槽窝实现位点保存；同时，手术的微创程度，患者的失牙原因、局部解剖因素和自身健康状况等均可能影响到牙槽骨骨量的保存和恢复。

本病例 47 和 48 拔除后，46 远中骨量剩余较少，但在第 30 个月的随访中可见 46 远中骨量有明显恢复。说明微创拔牙操作有利于牙槽嵴改建和拔牙后位点保存，尽管未植入骨粉或使用生物膜，也可以保障血凝块稳定，进而机化成骨，从而为后期的修复提供良好的条件。

3. 牙根外吸收患牙的多学科诊疗策略和预后分析（中山大学附属口腔医院牙体牙髓科，龚启梅副教授；中山大学附属口腔医院牙周科，宁杨副教授；中山大学附属口腔医院口腔种植科，王劲茗副教授） 由于病因复杂，目前对于不同类型的牙根外吸收尚无可靠证据验证最佳的治疗方案。一般认为可根据引起牙根外吸收的病因、吸收的类型和程度不同而制订多学科的治疗策略。首先要评估患牙的预后与修复价值、患牙的牙周情况和根管治疗难度等，相关的治疗方式有根管治疗、牙周手术治疗、根管治疗和牙周手术联合治疗，或者是拔牙后种植修复等。

阻生牙导致邻牙牙根外吸收的主要原因是其对邻牙牙根的压力性刺激，解除刺激因素即拔除阻生牙或多生牙通常便可以阻断邻牙牙根外吸收的进程。如果是上颌尖牙导致的侧切牙牙根外吸收，则需要请正畸科医师会诊决定正畸方案和拔牙策略。对于本病例的阻生牙导致的 ERR 应首先拔除阻生的第二磨牙和第三磨牙。

有研究对埋伏阻生牙导致邻牙 ERR 的预后分析发现，ERR 患牙的预后与患者的年龄相关，与性别、牙根数量、牙根吸收类型和牙根吸收程度无相关性。年龄低于 30 岁者的 ERR 患牙均保持了无症状活髓；年龄 30～50 岁者的 ERR 患牙根管治疗或拔除的概率上升；原因可能是随着年龄的增长，患牙根管变细和根髓血管血供较差。对于因埋伏阻生牙导致的 ERR 而无临床症状的恒牙，建议密切随访观察，不必行预防性根管治疗。

若 ERR 累及牙髓，则需行根管治疗严密填充吸收处缺损。生物陶瓷类硅酸钙基材料因其良好的生物学性能，被广泛应用于 ERR 的治疗，可显著提高患牙的保存率。在良好控制感染的基础上，采用生物陶瓷类材料对吸收处进行充填，以阻止吸收过程并达到严密的根尖封闭。同时，ERR 患牙在治疗后应保持随访，以明确患牙的远期疗效。对于牙根吸收范围较广，牙根保留价值不大的多根牙而言，截根术和牙半切术则是保留部分患牙的可行手段，但此时仍需考虑剩余牙体组织的修复设计和所承担𬌗力的大小。若牙根吸收范围广泛，如同时累及颈部和根尖部分，治疗通常会更加复杂，此时拔牙可能是最佳的选择。此外，很多 ERR 患牙因为阻生牙的关系，邻面同时有牙槽骨骨质破坏，对于这类患牙的保留问题，还需结合口腔正畸科、牙周科和修复科的会诊意见制订综合的治疗方案。对于 ERR 患牙的预后，目前仍缺乏大样本的长期随访结果验证。

本病例中的 46 在拔除阻生牙后就出现了明显的牙髓炎症状，分析可能与患者的年龄以及相邻阻生牙的位置和深度有关。因此，在与牙周科会诊后随即进行了完善的显微根管治疗。治疗中强调根管的机械预备和化学预备结合，橡皮障隔离下采用 3% 的 NaClO 溶液联合超声冲洗以及诊间的氢氧化钙糊剂封药，以更好地控制感染；进一步对远中根外吸收处使用生物陶瓷水门汀充填封闭，获得了良好的预后。提示去除病因和有效的感染控制仍然是 ERR 治疗成功的关键。

牙周治疗方面，本病例中 46 远中根牙根外吸收明显，远中牙槽骨吸收至根尖区。一般情况下患牙可选择截根术或牙半切术，但要求术后进行及时合理的修复，以减少对牙周组织的咬合创伤，利于远期的牙周维护；同时防止充填体脱落、继发龋坏和牙根折裂等的发生。但目前复查可见 46 远中牙槽骨高度恢复较好，且未探及深牙周袋和患牙松动问题，因此暂不考虑行截根术或牙半切术。患者同时存在牙列缺损情况，建议及时进行后续修复治疗，确保患牙的远期疗效。

牙体修复和牙列缺损修复方面，目前患者双侧下颌第二磨牙缺失，46 所承受𬌗力较大，不利于其长期稳定的保存。除考虑 46 全冠修复外，拟双侧下颌第二磨牙行种植修复。修复前还需评估下颌第一磨牙远中骨壁是否完整，有无深牙周袋，以免影响种植修复的远期疗效。如果存在骨壁缺损和牙周袋，后续可能容易出现菌斑滞留，导致牙周疾病及种植体周围炎等；如果骨壁完整，可以考虑在种植体和下颌第一磨牙之间预留清洁通道，使得患者可以采用间隙刷等辅助清洁，预防牙周及种植体的并发症。此外，由于17伸长明显且根管治疗不完善，建议17根管再治疗后全冠修复时缩短牙冠高度，以预留出对颌牙的修复空间。及时修复缺失牙，平衡全口𬌗力，对于维持46功能的长久稳定具有重要意义。

总之，牙根外吸收的病因和影响因素复杂多样，由于患牙早期无明显临床症状，且常规二维影像学检查的局限性，易被忽视。了解牙根外吸收的病因和影像学表现能帮助临床医师早发现早诊断，同时选择合理有效的多学科综合治疗策略，从而最大程度地保存天然牙。

（龚启梅）

参考文献

1. PATEL S, SABERI N. The ins and outs of root resorption. Br Dent J, 2018, 224(9): 691-699.
2. NITZAN D, KEREN T, MARMARY Y. Does an impacted tooth cause root resorption of the adjacent one? Oral Surg Oral Med Oral Pathol, 1981, 51(3): 221-224.
3. WANG D M, HE X T, WANG Y L, et al. External root resorption of the second molar associated with mesially and horizontally impacted mandibular third molar: evidence from cone beam computed tomography. Clin Oral Investig, 2017, 21(4): 1335-1342.
4. LI D N, TAO Y W, CUI M Y, et al. External root resorption in maxillary and mandibular second molars associated with impacted third molars: a cone-beam computed tomographic study. Clin Oral Investig, 2019, 23(12): 4195-4203.
5. SMAILIEN D, TRAKINIEN G, BEINORIEN A, et al. Relationship between the position of impacted third molars and external root resorption of adjacent second molars: a retrospective CBCT study. Medicina (Kaunas), 2019, 55(6): 305.
6. COOK D R, MEALEY B L, VERRETT R G, et al. Relationship between clinical periodontal biotype and labial plate thickness: an in vivo study. Int J Periodontics Restorative Dent, 2011, 31(4): 345-354.
7. FUSS Z, TSESIS I, LIN S. Root resorption-diagnosis, classification and treatment choices based on stimulation factors. Dent Traumatol, 2010, 19(4): 175-182.
8. AHANGARI Z, NASSER M, MAHDIAN M, et al. Interventions for the management of external root resorption. Cochrane Database Syst Rev, 2015(11): CD008003.
9. ARAUJO R A, SILVEIRA C, CUNHA R S, et al. Single-session use of mineral trioxide aggregate as an apical barrier in a case of external root resorption. J Oral Sci, 2010, 52(2): 325-328.
10. PAI A V, KHOSLA M. Root resection under the surgical field employed for extraction of impacted tooth and management of external resorption. J Conserv Dent, 2012, 15(3): 298-302.

三、病例 3　左上颌侧切牙牙内吸收致根管大范围穿孔的保存治疗

牙内吸收是牙髓组织肉芽性变，分化形成破牙本质细胞，从髓腔内部吸收牙体硬组织，致髓腔壁逐渐变薄的病变。其发病率较低，通常见于外伤牙、再植牙或接受某些牙髓治疗如牙髓切断术的病例。患牙多无明显症状，若不及时治疗，可能导致根管侧穿、牙折或牙槽骨的破坏。

第一次就诊　牙体牙髓科　2019 年 10 月 21 日

【基本信息】

患者，23 岁，男性。

【主诉】

左上颌前牙牙龈肿胀不适半年。

【病史】

患者因牙龈肿胀曾于外院行左上颌前牙治疗，治疗过程中被告知牙内吸收，建议转诊我院。否认全身系统性疾病与药物过敏史等。

【检查】

1. 口内检查　22 牙冠颈部变色，可见树脂充填体，牙冠腭侧白色暂封材料。22 远中唇侧黏膜窦道，无溢脓，无压痛，未探及牙周袋。无叩痛，无松动（图 2-2-3-1A、图 2-2-3-1B）。

2. 影像学检查　根尖片示 22 根管中段三角形膨大低密度影，疑似穿通根管壁，根尖段隐约可见根管影像，根尖周未见明显异常（图 2-2-3-1C）。

【诊断】

22 牙内吸收。

【诊疗计划】

1. 22 行 CBCT 检查　评估指标如下：测量牙长，牙内吸收的范围，是否穿通根管壁及部位，牙内吸收周围牙槽骨是否破坏。

2. 根据 CBCT 结果制订后续诊疗方案。

第一次多学科诊疗讨论　2019 年 11 月 1 日

【讨论目的】

确定 22 治疗方案。

【参与科室】

口腔颌面医学影像科、牙周科、牙体牙髓科。

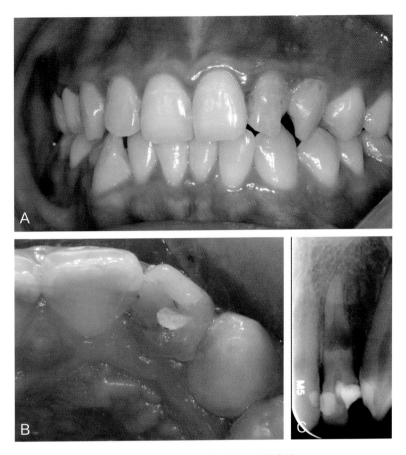

图 2-2-3-1 初诊口内照及根尖片

A. 唇面照可见 22 远中唇侧黏膜窦道　B. 舌面照可见 22 腭侧白色暂封物　C. 22 根尖片见根管中段三角形膨大低密度影

【讨论意见】

1. 口腔颌面医学影像科　CBCT 显示 22 根中份牙内吸收，近中、远中和腭侧根管壁穿孔，远中及腭侧牙槽骨吸收。病变上段根管内见高密度影，下段根管影像可见，根尖周骨质未见破坏（图 2-2-3-2A ~ 图 2-2-3-2F），符合牙内吸收诊断。

2. 牙周科　22 牙龈无明显红肿及退缩，未探及牙周袋，提示患牙未发生附着丧失。

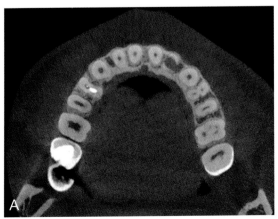
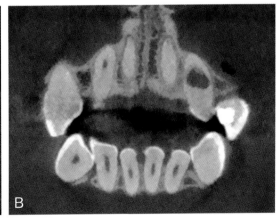

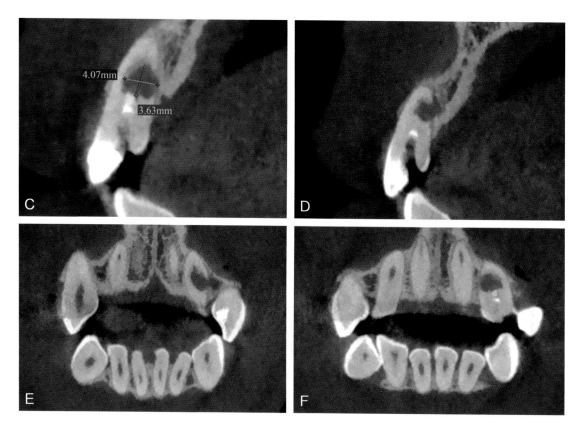

图 2-2-3-2　术前 CBCT 检查

A. 轴位　B. 冠状位　C. 矢状位　D. 腭侧根管壁穿孔及毗邻牙槽骨破坏　E. 根管壁远中穿孔及毗邻牙槽骨破坏　F. 根管壁近中穿孔，未见明显牙槽骨破坏

根尖片显示牙槽嵴顶至釉牙骨质界的距离未超过 2mm，表明牙槽嵴顶未发生明显牙槽骨吸收，提示病变主要来源为牙髓组织感染，主要集中于牙根中份，建议治疗的主要目标是控制牙髓病变。

3. 牙体牙髓科　患牙根尖周骨质无明显异常，内吸收根方根管影像可见，如能定位内吸收根方根管，通过根管治疗可保持根尖周骨质健康。难点在于能否彻底清除内吸收部位的肉芽组织并严密封闭。

【结论】

经讨论形成两种治疗方案，将与患者沟通，知情同意后确定治疗方案。

1. 22 根管治疗，生物陶瓷类材料充填牙内吸收部位，冠修复或树脂充填修复。

2. 22 拔除后择期修复。

第二次就诊　**牙体牙髓科**　2019 年 11 月 15 日

【主诉】

左上颌前牙无不适。

【检查】

22 暂封完整，唇侧黏膜窦道，未探及牙周袋，无叩痛，无松动。

【治疗方案】

告知患者保存治疗和拔牙两种方案，以及相应的疗程、预后、风险及费用等，患者知情，选择尝试保存治疗。

【治疗】

阿替卡因局部浸润麻醉，DOM 下去除 22 暂封材料，流动树脂充填修复远中缺损。21—24 橡皮障隔离，1% NaClO 与生理盐水交替冲洗髓腔，见大量血性渗出。测量根管工作长度（working length，WL）为 22mm，机用镍钛器械预备至 $40^{\#}/04$。内吸收处渗血较多，无法完全止血，封氢氧化钙根管消毒糊剂，置干棉球后暂封膏暂封。

第二次多学科诊疗讨论　2019 年 11 月 25 日

【讨论目的】

22 内吸收处肉芽组织出血明显，难以控制，是否需要联合手术治疗？

【参与科室】

牙体牙髓科、牙周科、口腔修复科。

【讨论意见】

1. 牙体牙髓科　建议使用 3% NaClO 提高对肉芽组织的清理能力，结合使用机用镍钛器械加强对内吸收膨大区的机械清理作用。由于内吸收主要向近中、远中以及腭侧扩展并致穿孔，手术入路可能受限，首选非手术治疗。

2. 牙周科　CBCT 提示患牙病变主要位于根中段，内吸收范围广，近中、远中及腭侧均穿通根管壁，同时腭侧及远中存在明显的牙槽骨吸收。如采用手术治疗，翻瓣后需行牙槽骨开窗。采用唇侧开窗难以彻底暴露根中段的穿孔部位和彻底清理腭侧炎症组织；采用腭侧开窗，则手术视野受限，操作难度较大。同时，手术清理穿孔部位及其周围的炎症组织过程中均存在损伤邻牙的风险。综合考虑，建议首选非手术治疗。

3. 口腔修复科　22 牙体缺损较多，直接粘接修复难以确保稳定性及满足美观要求，建议冠修复以恢复牙体外形和美观。患者根中 1/3 发生内吸收，冠方有完整根管壁的牙根长度约 5mm，根方有完整根管壁的牙根长度约 6mm，桩的长度不宜进入内吸收的部位。因此，为了确保桩的抗力和固位，考虑使用桩核冠一体的修复设计，材料建议选择二矽酸锂玻璃陶瓷，以期获得更好的稳定性。

【结论】

首选非手术治疗，待根管内无明显渗血后行生物陶瓷糊剂加主牙胶尖单尖充填，根中段内吸收部位联合生物陶瓷水门汀充填后牙体充填，适时进行冠部桩核冠一体修复。

第三次就诊 牙体牙髓科　2019 年 12 月 6 日

【主诉】

左上颌前牙无不适。

【检查】

22 暂封完整，唇侧黏膜窦道，未探及牙周袋，无叩痛，无松动。

【治疗】

阿替卡因局部浸润麻醉，21—24 橡皮障隔离，DOM 下去除 22 暂封材料，3% NaClO 与生理盐水交替冲洗，见血性渗出物较上次明显减少，根管内可见灰黑色软组织。插入 40#/04 牙胶尖拍片示牙胶尖末端距根尖 2.5mm（图 2-2-3-3A、图 2-2-3-3B），调整工作长度为 24mm，镍钛锉预备至 35#/04，XP-endo Finisher 结合 3% NaClO 清理全根管，根管内仍有少许渗血，封氢氧化钙根管消毒糊剂，玻璃离子水门汀暂封。嘱 1 个月后复诊。

第四次就诊 牙体牙髓科　2020 年 1 月 8 日

【主诉】

左上颌前牙无不适。

【检查】

22 暂封完整，唇侧黏膜窦道，未探及牙周袋，无叩痛，无松动。

【治疗】

阿替卡因局部浸润麻醉，21—24 橡皮障隔离，DOM 下去除 22 暂封材料，髓腔内未见血性渗出。3% NaClO 与生理盐水交替冲洗，2% CHX 超声荡洗。生物陶瓷糊剂加主牙胶尖单尖充填根尖段后，内吸收处加压充填生物陶瓷水门汀。拍根尖片（图 2-2-3-3C、图 2-2-3-3D）确认，置微湿棉球后玻璃离子水门汀暂封。

第五次就诊 牙体牙髓科　2020 年 1 月 10 日

【主诉】

左上颌前牙无不适。

【检查】

22 暂封完整，唇侧黏膜窦道口闭合，未探及牙周袋，无叩痛，无松动。

【治疗】

去除 22 暂封物及树脂充填物，隔湿，干燥，自酸蚀粘接剂粘接，树脂充填，调𬌗，抛光。

嘱 3 个月、6 个月后复诊，评估是否可行桩核冠修复，告知患者存在根管外科治疗可能。

第六次就诊 **牙体牙髓科** 2020 年 4 月 24 日

【主诉】

左上颌前牙无不适。

【检查】

1. 口内检查 22 充填物完整，牙龈黏膜无异常，窦道愈合，未探及牙周袋，无叩痛，无松动。

2. 影像学检查 根尖片示 22 根管充填良好，根尖周未见明显异常（图 2-2-3-3E）。

建议继续观察 3 个月后复诊。

第七次就诊 **口腔修复科** 2020 年 7 月 1 日

【主诉】

左上颌前牙无不适。

【检查】

1. 口内检查 22 充填物完整，牙龈黏膜无异常，未探及牙周袋，无叩痛，无松动。

2. 影像学检查 根尖片示 22 根管充填良好，根尖周未见明显异常（图 2-2-3-3F）。

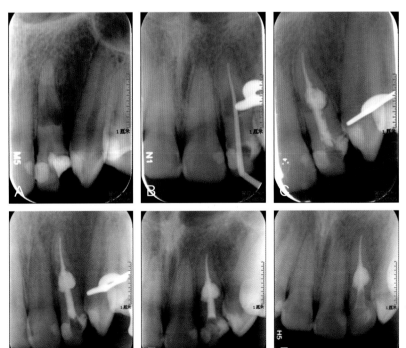

图 2-2-3-3 22 根管治疗及内吸收修补的根尖片资料

A. 术前 B. 试尖 C. 根尖段生物陶瓷糊剂单尖充填 D. 牙内吸收区域充填生物陶瓷水门汀 E. 术后 3 个月复查 F. 术后 6 个月复查

【治疗】

22玻璃基铸瓷桩核一体冠修复（图2-2-3-4），嘱勿咬硬物，不适随诊，定期复查。

术后15个月电话复查 2021年4月26日

患者诉左上颌前牙无不适，因在外地工作，自拍照片（图2-2-3-5）。

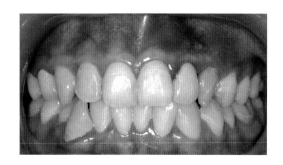 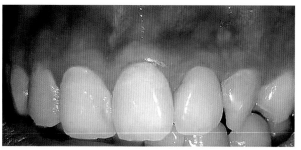

图2-2-3-4　22冠修复后口内照　　　　　图2-2-3-5　术后15个月口内照（患者自拍照）

【多学科分析】

1. 影像学检查对牙内吸收的诊断价值（中山大学附属口腔医院牙体牙髓科，韦曦教授）　牙内吸收在临床上可无症状，通常在影像学检查中偶然发现，表现为根管影像改变，局部呈现轮廓分明的圆形或椭圆形透射影。受二维图像的制约，X线片无法全面显示内吸收的范围，对于是否发生根管壁穿孔也不能提供准确的信息，尤其是唇舌（腭）侧的穿孔更难以进行全面的诊断。

CBCT可从轴位、冠状位、矢状位提供病变区的信息，包括内吸收的位置、大小、形状，根管壁有无穿孔及其部位，毗邻牙槽骨有无破坏吸收等，并可与外吸收进行鉴别诊断。体外模型中CBCT诊断内吸收所致穿孔的敏感性和特异性分别为81.3%和84.4%，表明CBCT对于牙内吸收的早期诊断具有较高的准确性。

2. 牙内吸收的非手术治疗要点（中山大学附属口腔医院牙体牙髓科，韦曦教授）　牙内吸收一旦确诊，需对患牙的预后做出判断，进而制订合理的治疗计划。对于有保留价值的患牙，根管治疗为首选方案，通过彻底去除根管内感染物质和导致吸收的组织，防止牙体硬组织的进一步丧失。

由于牙内吸收的病变范围不规则，传统的镍钛预备器械结合冲洗药物清理效能有限，临床上通常需要辅以特殊设计的器械。本病例使用的是一种新型镍钛预备器械，其独特的刃部设计和材料特性可用于清洁根管形态特殊或者常规器械难以到达的区域。研究报道，在模拟牙内吸收的离体牙根管中，此种新型镍钛器械结合2.5% NaClO或2.5% NaClO联合9% HEBP冲洗能够有效去除病变部位的有机组织。

本病例中，牙内吸收已致根管壁穿孔，根管与牙周通连，病变累及根周牙槽骨，需通过根管治疗严密封闭穿孔、促进根周组织的愈合。本病例中牙内吸收处所使用的充填材料是预混型生物陶瓷类材料，呈膏状、易于操作。体内外研究证实其具有优异的生物相容性和封闭性，可促进生物矿化、诱导组织再生，适用于髓室底穿孔和根管侧穿的修补，其性能与 MTA 相似，而操作性能更优。

3. 牙内吸收穿孔病例的牙周考量（中山大学附属口腔医院牙周科，宁杨副教授）　该病例内吸收穿孔主要位于根中段，CBCT 提示牙槽骨破坏范围涉及近中、远中与腭侧。临床研究表明，穿孔附近存在牙槽骨吸收影像、牙周组织破坏（如深牙周袋、牙根表面结构凹陷等）、穿孔与牙周袋交通等因素均可导致穿孔修复的远期预后较差。例如，当穿孔与口腔相通并有牙周袋形成时，患牙预后通常欠佳；如不及时治疗，牙周附着丧失可快速进展，细菌通过附着丧失部位不断向根尖方向侵入，累及部位将呈持续感染状态。此时从牙周角度衡量，穿孔修补的预后并不理想。文献报道显示，与牙周探诊正常的患牙相比，穿孔处有深牙周袋形成的患牙治疗失败和持续感染的风险高 21 倍。本病例病变区域局限于根中段，颈部未探及牙周袋，预后相对较好，考虑根管治疗为首选。

本病例中修复根部缺损的重要目的之一是防止进一步的牙周组织破坏，特别是避免牙周附着丧失根尖向累及穿孔部位。因此，应在根管治疗完成后 2~3 个月评估牙周状态，考虑是否需要牙周治疗。成功的根管治疗和穿孔修补可使多数患牙的牙周软硬组织得到良好的愈合，而持续感染则可通过牙髓和牙周的联合治疗（包括手术治疗）或 GTR 进一步处理，以期为初期愈合提供良好的机会。

4. 内吸收病例的牙体修复设计（中山大学附属口腔医院口腔修复科，覃峰副教授）由于牙体硬组织的丧失及其理化性能的改变，根管治疗牙折裂的可能性增加，临床上常予以全冠修复。如果冠部牙体组织缺损达 50% 以上，或者剩余的冠部牙体组织不足以支持冠修复，则需进行桩核冠修复，桩的选择取决于牙根的大小、形状和长度。

本病例中患牙冠部牙体缺损较大，需桩核冠修复。临床上前牙修复常用预制玻璃纤维增强桩，相较于铸造桩，具有更美观、更接近牙本质弹性模量的优点。但随着时间延长，树脂 - 牙本质粘接界面可发生降解；另一方面，为了提高固位而增加桩道预备长度，则会增加牙根穿孔或折裂的风险。

本病例根中段内吸收处根管壁薄且穿孔，采用生物陶瓷材料完成修补和根管充填。若选择纤维桩，修补材料不能与桩形成树脂 - 牙本质界面，粘接力不足。此外，纤维桩的应力主要集中于根中与根颈 1/3，即牙内吸收的薄弱部位，将增加牙根折裂的风险。基于以上考虑，本病例采用二矽酸锂玻璃陶瓷桩核一体冠修复，这种一体化的铸造陶瓷修复体向髓腔与根管上段延伸，形成小的"内核"，通过髓腔内壁获得宏观机械固位力的同时，通过粘接获得微观固位力。体外研究证实，内冠在边缘完整性与抗疲劳性方面具有与传统桩核冠相似的性能。当牙本质肩领不完整时，内冠的应力分布甚至优于传统桩核冠，并认为内核深度为 3mm 的内冠是最佳的修复方法。另有研究证实在多种材料制作的内冠中，二矽酸锂玻璃陶瓷材料对于侧向力具有最高的断裂强度，这也是本病例设计二矽酸锂玻璃陶瓷桩核一体冠修复侧切牙的依据之一。

（韦　曦）

参考文献

1. PATEL S, DAWOOD A, WILSON R, et al. The detection and management of root resorption lesions using intraoral radiography and cone beam computed tomography - an in vivo investigation. Int Endod J, 2009, 42(9): 831-838.

2. KHOJASTEPOUR L, MOAZAMI F, BABAEI M, et al. Assessment of root perforation within simulated internal resorption cavities using cone-beam computed tomography. J Endod, 2015, 41(9): 1520-1530.

3. EULUSOY Ö I, SAVUR I G, ALACAM T, et al. The effectiveness of various irrigation protocols on organic tissue removal from simulated internal resorption defects. Int Endod J, 2018, 51(9): 1030-1036.

4. 李羽弘，韦曦. iRoot BP 和 iRoot BP Plus 应用于牙髓治疗的研究现状. 中华口腔医学研究杂志（电子版），2016，10（3）: 208-211.

5. ASGARY S, VERMA P, NOSRAT A. Periodontal healing following non-surgical repair of an old perforation with pocket formation and oral communication. Restor Dent Endod, 2018, 43(2): e17.

6. GORNI F G, ANDREANO A, AMBROGI F, et al. Patient and clinical characteristics associated with primary healing of iatrogenic perforations after root canal treatment: results of a long-term italian study. J Endod, 2016, 42(2): 211-215.

7. ROSTEIN I. Interaction between endodontics and periodontics. Periodontol 2000, 2017, 74(1): 11-39.

8. NOKAR S, BAHRAMI M, MOSTAFAVI A S. Comparative evaluation of the effect of different post and core materials on stress distribution in radicular dentin by three-dimensional finite element analysis. J Dent (Tehran), 2018, 15(2): 69-78.

9. LI X, KANG T, ZHAN D, et al. Biomechanical behavior of endocrowns vs fiber post-core-crown vs cast post-core-crown for the restoration of maxillary central incisors with 1mm and 2 mm ferrule height: A 3D static linear finite element analysis. Medicine(Baltimore), 2020, 99(43): e22648.

10. ACAR D H, KALYONCUOGLU E. The fracture strength of endocrowns manufactured from different hybrid blocks under axial and lateral forces. Clin Oral Investig, 2021, 25(4): 1889-1897.

第三节　牙　外　伤

一、病例 1　右上颌中切牙根折：边缘龈爬行生长技术

牙折后余留的残根能否保留很大程度上取决于残根的长度。如果残根长度超过 13mm、抗力形良好、能行完善根管治疗，一般建议正畸牵引辅助牙冠延长术，将折断边缘暴露出来后桩冠修复。若残根长度显著短于 13mm、抗力形不佳或无法行完善根管治疗，拔除后种植修复就成为一个更有价值的替代方案。

第一次就诊　**口腔种植科**　2016 年 11 月 3 日

【基本信息】

患者，女，35 岁。

【主诉】

右上颌中切牙松动伴触痛 3 天。

【病史】

患者于 18 个月前曾在我院种植修复右上颌尖牙和侧切牙，右上颌中切牙桩冠修复。

【检查】

1. 口内检查　11 冠修复体，整体松动，唇侧龈缘菲薄，轻微扣痛，根尖周黏膜无异常。12 缺失；13 种植体稳固，唇侧瓷基台暴露 0.5mm，悬臂修复 12，周围软组织色形质无异常，种植体周围探诊深度 1mm，无出血（图 2-3-1-1A）。

2. 面部视诊　高笑线，大笑时会暴露前牙超过龈缘。

3. 影像学检查　根尖片（图 2-3-1-1B）示 13 种植体周围骨嵴顶骨密质影像清晰，骨高度无降低迹象；12 天然牙缺失，相应位置牙槽骨内可见根形密度稍高结构，结合病史判断，应是之前 13 种植时同期骨增量操作植入的骨代用品；11 水平性根折，原根管治疗超填，根尖周无异常。CBCT（图 2-3-1-1C）示 11 唇侧骨板极薄，鼻腭管粗大，根方骨量少。

【诊断】

11 根折。

多学科诊疗讨论　2016 年 11 月 3 日

【讨论目的】

确定 11 修复方案。

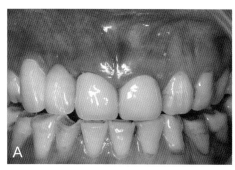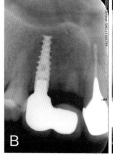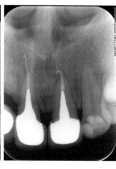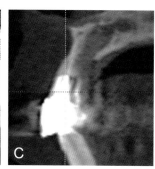

图2-3-1-1　术前检查

A.初诊口内照　B.根尖片　C.术前CBCT唇舌向断面

【参与科室】

口腔颌面医学影像科、口腔修复科、牙周科、牙体牙髓科、口腔种植科。

【讨论意见】

1. 口腔颌面医学影像科　结合临床，根尖片和CBCT显示根折是水平性的，不排除折线进入骨内，但无粉碎性根折迹象（图2-3-1-1B）。

2. 口腔修复科　11剩余残根较短，建议拔除后种植修复（图2-3-1-1C）。

3. 牙周科　11牙周组织是典型的薄龈型，根形明显，覆盖牙根全长的唇侧骨板都非常薄（图2-3-1-1C），一旦拔除，3个月内局部软硬组织形态会发生显著塌陷。此外，本例11拔除后，将形成从13至11的连续缺牙，比单牙缺失更容易导致局部塌陷，严重危害牙龈乳头形态。即使拔牙后立即进行牙槽嵴保存操作，平均也只能减少50%牙槽嵴塌陷量，而患者是高笑线年轻女性，任何轻微的软组织缺陷都会严重影响局部美学。因此本病例从美学角度来说，最好是拔牙后即刻植入种植体。

4. 口腔种植科　11牙根方唇侧牙槽骨倒凹明显，腭侧神经管粗大（图2-3-1-1C），导致该处牙槽骨量远不足以容纳种植体，如果拔牙后即刻种植，种植体很难获得初期稳定。此外，本病例无论冠方的拔牙窝还是根方的牙槽骨基骨处都需要植骨，必需软组织关闭创口，因此即刻种植比较困难。

5. 牙体牙髓科　从临床和影像学资料看，该牙除了冠折，没有其他牙髓根尖周疾病。

【结论】

建议去除牙冠，封闭根管后，保留残根以维持牙周软硬组织形态。等待游离龈爬过残根后再拔牙并即刻种植。

【治疗计划】

1. 去除11牙冠，残根经过治疗后暂时保留。

2. 1~3个月后拔除残根，同期植入种植体并植骨。

3. 9个月后利用13种植体和11种植体做三单位桥修复。

【治疗】

局部浸润麻醉后去除 11 折断牙冠，将残根修磨至与骨嵴顶平齐，仔细检查确认无根面裂纹后，根管口用玻璃离子封闭（图 2-3-1-2A ~ 图 2-3-1-2D）。

第二次就诊 **口腔种植科** 2017 年 3 月 22 日

【主诉】

患牙无不适。

【检查】

11 边缘龈向心生长，完全覆盖残根，外观正常，原天然牙穿龈袖口已收缩为一个微小瘘口。局部软组织形态丰满（图 2-3-1-2E、图 2-3-1-2F）。

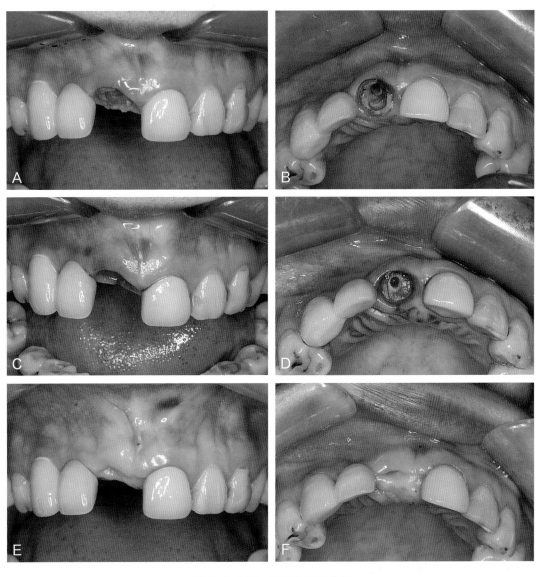

图 2-3-1-2　边缘龈爬行生长

A、B. 右上颌中切牙去除折断牙冠　　C、D. 调磨残根至骨嵴顶水平　　E、F. 3 个月后，边缘龈爬行生长覆盖残根

【治疗方案】

拔除残根,同期植入种植体并完成引导骨再生术。

【治疗】

局部浸润麻醉+同侧眶下孔阻滞麻醉下,翻开牙龈全厚瓣至接近鼻底,暴露残根和基骨,可见牙槽骨菲薄但保存完整。小心拔除残根,避免损伤牙槽骨,植入种植体(3.5mm×13mm)。由于骨量不足,种植体根端部分暴露于骨轮廓外。在拔牙创内外填充羟基磷灰石人工骨,表面覆盖可吸收胶原膜,软组织瓣基部松解骨膜后小心拉拢缝合。术后拍摄 CBCT 和根尖 X 线片确认种植体和生物材料的植入位置(图 2-3-1-3)。

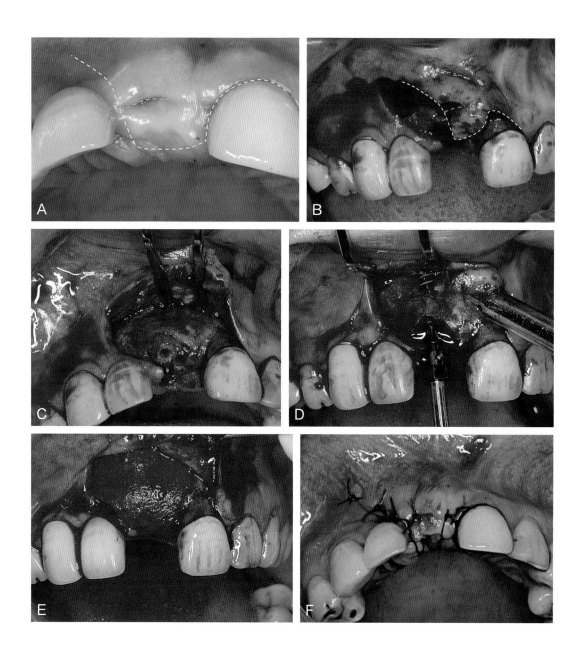

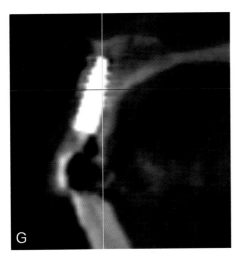

图 2-3-1-3　种植体植入手术

A. 黄虚线示切口设计，翻瓣时黏膜瓣自发顺绿虚线裂开　B. 翻开软组织瓣　C. 牙槽骨形态和轮廓得到完善保留　D. 拔除残根后植入种植体，可见种植体根方无法完全容纳在牙槽骨内　E. 局部植入羟基磷灰石颗粒后覆盖胶原膜　F. 缝合软组织瓣关闭创口　G. 术后 CBCT 唇舌向断面显示植入种植体

第三次就诊　口腔种植科　2017 年 3 月 29 日

【主诉】

术后曾面部肿胀数日，近两日显著消退，无其他不适。

【检查】

面部仍有轻微肿胀，无淤血、瘀斑；口内术区伤口愈合良好，无开裂、渗液、肿胀现象。局部软组织形态丰满。

【治疗】

拆线，局部洁治，口腔卫生宣教。

第四次就诊　口腔种植科　2018 年 3 月 21 日

【主诉】

患者无不适。

【检查】

术区软组织形态正常，外观丰满。X 线片可见种植体和骨代用品影像正常（图 2-3-1-4A ~ 图 2-3-1-4C）。

【治疗】

种植二期手术。嵴顶切口暴露种植体，探查发现种植体周围骨再生良好，种植体稳定。接转移杆取种植体水平印模。

第五次就诊　口腔种植科　2018 年 3 月 28 日

【主诉】

患者无不适。

【检查】

术区伤口愈合正常。

【治疗】

拆线，安装临时修复体，调改外形（图 2-3-1-4D）。

第六次就诊 口腔种植科 2018 年 5 月 12 日

【主诉】

患者无不适。

【检查】

术区软组织形态正常，牙龈乳头形态良好，唇侧软组织丰满。

【治疗】

制取终印模。

第七次就诊 口腔种植科 2018 年 6 月 27 日

【主诉】

患者无不适。

【检查】

术区软组织形态丰满，口腔卫生良好。

【治疗】

戴入最终修复体（图 2-3-1-4E、图 2-3-1-4F）。

第八次就诊 口腔种植科 2021 年 8 月 22 日

【主诉】

患者无不适，最终修复后 3 年复查。

【检查】

修复体功能正常，外观完整，周围软组织健康，丰满，龈穹窿曲线美观，牙龈乳头形态良好（图 2-3-1-4G）。

【多学科分析】

1. 残根修复的方案选择（中山大学附属口腔医院口腔修复科，张新春教授） 常用的残根利用方式包括桩冠修复，制作附着体成为基牙或作为覆盖基牙等。残根可以利用并进行保存修复，但对残根本身的条件有严格要求：①残根根尖部位的炎症在直径 1mm 范围内，牙周情况良好，松动不超过Ⅱ度。残根必须能完善根管治疗，并良好控制根尖周或牙

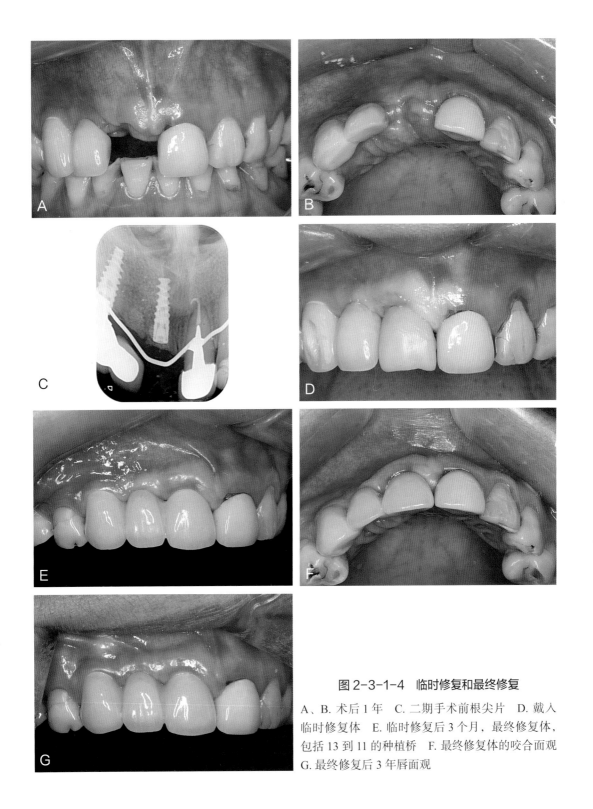

图2-3-1-4　临时修复和最终修复

A、B. 术后1年　C. 二期手术前根尖片　D. 戴入
临时修复体　E. 临时修复后3个月，最终修复体，
包括13到11的种植桥　F. 最终修复体的咬合面观
G. 最终修复后3年唇面观

周病变；②残根颈部在去除龋坏组织和抗力性薄弱的牙体组织后，剩余龈上高度可以完成
至少1mm高的牙本质肩领（ferrule）预备；③残根直径和根管形态应允许预备恰当直径
和长度的桩道，确保桩和牙根均有足够的力学强度而不致折断；④残根长度应超过13mm
并有足够的骨内长度，牙根的长度最好能达到牙冠高度的2倍，或至少能确保修复后的临

床冠根比尽量不超过 1∶1；⑤残根断面应位于龈上或至少平齐龈缘，如果断面位于龈下者，应能采用正畸牵引术和 / 或牙冠延长术使其暴露于龈缘以上，同时还能保证足够的根长度；⑥若用于附着体义齿基牙、套筒冠义齿基牙或覆盖义齿基牙时，对牙周支持力要求较高，需要牙根粗壮，牙周健康，或者修复前进行必要的牙周治疗及修复后的牙周维护。

尽管残根修复治疗有重要意义，但是某些不符合适应证的残根不得不放弃，包括纵折残根、断面过低的残根、牙周炎症严重且经治疗后仍不能改善、根尖周病变不能治愈、牙髓 - 牙周联合病变不能治愈等。在桩冠修复中，牙根过短，不能保证必要的冠根比例及桩核固位的残根一般也只能拔除。本病例 11 冠折后，剩余根长已经显著短于 13mm，因此建议拔除。

2. 种植治疗时机的选择（中山大学附属口腔医院口腔种植科，李京平副教授） 种植治疗时机的选择需要综合考虑 3 个因素：①拔牙窝骨壁是否完整；②种植体能否获得初期稳定；③创口是否能初期闭合。本例右上颌中切牙残根虽然骨壁完整，但牙根周围骨量太少，不仅无法保证种植体的初期稳定，还必须额外植骨才能确保足够的骨结合强度，这就要求手术后必须关闭创口，而这对于即刻种植来说比较困难，因为新鲜拔牙创缺乏软组织实现创口关闭。

另一方面，患者是薄龈型，根形明显，边缘骨菲薄，加之连续缺失，拔牙后任伤口自然愈合必然会出现牙槽骨的严重塌陷和扇贝形牙龈轮廓的丧失，即使在拔牙创内植骨进行牙槽嵴保存操作，也无法确保未来的种植美学。这对于高笑线的患者来说，构成了极高的美学风险。这些因素又不利于早期种植和延期种植。

3. 边缘龈爬行生长的优势及临床关键点（中山大学附属口腔医院口腔种植科，李京平副教授） 边缘龈爬行生长是指将残根经过根管治疗后，调磨至骨嵴顶水平，等待边缘龈组织向心生长覆盖残根，以保持天然牙根周围软硬组织形态的同时，获得更多的软组织量。1~3 个月后拔除残根，就可以同期植入种植体并完成骨增量手术，并借助于丰富的软组织量获得创口的初期关闭，从而解决了美学修复的难题。本例为美学区残根的处理和种植治疗时机的选择提供了借鉴方法。

边缘龈爬行生长的临床关键点为原天然牙袖口会收缩为一个瘘口，瘘道表面有上皮覆盖，容易导致术后伤口开裂。因此需注意手术切口应绕过瘘口，完全翻起全厚层黏膜；术后缝合伤口时务必确保无张力拉拢软组织瓣，建议使用不易感染的 4-0 尼龙线，水平褥式 + 间断缝合关闭创口。必要时牙槽嵴顶处缝线可以推迟到术后 2 周拆线，以提供足够时间供瘘口处结缔组织爬过实现创口关闭。

（李京平）

参考文献

1. DIANGELIS A J, ANDREASEN J O, EBELESEDER K A, et al. Guidelines for the management of traumatic dental injuries: 1. fractures and luxations of permanent teeth. Pediatr Dent, 2016, 38(6): 358-368.

2. ANERSSON L, ANDREASEN J O, DAY P, et al. International association of dental traumatology guidelines for the management of traumatic dental injuries: 2. avulsion of permanent teeth. Dent Traumatol, 2012, 28(2): 88-96.

3. BACH N, BAYLARD J F, VOYER R. Orthodontic extrusion: periodontal considerations and applications. J Can Dent Assoc, 2004, 70(11): 775-780.

4. THAKUR A, ARORA K S, KAUR K, et al. Management of subgingivally fractured maxillary anterior tooth: a multidisciplinary approach. BMJ Case Rep, 2019, 12(7): e231036.

5. MALMGREN B. Ridge preservation/decoronation. Pediatr Dent, 2013, 35(2): 164-169.

6. CHAPPUIS V, ARAUJO M G, BUSER D. Clinical relevance of dimensional bone and soft tissue alterations post-extraction in esthetic sites. Periodontol 2000, 2017, 73(1): 73-83.

7. SCHWARTZ-ARAD D, LEVIN L, ASHKENAZI M. Treatment options of untreatable traumatized anterior maxillary teeth for future use of dental implantation. Implant Dent, 2004, 13(2): 120-128.

8. LANGER B. Spontaneous in situ gingival augmentation. Int J Periodontics Restorative Dent, 1994, 14(6): 524-535.

二、病例 2 上颌前牙连续冠折后：盾构术

连续牙折后如果选择连续种植修复，相对于间隔种植然后冠桥修复的方案来说，局部美学风险更大。在两牙连续缺失的情况下，如果只植入一枚种植体然后悬臂修复，那么存在显著的力学风险；如果植入两枚种植体连续修复，那么又存在更高的美学风险。这是临床经常遇到的两难处境。

第一次就诊 **口腔种植科** 2015 年 9 月 11 日

【基本信息】

患者，20 岁，女性。

【主诉】

左上颌中切牙和侧切牙外伤折断 2 天。

【病史】

从自行车上摔下导致上颌前牙折断。

【检查】

1. 口内检查　21 和 22 残根，不松，断面整齐，可见活髓暴露，腭侧边缘位于龈下 3mm；11 叩诊疼痛，但无明显松动。全口未探及牙周袋，无牙槽黏膜触痛（图 2-3-2-1A）。

2. 影像学检查　根尖片见 21 和 22 残根较短，折断较深，未发现根尖周异常；11 牙

根完整，未发现折裂，根周膜和固有牙槽骨形态连续。CBCT 示 21 和 22 残根短，周围骨壁完整；21 根尖腭侧鼻腭管内可见一倒置多生牙，牙冠向根方。22 残根唇侧骨板存在显著倒凹（图 2-3-2-1B、图 2-3-2-1C）。

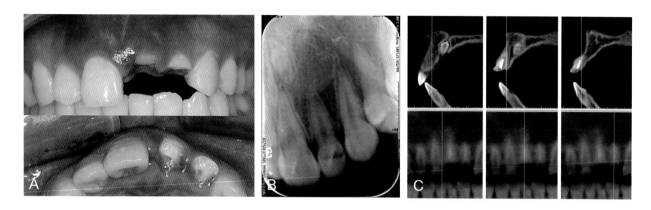

图 2-3-2-1   术前检查

A. 初诊口内照   B. 初诊根尖片   C. 术前 CBCT 唇舌向断面

【诊断】

21、22 外伤折断，11 牙震荡。

多学科诊疗讨论   2015 年 9 月 11 日

【讨论目的】

确定患者的美学修复方案。

【参与科室】

口腔种植科、牙体牙髓科、口腔修复科、牙周科、口腔颌面医学影像科。

1. 口腔颌面医学影像科   CBCT 和根尖 X 线片显示残根无粉碎性根折迹象，也没有牙槽骨骨折迹象。

2. 口腔种植科   如果一次性拔除两枚残根进行种植治疗，容易导致中切牙和侧切牙之间的牙龈乳头丧失。另外，左上颌中切牙根方由于多生牙和粗大的鼻腭管，种植体植入后很难获得初期稳定。但如果拔除后任伤口自然愈合，局部会发生显著的骨形态塌陷。

3. 牙周科   可以考虑先拔除左上颌侧切牙，该牙根方尚有足够骨量，即刻植入种植体后有望获得足够的初期稳定以便即刻修复。右上颌中切牙可暂时保留至左上颌侧切牙种植体完成骨结合后再拔除。为防止连续拔牙导致牙龈乳头丧失，拔牙时可以做盾构术（socket shield technique）保留少量牙骨质在拔牙窝内以维持牙周组织形态。

4. 牙体牙髓科   残根的牙髓组织活力尚在，根尖周无病变迹象，可以经过恰当处理后短期保留。右上颌中切牙因为牙震荡需要持续观察牙髓活力变化。

【结论】

建议先拔除和种植治疗 22，待其完成骨结合后再拔除并种植修复 21。

【治疗计划】

1．拔除 22 残根的同时实施盾构术，同期植入种植体，悬臂桥即刻修复 21 和 22。

2．3 个月后拔除 21，实施盾构术，同期植入种植体，继续用 22 支持的悬臂桥临时修复 21。

3．待 21 和 22 种植体充分骨结合后完成最终修复。

第二次就诊　**牙体牙髓科**　2015 年 9 月 25 日

【主诉】

无变化。

【检查】

同前。

【治疗】

局部浸润麻醉下摘除 21 和 22 牙髓，稍疏通根管后用 Vitapex 充填根管，玻璃离子封闭根管口（图 2-3-2-2A）。

第三次就诊　**口腔种植科**　2015 年 10 月 13 日

【主诉】

无不适。

【检查】

21 和 22 根管封闭完好。

【治疗】

局麻下近远中纵向切开 22 残根，将牙根拔除但保留唇侧厚 2mm，宽 4mm，长 7mm 的一小片牙体组织（根盾，图 2-3-2-2B），小心操作确保根盾无松动，将其调磨至与唇侧骨嵴顶平齐。在拔牙窝腭侧植入 3.5mm×13mm 种植体一枚，即刻印模后安装愈合基台，在种植体和拔牙窝骨壁的间隙中植入脱蛋白牛骨矿颗粒。将 21 残根也调磨至与骨嵴顶平齐。缝合软组织（图 2-3-2-2C、图 2-3-2-2D）。术后拍摄根尖片（图 2-3-2-2E）。加工厂制作 22 种植体支持的 21/22 悬臂桥。

第四次就诊　**口腔种植科**　2015 年 10 月 23 日

【主诉】

术后无不适。

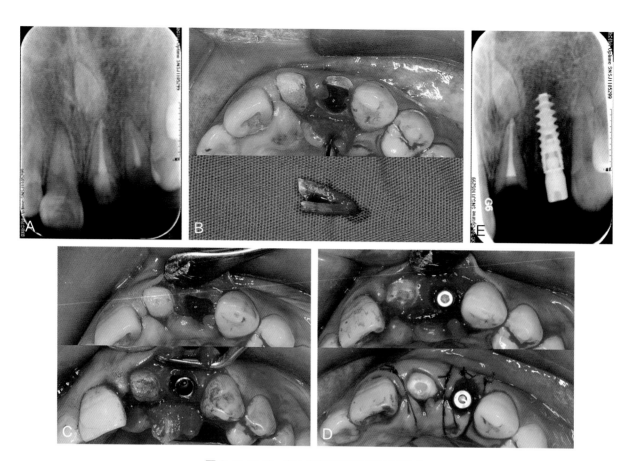

图2-3-2-2　左上颌侧切牙种植外科手术

A. 残根进行根管治疗　B. 纵向切开并拔除牙根，但保留唇侧部分牙根组织　C. 将根盾调磨至骨嵴顶水平，拔牙窝内植入种植体　D.左上颌中切牙也调磨至骨嵴顶水平，缝合创口　E. 术后根尖片

【检查】

面部无肿胀，无淤血、瘀斑；口内术区伤口愈合良好，无开裂、渗液、肿胀现象。局部软组织形态丰满（图2-3-2-3A）。

【治疗】

拆线，局部洁治。戴入22种植体支持的21、22悬臂桥，确保21悬臂的组织面呈圆底状恰好吻合进21的穿龈袖口内（图2-3-2-3B、图2-3-2-3C）。

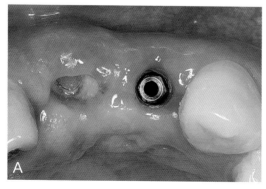

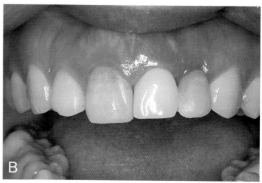

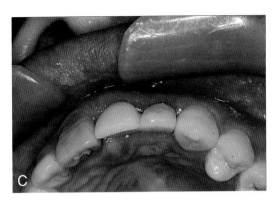

图 2-3-2-3　临时悬臂修复

A.左上颌侧切牙种植术后 1 周，伤口愈合良好　B、C.戴入侧切牙种植体支持的悬臂桥

第五次就诊　**口腔种植科**　2016 年 3 月 11 日

【主诉】

无不适。

【检查】

口内软组织外观良好，形态丰满，口腔卫生好（图 2-3-2-4A）。根尖片显示 22 种植体和 21 残根周围组织无异常。

【治疗】

取下悬臂桥，局部洁治后，局麻下拔除 21 残根，但同样在唇侧保留一个根盾，确保根盾稳固无松动（图 2-3-2-4B、图 2-3-2-4C）。拔牙窝无需额外预备，直接放入一枚 3.7mm×11.5mm 种植体，接覆盖螺丝。由于种植体没有任何初期稳定，为减小种植体动度，在种植体与唇侧根盾之间的缝隙内填入脱蛋白牛骨矿颗粒，以增大种植体与根盾之间的摩擦力。取一张可吸收胶原膜，适当修剪后盖在种植体和根盾表面。在 21 穿龈袖口内注入盐酸米诺环素缓释凝胶，将原 22 种植体支持的单端桥戴入（图 2-3-2-4D~图 2-3-2-4J）。术后 X 线片确认种植体的三维位置正确（图 2-3-2-4K）。

第六次就诊　**口腔种植科**　2016 年 3 月 17 日

【主诉】

无不适。

【检查】

口腔卫生好。术区软组织愈合好，修复体稳固（图 2-3-2-4L）。

【治疗】

拆线，口腔卫生宣教。

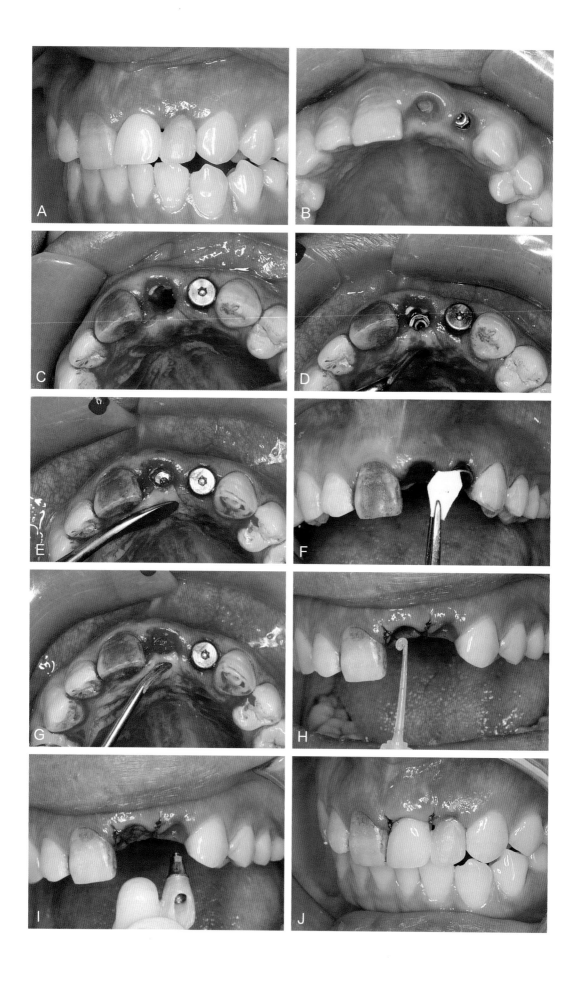

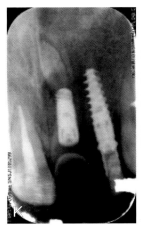
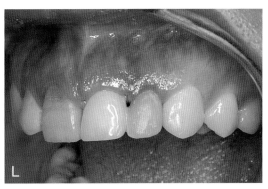

图 2-3-2-4　左上颌中切牙种植体植入

A、B. 左上颌侧切牙种植术后 3 个月取下临时修复体，可见局部愈合良好　C、D. 预备根盾并植入种植体　E. 在根盾与种植体的间隙内填入骨代用品颗粒　F、G. 在种植体表面覆盖胶原膜　H、I. 穿龈袖口内放置盐酸米诺环素缓释软膏，将原临时修复桥戴入　J. 临时修复体戴入　K. 术后根尖 X 线片，可见种植体、根方多生牙和根盾影像　L. 临时修复体戴入 1 周后

第七次就诊　**口腔种植科**　2017 年 5 月 24 日（上次就诊后患者长时间失去联系）

【主诉】

　　牙龈出血。

【检查】

　　21 和 22 间牙龈乳头显著充血，修复体较多菌斑（图 2-3-2-5A）。根尖片显示 21 和 22 种植体周围组织未发现异常（图 2-3-2-5B）。

【治疗】

　　取下修复体，局部彻底清洁。21 位置可见唇侧根盾暴露，无松动，外观清洁，周围组织健康；21 种植体表面有软组织覆盖，呈鲜红色。21 和 22 间牙龈乳头稍有充血。局麻下沿着 21 种植体腭侧边缘切开，将覆盖软组织翻转到颊侧覆盖根盾，取下种植体覆盖螺丝，测试种植体稳定度满意，接愈合基台。将原 21/22 单端桥外形修改后戴入口内（图 2-3-2-5C ~ 图 2-3-2-5F）。

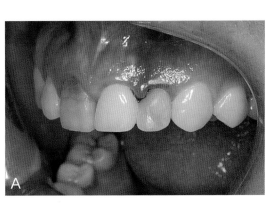
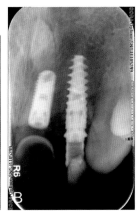

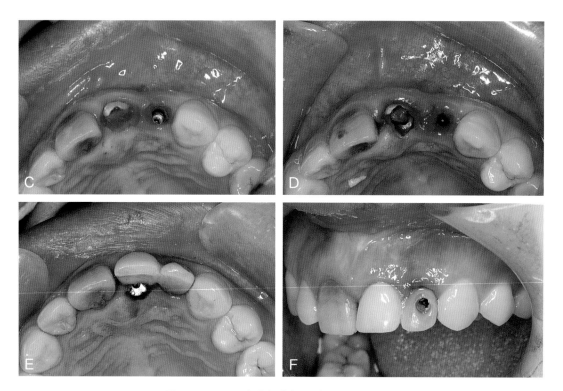

图 2-3-2-5　左上颌中切牙种植体二期手术

A. 左上颌中切牙和侧切牙间牙龈乳头红肿　B. 二期手术前拍摄的根尖片　C. 取下临时修复体见根盾完好，左上颌中切牙种植体表面软组织覆盖　D. 将种植体表面黏膜翻转覆盖根盾，从而暴露种植体　E. 种植体接愈合基台；临时修复体改形后戴入　F. 穿龈袖口内放置盐酸米诺环素缓释软膏，修复体螺丝孔随后用复合树脂暂时封闭

第八次就诊 口腔种植科　2017 年 6 月 2 日

【主诉】

　　无不适。

【检查】

　　软组织炎症表现基本消除，可见 21 和 22 间龈乳头形态满意（图 2-3-2-6A）。

【治疗】

　　制取 21 和 22 种植体水平印模，重新制作临时修复体。

第九次就诊 口腔种植科　2017 年 6 月 13 日

【主诉】

　　无不适。

【检查】

　　局部软组织形态良好，外观健康。11 牙变色（图 2-3-2-6B）。

【治疗】

戴入 21 和 22 两枚临时单冠。嘱患者就诊牙体牙髓科治疗 11。

第十次就诊 **牙体牙髓科** 2017 年 7 月 3 日

【主诉】

无不适。

【检查】

口腔卫生好，软组织无异常表现，11 变色，电活力测试无活力。

【治疗】

11 开髓，完成根管治疗，并开始进行内漂白。

第十一次就诊 口腔种植科 2017 年 8 月 19 日

【主诉】

无不适。

【检查】

口腔卫生好。软组织形态美观（图 2-3-2-6D）。

【治疗】

21/22 制取最终印模。

第十二次就诊 口腔种植科 2017 年 8 月 30 日

【主诉】

无不适。

【检查】

11 颜色正常，21/22 软组织形态无异常（图 2-3-2-6E）。

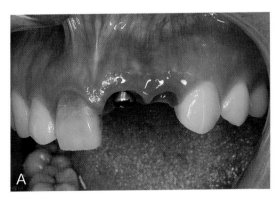
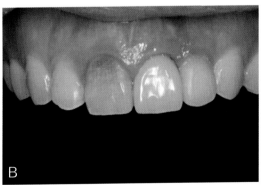

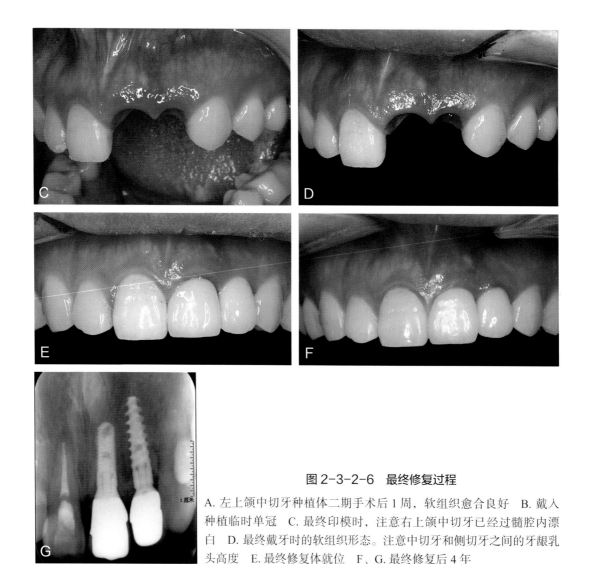

图 2-3-2-6　最终修复过程

A. 左上颌中切牙种植体二期手术后 1 周，软组织愈合良好　B. 戴入种植临时单冠　C. 最终印模时，注意右上颌中切牙已经过髓腔内漂白　D. 最终戴牙时的软组织形态。注意中切牙和侧切牙之间的牙龈乳头高度　E. 最终修复体就位　F、G. 最终修复后 4 年

【治疗】

　　戴入 21/22 种植单冠。

【多学科分析】

　　1. 天然牙连续缺失种植修复的美学难点（中山大学附属口腔医院口腔种植科，李京平副教授）　相邻种植体之间的黏膜高度一般只有 3.5mm，远低于正常天然牙之间 5mm 高的牙龈乳头。其原因在于，天然牙连续缺失后的局部组织改建会导致牙槽嵴平坦化，从而导致牙龈乳头高度丧失，往往造成显著的美学缺陷，已经成为口腔种植修复经常需要面对的首要难题。

　　2. 盾构术的概念及预后（中山大学附属口腔医院口腔种植科，李京平副教授）　盾构术（socket shield technique）指在拔牙时保留一小片牙骨质（又称为"根盾"），使其通过牙周膜牢固地附着在固有牙槽骨上。当拔牙窝愈合时，根盾可以保护局部牙周膜和固有牙槽骨免遭改建，从而实现局部软硬组织形态的完美保持。这一技术尤其对美学区连续拔牙后的种植修复有重要意义。

动物实验发现，盾构术同期种植体植入充分愈合后，根盾与固有牙槽骨之间维持正常组织学结构的牙周膜，周缘与牙槽骨形成骨粘连，与腭侧种植体之间可以通过骨粘连发生结合，在冠方牙龈上皮可能长入在根盾与种植体之间。最重要的是，根盾所附着的固有牙槽骨没有生理改建的迹象，未发现破骨细胞和炎症细胞的分布，没有骨吸收陷窝存在，显示牙槽骨轮廓得到理想保存。在一项循证医学研究中，总计 288 名患者接受了盾构术并同期植入种植体，术后观察最长 5 年。并发症发生率接近 10%，包括种植体骨结合失败，根盾吸收、松动、暴露，甚至感染等。绝大多数（约 90%）病例术后转归良好，尤其美学效果优异。

由于缺乏长期（10 年以上）观察报道，盾构术目前仅是一种尝试性治疗手段，尚不适于普及。尤其需要注意长期感染风险，因为根盾实质上是一种菌斑滞留因素。种植体颈部组织由于缺乏穿通纤维导致袖口封闭远不如天然牙，口腔细菌相对容易侵入，一旦定殖在根盾表面便很难清除，容易导致种植体慢性感染。作者的建议是，非不得已不建议采用盾构术。

3. 盾构术的适应证及操作要点（中山大学附属口腔医院口腔种植科，李京平副教授）

（1）盾构术适应证：建议仅限于新鲜外伤折断牙，感染风险最低。根管治疗后的残根不是良好的适应证，因为复杂的根分歧系统内可能残留微生物导致术后感染。

（2）操作要点：①微创操作：在预备根盾时，务必确保根盾牢固地附着在牙槽骨上。松动根盾必须摘除。根盾无需太大，一般宽 5mm，长 7mm，厚 2mm 即足够，冠方不要超出牙槽嵴顶，不要保留任何牙髓组织；②种植体应偏腭侧植入，如果根盾和种植体间有间隙，可以植入骨代用品，以阻止冠方软组织长入；③保持无菌原则：由于根盾是菌斑滞留因素，感染是最常见并发症。

4. 着色牙的病因和治疗（中山大学附属口腔医院牙体牙髓科，杜宇副教授） 着色牙病因复杂，可分为外源性着色和内源性着色。前者主要由菌斑、产色素细菌、漱口水、饮料、食物等导致牙表面着色，内部组织结构完好，通过超声、喷砂洁牙等口腔卫生清洁措施即可去除染色物。后者则因为牙发育缺陷或牙外伤引起，治疗方法可根据着色程度选择，包括漂白、树脂修复、全冠修复等。

本例患者右上颌中切牙发生牙震荡后 1 年余发现牙冠颈部明显变色，可能由于创伤时血管破裂，血细胞游离到髓腔，溶血后释放血红蛋白及铁离子，与硫化氢结合生成硫酸铁进入牙本质小管导致。牙髓测试已无活力，所以先行根管治疗。患者咬合基本正常，患牙无明显牙体缺损，因此考虑用内漂白术改善美观，不必额外磨除牙体组织。临床上常用市售的根管内漂白凝胶，成分为 35% 过氧化氢。内漂白在开始前需确定患牙没有临床症状，已行完善根管治疗，影像学检查根尖周无明显病损或病损正在愈合。操作时将患牙用橡皮障隔离并使用牙龈封闭剂保护牙龈，继而去除髓腔所有充填物，封闭根管口后放置漂白剂。良好的漂白效果可参考以下注意事项：①髓腔清理到位，尤其是髓角处的残髓组织和根充糊剂；②颈部屏障材料尽量置于釉牙骨质界下方，保证对牙冠的最佳漂白效果；③基于患牙情况对漂白时间灵活调整，术前做好比色，嘱患者在3～10天复诊，如效果仍不明显，可在去除原漂白剂后重新内漂白，如此可重复3～4次，以达到理想颜色；④为预防术后颜色反弹，可适当过漂白；⑤术后定期复查，了解有无颜色变化及牙颈部吸收等。

（李京平）

参考文献

1. SCHROPP L, WENZEL A, KOSTOPOULOS L, et al. Bone healing and soft tissue contour changes following single-tooth extraction: a clinical and radiographic 12-month prospective study. Int J Periodontics Restorative Dent, 2003, 23(4): 313-323.

2. TAN W L, WONG T L, WONG M C, et al. A systematic review of post-extractional alveolar hard and soft tissue dimensional changes in humans. Clin Oral Implants Res, 2012, 23 Suppl 5: 1-21.

3. MALMGREN B. Ridge preservation/decoronation. Pediatr Dent, 2013, 35(2): 164-169.

4. TARNOW D P, CHO S C, Wallace SS. The effect of inter-implant distance on the height of inter-implant bone crest. J Periodontol, 2000, 71(4): 546-549.

5. HURZELER M B, ZUHR O, SCHUPBACH P, et al. The socket-shield technique: a proof-of-principle report. J Clin Periodontol, 2010, 37(9): 855-862.

6. SCHWIMER C W, GLUCKMAN H, SALAMA M, et al. The socket-shield technique at molar sites: a proof-of-principle technique report. J Prosthet Dent, 2019, 121(2): 229-233.

7. ATIEH M A, SHAH M, ABDULKAREEM M, et al. The socket shield technique for immediate implant placement: a systematic review and meta-analysis. J Esthet Restor Dent, 2021, 11. Online ahead of print.

8. LIN X, GAO Y, DING X, et al. Socket shield technique: a systemic review and meta-analysis. J Prosthodont Res, 2021, 16. Online ahead of print.

9. OGAWA T, SITALAKSMI R M, MIYASHITA M, et al. Effectiveness of the socket shield technique in dental implant: a systematic review. J Prosthodont Res, 2021, doi: 10.2186/jpr.JPR_D_20_00054. Online ahead of print.

三、病例3　连续上颌前牙冠折：天然牙根黏膜下留置

连续牙折往往构成美学修复的严重威胁，这是由于多牙连续丧失往往导致牙槽嵴软硬组织轮廓的显著塌陷，即使在拔牙创内植骨（牙槽嵴保存术）也仅能减少但不能防止牙槽嵴的塌陷，既不利于种植体的植入，也严重影响修复体的功能和美学。

第一次就诊 **口腔种植科** 2017年3月13日

【基本信息】

患者，42岁，女性。

【主诉】

右上颌前牙外伤折断半年。

【病史】

半年前车祸导致全身多处骨折合并前牙外伤，骨折已经过妥善治疗，现希望修复上颌前牙列，无明显疼痛或肿胀。

【检查】

1. 口内检查 21、11、12残根，13缺失；残根无松动，边缘位于龈下2~3mm；未探及牙周袋，未发现牙龈瘘（图2-3-3-1A、图2-3-3-1B）。

2. 影像学检查 CBCT示13缺失，牙槽窝唇侧骨壁消失，12、11、21牙根周围骨壁完整，残根较短，折断较深，未发现根尖周异常（图2-3-3-1C~图2-3-3-1F）。

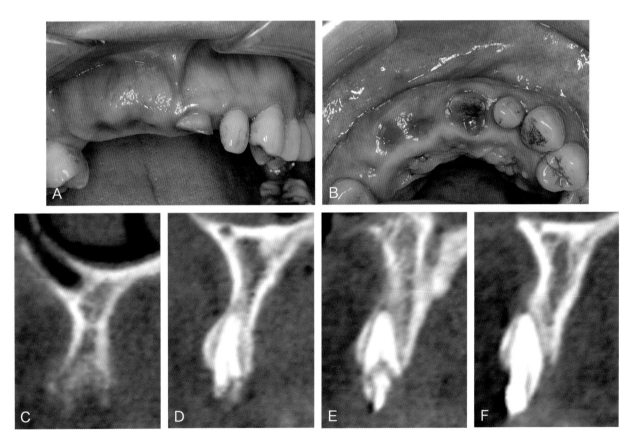

图2-3-3-1 术前检查

A、B.初诊牙列外观 C~F.初诊CBCT唇腭向截面 C.13牙位 D.12牙位 E.11牙位 F.21牙位

【诊断】

13 缺失，12、11、21 残根。

多学科诊疗讨论　2017 年 3 月 13 日

【讨论目的】

确定患者的美学修复方案。

【参与科室】

口腔种植科、牙体牙髓科、口腔修复科、牙周科、口腔颌面医学影像科。

1. 口腔颌面医学影像科　CBCT 和根尖片显示残根边缘在骨内，但无粉碎性根折迹象。

2. 牙周科　如果全部拔除三个残根，将形成从 13 至 21 4 个单位的连续缺牙，必定导致局部牙龈乳头的丧失和牙槽嵴轮廓的塌陷，对将来的局部美学构成严重威胁。建议考虑牙槽嵴保存治疗和拔牙后即刻种植。

3. 口腔种植科　13 位置需要骨增量操作，21 可以拔牙后即刻种植，但 11 和 12 残根如果拔除，会导致牙龈乳头高度丧失。

4. 牙体牙髓科　外伤牙折已经半年，口内见折断根面已被边缘龈组织封闭。虽然牙髓断面在外伤后暴露一段时间，目前患者无牙髓炎或根尖周炎症状，影像学检查残根周围组织无异常，推测部分根髓可能健康，可以尝试在种植手术中通过修整牙根断面实施活髓切断，保留断根内的健康活髓，进而考虑将牙根长期保留在黏膜下，借以维持局部软硬组织形态。建议在手术中仔细观察根髓断面的色形质和出血量，谨慎判断牙髓状态。

5. 口腔修复科　残根均较短，不适合修复。如果能确保残根牙髓和牙周组织的健康，可以考虑将残根长期保留在牙槽骨内。

【结论】

建议拔除 21 即刻种植，同期在 21 和 13 位置植骨；12 和 11 残根如果牙髓组织健康，可以直接埋伏于黏膜下长期保留；如果不健康，则考虑根管治疗后长期保留。

【治疗计划】

1. 拟植入两枚种植体修复四单位桥。

2. 拔除 21 残根，同期种植并做牙槽嵴保存治疗。

3. 修整 12 和 11 残根形态，视情况做根管治疗，埋入黏膜下长期保留。

4. 13 种植体植入后同期骨增量手术。

【第二次就诊】 口腔种植科   2017 年 5 月 4 日

【主诉】

同前。

【检查】

同前。

【治疗】

局部浸润麻醉下自 13 到 21 做牙槽嵴顶切口，经龈沟延伸到 21 远中，并在 14 远中颊侧轴角处向前庭沟方向做垂直松弛切口略超过膜龈联合，翻开全厚瓣，暴露骨面和残根。拔除 21 残根，立即在 13 位置植入一枚 4.1mm×12mm 种植体，21 位置植入一枚 3.3mm×12mm 种植体，植入扭矩 35N·cm。将 12 和 11 残根调磨至与骨面平齐，暴露渗血的牙髓组织。术中观察牙髓组织的色形质及出血量，结合患者术前无任何牙髓炎症状，判断是正常健康的牙髓组织，因此不需要做根管治疗。在种植体上安装愈合基台，在 21 拔牙创和 13 骨创内填塞羟基磷灰石骨代用品，13 位置因为是开放性骨创，因此表面用可吸收胶原膜覆盖。在颊侧软组织瓣的基部，从远中向近中方向用锋利的 15 号刀片小心切开骨膜但避免伤及紧邻骨膜的弹性纤维层，从而使颊侧软组织瓣适当松解。将颊侧软组织瓣复位缝合，注意确保无张力完全覆盖 12 和 11 残根。垂直褥式＋间断缝合。术后拍摄根尖片（图 2-3-3-2）。

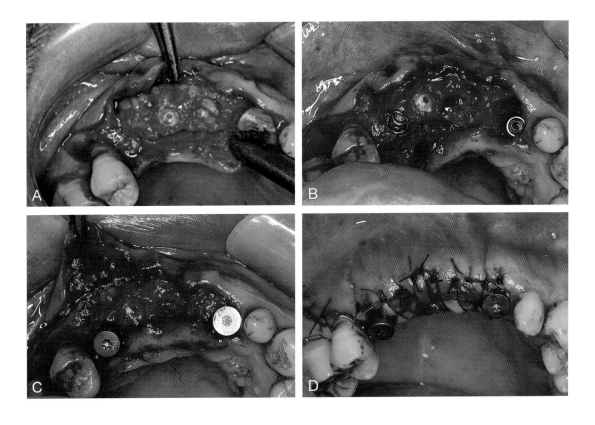

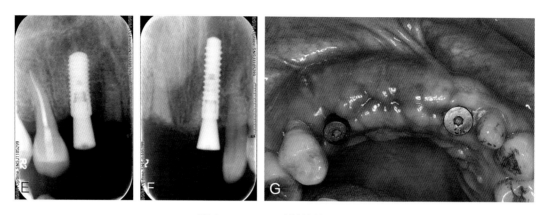

图 2-3-3-2　种植体植入术

A. 将 12 和 11 残根调磨至骨平面，暴露出健康的牙髓组织　B. 拔除 21 残冠，在 13 和 21 位置植入种植体　C. 植骨和覆盖屏障膜　D. 关闭创口　E、F. 术后根尖片　G. 伤口愈合 1 个月后

第三次就诊　口腔种植科　2017 年 5 月 15 日

【主诉】

　　术后无不适。

【检查】

　　面部无肿胀，无淤血瘀斑；口内术区伤口愈合良好，无开裂、渗液、肿胀现象。局部软组织形态丰满。

【治疗】

　　拆线，局部洁治，口腔卫生宣教。

第四次就诊　口腔种植科　2017 年 8 月 15 日

【主诉】

　　无不适。

【检查】

　　口腔卫生好。术区软组织形态正常，外观丰满。12 和 11 残根未见暴露。13 和 21 种植体稳固。X 线片可见种植体，残根和骨代用品影像无异常。

【治疗】

　　制取印模，拟行种植体支持的临时固定修复。

第五次就诊　口腔种植科　2017 年 8 月 30 日

【主诉】

　　无不适。

【检查】

同上。

【治疗】

安装种植体支持的临时固定修复体，调改外形，开始软组织塑形（图2-3-3-3A）。

第六次就诊 口腔种植科　2017年9月18日

【主诉】

无不适。

【检查】

牙龈乳头形态良好，唇侧软组织丰满。患者对功能、口感和外观满意。

【治疗】

制取终印模。

第七次就诊 口腔种植科　2017年10月24日

【主诉】

无不适。

【检查】

术区软组织形态丰满，口腔卫生良好。

【治疗】

戴入最终修复体（图2-3-3-3B～图2-3-3-3E）。

第八次就诊 口腔种植科　2021年9月18日

【主诉】

无不适。

【检查】

修复体功能正常，外观完整，周围软组织健康，丰满，龈穹窿曲线美观，牙龈乳头形态良好。X线片上种植体周围组织健康，埋入牙根根尖周未见异常，未发现萌出迹象（图2-3-3-3F～图2-3-3-3H）。

【多学科分析】

1. 组织内留置残根的牙髓活力分析（中山大学附属口腔医院牙体牙髓科，韦曦教授 杜宇副教授）　关于外伤牙根髓活力的演变，主要基于牙髓封闭在无让性的狭窄空间内，外伤引发的创伤性反应容易导致牙髓组织退行性变，加之仅根尖孔处存在血供，导致有相

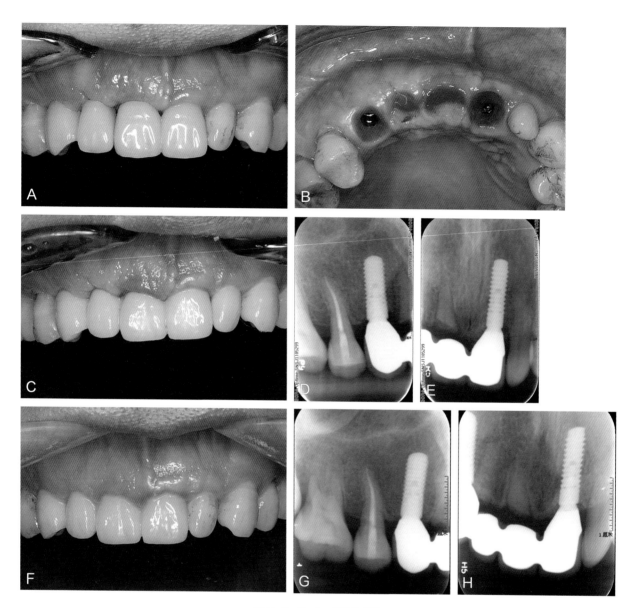

图 2-3-3-3　修复过程

A. 临时单端桥修复　B. 通过临时修复体塑形得到的软组织形态　C. 最终修复体　D、E. 最终修复体就位时拍摄的根尖片　F ~ H. 最终修复后 4 年拍摄的根尖片

当比例的患牙在外伤后逐渐发生牙髓坏死。本病例中，前牙外伤冠折后根髓断面外露，有利于缓解创伤性炎症导致的局部组织压升高；种植手术中修整根面，根据牙髓断面的出血状态，将可能存在感染的冠髓切除后，活髓残根留置于骨内。从术后复查的临床和影像学检查结果分析，如此保存的残根无明显炎症反应，推测残根内的余留根髓可能直接与其上覆盖的结缔组织愈合，额外获得了冠方的血液供应，从而维持在一种较为稳定的状态。

动物实验发现，残根中的活髓可以与覆盖黏膜中的结缔组织融合，或在残根的冠端形成硬组织封闭根管口。临床上拔除下颌第三磨牙时，为了避免损伤神经，有时会保留残根在牙槽骨内。一项临床随机对照试验显示，该方式保留的下颌第三磨牙残根术后愈合良好，未发现牙髓病变征兆；虽然残根术后 3 个月内有萌出行为，但随后逐渐稳定，全部 155 枚残根中仅 2 枚持续萌出直到穿破黏膜，拔除后组织学检查残根内均存在有活力的牙髓组织。上述结果提示未施行根管治疗的健康牙根能长期留置于黏膜下或者牙槽骨内且维持牙髓活力。

一项临床回顾研究显示，840 枚截冠保留的下颌第三磨牙中仅 26 枚（0.3%）因持续萌出或拔牙窝干槽症在术后 2 ~ 54 个月后拔除。进一步组织学染色发现，26 枚残根共 52 个根管内全部存在生活牙髓，无炎症和退行性变表现，其中 3 枚残根由于萌出于口腔导致冠方根髓暴露坏死，但根方仍然存在正常的活髓组织。此外，全部 26 枚残根无论是否存在临床症状，根尖周组织均未发现炎症细胞浸润。另一项临床随机对照试验显示，将 16 枚下颌第三磨牙截冠残根中的 8 枚在截冠同期进行根管治疗，有 7 枚发生了感染（87.5%），但 8 枚未进行根管治疗的残根中仅 1 枚感染（12.5%），提示牙髓摘除和根管口封闭可能使残根龈端缺乏血供，继而导致覆盖黏膜的萎缩和穿孔，反而活髓的天然防御功能更利于降低残根发生根尖周感染的风险。

不过，鉴于目前临床上对残根的牙髓活力和炎症状态判断仍依据患者的主诉和症状、医师检查牙髓的色形质和温度的反应等，具有一定的主观性，因此对于无症状的活髓残根是否无需根管治疗尚需审视利弊后慎重决定。

2. 黏膜下保存残根的优势（中山大学附属口腔医院口腔种植科，李京平副教授） 黏膜下保存天然牙根的主要优势是，可以完美维持牙槽骨的生理轮廓，不仅有利于唇颊侧丰满度，而且可以很好地保持牙龈乳头形态。本例可以看到，经过一段时间的软组织成形，种植修复体之间的牙龈乳头高度与对侧天然牙之间没有区别。事实证明，最好的牙槽骨保存手段，就是保留天然牙。

黏膜下保存的残根是否会持续萌出，历史上这一顾虑主要来自覆盖义齿修复。覆盖义齿对其下黏膜的压力导致牙槽嵴顶骨丧失，最终会将黏膜下牙根暴露出来。本例是种植固定义齿修复，修复体对下方牙槽骨没有压应力，不导致骨吸收；发育完成的天然牙根已经丧失了主动萌出的动力，而被动萌出动力很小，可以被覆盖黏膜阻止，因此牙根可以长期稳定保持在黏膜下或骨内而不会萌出于黏膜外。

3. 天然牙根黏膜下留置的临床关键点（中山大学附属口腔医院口腔种植科，李京平副教授） 首先要对根髓活力进行准确判断。其次，天然牙折断到龈下后，原软组织穿龈袖口会塌缩成为一个瘘口，其上皮衬里可能会妨碍术后软组织愈合。术中关闭创口时务必实现无张力缝合，建议牙槽嵴顶切口使用不易感染的尼龙线缝合，推迟拆线到术后两周，以提供足够时间供结缔组织从瘘口上皮下爬过，确保残根被妥善地封闭在结缔组织内。最后，修复后建议定期复诊，尤其是修复后 3 年内，以观察残根是否持续萌出，并做相应处理。

（李京平）

参考文献

1. POLYZOIS G L. An update on the submerged-root concept. evolution and current knowledge. Clin Prev Dent, 1985, 7(1): 14-22.

2. CASEY D M, LAUCIELLO F R. A review of the submerged-root concept. J Prosthet Dent, 1980, 43(2): 128-132.

3. PATEL V, SPROAT C, KWOK J, et al. Histological evaluation of mandibular third molar roots retrieved after coronectomy. Br J Oral Maxillofac Surg, 2014, 52(5): 415-419.

4. LEUNG Y Y, CHEUNG L K. Safety of coronectomy versus excision of wisdom teeth: a randomized controlled trial. Oral Surg Oral Med Oral Pathol Oral Radiol Endod, 2009, 108(6): 821-827.

5. LEUNG Y Y, CHEUNG L K. Coronectomy of the lower third molar is safe within the first 3 years. J Oral Maxillofac Surg, 2012, 70(7): 1515-1522.

6. SENCIMEN M, ORTAKOGLU K, AYDIN C, et al. Is endodontic treatment necessary during coronectomy procedure? J Oral Maxillofac Surg, 2010, 68(10): 2385-2390.

7. NISHIMOTO R N, MOSHMAN A T, DODSON T B, et al. Why is mandibular third molar coronectomy successful without concurrent root canal treatment? J Oral Maxillofac Surg, 2020, 78(11): 1886-1891.

8. NAPIER de SOUZA L, ANTUNES de SOUZA A C R, ALMEIDA de ARRUDA J A. Root canal treatment at the time of coronectomy increases the frequency of postoperative infections. J Oral Maxillofac Surg, 2021, 79(1): 4-5.

9. YAN Z Y, WANG F, YAN X Y, et al. Three-dimensional assessment of root migration and rotation patterns after coronectomy: bone-embedded roots versus soft tissue-covered roots. Int J Oral Maxillofac Surg, 2021, 50(5): 699-706.

10. PEDERSEN M H, MATZEN L H, HERMANN L, et al. Migration of the root complex after coronectomy occurs within the first year after surgery: a 5-year radiographic analysis and protocol suggestion. Oral Surg Oral Med Oral Pathol Oral Radiol, 2019, 128(4): 357-365.

四、病例 4　双颌前突患者中切牙冠折的拔牙模式考量及美学评估

随着口腔诊疗技术和材料的进步，前牙冠折的治疗理念也随之更新。前牙冠折患者接受正畸拔牙矫治时，根据正畸拔牙原则之一：尽可能保留健康牙，"前磨牙"和"冠折的前牙"之间存在竞争关系，本病例以一例前牙冠折伴双颌前突患者为例，介绍该类患者的多学科治疗理念。

第一次就诊　牙体牙髓科　2018年2月15日

【基本信息】

患者，14岁，男性。

【主诉】

右上颌前牙因外伤冠折。

【病史】

患者因右上颌前牙外伤冠折4小时，来我科就诊，否认头晕、恶心呕吐等不适。否认全身系统性疾病与药物过敏史等。

【检查】

1. 口内检查　11冠折至龈上1mm，露髓，探痛，叩痛（±），未探及牙周袋，无松动。

2. 影像学检查　根尖片示11冠折累及髓腔，根尖已发育完成，根尖周未见明显异常（图2-3-4-1）。

【诊断】

11冠折。

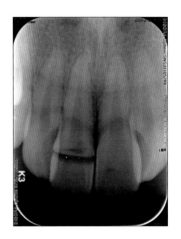

图2-3-4-1　11冠折根尖片

【治疗计划】

11即刻根管治疗，树脂粘接断裂牙冠，恢复牙形态，18岁以后行桩冠修复。

【治疗】

局麻下行11开髓，拔髓，冲洗，插针拍片测量根管长度，用镍钛根管系统行根管预备，糊剂＋热牙胶垂直加压充填，树脂粘接断裂牙冠。

第二次就诊　口腔正畸科　2019年5月5日

【主诉】

牙前突，要求矫治。

【病史】

患者换牙后发现牙前突，要求改善牙前突外貌来口腔正畸科就诊。右上颌前牙外伤史；否认家族史；否认全身系统性疾病与药物过敏史等。

【检查】

1. 颜面部检查　正面观面部左右基本对称，面部宽度比例基本协调，面下1/3偏长，唇闭合紧张，下唇及颏部皮肤紧张。侧面观凸面型，均角，鼻唇角锐，颏唇沟浅，颏部软组织厚，上下唇前突（图2-3-4-2）。

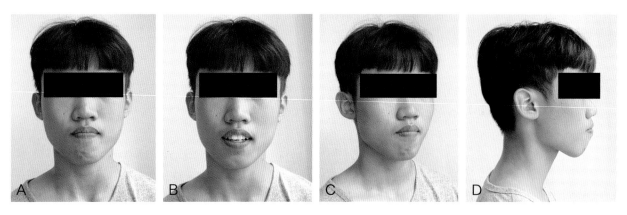

图 2-3-4-2　正畸治疗前面照

A. 正畸治疗前正面照　B. 正畸治疗前正面微笑照　C. 正畸治疗前 45°面照　D. 正畸治疗前侧面照

2. 口内检查　矢状向：双侧磨牙中性关系，双侧尖牙远中关系，上下颌前牙唇倾，前牙Ⅲ度深覆盖；垂直向：前牙Ⅰ度深覆𬌗，Spee 曲线稍陡峭；水平向：上下颌牙弓尖圆形，牙弓狭窄；牙形态、数目和结构正常，上下颌牙弓轻度拥挤，11、21、31、41 唇倾；口腔卫生欠佳，可见软垢、少量牙石，牙龈无明显红肿及退缩，探诊深度 3mm，无探诊出血（图 2-3-4-3）。

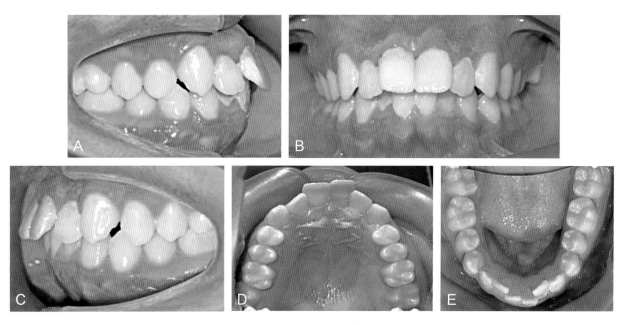

图 2-3-4-3　正畸治疗前口内照

A. 正畸治疗前右侧咬合照　B. 正畸治疗前正面咬合照　C. 正畸治疗前左侧咬合照　D. 正畸治疗前上颌牙列𬌗面照　E. 正畸治疗前下颌牙列𬌗面照

3. 影像学检查　全景片（图 2-3-4-4）可见 18、28、38、48，11 行根管充填，根尖周未见异常，龈 1/3 可见透射折裂线；下颌 Spee 曲线深。头颅侧位片（图 2-3-4-5）分析结果如表所示（表 2-3-4-1），结果提示：上下颌前突，上下颌切牙唇倾，Ⅰ类骨面型。

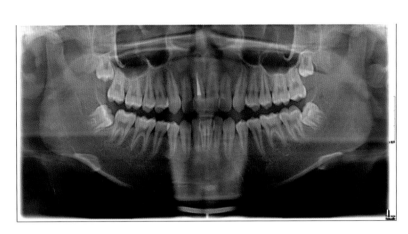

图2-3-4-4　正畸治疗前全景片

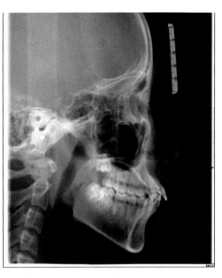

图2-3-4-5　正畸治疗前头颅侧位片

表2-3-4-1　头颅侧位片分析结果

测量项目	测量值	分析
SNA	84.1°	上颌前突
SNB	80.1°	下颌前突
ANB	4.0°	Ⅰ类错𬌗
OP-SN	15.3°	𬌗平面斜度正常
MP-SN	36.8°	均角型 下颌平面陡度正常
FMA	30.5°	均角型
IMPA	95.0°	下颌中切牙相对 下颌平面唇向倾斜
FMIA	54.6°	下颌中切牙相对 FH唇向倾斜、前突
U1-NA	10.3mm	上颌中切牙前突
L1-NB	10.8mm	下颌中切牙前突

【诊断】

1. 安氏Ⅰ类。

2. 骨性Ⅰ类。

3. 凸面型。

4. 11冠折。

【诊疗计划】

1. 告知患者矫治相应的疗程、预后、风险及费用等，患者表示知情并同意矫治。
2. 拍摄全景片与头颅侧位片，制取正畸研究模型，拍摄口内咬合照与口外面照。
3. 进行面部美学分析，口内咬合关系分析，头颅侧位片分析与模型分析。
4. 因该病例涉及牙体缺损、牙体修复治疗，拟多学科讨论后制订治疗方案。

多学科诊疗讨论　2019 年 5 月 10 日

【讨论目的】

11 患牙的远期预后情况，正畸方案制订。

【参与科室】

口腔正畸科、牙体牙髓科、口腔修复科。

【讨论意见】

1. 口腔正畸科　正畸治疗制订拔牙方案的基本原则之一是优先拔除病患牙，11 冠折露髓并行根管治疗，应优先拔除。有文献报道根管治疗后牙移动不受影响，但 11 冠折至龈上 1mm，目前用树脂粘接断裂牙冠，在该牙上粘接托槽施加正畸力后可能会导致断裂牙冠错位甚至脱落，且会改变该牙的受力大小和方向。从该角度分析拔除 11、24、34、44 是较好的选择；但是患者要求改善侧貌，拔除 11 无法为内收前牙创造足够间隙，增加改善侧貌难度，需严格控制前牙内收，才能改善侧貌凸度。鉴于该病例上下颌牙列轻度拥挤，拔牙间隙可更多用于内收前牙改善凸度，可尝试拔除 11、24、34、44，严格控制支抗，改善侧貌凸度。

2. 牙体牙髓科　11 牙根已经发育完成，根尖周骨质未见明显异常，根充严密，预后良好。但断冠再接只是一种过渡性的修复方式，断面粘接力不足以承受正畸矫治力，因此不建议在该患牙上粘接托槽使其受力移动。若选择保留 11，可以选择以下方案：①去除断冠行树脂临时冠修复，成年后采用永久性的修复方法恢复其正常形态；②去除断冠行玻璃纤维桩并树脂修复上颌前牙冠折，为正畸治疗粘接托槽提供固位，为成年后进行永久修复创造条件。

3. 口腔修复科　①若正畸治疗选择保留 11，由于其牙冠大面积缺失，冠折至龈上 1mm，牙冠剩余硬组织量较少，且需要在正畸力作用下移动，直接树脂修复将会影响托槽的固位，也容易造成树脂修复体的脱落，需对 11 进行临时桩冠修复后再进行正畸。患者在成年后需要磨除临时桩冠换用永久性修复体，将会进一步损伤剩余牙体组织，造成永久修复体抗力的降低。此外，目前 11 唇倾，如果不进行正畸治疗，为恢复其正常的位置需要更多地磨除唇侧牙体组织，会降低修复体的抗力，希望正畸治疗后可以恢复其正常的唇倾度，减少修复时牙体组织磨除量，对其远期预后具有积极的效应。②若正畸治疗选择拔除 11，正畸治疗中拟用 12 和 13 来替代 11 和 12，建议 12 先进行树脂修复成 11 的形态，待成年后行贴面修复，将 12 和 13 的形态修复成 11 和 12 的形态，改善前牙的微观美学。

【治疗方案】

1. 拔除 14、24、34、44，排齐整平上下颌牙列，内收上下颌前牙，改善上下颌凸度；调整磨牙关系至中性。11 行玻璃纤维桩并树脂修复，待成年后行永久性修复。

2. 拔除 11、24、34、44，排齐整平上下颌牙列，关闭 11 间隙，调整上下颌中线一致，内收上下颌前牙，改善上下颌凸度；调整尖牙关系至中性。正畸治疗中树脂修复 12 形态以代替 11，待其成年后行 12 和 13 贴面修复，以替代 11 和 12。

结合 MDT 讨论结果，经与患者及家长协商后选择第 2 个方案，尽可能保留健康的牙，通过正畸支抗控制，内收上颌牙列，改善凸度，待成年后进行 12 和 13 的形态修复。

【治疗过程】

1. 配戴矫治器　全口上下颌粘接被动自锁托槽，玻璃离子垫高，0.014 铜镍钛丝排齐整平上下颌牙列，上下颌尖牙（除 13 以外）到第一磨牙行"8 字"结扎以拉尖牙向远中。

2. 正畸常规复诊

（1）上下颌弓丝更换顺序为："0.014inch 铜镍钛→0.014inch × 0.025inch 铜镍钛→0.016inch × 0.022inch 镍钛→0.019inch × 0.025inch 镍钛"。

（2）在 0.014inch 铜镍钛和 0.014inch × 0.025inch 铜镍钛丝上进行上下颌的排齐整平。

（3）在 0.016inch × 0.022inch 镍钛丝上通过尖牙"8 字"结扎进行拉尖牙向远中，待尖牙到位后更换 0.019inch × 0.025inch 镍钛丝，开始关闭剩余拔牙间隙。通过分步法进行拔牙间隙的关闭，节省支抗消耗，保证前牙的内收量，维持 13、14、15 和 16 的位置，远中移动 12。

3. 拆除矫治器　拆除全口矫治器，磨除唇侧面粘接剂，抛光，取模，制作透明保持器，告知保持器注意事项，定期复诊。

【治疗结果】

1. 牙列　上下颌切牙内收，磨牙尖牙中性关系，前牙覆𬌗覆盖恢复正常，下颌 Spee 整平，上下颌牙弓匹配，12 行复合树脂暂时性修复后形态佳（图 2-3-4-7 ~ 图 2-3-4-10）。

2. 侧貌　上下唇凸度明显减少，侧貌凸度改善，鼻唇角增加，微笑时笑线恢复佳，下颌颏部改善（图 2-3-4-6）。

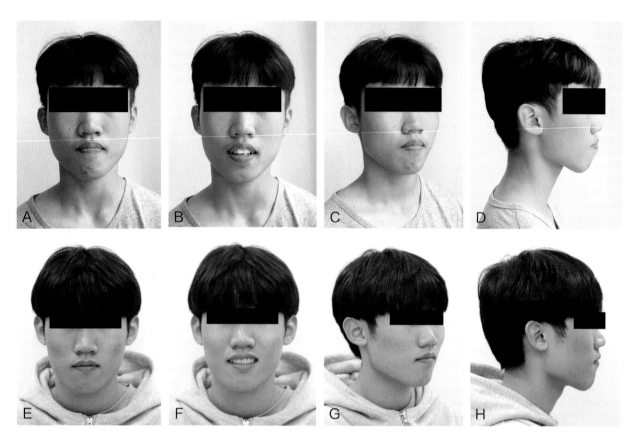

图 2-3-4-6 正畸治疗前后面照对比

A、E.正畸治疗前后正面照　B、F.正畸治疗前后正面微笑照　C、G.正畸治疗前后 45°面照　D、H.正畸治疗前后侧面照

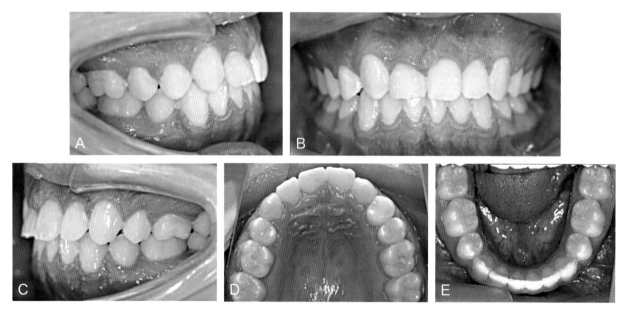

图 2-3-4-7 正畸治疗后口内照

A.正畸治疗后右侧咬合照　B.正畸治疗后正面咬合照　C.正畸治疗后左侧咬合照　D.正畸治疗后上颌牙列𬌗面照
E.正畸治疗后下颌牙列𬌗面照

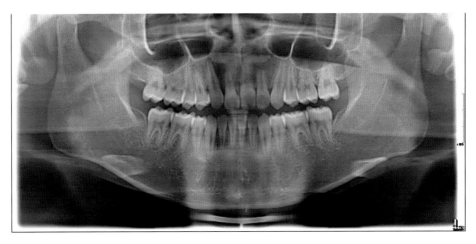

图 2-3-4-8　正畸治疗后全景片

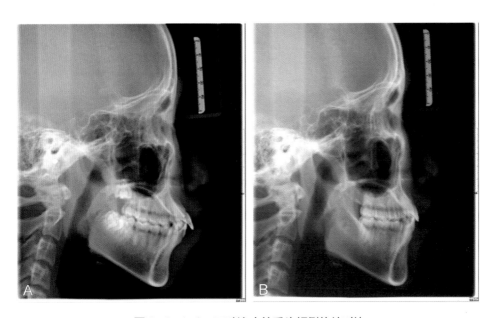

图 2-3-4-9　正畸治疗前后头颅侧位片对比

A. 治疗前　B. 治疗后

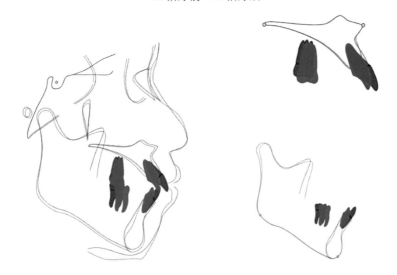

图 2-3-4-10　正畸治疗前后头颅侧位片描记重叠图

【多学科分析】

1. 冠折露髓的治疗要点（中山大学附属口腔医院牙体牙髓科，杜宇副教授） 青少年恒牙冠折露髓后，若牙根发育完成且牙髓感染需尽快进行根管治疗，当牙体组织缺损较多时应尽快修复，以保持外伤牙的三维空间。青少年冠折的早期修复方案依据剩余健康牙体组织量决定，按照剩余牙体组织的多少，依次选择复合树脂充填修复、临时冠修复、桩核树脂修复或断冠再接，一般在患者成年后再选择永久修复。若断裂部分合理保存且完整，以目前的粘接材料和技术进行断冠再接，强度不低于复合树脂直接修复。断冠再接最大程度保留了剩余牙体组织，还维持了天然牙的形态外形及色泽，成本较低且美观效果好。故断冠粘接可作为一种过渡性的修复方式，但患者不可用患牙咬硬物，待成年后行永久性修复。

本病例是伴有双颌前突错𬌗的冠折，覆𬌗深，前牙咬合紧，牙冠的剩余量较少，难以获得良好的固位，接受正畸治疗过程中断冠容易在正畸力的作用下脱落。若选择保留该患牙，经过完善的根管治疗后进行桩核冠修复后才能进行正畸治疗。由于 11 冠折没有到龈下，牙根长度正常，远期预后效果良好。

2. 前牙冠折后的牙体修复（中山大学附属口腔医院口腔修复科，张新春教授） 对于前牙冠折的青少年患者，由于其根管壁薄，髓腔大，易根折，牙根变化大等原因一般待其成年后进行永久性修复。青少年时期冠折的前牙需要接受正畸治疗时，考虑托槽粘接固位所需的牙冠空间，必须先对缺损的牙冠进行修复。暂时树脂冠、直接复合树脂重建或断冠粘接因其固位力差，在接受正畸治疗过程中，会出现在正畸力的作用下脱落的现象。所以若前牙牙冠折断 2/3，一般需进行临时桩冠修复。本病例中牙冠折断至龈上 1mm 且需要正畸治疗粘接托槽，可考虑采用玻璃纤维桩并复合树脂修复冠折牙以提高暂时修复体的固位能力，为正畸粘接托槽提供粘接空间。玻璃纤维桩可以和复合树脂良好结合，美观性好，其弹性模量接近牙本质，受力时比牙本质先折裂，从而起到保护牙的作用；位于树脂基质内的纤维平行排列，在更换永久修复体时利于引导车针将其磨除。值得注意的是青少年根管壁薄容易根折，成年后磨除临时桩冠再进行永久性修复会增大其根折风险，多次磨除牙体组织也会降低修复体抗力。

前牙冠折后永久修复方法主要有复合树脂、全冠、桩冠及断冠再接修复等，如果冠部牙体组织缺损达 50% 以上，或者剩余的冠部牙体组织不足以支持冠修复，则需进行桩核冠修复。桩的材料选择取决于牙根的大小、形状和长度。通常上颌前牙修复使用预制玻璃纤维增强桩，具有美观、接近牙本质弹性模量等优点。

本患者是双颌前突伴前牙唇倾，对于唇倾牙如不进行正畸治疗，还可考虑通过美学修复恢复其正常位置。需要注意的是，对于前牙唇倾明显的患者，如果修复体需要改变牙长轴角度超过 15°时，无法使用纤维桩达到该角度。氧化锆桩核虽然可以在牙轴改变角度较大时使用，但其弹性模量较大，韧性低，脆性大，前牙角度改变较大时容易在剪切力的作用下发生根折。综合考虑以上因素，唇倾的前牙通过美学修复恢复其正常位置的治疗方法会增大根折风险且会降低修复体的抗力。

3. 双颌前突治疗要点（中山大学附属口腔医院口腔正畸科，蔡斌教授）　根据临床调查，切牙发生创伤性牙冠折的患病率为 17.4%，而男性儿童以及合并深覆𬌗者分别会增加 2.13 倍及 1.81 倍冠折风险。对于合并深覆𬌗的外伤冠折患儿，需要从功能与美观两个角度考虑，为患者提供最佳的治疗方案。

骨性双颌前突首选正畸-正颌联合治疗，可以获得良好的侧貌形态。部分患者对正颌手术接受度较低，因此在综合考虑患者具体需求的情况下可开展正畸掩饰性治疗。在正畸掩饰性治疗中，为获得相对良好的侧貌，一般均需要拔除四颗前磨牙提供前牙内收空间，恢复上下颌切牙的唇倾度，进而改变上下唇的凸度及高度，改善软组织侧貌。有学者比较双颌前突患者拔牙和不拔牙矫治两种治疗方式对软组织的影响，发现拔牙患者上下唇内收更多，拔牙矫治更有利于唇部软组织改变，可以更好地改善侧貌凸度。另有研究发现上颌切牙切端内收 1mm，可以使上唇内收 0.402mm，下颌切牙切端内收 1mm，可以使下唇内收 0.456mm，拔牙矫治后上下颌切牙切端内收与上下唇内收的比例虽然有所差别，但均能有效地改善上下唇的凸度。

本病例上下颌牙弓轻度拥挤，双颌中度前突，经与患者及家长沟通后选择拔牙矫治进行正畸掩饰性治疗。Avila 等曾报道一例上颌切牙外伤后接受正畸治疗的病例。该患者曾在 7 岁时发生左上颌切牙外伤，并进行冠修复，20 年后因深覆𬌗寻求正畸治疗。在正畸加力排齐 6 个月后左上颌切牙再次发生冠折，之后通过正畸力将残根上提，增加局部骨量，继而予以种植牙治疗，后续的临床以及影像学随访提示治疗效果良好。Shin 等报道了一例发生左上颌中切牙复杂冠根折合并龈下斜断根患者。通过多学科协同诊疗，经过口内治疗、正畸牵引，手术拔除患牙并行牙槽骨内固定，在保障患牙稳固后进一步行树脂桩和冠修复，最后获得了较好的效果。可见有前牙外伤史的正畸患者可以通过修复为正畸粘接提供固位，而在合并再次冠折后，可通过正畸牵引等方式保障后续治疗的顺利开展。

本病例 11 冠折且预后一般，考虑到正畸拔牙原则是优先拔除患牙，比起拔除 14，可优先选择拔除 11，并通过 12 代替 11，13 代替 12，结合牙贴面等美学治疗，兼顾患者的功能与美观。本治疗方案中支抗控制是难点。与拔除 14 所提供的空间相比，拔除 11 对于改善侧貌帮助不大。但根据文献报道，在不拔除前磨牙的情况下，对于轻中度双颌前突，可利用种植支抗整体内收上下颌牙弓，矫治前突畸形。本病例中采用两步法关闭拔牙间隙，通过先移动尖牙向远中，对比整体拉 3—3 向远中，支抗的需求显著降低。使用该方法关闭拔牙间隙的同时也告知患者如该方法效果不佳，在治疗中将会采用种植支抗辅助内收前牙，患者均表示知情并同意。在正畸治疗中，我们通过尖牙"8"字结扎，利用不同牙的牙周膜面积差异，巧妙地利用了差动力支抗，两步法关闭拔牙间隙，成功地减少了支抗消耗。除了支抗控制外，内收的过程中需要注意切牙的转矩控制，避免前牙舌倾失去对软组织的支撑作用而形成"牙套面型"。有研究表明双颌前突患者在关闭第一前磨牙拔除后间隙的过程中，使用100g的力量对切牙转矩造成的影响较小，能够更好地使切牙直立于牙槽骨。本病例采用了先拉尖牙，再内收2—2，也减少了对前牙转矩的影响，尖牙"8"字结扎的力值在100g左右，这些措施都成功地保护了前牙的转矩。

　　通过有效的支抗和转矩控制，实现了拔除上颌中切牙内收前牙的效果，治疗后患者面型得到极大的改善，同时也规避了治疗过程可能发生的左上颌中切牙再次牙折等并发症。在该病例中，牙体牙髓治疗阶段对患牙的预后评估很重要，正畸治疗的支抗控制是该病例的难点和亮点，配合后期的美学修复，该病例将取得良好的咬合和面型改善。

（项露赛）

参考文献

1. KHANDELWAL P, SRINIVASAN S, ARUL B, et al. Fragment reattachment after complicated crown-root fractures of anterior teeth: a systematic review. Dental Traumatology, 2021, 37(1): 37-52.

2. GARCIA F C P, POUBEL D L N, ALMEIDA J C F, et al. Tooth fragment reattachment techniques-a systematic review. Dental Traumatology, 2018, 34(3): 135-143.

3. SCHWINDLING F S, TASAKA A, HILGENFELD T, et al. Three-dimensional-guided removal and preparation of dental root posts—concept and feasibility. Journal of Prosthodontic Research, 2020, 64(1): 104-108.

4. AGGARWAL V, LOGANI A, SHAH N. Complicated crown fractures - management and treatment options. International Endodontic Journal, 2009, 42(8): 740-753.

5. ÖZKURT Z, IŞERI U, KAZAZOĞLU E. Zirconia ceramic post systems: a literature review and a case report. Dental Materials Journal, 2010, 29(3): 233-245.

6. TAPIAS M A, JIMÉNEZ-GARCÍA R, LAMAS F, et al. Prevalence of traumatic crown fractures to permanent incisors in a childhood population: Móstoles, Spain. Dental Traumatology, 2003, 19(3): 119-122.

7. ANIRUDDH Y V., RAVI K, EDEINTON A. Comparative evaluation of soft tissue changes in class I borderline patients treated with extraction and nonextraction modalities. Dental Press Journal of Orthodontics, 2016, 21(4): 50-59.

8. DE AVILA É D, DE MOLON R S, CARDOSO M de A, et al. Aesthetic rehabilitation of a complicated crown-root fracture of the maxillary incisor: combination of orthodontic and implant treatment. Case Reports in Dentistry, 2014, 2014: 1-8.

9. SHIN J H, KIM J E, KIM R J. Multidisciplinary approach in the management of a complicated crown root fracture. European Journal of Paediatric Dentistry, 2013, 14(2): 150-152.

五、病例 5　上颌前牙间隙关闭不当引起牙周破坏的多学科诊疗一例

上颌恒中切牙萌出时由于侧切牙或者尖牙压迫可能出现中切牙间隙（diastema），随着尖牙萌出会使上颌中切牙间隙闭合，切牙牙轴也趋于正常，因此不需在这个时期对牙间隙及牙轴进行人为干预或主动治疗，只需要观察即可，违背治疗原则，采用"土办法"关闭缝隙，往往会导致年轻恒牙移位受损、停止发育、牙髓坏死甚至脱落等不可逆转的结果。本病例报告一例因盲目使用橡皮圈关闭上颌前牙间隙引起上颌恒中切牙的牙周破坏，通过多学科合作保存患牙的诊疗过程。

第一次就诊　中山大学附属口腔医院珠江新城门诊部儿童口腔科　2018 年 6 月 28 日

【基本信息】

患儿，8 岁，男性。

【主诉】

上颌前牙松动伸长数周。

【病史】

2 个月前，患儿因上颌门牙不齐及"有缝隙"，曾于外院行橡皮筋套入双侧中切牙方式关闭牙缝，随后橡皮筋消失但未再次复诊。2 周前家长发现患儿上颌前牙逐渐伸长、松动，患儿不敢咬物，牙龈红肿就诊于当地医院，当地医院诊断为"双侧上颌中切牙急性根尖周炎"予以口服抗生素处理。口服抗生素数天仍无好转，建议转诊上级医院诊疗，于2018 年 6 月 28 日就诊我科。

【检查】

1. 口内检查　替牙列，口腔卫生差，大量菌斑、软垢。11、21、31、32、41 已萌，12、22、42 未见萌出，11、21 临床牙冠伸长，与 31、41 呈深覆𬌗，11、21 上颌前牙区牙龈色泽暗红，龈乳头水肿，质松、脆；11—21 间隙 2mm，PD＝5～7mm，探及根面粗糙感，松动Ⅲ度；54，55，64，65 邻面龋坏，叩痛（－），牙龈正常，余牙未探及牙周袋，无明显松动。

2. 影像学检查　CBCT 显示 11、21 根尖区不规则阴影，根尖孔附近有少量高密度团块，11、21 唇侧、腭侧骨板吸收至根尖区，牙根未发育完成，根尖孔呈喇叭口状，牙根形成约 1/2～2/3（图 2-3-5-1）。

【诊断】

11、21 牙周异物待查；11、21 牙周炎；11、21 牙脱位。

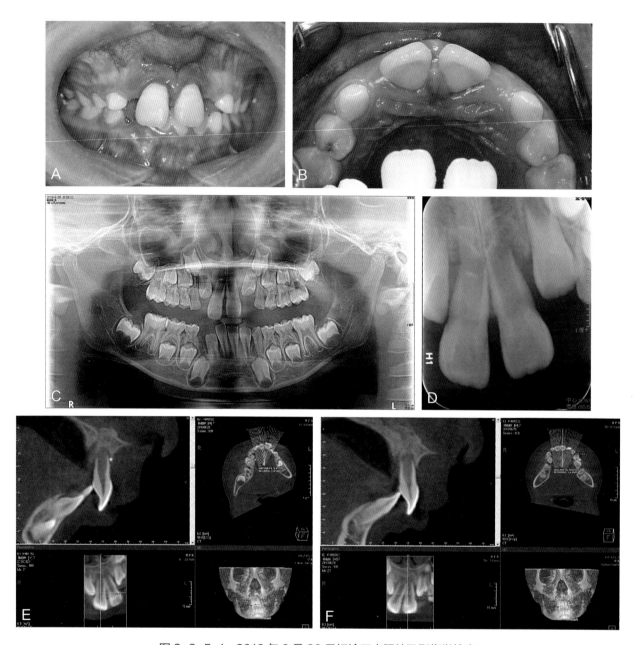

图 2-3-5-1　2018 年 6 月 28 日初诊口内照片及影像学检查

A. 初诊口内正面观　B. 初诊口内殆面观　C. 初诊全景片　D. 初诊根尖片显示 11 根尖区不规则高密度影　E、F. CBCT 结果显示 11、21 牙周破坏

第一次多学科诊疗讨论　2018 年 6 月 28 日

【讨论目的】

　　确定 11、21 治疗方案。

【参与科室】

　　牙体牙髓科、口腔颌面外科、牙周科、儿童口腔科、口腔正畸科、口腔颌面医学影像科。

【讨论意见】

1. 牙体牙髓科　结合病史及临床检查，初步判断 11、21 无外伤史，牙冠完整无龋坏，11、21 进行性松动系因橡皮圈套入导致附着丧失，牙槽骨快速吸收导致，具体表现为临床牙冠伸长，牙松动，发病以来，患牙无牙源性感染的牙髓炎性疼痛症状。

2. 口腔颌面外科及牙周科　需尽快行外科翻瓣探查，取出异物，阻止牙周支持组织的进一步吸收，使牙槽骨病理性改变减少或趋于稳定，以期恢复牙周组织健康，保存患牙。

3. 儿童口腔科　保存患牙是本次治疗的关键步骤，翻瓣取出异物过程中，尽量避免损伤牙乳头，保证其在年轻恒牙发育过程中仍能发挥重要作用，取出异物的同时应复位上颌中切牙，并按脱位性损伤牙弹性固定治疗原则进行弹性固定，使牙停止进一步移位，改善或恢复原有位置，初步建立一个稳定、恢复行使功能、患儿主观上可接受的咬合关系。

4. 口腔正畸科和口腔颌面医学影像科　脱位弹性固定术后，应择期行正畸治疗，消除咬合干扰和早接触及压低上颌前牙。根尖片和 CBCT 结果显示患牙根尖孔未闭合，牙周组织受到异物刺激并快速破坏，建议定期临床检查结合影像学检查。青少年骨改建及新骨形成活跃，可在根尖孔继续形成，牙槽骨吸收稳定后进行正畸轻力压低颌前牙。

【结论】

经讨论形成的治疗方案，将与患者及监护人沟通，知情同意后确定诊疗计划。

【诊疗计划】

1. 上颌前牙区局麻下翻瓣探查及取出异物。

2. 复位上颌中切牙并行弹性固定。

3. 定期牙周维护及牙髓活力测试。

4. 出现牙髓坏死时采取保留患牙的治疗措施（视牙根发育情况行根管治疗术、根尖屏障术、根尖诱导成形术或牙髓血运重建术等）。

5. 择期正畸治疗。

【治疗过程】

第二次就诊　口腔颌面外科　2018 年 6 月 28 日

11、21 阿替卡因局麻下唇侧切开翻瓣，见唇侧牙槽骨板缺如，探查根面，见根尖周少量树脂样碎片，搔刮清除碎片后见一弹性条状橡皮圈围绕 11、21 根尖 1/3，剪断后完整取出橡皮圈，生理盐水冲洗、局部止血。轻捏 11、21 牙冠向根方复位并缝合（图 2-3-5-2）。

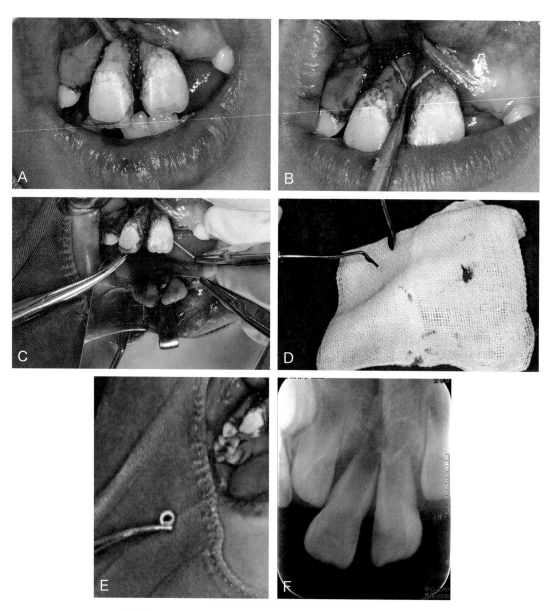

图2-3-5-2　2018年6月28日翻瓣取出异物手术过程

A. 上颌前牙区翻瓣　B. 术中上颌中切牙见橡皮圈　C. 术中去除橡皮圈　D. 取出树脂后照片　E. 取出橡皮圈　F. 取出固定树脂及橡皮圈的根尖片

同一天就诊　儿童口腔科　2018年6月28日

　　清洁54、53、11、21、63及64牙面，止血，点状酸蚀上述牙位唇面，树脂及2×0.16mm结扎丝行树脂夹板弹性固定，根尖片示11、21复位良好，0.1%氯己定冲洗，嘱勿咬硬物，予口服消炎药。1周后复诊（图2-3-5-3）。

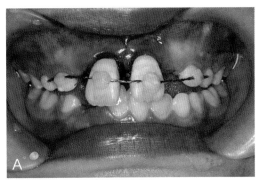
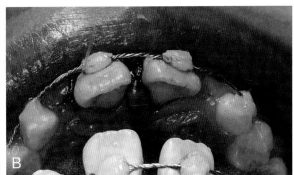
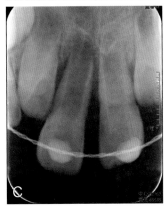

图 2-3-5-3　2018 年 6 月 28 日树脂夹板固定后照片及 X 线片

A. 树脂夹板固定后正面口内照　B. 树脂夹板固定后𬌗面照　C. 树脂夹板固定后根尖片

第三次就诊　儿童口腔科　2018 年 7 月 6 日

【主诉】

上颌前牙无不适。

【检查】

54、53、11、21、63 及 64 树脂夹板固定良好，11、21 牙龈少量充血，缝线存，龈缘处大量软垢，11、21 无额外矫治力，生理动度良好，根尖片示 11、21 无继发脱位，无明显根尖阴影。11、21 冷测，患儿有一过性疼痛，未排除患儿紧张所致的假阳性。

【治疗】

口腔卫生宣教，牙面抛光冲洗上药，嘱 1 周后复诊拆线。

第四次就诊　儿童口腔科　2018 年 7 月 16 日

【主诉】

上颌前牙无不适。

【检查】

54、53、11、21、63 及 64 树脂夹板固定良好，口腔卫生状况较上周改善，缝线存，切口愈合良好，根尖片示 11、21 无继发脱位，11 根尖可疑阴影，牙周膜间隙欠清晰，根尖孔区未见吸收影像。11、21 冷测，患儿有一过性疼痛，与对照牙一致（图 2-3-5-4）。

【治疗】

拆线，牙面抛光冲洗上药。继续口腔卫生宣教，嘱 1 周后复诊拆除夹板固定装置。

第五次就诊 **儿童口腔科** 2018 年 7 月 23 日

【主诉】

上颌前牙无不适。

【检查】

54、53、11、21、63、64 树脂夹板固定良好，检查 11、21 无松动，叩诊（-），牙龈正常，冷测一过性疼痛，与对照牙一致。根尖片示 11、21 无根尖阴影（图 2-3-5-5）。

【治疗】

拆除树脂夹板固定装置，行牙面抛光术及冲洗上药，口腔卫生宣教并嘱勿咬硬物，转诊正畸科会诊压低上颌前牙及消除咬合干扰方案。

第二次多学科诊疗讨论 2018 年 11 月 1 日

【讨论目的】

确定 11，21 后期复位及正畸治疗方案。

【参与科室】

口腔颌面医学影像科、牙周科、儿童口腔科、口腔正畸科。

【讨论意见】

1. 口腔颌面医学影像科　11、21 根尖片报告提示 11、21 牙槽骨退缩至根尖 1/3，根尖孔呈喇叭口，牙根形成于根 1/2～2/3 之间。

2. 牙周科　检查发现 11、21 牙龈红肿牙龈退缩，附着丧失，探及牙周袋，牙冠伸长，提示患牙发生附着丧失。根尖片显示牙槽嵴顶位于根尖孔附近，表明发生明显牙槽骨吸收。

3. 儿童口腔科　牙髓活力测试显示 11、21 冷测有一过性疼痛，与对照牙（31、32、41）反应基本一致；电活力测试均提示 11、21 牙髓有活力。建议治疗的主要目标是防止

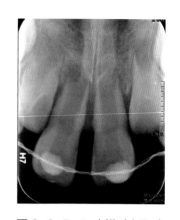

图 2-3-5-4　树脂夹板固定后一周 X 线片

根尖片示 11、21 无继发脱位，无明显根尖阴影，牙周膜间隙清晰

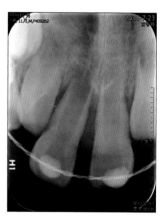

图 2-3-5-5　树脂夹板固定后 4 周 X 线片

根尖片示 11、21 无根尖阴影

牙髓坏死和牙槽骨进一步吸收。

4. 正畸科 由于目前患牙根尖孔未闭合，牙周组织受到刺激破坏，患儿同时存在上颌牙弓狭窄及下颌后缩等情况，正畸科建议定期临床检查结合影像学检查，观察根尖孔闭合情况，待牙槽骨吸收稳定后进行正畸治疗，压低上颌前牙，改善覆𬌗覆盖等，同时部分解决垂直向和矢状向问题。

【结论】

经讨论形成的治疗方案为观察 1 年左右，根据牙根发育情况尽早行正畸矫治，与患者及监护人沟通，制订治疗方案。

第六次就诊 **口腔正畸科** 2019 年 7 月 3 日

【基本信息】

患者，男，9 岁。

【主诉】

上颌前牙脱位伸长 1 年余。

【病史】

1 年前，患儿因上颌门牙不齐及"有缝隙"，曾于外院行橡皮筋套入双侧中切牙方式关闭牙缝，随后发现橡皮筋消失但未再次复诊。家长发现患儿上颌前牙逐渐伸长、松动，患儿不敢咬物，牙龈红肿就诊于当地医院，当地医院拟"双侧上颌中切牙急性根尖周炎"予以口服抗生素处理。口服抗生素数天仍无好转，于 2018 年 6 月 28 日就诊我院珠江新城门诊部，在我院行上颌前牙区局麻下翻瓣取出异物，复位上颌中切牙并行弹性固定，定期牙周维护及牙髓活力测试，观察一年余，遂来正畸科要求压低伸长前牙。

【检查】

1. 口外检查 正面观：面部左右不对称，颏部右偏，面下 1/3 偏短，闭唇颏肌紧张，放松时可见上颌中切牙伸长咬下唇。侧面观：直面型，上颌发育正常，下颌后缩，均角型。颞下颌关节功能检查：张口度 4mm，张口型"↓"，未触及关节杂音和关节压痛（图 2-3-5-6A ~ 图 2-3-5-6F）。

2. 口内检查 矢状向：磨牙尖牙远中关系，垂直向：前牙深覆𬌗Ⅲ度，深覆盖Ⅱ度。横向：上颌牙弓狭窄，下颌牙弓正常。中线：下颌中线右偏。上颌牙弓尖圆形，下颌牙弓卵圆形，11、21 牙齿伸长约 4mm，松动Ⅰ度，叩痛（±），唇侧龈萎缩至根上 1/3，21 近中唇向扭转，54、55、64、65 邻面龋。龈缘及龈乳头红肿，质软，探出血，软垢Ⅰ度，余牙未探及牙周袋，无明显松动（图 2-3-5-6G ~ 图 2-3-5-6L）。

3．影像学检查　全景片显示：替牙列，6—6，其中 11、12、21、22 萌出，双侧关节形态基本一致。侧位片显示：下颌后缩，上颌位置未见明显异常，CBCT 结果显示 11、21 牙根继续发育，根尖孔开始闭合，唇侧牙槽骨位于根尖 1/3，牙周骨白线清晰（图 2-3-5-6M ~ 图 2-3-5-6P）。

【诊断】

11、21 脱位伸长；安氏Ⅱ类，骨性Ⅰ类错𬌗。

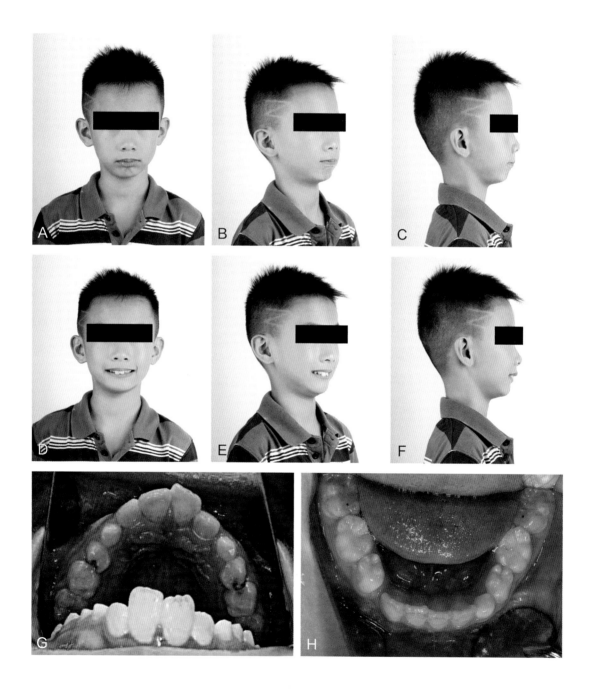

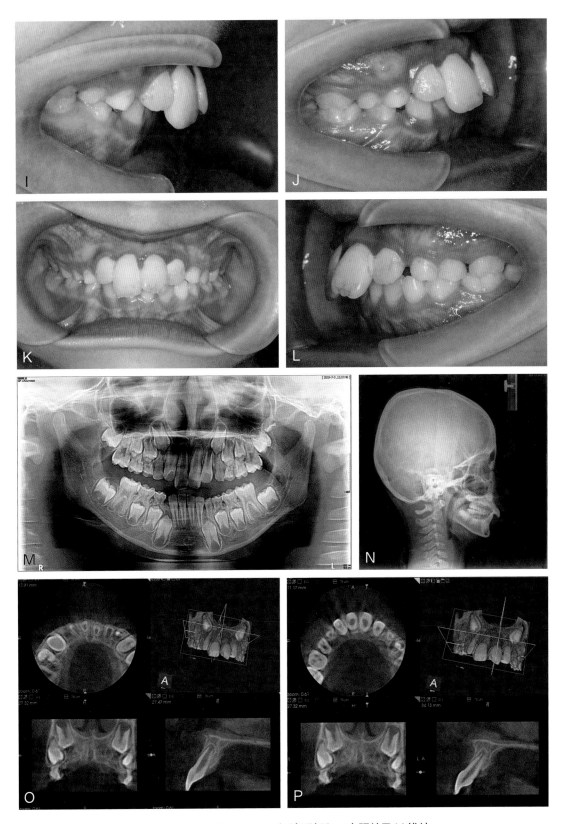

图 2-3-5-6　2019-7-3 初诊面部和口内照片及 X 线片

A. 正面放松照　B. 45º 侧面放松照　C. 90º 侧面照　D. 正面微笑照　E. 45º 微笑照　F. 90º 侧面微笑　G. 上颌口内照　H. 下颌口内照　I. 前牙覆𬌗覆盖　J. 右侧咬合照　K. 正面咬合照　L. 左侧咬合照　M. 正畸初诊全景片　N. 正畸初诊头侧位片　O/P. 11、21 根尖牙槽骨 CBCT 结果

【治疗】

1. 全口龈上洁治，全口牙周维护治疗。

2. 治疗 54、55、64、65 邻面龋。

3. 留取口内上下颌记存模型，拍摄口内上下颌及咬合照，正侧面和 45° 面照，拍全景、侧位和正位片及 CBCT。轻力压低伸长 11、21，减少咬合创伤。①方案 1：固定矫治 2×4 矫治轻力压低上颌前牙；②方案 2：无托槽隐形矫治轻力压低上颌前牙。患者选择方案 2，根据口内检查及头影测量分析（表 2-3-5-1），设计及修改牙齿动态移动方案，通过调整上颌前牙角度，增加根舌向转矩，以上颌侧切牙和乳尖牙为支抗，分别压低 11、21；同时上颌扩弓解决上颌宽度不足；设置牙齿移动速度减半，减少矫治力强度；因目前替牙列期，根据牙齿替换情况，及时更换无托槽隐形矫治器。

表 2-3-5-1　头影测量分析

测量内容	测量值	标准值	标准差	测量结果描述
SNA/°	79.09	82.3	3.5	上颌骨相对前颅底平面的位置正常
SNB/°	74.2	77.6	2.9	下颌骨相对前颅底平面后缩
ANB/°	4.89	4.7	1.4	颌骨位置正常
SND/°	72.2	74.3	2.7	下颌位置正常
Po-NB/mm	1.68	0.2	1.3	颏部后缩
OP-SN/°	22.87	21	3.6	牙𬌗平面正常
GoGn-SN/°	34.59	35.8	3.6	下颌平面陡度正常
SE/mm	17.51	16.9	2.7	髁突相对颅底位置正常
SL/mm	37.98	43.1	4.1	颏部相对颅底后缩
U1-NA/mm	5.73	3.1	1.6	上颌中切牙凸度大
U1-NA/°	24.49	22.4	5.2	上颌中切牙倾斜度正常
L1-NB/mm	3.62	6	1.5	下颌中切牙凸度小
L1-NB/°	23.29	32.7	5	下颌中切牙舌倾
U1-L1/°	127.33	120.2	7.2	上下颌中切牙的相对凸度正常

第七次就诊　口腔正畸科　2019 年 9 月 29 日

【主诉】

患者戴入矫治器无不适感。

【检查】

口腔卫生改善，唇腭侧龈缘红肿，11、21 根上 1/5 暴露，探诊出血，未探及牙周袋。CBCT 结果显示 11、21 唇侧骨板高度增至根中 1/3，11 腭侧骨板高度增至根中 1/3，21 腭侧骨板高度增至根上 1/3 根尖孔基本闭合。

【治疗】

1. 全口清洁抛光。

2. 按照牙齿动态移动方案设计，利用附件模板进行附件粘接，粘接完成后试戴矫治器，每两周换一副矫治器。

3. 交代注意事项　每天配戴时间不低于 23 小时，清洁勿用热水，避免吃带色素食物，注意维护口腔卫生。

4. 1 个月后复诊观察牙齿压低及牙周改变情况（图 2-3-5-7）。

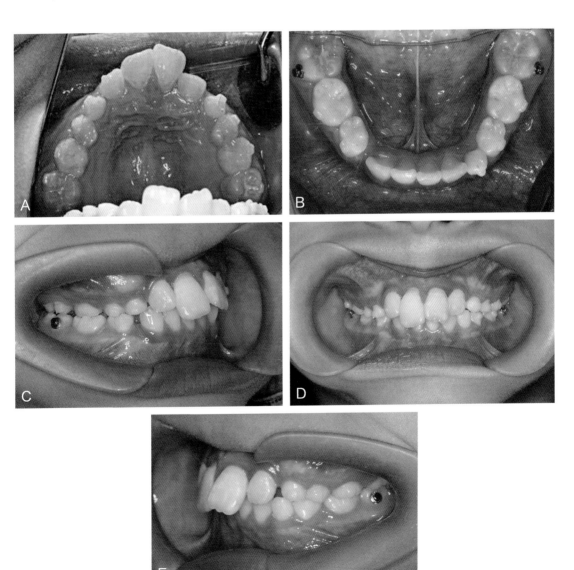

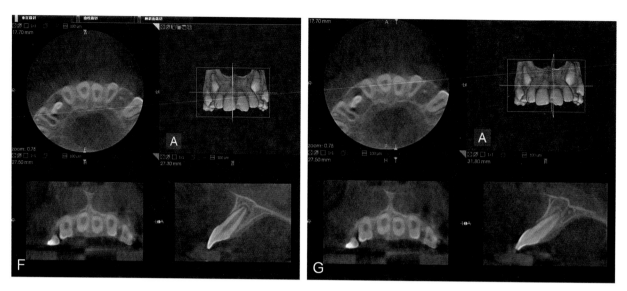

图 2-3-5-7　2019-9-29 初戴牙套口内照片和 CBCT 影像

A. 上颌口内照　B. 下颌口内照　C. 右侧咬合照　D. 正面咬合照　E. 左侧咬合照　F、G. 11、21 唇舌侧骨板变化情况

第八次就诊　口腔正畸科　2019 年 10 月 29 日

【主诉】

第二副下颌矫治器断裂。

【检查】

替牙列，全口牙龈呈粉色，探诊无出血，11、21 未探及牙周袋，牙冠高度略降低。附件未见缺失，牙套配戴指示器蓝色消失，无托槽隐形矫治器与牙面贴合。

【治疗】

1. 再次演示正确摘戴牙套步骤。

2. 继续配戴 3 ~ 12 步矫治器。

3. 每 10 天更换矫治器，注意口腔卫生，避免前牙咬合。

第九次就诊　口腔正畸科　2020 年 5 月 8 日

【主诉】

复诊延期，左上颌前牙外伤冠折 3 个月余。

【病史】

因特殊原因，患者无法前来医院就诊，寄矫治器在家自行配戴，3 个月前在家玩耍时不慎摔倒，撞及左上颌前牙，当时无头晕呕吐恶心，牙龈无出血，未做任何处理，现来复诊。

【检查】

前牙覆盖 3mm，覆𬌗 3mm，磨牙远中关系，12、22 与牙套略不贴合，21 近中切角缺失，缺损范围局限于牙釉质层，探诊不敏感，21 冷热测反应与对照牙一致，11、21 牙龈正常，叩诊（-），松动度（-），根尖片示：11、21 根尖孔继续发育，牙根变长，未见根尖阴影，牙周膜间隙清晰，根尖周、根中段新生牙槽骨明显，牙槽嵴顶水平较去年升高。

【治疗】

1. 继续配戴矫治器 18 ~ 33 步，每 10 天更换 1 步矫治器。

2. 调磨 21 锐边，嘱勿用上颌中切牙咬硬物，定期观察 21，若出现牙髓根尖周炎症状随诊（图 2-3-5-8）。

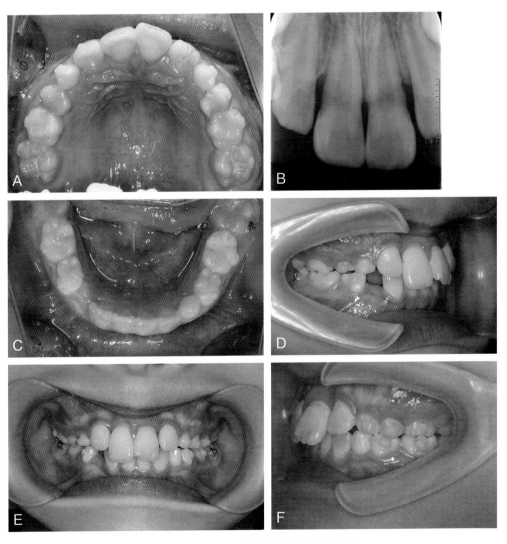

图 2-3-5-8　2020-5-8 复诊口内照片

A. 上颌口内照　B. 根尖片示 11、21 无根尖阴影，根尖继续发育，牙根长度增加，根中下段新生牙槽骨明显　C. 下颌口内照　D. 右侧咬合照　E. 正面咬合照　F. 左侧咬合照

第十次就诊 **口腔正畸科**   2020 年 11 月 7 日

【主诉】

患者戴入矫治器无不适感。

【检查】

14、24、34 萌出中，口腔卫生清洁一般，11、21 略有压低，12、11、21、22 无松动，唇侧龈缘红，BOP（+），未探及牙周袋，前牙覆𬌗覆盖 3mm，磨牙偏远中关系，下颌 Spee 曲线深 3mm。

【治疗】

全口牙周维护治疗。根据新的口内情况制取模型，重新设计矫治方案，嘱患儿配戴 1~6 副矫治器，每 10 天更换矫治器（图 2-3-5-9）。

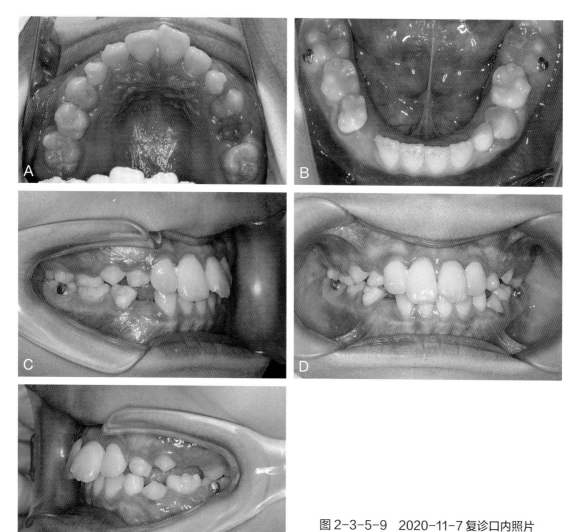

图 2-3-5-9   2020-11-7 复诊口内照片

A. 上颌口内照 B. 下颌口内照 C. 右侧咬合照
D. 正面咬合照 E. 左侧咬合照

第十一次就诊　口腔正畸科　　2021年2月19日

【主诉】

多颗乳牙松动数周，矫治器戴入不适。

【检查】

55、65、75、85、73松动Ⅱ～Ⅲ度，口腔卫生差，龈缘处大量软垢，牙龈红肿，BOP（+++），未探及牙周袋。前牙覆𬌗覆盖3mm，磨牙偏远中关系，下颌Spee曲线深3mm。

【治疗】

继续配戴7～9副矫治器，每10天更换一副矫治器，待松动乳牙替换完毕、恒牙萌出后进行新的矫治。

第十二次就诊　口腔正畸科　　2021年7月15日

【主诉】

上颌前牙无不适。

【检查】

13、23未萌，其余恒牙萌出，口腔卫生状况一般，上颌前牙龈缘处少量软垢堆积，BOP（+），未探及牙周袋，未见恒牙松动。牙套和多颗牙不贴合，磨牙尖牙远中关系，前牙覆𬌗覆盖Ⅱ度。11、21牙冠继续压低，CT结果可见根尖孔进一步闭合，11、21唇腭侧骨质增厚，增高。

【治疗】

全口龈上洁治，牙面抛光并冲洗上药。取模拍照，重新设计牙齿动态移动方案，戴入新矫治器（图2-3-5-10）。

【多学科分析】

1. 年轻恒牙橡皮筋嵌入后脱位性损伤的检查及诊断要点（中山大学附属口腔医院珠江新城门诊部儿童口腔科，霍永标讲师；中山大学附属口腔医院珠江新城门诊部口腔正畸科，刘丽敏讲师）　牙外伤是指在突然的外力作用下，牙体硬组织、牙髓和/或牙周组织发生急性损伤的一类疾病。牙外伤可以单独破坏一种组织，也可以同时累及多种组织。导致牙外伤的病因包括突然摔倒意外伤害、暴力伤害、体育运动伤害、交通事故、牙齿使用不当、咬硬物和医源性损伤。本病例中，不正确使用橡皮圈套入上颌前牙以图关闭中缝，导致年轻恒牙脱位性损伤，属于后果严重的医源性牙外伤。术前多学科联合诊断对治疗方案选择和预后评估非常重要，因此需要进行全面检查，包括采集完整的既往史、口腔检查、牙髓状态评估以及影像学辅助检查，以免误诊。

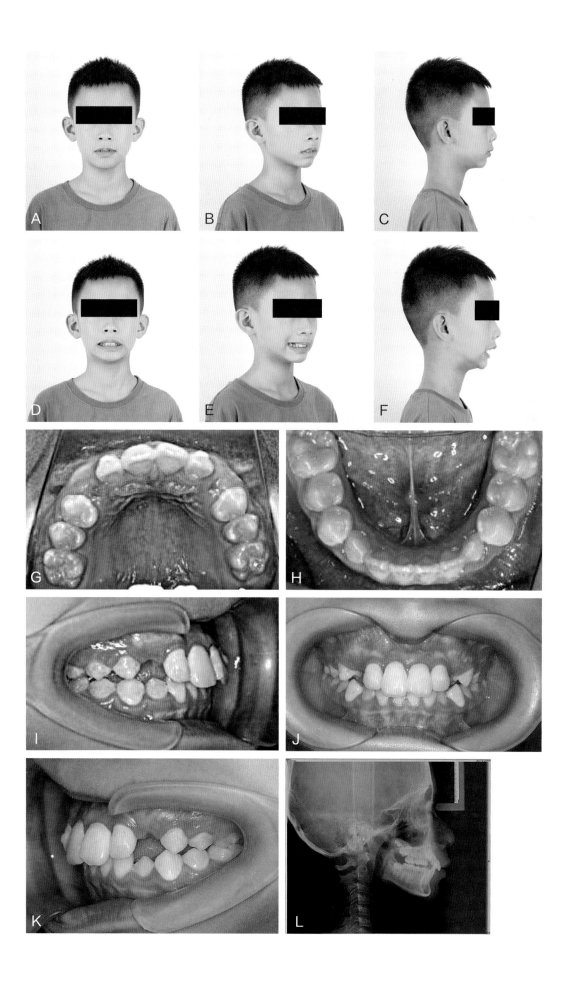

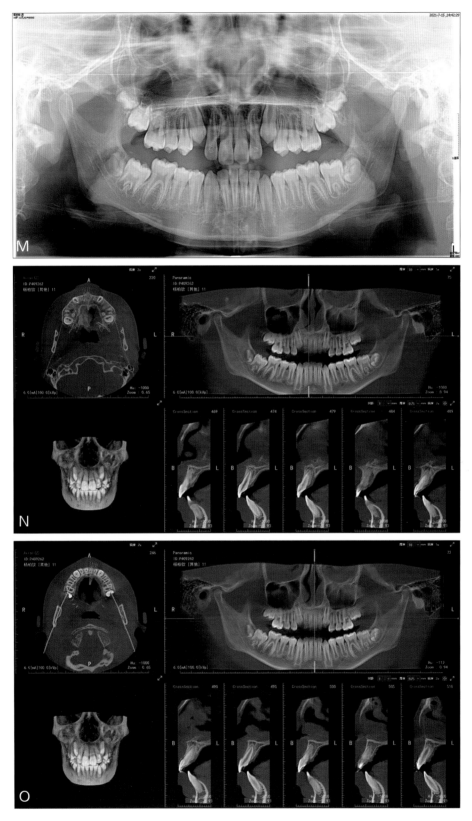

图 2-3-5-10　2021-7-15 复诊面部和口内照片及 X 线片

A. 正面放松照　B. 45° 侧面放松照　C. 90° 侧面照　D. 正面微笑照　E. 45° 侧面微笑照　F. 90° 侧面微笑照　G. 上颌口内照　H. 下颌口内照　I. 右侧咬合照　J. 正面咬合照　K. 左侧咬合照　L. 正畸复诊头侧位片　M. 正畸复诊全景片　N、O. 11、21CBCT 检查结果显示唇舌侧骨板变化情况年轻恒牙脱位性损伤的检查包括以下 3 类。

（1）全面的口腔检查：受累牙的完整性、位置、移位方向和松动度；牙龈、牙槽骨和软组织是否损伤；牙周状况等。初诊时，拍摄口腔临床照片作为初始记录和随访复查时的基线资料，这些基线资料可用于监测软组织愈合情况，观察对比是否发生牙冠变色，牙冠位置变化速度，是否出现窦道等。同时，为避免漏诊，应注意检查包括所有受累牙及正常邻牙牙体硬组织和 / 或牙周组织。

（2）牙髓状态评估：牙髓敏感性测试反映的是牙髓神经感觉。在医源性牙外伤期间常出现暂时性牙髓感觉丧失（特别是脱位性损伤后），外伤牙如尚处于“休克期”，则牙髓敏感性测试无反应并不代表牙髓坏死，可能是牙髓活力的假阴性，因此需要格外留意。年轻恒牙牙根尚未发育完成，牙髓电活力测试结果的准确性较低，临床中仅作为参考，不推荐过分依赖牙髓活力测试结果。尽管如此，本病例中双侧上颌中切牙在临床初诊和后续每次随访中均进行了牙髓敏感性测试，对于检测牙髓状态的变化仍具有一定的临床意义。

（3）影像学检查：年轻恒牙脱位性损伤应根据具体情况选择拍摄不同类型的 X 线片，仅用一种影像学检查常难以发现所有问题，根据临床检查判断脱位性损伤牙的严重程度，选择拍摄以下几种 X 线片以确定损伤牙的具体情况：根尖片是应用最广泛的 X 线检查方法，用于检查牙根是否存在折断线、生理或病理性吸收，年轻恒牙根尖片还要注意髓腔的形态、大小，牙根发育的状态及根尖周骨密度情况，本病例拍摄上颌前牙根尖片可判断受累牙牙根未发育完成，根尖孔呈喇叭口状，牙齿受伤时牙根形成约 1/2～2/3，对后续可能出现的牙髓治疗方案具有一定的指导意义；全口牙位曲面体层 X 线片（简称全景片），主要用于检查儿童颌骨及乳恒牙发育的整体情况，包括牙齿数目、形态、萌出方向，但其对细微结构的观察不十分清晰，尤其对前牙区域的细微结构显示不清；CBCT 可以更清晰地显示损伤类型（尤其是根折、冠根折和侧方移位），可提供病变区的三维立体模拟数据，包括牙槽骨破坏吸收程度，对于橡皮圈引起的牙周破坏，本病例初诊时的 CBCT 检查能够更明确判断牙槽骨变化情况，尤其唇腭侧牙槽骨变化，此外，CBCT 还有助于口腔颌面外科医师判断异物的定位、重要部位 / 器官的标记，显示受累牙萌出方向、移位以及与周围结构的关系等，对制订手术路径及治疗方案、减轻手术创伤及减少术后并发症有重要意义。

儿童替牙期上颌前牙出现生理间隙的特征和病理性间隙鉴别诊断。

（1）儿童替牙期上颌前牙生理性间隙：上颌恒中切牙萌出初期，一段时间内上颌中切牙之间出现的间隙，是由于侧切牙牙胚挤压恒中切牙牙根，使中切牙牙根向近中倾斜，从而造成恒中切牙牙冠向远中倾斜所导致的间隙。一般来说，生理性间隙有以下几个特点：①中切牙处于萌出初期且侧切牙尚未萌出；②间隙通常在 2mm 以内；③中切牙间无多生牙埋伏、无牙瘤、无根尖周囊肿、无唇系带附丽过低等非生理性因素；④中切牙长轴与颅面纵轴成角＜30°。儿童替牙期萌出中的上颌前牙间出现间隙是常见的现象，绝大部分情况属于生理性间隙，是暂时性错𬌗的一种，因此，这个时期又称"丑小鸭期"。生理性间隙通常不需要矫治，待 12、22、13、23 萌出后，尤其是当恒尖牙沿着侧切牙移动萌出至咬合平面，经过侧切牙抗力中心时，在不影响咬合的情况下可自行调整关闭缝隙。

（2）儿童替牙期上颌前牙病理性间隙：在替牙𬌗期间，由于恒上颌前牙之间存在额外牙、牙瘤或根尖周囊肿；上唇系带附着过低；11、21 过小牙；邻牙先天缺失等不同病因造成的间隙，均称为病理性间隙，应做出相应的治疗方案来关闭间隙。对儿童的恒上颌前牙病理性间隙一经查出确需治疗的，除了尽早消除病理性因素外，可用活动或固定矫治器矫治，定期复诊观察。

因此，鉴别孩子上颌前牙生理性间隙和病理性间隙就需要认真详细的临床检查和确切的影像学证据。一些家长在发现孩子出现生理性间隙后，出于对孩子"颜值"上的焦虑，急于关闭间隙或提早进行矫治，自行或未请具有相关鉴别知识的医师，如本病例患儿的家长及其面诊的非专业口腔医师，强行将正畸橡皮圈套在两颗中切牙上，试图用这种"直接"的方法关闭间隙，由于萌出初期的上颌中切牙牙冠大，向远中倾斜，而牙根逐渐向根尖方向缩窄，橡皮圈因弹性作用很快向根方滑至牙龈内侧，逐渐形成牙周袋，并最终移位至根尖区，导致年轻恒牙牙周组织的严重损伤和破坏。这种医源性牙齿损伤，临床上可见唇侧和腭侧牙龈切迹，远中和切迹处牙周袋急剧加深，附着丧失严重，牙槽骨快速吸收，牙齿松动并向冠方移位，主要表现为伸长或下垂，甚至导致牙齿缺失。总之，为关闭中缝而强行使用橡皮圈套于双侧中切牙上，超出了生物体所能接受的力，很可能会导致严重的后果，应该引起重视和规避，以免在儿童恒牙生长发育中，造成医源性的牙周组织急性损伤并最终导致年轻恒牙的早失。

2. 橡皮筋嵌入年轻恒牙的手术和牙周处理方案（中山大学附属口腔医院珠江新城门诊部口腔颌面外科，吴夏怡讲师；中山大学附属口腔医院珠江新城门诊部儿童口腔科，霍永标讲师）　医源性牙周创伤的关键治疗包括手术移除橡皮筋和碎片，视牙周袋深度和牙周破坏的严重程度进行非手术牙周微创治疗。首先，从预防角度看，正畸过程教会患者正确使用橡皮圈，以防皮圈不慎滑入牙周组织，可以从源头上杜绝此类医源性牙周损伤。其次，医师每次放置牵引皮圈后要告知患者注意皮圈位置，并留意平时是否存在或脱落，如有皮圈脱落无法寻回且局部出现牙龈红肿疼痛，牙齿松动应及时复诊。由于皮圈不能产生阻射，X 线无法确定皮圈存在与否。因此，详细的病史询问，细致检查患牙和邻牙牙周组织有助于判断橡皮圈的动态去向。最后，如果出现牵引皮圈滑入牙周组织的情况，患牙必须及时翻瓣取出异物后行牙周治疗，在患牙的牙周治疗取得满意效果、牙周恢复健康后才能施加矫治力，否则会加重牙周组织炎症、加剧牙槽骨吸收，从而导致牙齿松动。有病例采用外科翻瓣处理后进行夹板固定，观察一年左右时间后再进行正畸治疗，压低上颌前牙，纠正前牙覆𬌗覆盖。如果发现及时，且医患双方均有较强烈的保留患牙的意愿，可在取得监护人知情同意的前提下，采取多学科联合治疗的方式尝试保留患牙。而部分病例因为牙周围骨质严重破坏，需要拔除受累牙齿，之后采用加扩弓器的 Hawley 保持器以及前牙区采用义齿修复，以恢复功能和美观。青少年成长过程中牙弓的横向及前后向生长，需要定期更换保持器；成年后前牙区骨质不足对于后期的种植提出较高要求。

年轻恒牙脱位性损伤保存患牙的处理方案如下。

（1）夹板固定的类型：目前循证医学证据支持短期弹性夹板固定有利于移位性损伤牙齿的愈合。使用直径 0.4mm 以下不锈钢丝＋复合树脂制成的钢丝 - 树脂夹板既可有效固定脱位牙齿又能使被固定牙维持一定的生理动度。因此本病例采用了 2 条 0.16mm 的不锈钢丝交互拧紧备用，并按患儿的牙弓形态进行塑形，避免了额外的矫治力出现，固定时利用点酸蚀与树脂组成钢丝 - 树脂夹板固定患牙。此外，另一操作要点是，树脂材料和粘接剂应远离牙龈和牙间隙区域，避免直接或间接压迫损伤牙周组织、菌斑堆积和继发牙周组织感染，为龈缘和骨组织愈合创造良好的口腔环境。

（2）夹板固定的时间：研究表明，牙外伤的夹板固定时间取决于外伤类型，根据国际牙外伤学会（International Association of Dental Traumatology，IADT）于 2020 年 6 月更新的牙外伤治疗指南，牙移位性损伤复位后弹性固定 2 周；牙槽突骨折时弹性固定 4 周，严重的牙槽骨骨折还需要一定程度的刚性固定。根中和根尖 1/3 折断时需固定 4 周，靠近牙颈部 1/3 处的根折最长可固定 4 个月。因此，本病例由于橡皮圈套入引起的年轻恒牙脱位性损伤，弹性固定期可控制在 2～3 周。本病例中翻瓣取出橡皮筋及固定的树脂，经过树脂夹板弹性固定，根尖片观察一年后患牙未出现牙髓炎或根尖周炎相关症状，牙周状况相对稳定的情况下方可进行下一步矫治。

3. 橡皮筋嵌入年轻恒牙的牙髓治疗原则（中山大学附属口腔医院珠江新城门诊部儿童口腔科，霍永标讲师）　无论是成熟恒牙还是年轻恒牙外伤都应尽量保存活髓，此原则对年轻恒牙尤为重要。年轻恒牙牙髓和根尖周组织疏松，血运丰富，在外伤后较容易发生牙髓感染坏死，但年轻恒牙发生脱位性损伤时，在合理的复位和适当的固定后，仍具有较强的愈合能力，应尽量保存活髓，以维持牙根的继续发育。只有在复查中出现牙髓坏死或根尖周感染的临床症状，如牙齿变色、疼痛肿胀或出现瘘管、窦道等临床表现，以及确切的影像学检查结果，如 X 线片显示根尖周阴影，牙根内、外吸收等证据时，才进行牙髓治疗。因此，强调患者需要定期复诊检查，发现牙髓感染后应立即进行牙髓摘除术，并使用皮质类固醇或抗生素糊剂作为抗感染和抗吸收根管封药以控制感染性根外吸收。

年轻恒牙牙髓坏死和继发的根尖周病多发生在牙齿损伤的 3～6 个月，所以本病例的治疗计划其中之一，就是针对可能出现牙髓坏死的年轻恒牙，进行根尖诱导成形术、根尖屏障术或牙髓血运重建、牙髓再生治疗。

（1）根尖诱导成形术：是治疗年轻恒牙牙髓根尖周病的传统方法。使用氢氧化钙及其制剂可以诱导根管内残留的牙髓组织、根尖周乳头细胞或根尖周组织内的间叶组织形成骨样牙本质或管样牙本质，促进根尖周组织愈合，促进根尖封闭或发育成型。根尖诱导成形术的适应证包括：牙髓坏死或并发根尖周炎的年轻恒牙；牙根停止发育且根尖孔直径＞0.5mm 的患牙；患牙牙根长度尚可，适宜后期冠部制作；患儿依从性好，能按时复诊；患牙无伴发严重的牙周病和根折。但必须指出，根尖诱导成形术存在疗程长和牙根脆性增加等方面的局限性。

（2）根尖屏障术：是治疗年轻恒牙根尖周病的改良方法。三氧化矿物凝聚体等生物陶瓷材料是目前根尖封闭最常用的材料之一，具有良好的封闭性和组织相容性，可严密封闭粗大的根尖孔。常见预后是炎症得到控制但牙根未继续发育。

（3）牙髓血运重建术：牙髓血运重建术是目前用于临床的牙髓再生技术，是年轻恒牙根尖周病的新型治疗方法，指在 DOM 辅助下，通过彻底有效的根管消毒，尽量保护牙髓干细胞和根尖乳头干细胞等种子细胞，形成以血凝块为主的再生支架并提供生长因子，最后进行严密的冠方封闭，为干细胞增生和分化提供良好的环境，诱导其分化成为牙本质细胞和成骨细胞等，从而促使牙髓再生和牙根继续发育。尽管血运重建术的出现，使年轻恒牙根尖周病的治疗进入了新的阶段，但目前多数文献仍以病例报告的形式出现，较少有综述类文献从循证医学角度分析病例报告的可靠性，因此治疗方案虽总体趋于相似，但具体细节上却存在着较大差异，缺乏连续性和可比性，从而导致目前血运重建难以预测结果，甚至难以精确定位到哪个步骤对结果影响更大。后续需要针对血运重建术和根尖诱导成形术的大样本多中心临床研究，以期消除治疗方法、观察方法及疗效评估上的差异。

4. 年轻恒牙橡皮筋嵌入致牙周损伤的正畸处理方案（中山大学附属口腔医院珠江新城门诊部口腔正畸科，刘丽敏讲师）

（1）牙周损伤开展正畸治疗的时机：关于正畸治疗的开始时间，目前广泛接受的是牙周治疗后 3～6 个月，目的是给牙周支持组织一定恢复期以保证牙齿在健康的牙周组织内移动，同时观察患者的口腔卫生维护情况。本病例中患儿口腔卫生维护较差，因此将治疗延后至 1 年。按照中华口腔医学会 2020 年发布的《维护牙周健康的中国口腔医学多学科专家共识（第一版）》，开展口腔专科治疗的必要条件是牙周组织处于健康状态，或牙周炎症已得到有效控制并处于维护期：①牙龈无炎症或未累及深部牙周组织的轻中度牙龈炎；②牙齿动度为生理性动度或Ⅰ度松动内；③探诊出血阳性位点百分比＜25%；④全口探诊深度＜3mm，经过有效治疗的牙周炎患者探诊深度可放宽至 4mm。辅助检查包括曲面体层，根尖片或 CBCT，影像学检查结果可见连续的清晰骨硬板形成情况，牙槽骨硬骨板的形成可进一步证明炎症消除和牙周支持组织健康的恢复，在此基础上才能进行正畸牙齿移动。

（2）牙周损伤病例正畸力的选择：对牙周炎患者进行正畸牙移动时应选择轻力、间断力，以确保牙周支持组织健康。正畸治疗采用遵循轻力原则压入的方法解决水平吸收以恢复牙槽骨高度。有学者等对牙周膜干细胞以及炎症条件下的牙周膜干细胞进行加力，发现适当轻力压低与牵张有利于牙周膜干细胞的增殖与分化，有利于牙周组织修复。间断力则为牙周膜的重建提供间歇期，通过牙槽骨的不断改建，使牙齿产生移动。牙齿松动是牙周创伤的常见临床表现，正畸过程中力的施加不当容易对松动牙产生不利影响。本病例中前牙伸长造成前牙咬合干扰，因此早期解决咬合干扰为正畸治疗的首要任务。

（3）牙周损伤病例矫治器的选择：中华口腔医学会口腔正畸专业委员会按照 GB/T 1.1-2020 的规定所起草的口腔正畸无托槽隐形矫治技术指南（2021 版）中指出，无托槽隐形矫治器是一种可摘式活动矫治器，其矫治力的产生是基于矫治器材料的弹性形变，施力部分由托槽的小面积接触变为临床牙冠表面的大面积接触。产生的力是间歇力，特点是可控、少量、间断，为牙周膜的重建提供间歇期。无托槽隐形矫治器的主要优点在于舒适度高、有利于口腔卫生、数字化设计以及临床复诊少，这些优点在早期矫治阶段尤为突出，有利于维护正畸期间口腔卫生状况，增加正畸牙齿移动的可控性。无托槽隐形矫治以多数牙为支抗移动少数牙，对于牙周状况不佳的牙齿，以多颗牙为支抗可避免患牙的集中受力，而固定矫治器的牙齿通过弓丝连接，力的传导容易使松动牙的受力过大，施力不当则容易造成牙齿松动加重。无托槽隐形矫治器颊舌双侧分布式的载荷加载与固定矫治器颊侧施力的方式相比，牙齿受力更均衡，应力集中区域相对减少，由此得出在相同载荷下，无托槽隐形矫治技术与固定托槽矫治技术相比应力分布更均匀合理。体外研究分析结果表明每次摘戴隐形矫治器时瞬时应力最大，矫治力在配戴初期最大可达 1.960N，随着牙周组织的改建和牙齿移动，矫治力逐渐衰减，初始 4 天的应力状态下矫治器存在较快的矫治力衰减，最后矫治器残余应力稳定。无托槽隐形矫治通过减小移动步距以减小矫治器的形变和应力，降低瞬时应力对牙周组织的损伤风险。无托槽隐形矫治器可以较精确地控制牙齿的移动数量和每颗牙齿的移动距离，对一些不需要移动的牙齿，可以让其保持相对静止不移动，从而起到保护松动牙的作用，另外无托槽隐形矫治器将整个牙列都包绕在一起，可以充当牙周夹板，对松动牙起到固定作用。

患者菌斑的存在可造成牙龈炎症，因此正畸过程中应选用体积较小、利于口腔卫生维护的矫治器。传统固定矫治正畸治疗所使用的固定托槽矫治器需要在牙齿上安装托槽、带环、弓丝等部件，不利于患者进行口腔卫生维护，进而可能影响牙周组织健康。多数有关无托槽隐形矫治对牙周组织健康影响的研究，得出的结论较一致：使用无托槽隐形矫治器的患者，在菌斑指数，牙龈指数和探诊后出血等多项牙周健康指标上有更好的表现，相比固定矫治器，无托槽隐形矫治器可提高正畸患者的口腔清洁效率，减轻患者清洁口腔的负担，对牙周组织的健康维护更具优势。

但也有部分学者持不同观点。Low 等利用扫描电子显微镜观察无托槽隐形矫治器表面的沟槽内存在很多倒凹，利于细菌堆积。长期戴用隐形矫治器后口内牙周致病菌的含量少量上升，说明尽管戴用隐形矫治器在一定程度上有利于口腔卫生维护，长期戴用仍会对口内微生物的致病菌含量造成一定影响，但与固定矫治器相比影响较小。结合本病例，患者口腔卫生控制较差，上颌前牙受伤牙周损伤严重，采用无托槽隐形矫治器能够很好控制口腔卫生，同时通过减少牙齿移动量，与其他牙齿形成牙周夹板减轻上颌前牙牙周负担。然而，早期矫治患者牙列情况变化较快，常可因矫治器严重脱位、新恒牙萌出、牙弓形态变化等原因中途重启，治疗前进行有针对性的设计，可最大限度减少重启的可能，但有时重启依然无法避免。本病例中由于乳恒牙的替换，矫治器出现脱位就位不良，因此重启重新设计新的矫治器。

5. 儿童错𬌗畸形的早期矫治专家共识（中山大学附属口腔医院口腔正畸科，吴莉萍副教授）　儿童错𬌗畸形的早期矫治成为目前口腔正畸的临床热点，同时也是颇具争议的焦点。传统观点认为正畸治疗的最佳时机为生长发育高峰期即恒牙列早期，而早期矫治，通常指在替牙期甚至乳牙期开始治疗，对错𬌗畸形的病因进行阻断，预防畸形的发生，引导牙、牙列、颌面部的正常生长。因此，早期矫治的概念应更多倾向于一种预防性的正畸监控，以及发现问题时的相应干预措施。美国儿童牙医协会在 2008 年对正畸早期矫治的适应证进行总结，涵盖以下 8 个方面。

（1）纠正不良口腔习惯：影响儿童颌面部发育的不良习惯包括吮指、舌习惯、唇习惯、口呼吸、偏侧咀嚼、咬异物等。

（2）牙列间隙管理：解决大部分因乳牙滞留、牙齿早失、异位萌出、替换顺序异常、牙弓形态异常引起的间隙问题。

（3）萌出异常：调整间隙促进牙齿正常萌出，也对早萌牙进行有效阻萌。

（4）前牙反𬌗：解决大部分牙性反𬌗和功能性反𬌗。

（5）后牙反𬌗：通过扩弓及缩弓解除一定程度的后牙反𬌗。

（6）深覆盖：通过牙齿移动，如内收上颌前牙、唇倾下颌前牙减轻深覆盖，必要时也可通过咬合调整、引导下颌向前发育减少覆盖程度。

（7）可能导致心理疾病并增加创伤及高角骨面型发生率的Ⅱ类错𬌗畸形：严重的高角骨面型Ⅱ类错𬌗需配合口外弓等矫形装置进行治疗。

（8）安氏Ⅲ类错𬌗畸形：简单的安氏Ⅲ类错𬌗畸形；严重的骨性畸形则需配合前方牵

引等矫形手段。除此之外，创伤𬌗、锁𬌗也是需要进行早期干预的错𬌗类型。

需要特别指出的是，替牙列长时间处于牙齿替换状态，生理性的暂时性错𬌗，可能会随着生长发育而自行调整，可暂时观察。主要包括：①暂时性中切牙间隙：多由侧切牙牙胚压迫中切牙牙根所致，可随着侧切牙萌出自行调整；②暂时性侧切牙远中倾斜：多由尖牙牙胚压迫侧切牙牙根所致，可随着第一前磨牙、尖牙的萌出自行调整；③暂时性深覆𬌗：一般不超过Ⅰ～Ⅱ度，无明显上颌切牙舌倾，可随牙列替换后牙槽高度增长而自行调整；④暂时性切牙轻度拥挤：这是由于存在"切牙债务"，常随尖牙唇侧萌出或恒前磨牙的替换自行调整；⑤暂时性第一恒磨牙远中关系：由于上下颌替牙间隙（leeway space）差异所致，可随前磨牙的替换自行调整，医师仅需定期观察，无须即刻矫治，更不需应用无托槽隐形矫治技术进行治疗。从上述专家共识不难看出，暂时性中切牙间隙属于生理性暂时错𬌗，可随着生长发育而自行调整，如果没有病理性病因存在，是可以暂时观察静待其自行调整的，无须盲目开展不恰当的早期矫治，通过该病例再次提醒口腔科医师及广大家长，请慎用橡皮圈，尤其关闭前牙间隙时不要直接用橡皮圈套入双侧上颌前牙。

（霍永标　刘丽敏）

参考文献

1. 王捍国，余擎. 牙外伤的诊断和治疗计划. 中华口腔医学杂志，2020，55（5）：309-315.
2. LIRAN LEVIN, PETER F, LAMAR HICKS, et al. International association of dental traumatology guidelines for the management of traumatic dental injuries. Dental Traumatology, 2020, 36, (4): 309-359.
3. ZILBERMAN Y, SHTEYER A，B AZAZ, Iatrogenic exfoliation of teeth by the incorrect use of orthodontic elastic bands. The Journal of the American Dental Association, 1976, 93, (1): 89-93.
4. 凌均棨. 年轻恒牙根尖周病 2016 观点. 北京：科学技术文献出版社，2017.
5. 中华口腔医学会. 维护牙周健康的中国口腔医学多学科专家共识（第一版）. 中华口腔医学杂志，2021，56（2）：127-135.
6. TANG M, PENG Z, MAI Z, et al. Fluid shear stress stimulates osteogenic differentiation of human periodontal ligament cells via the extracellular signal-regulated kinase 1/2 and p38 mitogen-activated protein kinase signaling pathways. J Periodontol, 2014, 85(12): 1806-1813.
7. 中华口腔医学会口腔正畸专业委员会. 口腔正畸无托槽隐形矫治技术指南（2021 版）. 中华口腔医学杂志，2021，56（10）：983-988.
8. ABBATE G M, CARIA M P, MONTANARI P, et al. Periodontal health in teenagers treated with removable aligners and fixed orthodontic appliances. J Orofac Orthop, 2015, 76(3): 240-250.
9. 谢贤聚. 无托槽隐形矫治技术早期矫治儿童错𬌗畸形的临床思考. 中华口腔医学杂志，2020，55（8）：541-545.

第三章
牙髓病及根尖周病

第一节 牙 髓 病

一、病例 1 右下颌第二磨牙 C 形根管的治疗及冠部修复方案选择

下颌第二磨牙根管形态较复杂，C 形根管发生率高，根管不易彻底清理和严密充填。由于 C 形根管的特殊性，冠部修复体的选择与其他磨牙有所不同，需要根据根管、髓腔形态及冠部剩余牙体组织选择合适的冠部修复体。

第一次就诊 牙体牙髓科 2020 年 9 月 18 日

【基本信息】

患者，25 岁，男性。

【主诉】

右下颌后牙疼痛 1 个月余。

【现病史】

近 1 个月来患者自觉右下颌后牙疼痛不适，冷刺激后疼痛加重，并伴有食物嵌塞痛，无明显夜间痛，今于我科就诊。

【既往史】

否认全身系统病史。

【过敏史】

否认药物过敏史。

【检查】

1. 口外检查 面型对称，颞下颌关节未见明显异常，下颌下淋巴结未触及。

2. 口内检查 口腔卫生状况可；47 远中颊侧深龋洞，较多腐质，探及穿髓点，探痛明显，冷测持续痛，叩痛（±），无松动，牙龈未见明显异常，未探及牙周袋。

3. 影像学检查 术前 X 线片示 47 牙冠远中低密度影近髓角，根周膜略增宽，根尖区未见低密度影，牙槽骨水平基本正常（图 3-1-1-1）。

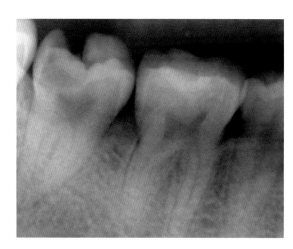

图 3-1-1-1 右下颌第二磨牙术前 X 线片

【诊断】

47 慢性牙髓炎。

【治疗计划】

口腔卫生指导；47 行根管治疗术后修复科会诊，制订患牙修复方案，定期随访观察。

【治疗】

告知患者 47 根管治疗方案、疗程、预后、风险及费用等，患者知情同意。阿替卡因行右侧下牙槽神经阻滞麻醉，47 去腐，见穿髓孔，渗血明显，去净腐质，引流片刻后封失活剂，玻璃离子水门汀暂封。嘱患牙勿咬硬物，1 周后复诊。

多学科诊疗讨论　2020 年 9 月 23 日

【讨论目的】

确定 47 根管治疗及修复方案。

【参与科室】

口腔颌面医学影像科、牙体牙髓科、口腔修复科。

【讨论意见】

1. 口腔颌面医学影像科　术前 X 线片示 47 牙根为融合根，牙根中央有一条纵向透射线将其分为近远中两部分，近远中在根尖区汇合，据此分析 47 为 C 形根管的可能性大。

2. 牙体牙髓科　47 为深龋所致的慢性牙髓炎患牙，需进行完善的根管治疗。根据术前根尖片判断该牙可能存在 C 形根管，建议加强根管清理和消毒措施，彻底去除髓腔尤其是根管峡区内的残髓和牙本质碎屑，严密充填根管系统，以达到消除感染源、防止再感染的目的。

3. 口腔修复科　47 为远中颊𬌗面洞型，颊侧及远中壁部分破坏，若采用直接树脂粘接修复，邻面接触点的恢复及成形较困难，且无法为剩余牙体组织提供足够的保护；因患牙冠部较短，若选择全冠修复则高度不足且修复体粘接面积较小，建议选择覆盖牙尖的冠部修复体，以恢复牙体外形并减少牙体折裂的风险。术前 X 线片显示患牙髓腔较深，建议考虑髓腔固位的高嵌体修复。

【结论】

建议 47 根管治疗后行高嵌体修复，将治疗方案与患者沟通，知情同意后确定治疗方案。

第二次就诊 牙体牙髓科　2020年10月16日

【主诉】

右下颌后牙无不适。

【检查】

47暂封材料完整，无叩痛，无松动，未探及牙周袋。

【治疗】

橡皮障隔离47，DOM下去除暂封物，揭髓顶，3% NaClO与生理盐水交替冲洗髓腔，可见近颊、近舌及远中三根管口，呈C形排列，根管之间有峡区相连。10#K锉疏通各根管，测量工作长度：MB：19mm，ML：18.5mm，D：20mm，手用K锉+机用镍钛锉预备至25#/04（MB、ML）及至30#/04（D），3% NaClO冲洗，2% CHX超声荡洗，吸潮纸尖干燥根管，试尖，根管内导入环氧树脂类根充糊剂，热牙胶垂直加压充填，X线片示47恰填，氧化锌水门汀暂封（图3-1-1-2）。嘱勿咬硬物，一周后修复科就诊，行47根管治疗后高嵌体修复。

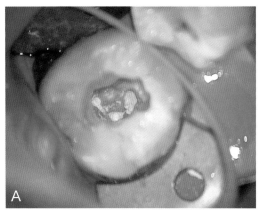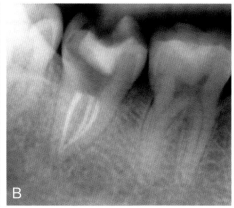

图3-1-1-2　术中及术后口内照

A. 47根充后根管口影像　B. 47根充后X线片

第三次就诊 口腔修复科　2020年11月9日

【主诉】

右下颌后牙无不适。

【检查】

47暂封物完整，无叩痛，无松动，牙龈黏膜无异常，未探及牙周袋。

【治疗】

47行牙体预备（图3-1-1-3A、图3-1-1-3B），临时冠修复。嘱勿咬硬物、不适随诊。

第四次就诊　**口腔修复科**　2020 年 11 月 25 日

【主诉】

右下颌后牙无不适。

【检查】

47 临时冠完整，无叩痛，无松动，牙龈黏膜无异常，未探及牙周袋。

【治疗】

47 去除临时冠，试戴髓腔内固位高嵌体，调整咬合，树脂粘接冠部修复体（图 3-1-1-3C）。嘱勿咬硬物，定期复查。

第五次就诊　**牙体牙髓科**　2021 年 8 月 25 日

复查，右下颌后牙无不适。

【检查】

47 冠完整，与牙体组织之间无缝隙，无叩痛，无松动，牙龈黏膜无异常，未探及牙周袋，X 线片示根尖周未见异常（图 3-1-1-3D）。

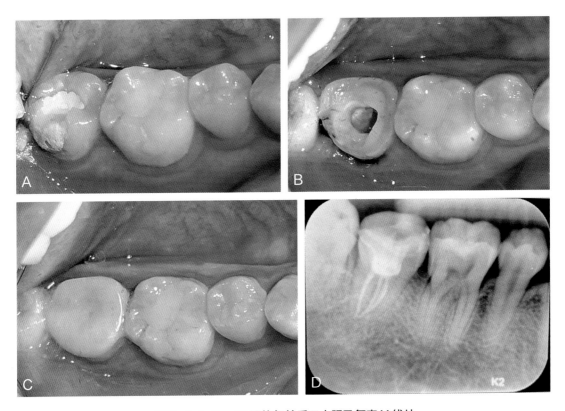

图 3-1-1-3　47 冠修复前后口内照及复查 X 线片

A. 47 根管治疗后　B. 47 牙体预备后　C. 47 冠修复后　D. 47 术后 9 个月复查 X 线片

【多学科分析】

1. 下颌第二磨牙 C 形根管的影像学诊断（中山大学附属口腔医院牙体牙髓科，徐琼教授）　充分了解患牙根管系统是根管治疗成功的前提和保障。经术前 X 线片分析及术中髓腔探查，本病例为 C 形根管。C 形根管是一类形态较复杂的根管系统，常见于下颌第二磨牙，多呈对称性发生。除下颌第二磨牙外，C 形根管系统还可发生于上颌磨牙、前磨牙、下颌第一及第三磨牙。C 形根管在不同种族发生率有所不同，亚洲人的发生率高于其他地区，为 31.2%~42%。C 形根管的形成是由于上皮根鞘在颊侧或舌侧未融合所致，也有学者认为可能由牙骨质的沉积形成，其典型的解剖学特征为牙根在颊侧或舌侧融合，在对侧形成深沟，使牙根的横断面呈 C 形，根管间存在带状或网状连接。存在 C 形根管的下颌第二磨牙髓室底部通常位于较深的位置，约 76% 位于釉质牙骨质界下 2~4mm；根管口形态为类似 C 形的弧形带状外观，可连续也可间断，根管的数目为 2 个到多个，从根管口至根尖孔，根管的数目及形态变化多样。Melton 等学者根据横断面根管形态的不同将 C 形根管分为 3 型，范兵等学者在此基础上根据 micro-CT 数据对该分类进行了细化，分为 C1~C5，其中 C4、C5 只出现在根尖区。据此分类，本病例根管口属于 C3 型。

目前，C 形根管系统的诊断主要依靠术前 X 线片和术中探查，必要时可采用 CBCT 进一步明确诊断。C 形根管 X 线片常表现为方形或锥形融合根，根中央有一线状透射区将牙根分为两部分，近远中根管可在根尖区融合，也可按各自的走向延伸至根尖、或弯曲到中央透射区。为指导临床诊断，范兵等学者结合 micro-CT 的分析结果，将 C 形根管的 X 线片影像分为三类，其中 I 类为方形或锥形的融合根，根中间可见线状低密度影将牙根分为近远中两部分，近远中各有一根管，两根管在根尖孔以上发生融合。Ⅱ类，方形或锥形融合根，根中线状低密度影将牙根分为近远中两部分，近远中各有一根管分别延伸至根尖。Ⅲ类，方形或锥形的融合根，根中间线状低密度影将牙根分为近远中两部分，近远中各有一根管，其中一根管延伸至根尖，另一根管弯曲，向根尖延伸过程中与根中线状低密度影重合。

2. 下颌第二磨牙 C 形根管的治疗要点（中山大学附属口腔医院牙体牙髓科，徐琼教授）　DOM 可为根管治疗术提供充足的光源和放大的视野。对复杂的 C 形根管进行治疗时，建议在 DOM 下进行。在 C 形根管的治疗过程中，首先需用小号锉仔细探查、寻找根管口，避免根管遗漏。对 C 形根管系统的横断面研究显示，中间部分的根管峡区在近纵沟侧根管壁较薄，预备过程中应尽量少切削靠近纵沟侧的根管壁，可配合使用手用小号 H 锉或 K 锉清理根管峡区，近中颊侧根管及峡区应避免使用大于 25# 的器械，预备锥度应尽可能保守，以防根管侧壁穿孔。研究表明，机动镍钛器械预备结合次氯酸钠（2%~5.25%）和超声荡洗可有效去除不规则根管系统内的残髓和感染物质，也有研究报道光动力学配合常规根管预备技术可提高感染控制效果。目前主流观点认为热牙胶充填技术可使牙胶进入 C 形根管峡区，较冷侧压技术有更好的充填效果；另有学者建议在对某一根管加压充填时，需在剩余根管内放置较大的主尖以抵消管间交通对充填压力的削减。本病例在 DOM 下清理髓腔，8#K 锉探查根管，机用镍钛锉结合手用锉、NaClO 结合超声荡洗进行根管预备和清理，热牙胶充填技术进行充填，获得了良好的治疗效果。

3. 下颌第二磨牙 C 形根管患牙的冠部修复方案（中山大学附属口腔医院口腔修复科，覃峰副教授）　大量研究表明，良好的冠部修复是减少根管治疗后冠部微渗漏、防止牙体折裂及延长患牙寿命的关键。患牙根管治疗后，冠部修复方式包括直接树脂充填和间接修复体两大类。间接修复体又可以分为嵌体、高嵌体、全冠、桩核冠等不同的修复类型。理想的修复体应符合以下要求：①防止冠部微渗漏；②恢复牙外形，咬合关系及邻近组织的良好接触；③保护剩余的牙体组织，防止牙体硬组织进一步丢失和牙体折断；④维持牙周组织的健康；⑤达到良好的美学效果。术者需根据患牙剩余牙体组织量、解剖位置、咬合力、牙周状况、口腔整体修复计划及患者自身需求等进行综合考虑。其中，存留牙体壁数量及残余牙体高度和厚度是决定修复方案的关键因素。有学者根据口腔生物力学分析结果，提出了后牙根管治疗后修复方案的选择建议。

下颌第二磨牙 C 形根管患牙治疗后冠部修复方案具有一定的特殊性。据报道，C 形根管靠近纵沟侧根管壁最薄处平均值仅为 0.58mm ± 0.21mm，在桩道预备过程中易发生根管侧穿，因此应尽量避免使用根管桩。若牙体缺损较大，必须借助根管桩固位，则建议在远中根内使用且减小桩的直径。有研究表明，采用携热器和超声装置预备桩道较常规机械性桩道预备可保留更多的牙本质。此外，存在 C 形根管的下颌第二磨牙通常具有较深的髓腔，髓腔壁可为修复体提供良好的支撑和固位，粘接类树脂材料或复合材料进入髓腔部分可作为冠部修复体的核部分，亦可直接作为冠部修复体。

在本病例中，患者无夜磨牙、咬合过紧等咬合关系不良症状，并且无明显患龋倾向。47 的颊侧壁和远中边缘嵴部分缺损，近中及舌侧壁完整，且剩余牙体组织厚度大于 2mm，结合 47 牙周情况及患者美学要求，可考虑选择直接树脂充填、全冠或高嵌体修复方案。若选用树脂直接修复，可保留较多的牙体组织，减少就诊次数和时间，降低治疗费用，但修复后可能存在牙体外形和远中邻接关系恢复不佳、修复体对剩余牙体组织无保护作用、术后冠折风险高等问题。若采用全冠修复，虽然能恢复牙体外形及邻接关系，且能保护剩余牙体组织，但因患牙𬌗龈距离相对较短，修复体粘接面积小且固位力差，术后有修复体脱落的可能。如果选择高嵌体，与全冠相比可保留更多健康牙体组织，更符合"微创"的治疗理念。相对于全冠和桩核冠而言，髓腔固位的高嵌体更适用于𬌗龈距离较短、全冠无法提供良好固位力的病例，以及因根管细小、弯曲和钙化不通无法进行桩道预备的患牙。本病例中患牙临床牙冠较短，修复体预备空间不足，且根管系统复杂，髓腔较深，采用髓腔内固位且覆盖全部牙尖的高嵌体进行修复，通过将修复体深入髓腔的方式增加了高嵌体的机械固位。同时，修复体边缘位于龈上，减少了对牙龈的刺激，有利于牙周健康维持，取得较理想的修复效果。

（徐　琼）

参考文献

1. PLOTINO G, NAGENDRABABU V, BUKIET F, et al. Influence of negotiation, glide path, and preflaring procedures on root canal shaping-terminology, basic concepts, and a systematic review. J Endod, 2020, 46(6): 707.
2. KATO A, ZIEGLER A, HIGUCHI N, et al. Aetiology, incidence and morphology of the C-shaped root canal system and its impact on clinical endodontics. Int Endo J, 2015, 47(11): 1012-1033.
3. FAN B, CHEUNG G, FAN M W, et al. C-shaped canal system in mandibular second molars: Part Ⅰ—Anatomical Features. J Endod, 2004, 30(12): 899-903.
4. FAN B, CHEUNG G, FAN M W, et al. C-shaped canal system in mandibular second molars: Part Ⅱ—Radiographic Features. J Endod, 2004, 30(12): 904-908.
5. CHEUNG L, CHEUNG G. Evaluation of a rotary instrumentation method for c-shaped canals with micro-computed tomography. J Endod, 2008, 34(10): 1233-1238.
6. MOHAMMED M, RAID A, MUHAMMED A, et al. Efficacy of root canal treatment in c-shaped canals with adjunctive photodynamic therapy using micro-CT. Photodiagnosis Photodyn Ther, 2021, 34: 102257.
7. DAWSON V S, ISBERG P E, KVIST T, et al. Further treatments of root-filled teeth in the Swedish adult population: a comparison of teeth restored with direct and indirect coronal restorations. J Endod, 2017, 43(9): 1428-1432.
8. SUKSAPHAR W, BANOMYONG D, JIRATHANYANATT T, et al. Survival rates from fracture of endodontically treated premolars restored with full-coverage crowns or direct resin composite restorations: a retrospective study. J Endod, 2018, 44(2): 233-238.
9. BHUVA B, GIOVARRUSCIO M, RAHIM N, et al. The restoration of root filled teeth: a review of the clinical literature. Int Endod, 2021, 54(4): 509-535.
10. DIETSCHI D, DUC O, KREJCI I, et al. Biomechanical considerations for the restoration of endodontically treated teeth: a systematic review of the literature, Part Ⅱ Evaluation of fatigue behavior, interfaces, and in vivo studies. Quintessence Int, 2008, 39(2): 117-129.

二、病例 2　右下颌第一磨牙慢性牙髓炎的显微根管治疗及椅旁 CAD/CAM 修复

根管治疗后患牙由于牙体组织缺损和丧失牙髓组织的防御保护机制，抗力明显降低，发生折裂的风险增加。中华口腔医学会牙体牙髓病学专业委员会和美国牙髓病协会制订的根管治疗指南中均建议对于根尖片显示恰填且无根尖周病变、牙周健康的患牙，应即刻

进行冠方修复。椅旁 CAD/CAM（computer-aided design and computer aided manufacturing）技术通过精准光学印模在计算机上进行修复体设计、切削及制作，一次性完成椅旁修复体的设计制作，增加修复体精密度，降低技术敏感度，保障良好的修复效果。

第一次就诊 **急诊科** 2013 年 6 月 19 日

【基本信息】

患者，54 岁，女性。

【主诉】

右下颌后牙食物嵌塞伴冷热刺激加重性自发性痛两天。

【病史】

患者自述 2 个月前右下颌后牙出现食物嵌塞痛，偶伴冷热刺激酸软不适，2 天前冷热刺激加剧疼痛及夜间加重，无法缓解，遂来我院就诊，并诉自外地来穗出差一周。患者否认牙外伤史、全身系统性疾病史、家族病史、传染病史及药物过敏史，自述数年前曾于外院行右下颌后牙"补牙"治疗（具体不详）。

【检查】

1. 口外检查　面型对称，颞下颌关节未见明显异常，下颌下淋巴结未触及。

2. 口内检查　46 近中邻殆面见牙色充填物，近中移位，翘动，压迫 45—46 间龈乳头，红肿，探出血，46 叩诊不适，无松动，冷测持续痛，同侧余牙未见明显异常。

【诊断】

1. 46 慢性牙髓炎急性发作。

2. 46 急性龈乳头炎。

【治疗计划】

1. 46 根管治疗。

2. 多学科会诊明确 46 冠部修复方案。

【治疗】

4% 盐酸阿替卡因（含 1/100 000 肾上腺素）行局部浸润麻醉，46 去除旧充填物，去腐质未尽及髓，渗血明显，去净腐质，开髓引流，冲洗，初步探及近颊（MB）、近舌（ML）和远中（D）3 个根管口，MB、ML 两根管细弯、欠通，冲洗，髓腔封失活剂，暂封膏暂封。牙周冲洗，上碘甘油。鉴于患者自外地来穗出差一周，期望减少就诊次数，嘱第二天工作时间来院拍摄 46 根尖片，拟请牙体牙髓科和修复科会诊，确定 46 根管治疗和冠方修复方案及时间。

常嘱，患牙勿咬硬物，不适随诊。

多学科诊疗讨论　2013 年 6 月 20 日

【讨论目的】

　　明确 46 治疗方案。

【参与科室】

　　急诊科、牙体牙髓科、修复科。

【讨论意见】

　　1. 急诊科　患牙为食物嵌塞导致的慢性牙髓炎急性发作，需进行完善的根管治疗及冠部修复。术中探查发现 MB/ML 根管极细弯，建议转诊牙体牙髓科进行显微根管治疗。患者自外地就诊，期望减少就诊次数，可考虑 46 显微根管治疗，并同期完成树脂直接粘接修复，恢复患牙的形态和邻接关系。

　　2. 牙体牙髓科　46 为慢性牙髓炎急性发作，从牙髓角度分析，根管治疗术中应加强患牙根管系统清理，彻底去除根管系统感染物质，消除感染源，严密充填根管系统，防止根管系统再感染。术中探查发现 MB/ML 根管细弯，欠通，建议行显微根管治疗，同时配合 17% EDTA 进行根管疏通。

　　从牙体修复角度评估该病例，该患者全口牙列完整，前后牙咬合无明显异常。46 正中及侧方咬合点均不在洞缘 1mm 范围内。46 为近中𬌗面牙体缺损，46 近中与 45 远中龈壁间距＞2mm，若采用直接树脂粘接修复，牙体解剖外形尤其是邻面接触点恢复困难，且无法为剩余牙体组织提供足够的保护，美观、功能的恢复以及远期疗效均欠佳。46 牙体远中颊侧、舌侧壁的基底部厚度＞3mm，但近中边缘嵴丧失，近中颊尖基底部厚度＞2mm，近中舌尖基底部厚度仅 1~1.5mm，因此建议选择对近中舌尖进行覆盖，保留其余牙尖的修复类型，恢复牙体外形，保护剩余牙体组织，减少牙体折裂的风险。瓷块材料可选择复合瓷或玻璃陶瓷。患者自外地就诊，期望减少就诊次数，可考虑患牙 RCT 同期进行椅旁 CAD/CAM 即刻冠方修复。

　　3. 修复科　该患者因继发龋、牙髓炎需行根管治疗，且患牙原有近中𬌗面存在充填物，牙体缺损诊断明确。由于根管治疗后牙体抗折能力下降，需进行后续修复治疗以更好保护患牙。该患牙根管治疗后属于近中邻𬌗面缺损，可考虑选择全冠、部分冠、嵌体、高嵌体等修复类型。患牙近中缺损基底部余留牙体厚度及质量尚好，远中牙体厚度及质量无异常，但近中缺损较大，且近中部分牙尖及边缘嵴属于承受咬合力的部分，因此建议选择具有支持和保护作用的修复类型。由于嵌体对余留牙体组织没有保护作用，不作为首选方案。远中余留牙体完整，从微创功能修复考虑，可选择部分冠和高嵌体，一方面能保护余留牙体和分散咬合力，另一方面可避免破坏更多远中余留牙体。在牙体制备过程中，需要满足余留牙体的抗力和固位要求。在修复材料选择上，应避免选用弹性模量太高的材料，避免应力集中造成粘接失败或牙体折裂等机械并发症。

【结论】

讨论形成两种治疗方案，将与患者沟通，知情同意后确定治疗方案。

1. 46 显微根管治疗 + 树脂直接粘接修复。

2. 46 显微根管治疗 + 椅旁 CAD/CAM 高嵌体修复。

第二次就诊 **牙体牙髓科** 2013 年 6 月 26 日

【主诉】

46 复诊无不适。

【检查】

1. 口内检查　全口口腔卫生状况良好，牙龈健康呈粉红色，未探及明显龈上 / 龈下牙石，BOP（－），46 近中殆面见白色暂封物，完整，无松动，叩诊无不适。

2. 影像学检查　根尖片示 46 暂封物及髓，根管空虚，未见充填影像，根尖周未见明显低密度影（图 3-1-2-1A）。

【诊断】

1. 46 牙体缺损。

2. 46 慢性牙髓炎。

【治疗方案】

告知患者两种治疗方案、治疗费用、程序及风险，患者表示知情理解并选择治疗方案 2，即 46 显微根管治疗 + 椅旁 CAD/CAM 高嵌体修复。

【治疗计划】

1. 46 显微根管治疗术。

2. 46 椅旁 CAD/CAM 即刻冠方修复。

【治疗】

4% 盐酸阿替卡因（含 1/100 000 肾上腺素）行局部浸润麻醉，橡皮障隔离，DOM 下 46 去暂封物，部分揭顶，微创修整开髓口，拔髓，超声工作尖 ET 20 去除髓室及根管口钙化物，探及近颊（MB）、近舌（ML）和远中（D）3 个根管口，疏通，MB/ML 根管细弯，D 呈一扁根。6#/8#/10#ISO 不锈钢 C 锉手动疏通 MB/ML 根管，测量根管工作长度（WL）：MB/ML = 19mm，D = 18mm。机用镍钛器械预备 MB/ML 根管至 25#/04、D 根管至 35#/04。术中 3% NaClO + 生理盐水交替冲洗，根管预备后 3% NaClO +17% EDTA 交替超声荡洗，试尖，生理盐水终末冲洗，吸潮纸尖干燥根管，环氧树脂型根充糊剂辅以热牙胶垂直加压充填，超声清理髓室及根管口段 1~2mm、酸蚀、粘接、流动树脂封闭根管口段及髓底 1~2mm，暂封膏暂封，根尖 X 线片示 46 恰填（图 3-1-2-1B）。

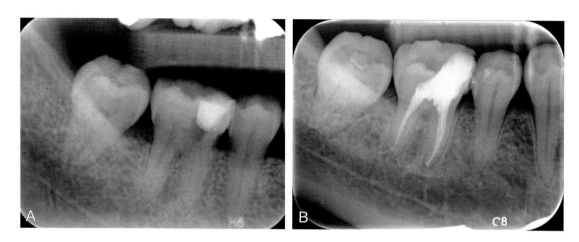

图 3-1-2-1　根管治疗前和根管充填术后根尖片

A. 根管治疗前　B. 根管充填后

46 比色（A3），去暂封膏，纳米复合树脂分层堆核，消除倒凹，牙体预备高嵌体洞型、排龈，CAD 扫描及设计，选择复合瓷块材料，CAM 研磨，试戴，序列抛光，双固化树脂水门汀粘接，完成 46 全瓷冠部修复。

嘱患牙勿咬硬物，定期复查，口腔卫生宣教。

第一次随访　**牙体牙髓科**　2013 年 7 月 26 日

【主诉】

右下颌后牙无不适。

【检查】

1. 口内检查　46 牙体无变色、无缺损及裂纹，无叩痛，无松动，牙龈无红肿。

2. 影像学检查　根尖片示 46 根尖周及牙周未见明显异常，冠修复体完整，边缘密合，邻接关系良好，未见粘接剂存留（图 3-1-2-2A）。

【治疗】

46 冠部精细序列抛光，口腔卫生宣教，继续观察随访。

第二次随访　**牙体牙髓科**　2015 年 12 月 25 日

【主诉】

右下颌后牙无不适。

【检查】

1. 口内检查　46 牙体无变色、无缺损及裂纹，无叩痛，无松动，牙龈无红肿。

2. 影像学检查　根尖片示 46 根尖周及牙周未见明显异常，冠修复体完整，边缘密合，邻接关系良好，未见粘接剂存留（图 3-1-2-2B）。

【治疗】

46 冠部精细序列抛光，口腔卫生宣教，继续观察随访。

第三次随访　**牙体牙髓科**　2021 年 6 月 26 日

【主诉】

右下颌后牙无不适。

【检查】

1. 口内检查　46 牙体无变色、无缺损及裂纹，无叩痛，无松动，牙龈无红肿。修复体边缘密合，不卡探针，无台阶；𬌗面形态正常，无凹陷，无可见裂纹和折裂；修复体稳固，未见着色，周围牙体无颜色变深；与邻牙接触关系良好，无食物嵌塞痕迹，正常行使功能，对颌牙未见明显磨耗（图 3-1-2-3）。

2. 影像学检查　根尖片示 46 根尖周及牙周未见明显异常，冠修复体完整，边缘密合，邻接关系良好，未见粘接剂存留（图 3-1-2-2C）。

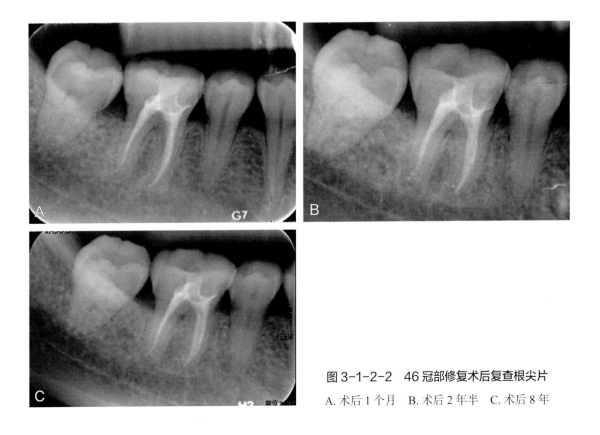

图 3-1-2-2　46 冠部修复术后复查根尖片

A. 术后 1 个月　B. 术后 2 年半　C. 术后 8 年

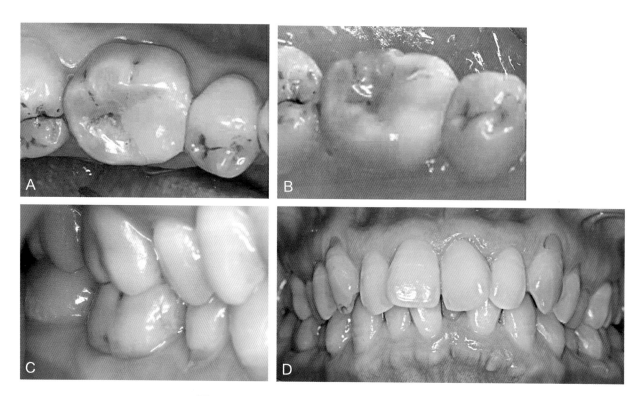

图 3-1-2-3　46 冠部修复术后 8 年复查口内照

A. 颊𬌗面观　B. 舌面观　C. 咬合检查　D. 正面咬合照

【治疗】

46 冠部精细序列抛光，口腔卫生宣教，继续观察随访。

【多学科分析】

1. 微创牙髓治疗理念对根管治疗实践的指导意义（中山大学附属口腔医院牙体牙髓科，黄丽佳讲师、高燕教授）　根管治疗是牙髓根尖周病最有效的治疗方式。纵观 1977 年出版的《口腔内科学》试用版教材到 2020 年出版的《牙体牙髓病学》第 5 版及《口腔修复学》教材，均强调在牙体牙髓根尖周病的诊疗过程中，应尽可能保留正常的牙体组织。近年来，随着牙髓生物学基础研究的深入和牙科治疗器械、材料及粘接技术的不断发展，微创牙髓病学（minimally invasive endodontics，MIE）的理念再次被提出并推广应用。MIE 指在牙髓及根尖周病的诊断和治疗过程中尽可能保存健康牙体组织结构，在预防疾病发生和阻止疾病发展的基础上更好地保存牙体结构的完整性，恢复患牙的生理功能，提高天然牙的远期存留率。

髓腔通路预备（即开髓）是根管治疗的第一步，其目的是暴露髓腔，清除髓室内感染坏死组织，为后续器械进入根管建立直线通路。MIE 强调在有效控制感染的前提下，通过精准设计根管入路进行根管治疗，从而保留更多的颈周牙本质（peri-cervical dentin，PCD）及其他重要的牙体结构（如边缘嵴、斜嵴和牙体各壁基底部厚度等），实现微创牙髓治疗。PCD是指位于牙槽嵴顶殆方4mm至牙槽嵴顶根方4~6mm范围内的牙本质，具有向根方传递咬合应力、维持牙周生物学宽度的健康及为后期冠修复提供牙本质肩领的功能。基于MIE理念设计的髓腔通路预备方式包括：①保守型髓腔通路（conservative endodontic cavity，CsEC）；②"ninja"紧凑型或超保守型髓腔通路（ninja/contracted/ultraconservative cavity，NEC/CEC/UEC）；③桁架型髓腔通路（truss endodontic cavity，TREC）；④计算机辅助设计下的导板开髓通路（computeraided design-based guided endodontic cavity，CAD-GEC）等，其目的是尽可能保存牙体组织结构，提高根管治疗后患牙的强度和抗折能力。但与统开髓方式相比，MIE髓腔通路操作空间和视野受限，对根管系统的定位、清理和成形均产生负性影响，提出更大的挑战。

DOM和超声器械联合应用可明显提高探测、寻找根管的准确性和有效性；DOM下激光或超声荡洗可有效增加根管内感染物质的清理效果，特别是牙本质桁架下、髓角处及根管峡部等区域。本病例中，基于MIE理念，我们在髓腔通路预备时最大限度保留髓室顶和牙体各壁基底部厚度。DOM下实施显微根管治疗，采用3% NaClO + 17% EDTA交替超声荡洗的方法进行根管化学清理，保证根管清理消毒的效果，借助环氧树脂型根充糊剂辅以热牙胶垂直加压充填进行严密根管充填，防止根管系统再感染。在不影响根管治疗效果的前提下贯彻践行MIE治疗理念，最大程度保持牙体结构的完整性，辅助传导和缓冲咬合应力，减少咀嚼时牙尖弯曲，保障患牙的远期治疗效果。本病例患牙就诊于8年前，术中全程借助显微镜放大系统在橡皮障隔离下无痛完成治疗，术中采用3% NaClO + 17% EDTA交替荡洗进行感染控制，符合现代根管治疗的理念及要求。值得反思的是，受限于当时的器械、材料和技术，根管预备使用的是奥氏相连续旋转Ni-Ti器械，该器械硬度大，切削率高，切割效率强，但抗弯曲性能、抗疲劳性能及根管成形能力相对较差。如今从MIE角度考量，根管清理预备建议使用力学性能和成形效果更佳的R相镍钛器械（如TF、K3XF等）、M相镍钛器械（如Profile GTX、ProFile Votex等）或CM相镍钛器械（如Hyflex CM等），更好地实践微创牙髓治疗的理念。

2. 椅旁CAD/CAM技术在根管治疗后患牙冠修复中的应用（中山大学附属口腔医院口腔修复科，张新春教授；中山大学附属口腔医院牙体牙髓科，高燕教授）现代牙体牙髓病学认为根管治疗在清除根管系统感染、防止再感染的同时，应重视根管充填后患牙的功能恢复和远期生存率，即根管治疗后患牙的冠部修复，这是根管治疗不可或缺的一部分。椅旁计算机辅助设计与辅助制作（computer aided design and computer aided manufacture，CAD/CAM）在20世纪70年代由法国Duret医师引入牙科领域，经过三十余年的发展，该技术从最初的通过低分辨率照相机获取简单图像到现在的真彩摄像，从仅可研磨制作嵌体到如今可设计制作各种类型修复体，包括嵌体、高嵌体、贴面、全冠、固定桥、种植导板和种植体基台等，应用范围已覆盖牙列 / 牙体缺损修复的众多领域。CAD/CAM 技术借助计算机将临床牙体修复制作的烦琐工序简化为数据获取、修复体的计算机设计和数控加工三大主要程序，缩短修复体制作周期，减少修复体人工制作时产生的误差，节约时间和人力。对于患者而言，一次就诊即可完成牙体预备和修复体粘接的全过程，明显缩短患者的就诊次数，提高就诊体验和满意度。

本病例患牙就诊时为慢性牙髓炎急性发作，初诊局麻下进行应急开髓引流止痛处理，复诊时患牙已无不适且牙周健康，因此一次性完成显微根管治疗和椅旁 CAD/CAM 冠部修复，减少患者复诊次数，节约就诊时间，同时省去制备临时修复体的时间和经济成本。利用椅旁 CAD/CAM 技术进行修复体设计时，我们及时与患者交流，实时对修复体的形态、咬合和邻面接触进行调整，实现修复体的个性化设计，获得最佳的功能和美学修复效果。

除根管治疗前去尽原充填物、腐质和薄壁弱尖，评估剩余牙体组织、牙髓及根尖周健康情况外，在椅旁 CAD/CAM 修复时，需再次评估患牙相关情况，尤其是全口咬合关系以及患牙在牙列中承载的咬合力度等，并用不同厚度的咬合纸检查正中𬌗、侧方𬌗咬合接触点，分析患牙咬合接触情况，综合考量、设计修复体类型。本病例最终选择覆盖近中舌尖高嵌体修复方式的原因有：①前牙覆𬌗覆盖关系基本正常；②后牙为对刃𬌗，咬合关系正常，𬌗龈距离可，全口咬合面未见明显裂纹、磨耗，患牙承载咬合力小；③患者就诊诉求为改善患牙食物嵌塞问题，若患牙进行树脂直接充填修复，较难良好恢复正常邻接关系，无法满足患者的就诊诉求；④患牙在髓腔通路预备时已充分践行 MIE 理念，后期冠修复也应选择微创修复方式，尽量保存健康牙体组织，贯彻 MIE 治疗理念；⑤患牙牙体远中颊、舌侧基底部厚度＞3mm，近中边缘嵴丧失，近中颊尖基底部厚度＞2mm，近中舌尖基底部厚度仅 1～1.5mm，因此选择对近中舌尖进行覆盖，保留其余牙尖，兼顾保护剩余牙体组织和微创的治疗理念。患牙 8 年后复查时，患者感觉良好，牙龈健康，未见食物嵌塞痕迹；患牙少许着色；修复体边缘密合，𬌗面形态正常，与邻牙接触关系良好，正中咬合时咬合接触点远离粘接界面，患牙正常行驶功能，取得良好的远期修复效果。

（黄丽佳　高　燕）

参考文献

1. BURKLEIN S, SCHAFER E. Minimally invasive endodontics. Quintessence Int, 2015, 46(2): 119-124.
2. MAKATI D, SHAH N C, BRAVE D, et al. Evaluation of remaining dentin thickness and fracture resistance of conventional and conservative access and biomechanical preparation in molars using cone-beam computed

tomography: an vitro study. J Conserv Dent, 2018, 21(3): 324-327.

3. PLOTINO G, GRANDE N M, ISUFI A, et al. Fracture strength of endodontically treated teeth with different access cavity designs. J Endod, 2017, 43(6): 995-1000.

4. SABERI E A, PIRHAJI A, ZABETIYAN F. Effects of endodontic access cavity design and thermocycling on fracture strength of endodontically treated teeth. Clin Cosmet Investig Dent, 2020, 12: 149-156.

5. 中华口腔医学会牙体牙髓病学专业委员会. 根管治疗技术指南. 中华口腔医学杂志，2014，49（5）：272-274.

6. TABASSUM S, ZAFAR K, UMER F. Nickel-Titanium rotary file systems: what's new? Eur Endod J, 2019, 4(3): 111-117.

7. ZUPANC J, VAHDAT-PAJOUH N, SCHAFER E. New thermomechanically treated NiTi alloys - a review. Int Endod J, 2018, 51(10): 1088-1103.

8. MIYAZAKI T, HOTTA Y, KUNII J, et al. A review of dental CAD/CAM: current status and future perspectives from 20 years of experience. Dent Mater J, 2009, 28(1): 44-56.

9. SHABBIR J, ZEHRA T, NAJMI N, et al. Access cavity preparations: classification and literature review of traditional and minimally invasive endodontic access cavity designs. J Endod, 2021, 47(8): 1229-1244.

10. MERRILL T C, MACKEY T, LUC R, et al. Effect of chairside CAD/CAM restoration type on marginal fit accuracy: a comparison of crown, inlay and onlay restorations. Eur J Prosthodont Restor Dent, 2021, 29(2): 119-127.

第二节　根尖周病

一、病例 1　左上颌中切牙根尖周炎伴根管侧穿的牙髓 - 牙周 - 修复考量

根管预备或桩道预备不当可致根管侧穿，使根管与牙周组织发生异常交通，对牙周组织产生机械性、化学性损伤，同时可能影响根管的严密封闭，导致穿通部位的牙周组织出现病理性变化，引起牙髓 - 牙周联合病变。

第一次就诊　**牙体牙髓科**　2019 年 11 月 14 日

【基本信息】

患者，27 岁，男性。

【主诉】

外院转诊，要求进行左上颌前牙的根管再治疗。

【病史】

患者1周前因左上颌前牙充填物部分脱落于外院就诊。外院初诊行左上颌前牙纤维桩粘接和临时冠修复（图3-2-1-1A），后因患者要求，于1天前拆除纤维桩（图3-2-1-1B），然后转诊我院，要求行根管再治疗。否认全身系统性疾病史与药物过敏史等。

【检查】

1. 口内检查　21临时冠，唇侧牙龈无明显异常，无叩痛，无松动，未探及牙周袋。22唇侧牙色材料充填，边缘不密合，舌侧牙体完整无缺损，牙龈正常，无叩痛，无松动。

2. 影像学检查　根尖片示21根管内充填物欠致密，根尖周低密度影；22根管充填，根尖周低密度影（图3-2-1-1C）。

【诊断】

21、22慢性根尖周炎。

【治疗计划】

21、22根管再治疗后冠修复。

【治疗】

21取临时冠，11—23橡皮障隔离。21开髓孔处见暂封材料，DOM下去除暂封物，探及根管口白色硬质材料，超声尖ET20去除根管内堵塞物，深度约3mm，未探及牙胶材料。根管内插入10#K锉测量工作长度，在13mm处根测仪提示根管壁侧穿。1% NaClO冲洗髓腔，根管内封氢氧化钙糊剂，暂封膏暂封，临时冠粘固。根尖片示：21根管上段偏近中见透射影（图3-2-1-1D）。

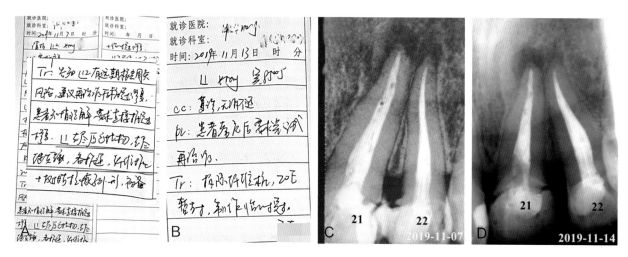

图3-2-1-1　外院就诊记录及根尖片

A. 外院初诊记录：21行纤维桩粘接及树脂核　B. 外院复诊记录：21拆除纤维桩，制作临时冠　C. 外院初诊根尖片：21根管充填欠致密，根尖周低密度影；22根管充填、根尖周低密度影　D. 我院初诊根尖片：21根管上段透射影，根管中下段充填欠致密，根尖周低密度影；22根管充填、根尖周低密度影

22 舌侧开髓，探及红色牙胶充填物，DOM 下镍钛再治疗锉去除根管中上段牙胶。手用锉疏通根管，工作长度为 23.5mm，机动镍钛锉预备至 30$^\#$/06，1% NaClO 和 17% EDTA 冲洗，封氢氧化钙根管消毒糊剂，暂封膏暂封。

嘱 22 择期复诊根充，21 转诊牙体牙髓科专家门诊继续治疗。

第二次就诊 **牙体牙髓科** 2019 年 11 月 15 日

【主诉】

左上颌前牙根管治疗后局部轻微不适。

【检查】

21 临时冠，叩诊不适，无松动，唇侧龈缘红肿、压痛，PD = 3mm。

【治疗】

21 取临时冠，11—23 上橡皮障。DOM 下去除暂封，唇侧根管壁穿孔，探出血（图 3-2-1-2A），根测仪提示距离牙冠参照点的长度为 13mm。舌侧根管壁见淡黄色、质硬材料，与根管壁界限不清，超声尖试切削，产生较多白色粉末（图 3-2-1-2B），拍 CBCT，根管内封氢氧化钙糊剂，暂封膏暂封，临时冠粘固。

多学科诊疗讨论 2019 年 12 月 13 日

【讨论目的】

评估 21 颈部穿孔的修补方案及预后，制订 21 和 22 牙髓治疗与冠修复方案。

【参与科室】

口腔颌面医学影像科、牙周科、牙体牙髓科、口腔修复科。

【讨论意见】

1. 口腔颌面医学影像科 CBCT（图 3-2-1-2C～图 3-2-1-2J）显示 21 唇侧牙槽骨水平吸收约 5mm，根管预备通路向唇侧和近中偏移，根上段根管壁穿通，根尖周见低密度影，范围约 5.5mm×5.4mm×4.5mm，根尖区唇侧骨密质菲薄，病变区局部骨质增生硬化。22 根管内见充填物，根尖周低密度影，范围约 1.5mm×2.0mm×2.0mm，与 21 根尖区低密度影汇合。综上，符合 21 根管侧穿、慢性根尖周炎，22 慢性根尖周炎的诊断。

2. 牙周科 临床检查 21 临时冠密合性差，牙龈稍红肿，无明显退缩，探诊深度约 3mm，提示患牙未发生附着丧失。穿孔处未与口腔形成交通，新鲜无感染的较小穿孔，修补后预后较好。CBCT 示 21 唇侧牙槽骨吸收约 5mm，对于前牙唇侧的水平骨吸收，牙周引导组织再生术 GTR 难以在此区获得骨再生。并且，21 基牙的肩台距离牙槽嵴顶大于 5mm（图 3-2-1-3A），即使后期的全冠修复需要二次预备，仍能维持良好的生物学宽度。

因此，对于 21 颈部穿孔的治疗方案，建议非手术修补，GTR 手术非必需。

3. 修复科　CBCT 提示 21 唇侧牙槽骨水平性吸收约 5mm，拔除后骨质会进一步丧失，使后续的种植及固定修复均难以获得较好的美学效果，因此拔牙后修复不是 21 的首选治疗方案，建议尽量保留患牙。

21 修复设计时，考虑到患牙根管壁唇侧颈部侧穿，即使经过非手术修补，若采用桩核冠修复，桩道预备时可能受侧穿路径误导，偏离根管原有方向，有再次侧穿的风险。21 侧穿位于牙颈部无牙槽骨覆盖的部位，易受口腔环境干扰，有微渗漏可能。另一方面，即使采用 GTR，考虑此处不易成骨，唇侧颈部牙体组织无支持，且存在穿孔，故根折风险增高。综上，21 不适宜放置桩核，可采用氧化锆全瓷冠修复，但远期疗效不确定。

22 牙冠唇侧为既往根管治疗开髓孔，舌侧为根管再治疗开髓孔，牙体缺损较多，根管粗大，患者年轻，考虑到牙体预备后颈部薄弱，上颌前牙受到来自舌侧的侧向力，建议采用纤维桩核及全冠修复。

4. 牙体牙髓科　由于 21 根管内堵塞物疑似残留纤维桩及粘接剂，与根管壁界限不清（图 3-2-1-2B），难以安全、正确地建立再治疗通路，且牙颈部根管壁已有穿孔，患牙抗力下降。21 牙根较长，根尖切除 3mm 后，冠根比良好，仍能提供较好的支持力。因此，21 首选显微根尖手术以控制根尖周炎症。手术中可一并行 GTR 手术，使用可吸收膜覆盖于 21 唇侧颈部，这一治疗措施能够阻止口腔上皮细胞和牙龈成纤维细胞的早期定植，降低术后此区形成牙周袋的风险。

根尖片及 CBCT 示 22 根管欠填（图 3-2-1-1D），22 牙冠唇侧大面积充填物、边缘不密合，舌侧牙体完整。由于开髓口位于牙冠唇面，可能导致舌侧髓角区残留残髓、细菌及其代谢产物；唇面充填物边缘不密合，存在冠方微渗漏。以上提示 22 根尖周炎症极可能来源于根管内感染，因此，主张 22 根管再治疗后复查，不建议与 21 同期行根尖手术。

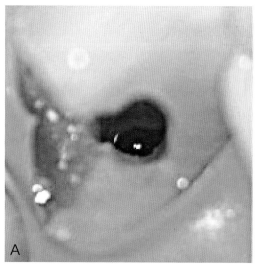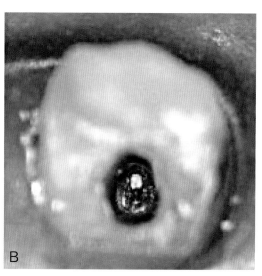

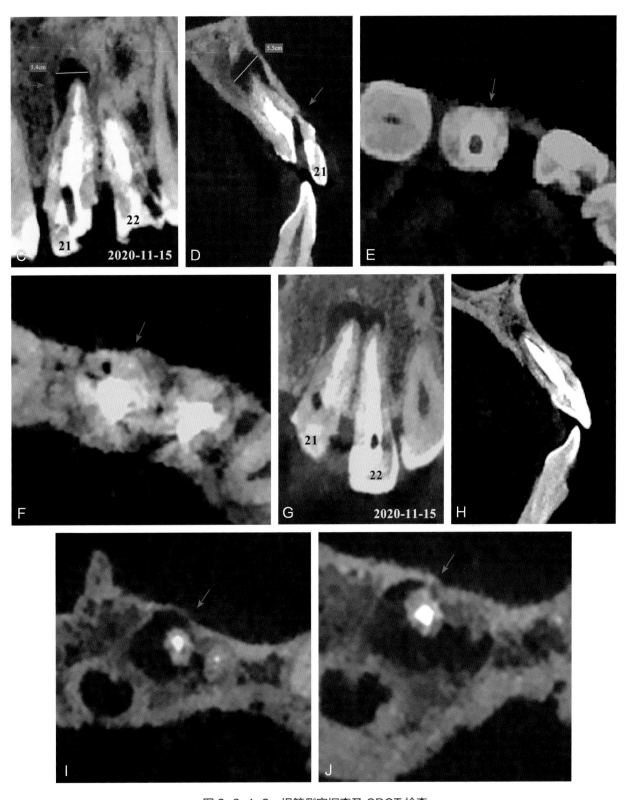

图 3-2-1-2 根管侧穿探查及 CBCT 检查

A. DOM 下见 21 颈部根管壁侧穿处渗血　B. DOM 下见 21 根管内堵塞物经超声尖切削后产生白色粉末　C. CBCT 冠状位示 21 根管预备通路近中偏移　D. CBCT 矢状位示 21 根管预备通路唇侧偏移，穿通根管壁，唇侧牙槽骨水平吸收约 5mm，根尖区唇侧骨密质菲薄　E、F. CBCT 轴位示 21 根管预备通路在冠部位于粘接材料中央，根尖向逐渐偏离根管，向近中及唇侧偏移　G. CBCT 冠状位示 21 和 22 根尖周低密度影　H. CBCT 矢状位示 22 根尖周低密度影　I、J. CBCT 轴位示 21 和 22 根尖周低密度影

【诊断】

21 根管侧穿、慢性根尖周炎；22 慢性根尖周炎。

【治疗方案】

1. 21 非手术修补根管侧穿，其后行显微根尖手术同期 GTR，择期全瓷冠修复。

2. 22 根管再治疗后纤维桩核及全瓷冠修复。

第三次就诊 牙体牙髓科　2019 年 12 月 13 日

【主诉】

左上颌前牙无明显不适。

【检查】

21 临时冠，无叩痛，无松动，唇侧牙龈无明显异常，PD = 3mm。

【治疗】

21 取临时冠，暂封完整，11—23 上障。去除 21 暂封物，DOM 下生物陶瓷水门汀 + 生物陶瓷糊剂封闭根管侧穿并充填根管上段，置一微湿棉球，暂封膏暂封，临时冠粘固。嘱 2 日后复诊。

第四次就诊 牙体牙髓科　2019 年 12 月 15 日

【主诉】

左上颌前牙无不适。

【检查】

21 临时冠，无叩痛，无松动，唇侧牙龈无明显异常，PD = 3mm。22 暂封完整，无叩痛，无松动，牙龈黏膜无异常。

【治疗】

21 取临时冠，暂封完整，11—23 橡皮障隔离，DOM 下去除 21 暂封物，探及根管内修补材料已硬固，超声清洁髓室，声波树脂粘接充填，修形、抛光。22 去暂封，3% NaClO 冲洗，超声荡洗，确认工作长度为 23mm，生物陶瓷糊剂加主牙胶尖单尖充填，冠部复合树脂粘接充填。根尖片示 21 根管上段修补材料致密，22 根充恰填（图 3-2-1-3A）。

第五次就诊 牙体牙髓科　2020 年 1 月 8 日

【主诉】

左上颌前牙无不适。

【检查】

21 临时冠，无叩痛，无松动，唇侧牙龈无明显异常，PD = 3mm。22 充填物完整，无叩痛，无松动，唇侧牙龈无异常。

【治疗】

患者知情同意 21 显微根尖手术，签署《显微根尖手术知情同意书》。21 取临时冠，消毒局麻，DOM 下 22 远中垂直切口，水平切口采用龈沟内切口，翻开全厚黏骨膜瓣，见 21 唇侧牙槽骨位于釉牙骨质界下约 5mm（图 3-2-1-3B），侧穿修补处平齐牙槽骨上缘。唇侧根尖区骨质缺损，最大直径约 3mm（图 3-2-1-3C）。修整根尖骨缺损区（图 3-2-1-3D、E），切除根尖 3mm，刮除肉芽组织，骨腔最大直径约 6mm。亚甲基蓝染料涂布根尖截面 10 ~ 15 秒，冲洗后观察截面，未见裂纹（图 3-2-1-3F）。超声工作尖进行根尖倒预备（图 3-2-1-3G），肾上腺素棉球填塞骨腔，干燥倒预备窝洞，微型充填器严密倒充填生物陶瓷水门汀（图 3-2-1-3H）。

C 型（15mm × 20mm）脱细胞真皮基质膜覆盖侧穿处，组织瓣复位、缝合。术后即刻根尖片示倒充填严密（图 3-2-1-3I）。

术后 5 天患者复诊，术区愈合良好，无红肿，予以拆线，嘱 3 个月后复查。

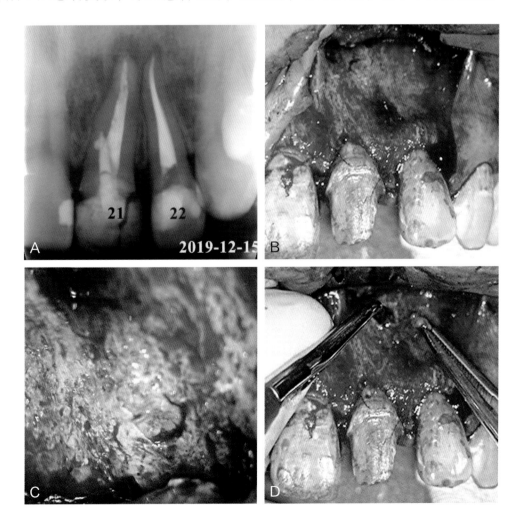

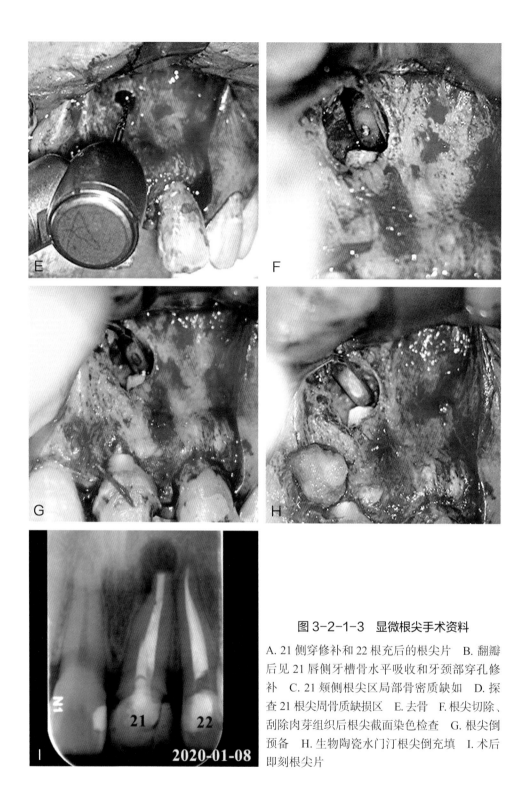

图 3-2-1-3 显微根尖手术资料

A. 21 侧穿修补和 22 根充后的根尖片   B. 翻瓣后见 21 唇侧牙槽骨水平吸收和牙颈部穿孔修补   C. 21 颊侧根尖区局部骨密质缺如   D. 探查 21 根尖周骨质缺损区   E. 去骨   F. 根尖切除、刮除肉芽组织后根尖截面染色检查   G. 根尖倒预备   H. 生物陶瓷水门汀根尖倒充填   I. 术后即刻根尖片

第六次就诊（术后 3 个月复查） **牙体牙髓科**　2020 年 4 月 23 日

【主诉】

左上颌前牙无不适。

【检查】

1. 口内检查　21临时冠，无叩痛，无松动，牙龈无异常，牙周探诊无出血，探诊深度正常，根尖区黏膜无压痛。22充填物完整，无叩痛，无松动，牙龈黏膜无异常。

2. 影像学检查　根尖片示21、22根尖周低密度影缩小（图3-2-1-4A）。

第七次就诊 **口腔修复科** 2020年5月21日

【主诉】

左上颌前牙无不适。

【检查】

21临时冠，基牙颈部变色，舌侧树脂充填物，无叩痛，无松动，牙龈无异常，未探及牙周袋。22大面积树脂充填物，无叩痛，无松动，牙龈无异常，未探及牙周袋。

【治疗】

拟21氧化锆全瓷冠修复，22纤维桩和氧化锆冠修复。21取临时冠，排龈，精修基牙。22取模制备临时冠，去净原充填物，初步预备基牙。桩道预备，纤维桩粘接就位，堆筑树脂核，排龈，精修基牙。21和22取模，临时冠就位。比色。

第八次就诊 **口腔修复科** 2020年5月31日

【主诉】

左上颌前牙无不适。

【检查】

21、22临时冠，无叩痛，无松动，牙龈无异常，未探及牙周袋。

【治疗】

21、22试戴氧化锆全瓷单冠，染色。

第九次就诊 **口腔修复科** 2020年6月2日

【主诉】

左上颌前牙无不适。

【检查】

21、22临时冠，无叩痛，无松动，牙龈无异常，未探及牙周袋。

【治疗】

21、22试戴修复体，密合，邻接良好，粘固（图3-2-1-4B、图3-2-1-4C）。咬合关系良好。

第十次就诊（术后 1 年复查）　牙体牙髓科　2020 年 12 月 27 日

【主诉】

左上颌前牙无不适。

【检查】

1. 口内检查　21、22 冠修复体，无叩痛，无松动，龈缘可见少许软垢，轻度充血，BOP（＋），牙周探诊正常，根尖区黏膜无压痛。

2. 影像学检查　根尖片示 21、22 根尖硬骨板形成，根尖周病变愈合（图 3-2-1-4D）。

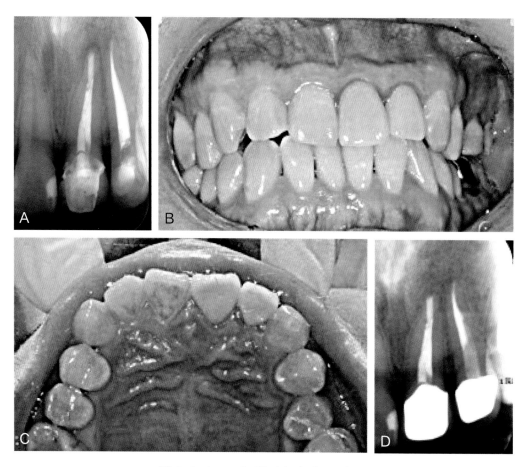

图 3-2-1-4　术后复查根尖片及口内照

A. 手术后 3 个月根尖片　B、C. 手术后 4 个月完成 21、22 冠修复即刻口内照　D. 手术后 12 个月根尖片

【治疗】

全口洁治，嘱定期复查。

【多学科分析】

1. 根管侧穿的影像学诊断（中山大学附属口腔医院牙体牙髓科，韦曦教授）　根管治疗或者桩道制备过程中，如果根管内突然渗血、纸尖未及工作长度时尖端带血、根测仪未

及工作长度时报警等，往往提示发生或者存在根管壁穿孔。准确及时的诊断对于制订牙根穿孔的治疗计划和改善预后非常重要。

就影像学诊断而言，根尖片具有局限性，尤其是位于唇舌（腭）侧根管壁的穿孔，其图像叠加于根管图像，难以准确诊断。CBCT 能提供牙列、颌骨和解剖结构在三维空间中的可视化关系，体外研究表明，CBCT 诊断牙根穿孔的敏感性和特异性分别为 97.92% 和 85.42%。本病例中，CBCT 从冠状位、矢状位和轴位提供病变的信息，如穿孔的走向、位置、范围以及与周围解剖结构的位置关系，从而为制订患牙的治疗方案及预后评估提供重要信息。

2. 牙颈部穿孔的牙周考量（中山大学附属口腔医院牙周科，宁杨副教授） 该病例牙根上段穿孔表面覆盖结合上皮，尚未与口腔相通。显微根尖手术翻瓣后，观察到穿孔邻近牙槽嵴顶，因此，穿孔区感染可控，加之其范围小且非陈旧性病变，采用生物陶瓷类材料及时修补，预后相对较好。该病例中 21 存在水平型骨吸收，且前牙区行 GTR 可能难以获得预期的骨再生，因此不建议采用 GTR 手术进行穿孔修补。

从 21 冠修复后牙周健康的维护考虑，21 基牙肩台到牙槽嵴顶的距离大于 5mm，二次预备后，修复体边缘的设计合乎牙周组织健康的要求。值得注意的是，21 唇侧存在长上皮结合，与原始牙周结缔组织的附着能力相比，稳定性较差，特别强调良好的牙周维护，否则局部可能形成牙周袋，并因临床牙冠变长而影响美观。

3. 根管治疗后疾病的处理方案（中山大学附属口腔医院牙体牙髓科，韦曦教授） 发生根管治疗后疾病的患牙，需综合考虑治疗失败的原因、患牙保留价值、治疗难度、预期疗效及疗程费用等，从而制订相应的诊疗计划，通常包括定期复查、非手术再治疗、手术治疗和拔除患牙。

根管内感染是导致根管治疗后疾病的主要病因，根管预备不足、根管预备并发症或根管欠填等均可导致根管内感染残留，冠部封闭不良产生微渗漏致根管再感染等，均可使根尖周病变持续不愈。非手术再治疗旨在清除根管内感染并严密封闭根管系统，对于可保留且能建立根管通路的患牙，视为首选方案。由于根尖周炎是一个病程可长达数年的慢性疾病，部分病例可长期处于"静止期"，病变范围不变，患者无自觉症状。对于这类患牙是否需要进行根管再治疗，是临床上较为棘手的问题。对此，有学者建议存在以下任一情况则应进行非手术再治疗：①根尖周存在透射影且牙冠需要制作修复体；②根尖周透射影有增大的趋势；③通过非手术再治疗能够提高之前根管治疗质量；④去除修复体后根充材料有异味或污染。对于可保留但难以建立根管通路的患牙，如果牙根长度足够，宜选择显微根尖手术治疗。有的患牙因解剖因素不适合显微根尖手术，亦无法施行根管再治疗，可尝试意向性再植。若余留牙体组织不足或牙周支持不足，患牙预后不佳，则考虑拔牙。

　　本病例中，21 和 22 根管欠填，22 冠部充填材料与牙体边缘不密合，提示患牙存在根管内感染，表现为根尖周低密度影，最佳治疗方案是根管再治疗，故 22 完成根管再治疗后行纤维桩核和全冠修复。21 在外院行纤维桩粘接，后拆桩拟行根管再治疗，转至我院，首诊医师发现 21 根管上段完全堵塞，DOM 下无法区分堵塞材料与根管壁，如果及时拍摄 CBCT 以明确根管堵塞的位置和范围，有望避免根管侧穿。鉴于 21 根管堵塞并发唇侧根管壁颈部穿孔，综合考量 21 的可修复性、牙体抗力和根管可及性，采用非手术修补侧穿、显微根尖手术和全冠修复联合治疗，患牙得以保留，但远期疗效尚需定期复查评估。

　　4. 前牙颈部侧穿病例的牙体修复设计（*中山大学附属口腔医院口腔修复科，赵煜副教授*）　根管治疗牙由于牙体硬组织缺损和感觉反馈的改变，导致牙折的风险增高。此外，无髓前牙变色后影响美观，因此临床通常予以冠修复以预防牙折和改善美观。

　　对于前牙冠修复而言，不仅要恢复患牙的功能，还要恢复患者口腔的美学效果。目前尚无既能充分承受咬合力又能提供满意的颜色和半透明度的材料。前牙修复体咬合力相对低而美观要求高，后牙修复体受到的咬合力大但美观要求不如前牙，因此，临床医师需根据患牙具体情况针对性地选择全瓷材料。

　　临床常用的全瓷材料有玻璃基陶瓷和氧化锆。玻璃基陶瓷具有较好的透明性，常用于牙体颜色正常的前牙冠修复，不适用于重度四环素牙或根管治疗后严重变色的基牙。由于玻璃基陶瓷材料自身强度较弱，需要通过非常完善的树脂粘接，将其与基牙形成整体，以增强其自身的强度。因此，当基牙具有大面积的树脂核时，完全固化的树脂核可能影响其与冠的粘接效果，进而降低玻璃基全瓷冠的强度。本病例中，21 和 22 均选择氧化锆冠修复，其中 22 唇舌面牙体组织丧失较多，拟通过纤维桩核提供良好的固位，故采取纤维桩核和氧化锆冠修复；21 余留牙体虽能为全冠修复提供较好的固位，但远期疗效不确定，因此告知患者避免前牙咬切进食并注意牙周健康的维护。

（韦　曦）

参考文献

1. 中华口腔医学会牙体牙髓病学专业委员会. 牙体牙髓病诊疗中口腔放射学的应用指南. 中华口腔医学杂志，2021，56（4）：311-317.
2. SHEMESH H, CRISTESCU R C, WESSELINK P R, et al. The use of cone-beam computed tomography and digital periapical radiographs to diagnose root perforations. J Endod, 2011, 37(4): 513-516.
3. TORABINEJAD M, PARIROKH M, DUMMER P M H. Mineral trioxide aggregate and other bioactive endodontic cements: an updated overview - part Ⅱ: other clinical applications and complications. Int Endod J, 2018，51(3): 284-317.

4. NIKULAUS P L, JAN L. 临床牙周病学和口腔种植学. 6 版. 闫福华, 译. 沈阳: 辽宁科技出版社, 2019.

5. BERMAN L H, HARGREAVES K M. Cohen's Pathways of the pulp. Elsevier, St. Louis, Missouri, 12th edition, 2021.

6. 兴地隆史. 牙髓根尖周病病例分析与临床实践. 侯本祥. 沈阳: 辽宁科学技术出版社, 2016.

7. CLARK D, LEVIN L. In the dental implant era, why do we still bother saving teeth? J Endod, 2019, 35(6): 368-375.

8. STEPHEN F R. 当代口腔固定修复学. 5 版. 骆小平. 南京: 江苏凤凰科学技术出版社, 2018.

二、病例 2　左上颌中切牙慢性根尖周炎伴牙根发育不全的多学科诊疗

恒牙萌出口腔 3～5 年期间, 可能会因发育异常、外伤、龋坏等原因出现牙髓感染、坏死, 最终发展至根尖周病变, 牙根停止发育, 抗力性差, 远期预后欠佳。对于这类型患牙, 治疗中除了需要控制感染, 还应尽量促进牙根的继续发育, 以增强牙根的抗力性, 降低远期牙折风险。

第一次就诊　**牙体牙髓科**　2014 年 1 月 14 日

【基本信息】

患者, 13 岁, 女。

【主诉】

左上颌前牙牙龈反复流脓半年。

【病史】

患者诉数年前曾因上颌前牙外伤于当地就诊, 当时未予处理。半年前出现左上颌前牙牙龈肿胀流脓, 于我院就诊。否认全身系统性疾病与药物过敏史等。

【检查】

1. 口内检查　21 牙冠完整, 牙体呈暗灰色。21 唇侧黏膜窦道, 无溢脓, 无压痛, 未探及牙周袋。无叩痛, 无松动。

2. 影像学检查　根尖片示 21 根尖未闭合, Noall 分级 7 级, 根尖孔粗大, 与 11 相比牙根短小, 根尖周大面积低密度影 (图 3-2-2-1)。

【诊断】

21 慢性根尖周炎, 牙根发育不全。

【诊疗计划】

1. 21 行 CBCT 检查　评估指标如下: 测量牙根长度、根

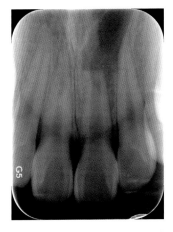

图 3-2-2-1　21 术前根尖片

尖孔大小、根尖区骨质破坏范围，确定是否存在根尖周囊肿。

2. 根据 CBCT 结果制订后续诊疗方案。

【第一次多学科诊疗讨论】 2014 年 1 月 19 日

【讨论目的】

　　确定 21 治疗方案。

【参与科室】

　　口腔颌面医学影像科、儿童口腔科、牙体牙髓科。

【讨论意见】

　　1. 口腔颌面医学影像科　CBCT 显示 21 根尖孔粗大，根管壁薄，牙根长度约 11.2mm，邻牙牙根长约 14.4mm，根尖周骨质破坏，唇侧骨板部分破坏，边缘不清晰，排除 21 根尖周囊肿可能（图 3-2-2-2）。

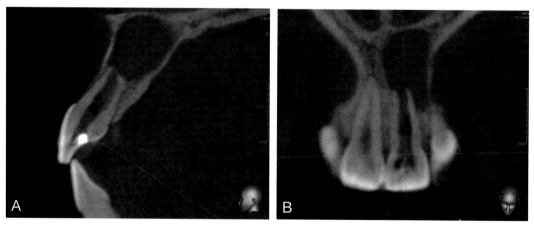

图 3-2-2-2　21 术前 CBCT 检查

A. 术前 CBCT 矢状位　B. 术前 CBCT 冠状位

　　2. 儿童口腔科　邻牙 11 根尖已完全闭合，21 萌出已有 3~4 年，根尖组织长期处于慢性破坏，根尖区存在的干细胞再生能力不强。但与成人相比，患儿尚未成年，具有较强的恢复和再生能力，而且患牙牙根短，应优先考虑能否促进牙根的继续发育。因此在炎症能够控制的情况下，尝试牙髓再生治疗方案可能获得更好的预后效果。

　　3. 牙体牙髓科　根尖诱导成形术、牙髓再生术与根尖屏障术是目前治疗牙根发育不全的年轻恒牙根尖周病的 3 种方法。根尖诱导成形术和根尖屏障术能较好地控制炎症，但不能促进牙根继续发育。牙髓再生治疗能促进牙根继续发育，但疗效具有不确定性。若采用牙髓再生治疗后炎症无法控制或复发，根尖诱导成形术或根尖屏障术可作为替代方案。

【结论】

经讨论形成 3 种治疗方案，将与患者沟通，知情同意后确定治疗方案。

1. 21 牙髓再生治疗。

2. 21 根尖诱导成形术。

3. 21 根尖屏障术。

第二次就诊 牙体牙髓科 2014 年 1 月 21 日

【主诉】

左上颌前牙无不适。

【检查】

21 牙冠完整，牙体呈暗灰色，唇侧黏膜窦道，无叩痛，无松动。

【治疗方案】

告知患者牙髓再生治疗、根尖诱导成形术以及根尖屏障术 3 种方案，以及相应的疗程、预后、风险及费用等，患者知情，选择尝试牙髓再生治疗。

【治疗】

甲哌卡因局部浸润麻醉下，11—22 橡皮障隔离。DOM 下 21 开髓揭顶，拔髓不成形，牙髓已坏死，3% NaClO 与 17% EDTA 各 20mL 交替冲洗髓腔，见少量血性渗出。吸潮纸尖干燥根管，封入三联抗生素糊剂（甲硝唑∶环丙沙星∶克林霉素为 1∶1∶1），置干棉球后玻璃离子暂封。

第三次就诊 牙体牙髓科 2014 年 2 月 10 日

【主诉】

左上颌前牙无不适。

【检查】

21 暂封完整，唇侧黏膜窦道消失，无叩痛，无松动。

【治疗】

甲哌卡因局部浸润麻醉下，11—22 橡皮障隔离。DOM 下去除 21 暂封材料，未见明显渗出，3% NaClO 与 17% EDTA 各 20mL 交替冲洗，吸潮纸尖干燥根管，15#K 锉刺破根尖区组织，引血入根管，观察根管内血液面至釉牙骨质界下 2~4mm，等待 15 分钟，加入少量三氧化矿物凝聚体（mineral trioxide aggregate，MTA），小棉球轻压，继续加入 MTA 至完全覆盖血液面，并止于釉牙骨质界，氧化锌暂封微湿棉球。根尖片示 MTA 完整封闭根管上段（图 3-2-2-3）。

第四次就诊　牙体牙髓科　2014年2月12日

【主诉】

左上颌前牙无不适。

【检查】

21暂封完整，无叩痛，无松动。

【治疗】

去除21暂封材料，隔湿干燥，探MTA变硬，光固化加强型玻璃离子充填根管上段，涂布粘接剂，光照，树脂充填修复，调𬌗，抛光。

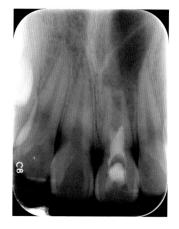

图3-2-2-3　21术后根尖片

第一次随访　牙体牙髓科　2014年7月31日

【主诉】

左上颌前牙无不适。

【检查】

1. 口内检查　21牙体发灰，以牙颈部最为明显，充填物完整，牙龈黏膜未见异常，无叩痛，无松动。

2. 影像学检查　根尖片示21根尖未闭合，根尖孔粗大，根管长度无明显变化，根尖区可见有钙化影，较前相比根尖区阴影密度显著增高（图3-2-2-4A）。

【治疗】

继续观察随访。

第二次随访　牙体牙髓科　2015年2月28日

【主诉】

左上颌前牙无不适。

【检查】

1. 口内检查　21牙体变色，充填物完整，牙龈黏膜未见异常，无叩痛，无松动。

2. 影像学检查　根尖片示21根尖未闭合，根尖孔较粗大，较前相比根尖区阴影缩小，根管长度无明显变化，根管内及根尖区钙化（图3-2-2-4B）。CBCT结果显示21根管长度未见明显变化，根管中段钙化，根尖未闭合，根尖阴影缩小。

【治疗】

继续观察随访。

第三次随访　**牙体牙髓科**　2016年6月20日

【主诉】

左上颌前牙无不适。

【检查】

1. 口内检查　21牙体变色，充填物完整，牙龈黏膜未见异常，无叩痛，无松动。

2. 影像学检查　根尖片示21根尖未闭合，较前相比根尖区阴影明显缩小，根管长度无明显变化，根管内及根尖区钙化明显（图3-2-2-4C）。

【治疗】

继续观察随访。

第四次随访　**牙体牙髓科**　2017年5月12日

【主诉】

左上颌前牙无不适。

【检查】

1. 口内检查　21牙体变色，充填物完整，牙龈黏膜未见异常，无叩痛，无松动。

2. 影像学检查　根尖片示21根尖未闭合，较前相比根尖区阴影密度较前增高，根管长度无明显变化，根管内及根尖区钙化明显（图3-2-2-4D）。

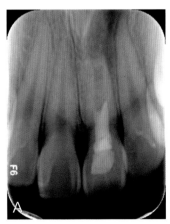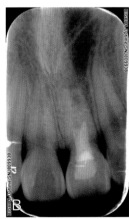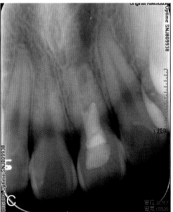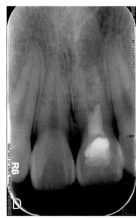

图3-2-2-4　21术后随访根尖片

A.术后6个月　B.术后1年　C.术后2年　D.术后3年

【治疗】

继续观察随访。

（第五次随访）　**牙体牙髓科**　2019 年 5 月 17 日

【主诉】

左上颌前牙无不适，牙体变色明显，要求修复。

【检查】

1. 口内检查　21 牙体变色同前，充填物完整，牙龈黏膜未见异常，未探及深牙周袋，无叩痛，无松动。

2. 影像学检查　根尖片示 21 根尖未闭合，较前相比根尖区阴影密度较前增高，根管长度无明显变化，根管内及根尖区钙化，形成可疑根尖屏障（图 3-2-2-5）。

【治疗】

继续观察随访，等待会诊意见。

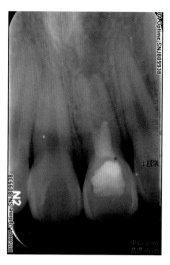

图 3-2-2-5　21 术后 5 年随访

（第二次多学科诊疗讨论）　2019 年 5 月 23 日

【讨论目的】

确定 21 修复方案。

【参与科室】

儿童口腔科、牙体牙髓科、口腔修复科。

【讨论意见】

1. 儿童口腔科　患牙术后随访 5 年，根尖炎症基本消失，根管出现钙化，根尖形成可疑根尖钙化屏障，实现牙髓再生治疗的初级目标。尽管根尖孔尚未完全闭合，然而牙体变色问题已影响患者的日常生活，鉴于患者已成年，建议采用修复方式改善患牙的美观问题。

2. 口腔修复科　漂白、贴面修复、全冠修复等方法可改善牙冠变色问题。本病例中患牙以牙颈部变色尤为明显，单纯采用漂白方法无法很好地恢复患牙的色泽；而仅采用贴面修复不能完全遮盖牙颈部的变色。贵金属烤瓷冠能较好地掩盖牙颈部的变色，恢复咬合关系，并且不会引起龈缘染色。因此可考虑：①漂白后贴面修复；②贵金属烤瓷冠修复。

3. 牙体牙髓科　本病例 5 年随访结果显示根尖逐渐形成屏障，根尖炎症控制良好，可采用修复方式恢复患牙美观性。已有报道采用漂白方式改善牙髓再生治疗术后的牙冠变色问题，但漂白只能在一定程度上改善牙冠变色，而且存在引发牙根吸收的风险。采用内漂白后贴面修复对该类型患牙的长期疗效尚无报道。应与患者进行充分的沟通后决定修复方案。

【结论】

经讨论形成两种治疗方案，将与患者沟通，知情同意后确定修复方案。

1. 21 髓腔内漂白后全瓷贴面修复。

2. 21 贵金属烤瓷冠修复。

经电话沟通，告知患者上述两种方案，以及相应的疗程、预后、风险及费用等，患者知情，选择 21 贵金属烤瓷冠修复。转诊修复科完成冠修复。

第六次随访　牙体牙髓科　2020 年 11 月 9 日

【主诉】

左上颌前牙无不适。

【检查】

1. 口内检查　21 烤瓷冠修复，边缘密合良好，牙龈黏膜未见异常，未探及深牙周袋，无叩痛，无松动。

2. 影像学检查　根尖片示 21 根尖孔近闭合，根管长度无明显变化，根管内钙化，较前相比根尖区阴影近消失（图 3-2-2-6A）。

【治疗】

继续观察随访。

第七次随访　牙体牙髓科　2021 年 8 月 1 日

【主诉】

左上颌前牙无不适。

【检查】

1. 口内检查　21 烤瓷冠修复，边缘密合良好（图 3-2-2-6C），牙龈黏膜未见异常，未探及牙周袋，无叩痛，无松动。

2. 影像学检查　根尖片示 21 根尖近闭合，根管长度无明显变化，根管内钙化，根尖阴影消失（图 3-2-2-6B）。

【治疗】

继续观察随访。

【多学科分析】

1. 年轻恒牙根尖周病治疗方案的选择（中山大学附属口腔医院牙体牙髓科，曾倩讲师）　年轻恒牙是指刚萌出到口腔内的恒牙，由于在形态、结构上尚未完全成熟，又称未成熟恒牙或新萌出恒牙，其特点是牙根未完全形成，根管壁薄，根尖孔比较大。外伤、发

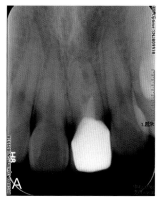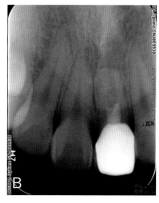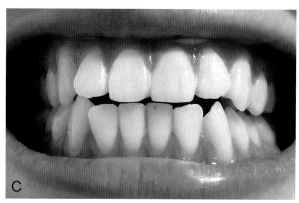

图 3-2-2-6　21 烤瓷冠修复后随访

A. 修复后 1 年根尖片　B. 修复后 2 年根尖片　C. 修复后 2 年口内照

育畸形或龋坏等均可能导致年轻恒牙根尖周病，最终导致青少年恒牙早失。年轻恒牙根尖周病临床治疗的难点在于：①年轻恒牙根尖孔敞开，常规根管治疗不能封闭根尖，冠方细菌持续渗漏至根尖区，导致治疗失败；②根管壁薄弱，易并发根折，导致患牙的拔除；③牙根变短，冠根比例不协调，继发牙周创伤易导致牙松动脱落。因此治疗关键是控制炎症、封闭根尖和促使牙根生长。

根尖诱导成形术、根尖屏障术以及牙髓再生治疗术是目前治疗年轻恒牙根尖周病的 3 种方法。

（1）根尖诱导成形术：根尖诱导成形术是指利用碱性药物控制炎症，诱导根尖部牙髓或根尖周组织形成硬组织，在根尖孔闭合后行永久性根管充填。但是并非所有病例中的牙根都可以继续发育，有些患牙仅表现为根尖部钙化封闭，牙根长度小于正常同名牙，根管壁薄。该治疗方法常需要每 3~6 个月换药，因此患者需要多次复诊、治疗周期长，术中常用的根管内封药氢氧化钙在长期应用后会导致牙本质壁的抗力降低，增加根折风险。

（2）根尖屏障术：根尖屏障术即在完成根管清理和消毒后用非手术方法将生物相容材料充填到根尖部，即刻在根尖部形成人工止点，上方进行根管充填。该方法疗程短、不需长期封药，有效降低患者治疗的时间成本，但是无法促进未发育完成的牙根继续发育。

（3）牙髓再生治疗术：牙髓再生治疗术是通过彻底有效的根管消毒，尽量保护残留牙髓组织、牙髓干细胞和根尖乳头干细胞等，形成以血凝块为主的再生支架并提供生长因子，最后进行严密的冠方封闭，为干细胞增殖和分化提供良好的环境，从而促使牙根继续发育，是目前应用于临床相对成熟的一种牙髓再生治疗方法。较多病例报道和临床研究已证明该方法能促进根尖炎症愈合和牙根继续发育，然而其促进牙根继续发育具有不确定性，临床报告根尖孔闭合率在 27.6%~65.2%，其中的影响因素也尚未有定论。美国牙体牙髓病协会（American Association of Endodontists，AAE）的牙髓再生治疗临床考量提出牙髓再生治疗术不建议用于需要桩冠修复的牙体缺损过大的患牙。因此对于牙体缺损较小、根尖孔粗大、牙根较短的年轻恒牙根尖周炎，牙髓再生治疗是首选治疗。

综上所述，3种治疗方法各有优缺点，在制订年轻恒牙根尖周病治疗方案时，应综合评估患者和患牙的情况，并与患者进行良好的术前沟通。

本病例以患牙情况和患者意愿为出发点，综合考虑以下因素，最终选择牙髓再生治疗术：①患牙牙体无缺损，牙根发育不全，根管壁薄、根尖孔较粗大，根尖周低密度影。有效控制患牙根尖感染和促进牙根继续发育是治疗目标。若采用根尖诱导成形术和根尖屏障术，难以解决牙根发育和根管壁增厚的问题。②现有循证资料显示牙髓再生治疗最佳年龄段为6~16岁。患儿13岁，年纪较小，再生的潜能大，机体有更强的愈合能力，牙髓再生治疗的成功率较高。③经过良好的术前沟通，患儿家属了解3种方案的优缺点后，选择牙髓再生治疗方案。④牙髓再生治疗方案失败后，可考虑改行根尖诱导成形术或根尖屏障术等替代方案。

2. 牙髓再生治疗的疗效评价（中山大学附属口腔医院儿童口腔病科，林家成副教授）目前对牙髓再生治疗的疗效主要从临床表现、牙髓活力检查和影像学检查等方面进行评判。AAE将牙髓再生治疗的成功程度分为初级、中级和高级，包括：①初级目标（临床成功）：症状消失，影像显示根尖透射影面积减小或消失；②中级目标：根管壁厚度增加和/或牙根增长；③高级目标：牙髓敏感性或活力测试反应阳性，可作为显示活髓组织形成的指征。

现有文献报道显示，年轻恒牙根尖周炎行牙髓再生治疗术后随访1年以上的临床成功率（一级目标）是76.47%~100%，根管壁平均厚度增加11.6%~28.3%，牙根长度平均增加8.1%~16.4%；最早可在术后6个月复查时观察到患牙根尖孔闭合。凌均棨教授团队自2013年起开展牙髓再生治疗术与根尖诱导成形术的大样本随机对照研究，1年随访结果发现牙髓再生治疗术的临床成功率为100%，其中89.8%患牙实现根管壁增厚和/或牙根增长，较根尖诱导成形术明显促进患牙牙根继续发育。该成果发表于Journal of Endodontics，并获美国牙髓病协会2017年度牙髓再生领域临床研究的最佳论文奖。

本病例中，尽管5年随访结果显示患牙牙根并未继续发育，而是根管出现钙化，根尖形成钙化屏障，推测可能与牙外伤破坏根尖乳头及上皮根鞘从而影响牙根发育相关。但患牙症状消失，影像显示根尖透射影接近消失，实现AAE临床考量的一级目标。从患者角度来看，牙髓再生治疗保存患牙，并促进根尖病损的愈合，已达到临床成功。

3. 牙髓再生治疗的操作要点（中山大学附属口腔医院牙体牙髓科，曾倩讲师）牙髓再生治疗术是基于组织工程学的临床治疗方法，因此需要源于剩余牙髓及根尖组织的干细胞、能够调节干细胞增殖分化的生长因子和支架材料等。同时，有效的根管内消毒和避免根管系统再感染是牙髓再生治疗术成功的基础和长期疗效的保障。

基于上述理论基础，牙髓再生治疗术式的操作要点主要包括以下 3 部分。

（1）有效的根管消毒：为了减少对薄弱的根管壁的损伤，术中尽量避免机械预备，主要依赖化学冲洗和根管内封药达到消毒目标。AAE 发布的临床考量推荐 1.5% ~ 3% 的 NaClO（每根管 20mL，冲洗 5 分钟）和 17% EDTA（每根管 20mL，冲洗 5 分钟）作为化学冲洗液，而根管内封药则建议采用氢氧化钙或低浓度（1 ~ 5mg/mL）的三联抗菌糊剂。考虑牙冠染色问题，不含米诺环素的双联抗菌糊剂或者将米诺环素换为克林霉素、头孢克洛、阿莫西林等其他抗生素的三联抗菌糊剂可作为替代性根管内封药。欧洲牙体牙髓病学协会则从牙冠变色、药物过敏、细胞毒性等问题考量，提出更加推荐选择氢氧化钙进行根管封药。

（2）组织再生所需的支架材料：刺激根尖周组织出血在根管内形成的血凝块能起到支架材料的作用。近年富血小板血浆（platelet-rich plasma，PRP）、富血小板纤维蛋白（platelet-rich fibrin，PRF）、自体纤维支架（autologous fibrin matrix，AFM）等其他支架材料也逐渐应用于临床。然而目前的支架材料尚未有效提高牙髓再生治疗预后，大部分临床病例仍选择血凝块作为支架。

（3）严密的冠方封闭：MTA 有着优越的封闭性和生物相容性，是最常用的根管内封闭剂，覆盖于支架材料上方，但也同时存在价格较高、临床操作敏感性高、可能导致牙冠术后变色等缺点。AAE 提出生物陶瓷或硅酸三钙水门汀类材料如 Biodentine、EndoSequence 等可作为根管封闭剂代替 MTA 应用于牙髓再生治疗术中。

4. 牙髓再生治疗后患牙变色的原因、预防和修复方案（中山大学附属口腔医院儿童口腔病科，林家成副教授）　牙冠变色是牙髓再生治疗术的常见并发症之一，可能原因包括：①应用四环素类抗生素如米诺环素进行根管消毒，该类抗生素进入冠部牙本质小管内可导致牙冠变色；②术中使用 MTA 作为根管封闭剂，MTA 与血凝块相互作用引起牙冠变色。

针对上述致牙冠变色的原因，AAE 临床考量中提出对应的预防措施，如可用不含米诺环素的二联抗生素糊剂或者改用克林霉素、头孢克洛、阿莫西林等替代米诺环素的三联抗菌糊剂进行根管消毒。MTA 也可以用 iRoot BP plus、Biodentine、EndoSequence 等生物陶瓷或硅酸三钙水门汀类材料替代。AAE 最新版临床考量明确指出前牙避免使用 MTA 等染色的根管封闭材料。此外，髓腔壁内涂布树脂粘接剂封闭牙本质小管也是预防牙冠变色的一种方法。本病例中患牙初诊时已存在牙体变色，在随访中发现牙颈部变色明显，很可能与 MTA 的使用有关。为减少牙冠变色风险，本病例用克林霉素替代米诺环素的三联抗菌糊剂作为根管消毒剂，然而受限于当时根管封闭材料，使用 MTA 封闭根管，MTA 可能与血液发生相互反应导致牙冠变色。

对于出现牙冠变色的患牙，可以选择漂白、贴面修复等方法进行改善。已有研究应用过硼酸钠内漂白或者过氧化脲冠外漂白和树脂贴面联合治疗，改善牙髓再生治疗术后的牙冠变色。然而，漂白只能在一定程度上改善牙冠变色，无法完全恢复至健康牙体的颜色，而且漂白存在引发牙根内吸收的风险；对于18岁以下患儿，考虑到生长发育情况，建议树脂贴面作为过渡修复，但树脂贴面无法很好地遮盖牙颈部的变色情况，必要时需联合漂白技术修复。由此可见，牙髓再生治疗导致牙冠变色会给口腔科医师带来较大的临床挑战，应在操作过程中尽量避免牙冠变色问题。本病例中，患者成年后自觉患牙变色对自己外貌上的影响较大，强烈要求改善牙冠变色情况。在这种情况下，永久修复可选择全瓷贴面修复或者贵金属烤瓷冠修复，以恢复患牙的美观性和更好地维护咬合关系。然而，单纯采用贴面修复不能完全遮盖牙颈部的变色，需联合髓腔内漂白方法改善牙颈部变色后再行贴面修复，其中需考量以下问题：① MTA 严密封闭釉牙骨质界处，漂白效果有待观察；②髓腔内漂白存在引发牙根吸收的风险；③髓腔内漂白对牙髓再生治疗后患牙的长期疗效尚无报道。因此，应与患儿及其家属进行充分良好的沟通。而贵金属烤瓷冠能较好地掩盖牙颈部的变色，恢复咬合关系，并且不会引起龈缘染色，是该病例较理想的修复方案，也是本病例选择修复方案的依据。

（林家成　曾　倩）

参考文献

1. LIN J, ZENG Q, WEI X, et al. Regenerative endodontics versus apexification in immature permanent teeth with apical periodontitis: a prospective randomized controlled study. J Endod, 2017, 43(11): 1821-1827.

2. GALLER K M, KRASTL G, SIMON S, et al. European society of endodontology position statement: revitalization procedures. Int Endod J, 2016, 49(8): 717-723.

3. 凌均棨，林家成. 牙髓血运重建术治疗进展. 口腔医学，2019，39（10）：865-872.

4. KONTAKIOTIS E G, FILIPPATOS C G, TZANETAKIS G N, et al. Regenerative endodontic therapy: a data analysis of clinical protocols. J Endod, 2015, 41(2): 146-154.

5. REYNOLDS K, JOHNSON J D, COHENCA N. Pulp revascularization of necrotic bilateral bicuspids using a modified novel technique to eliminate potential coronal discolouration: a case report. Int Endod J, 2009, 42(1): 84-92.

6. ANTOV H, DUGGAL M S, NAZZAL H. Management of discolouration following revitalization endodontic procedures: A case series. Int Endod J, 2019, 52(11): 1660-1670.

7. 黄定明，杨懋彬，周学东. 牙髓再生治疗的临床操作管理及疗效评价. 中华口腔医学杂志，2019，54（9）：584-590.

8. BANCHS F, TROPE M. Revascularization of immature permanent teeth with apical periodontitis: new treatment

protocol? J. Endod, 2004, 30(4): 196-200.

9. FAGOGENI I, METLERSKA J, LIPSKI M, et al. Materials used in regenerative endodontic procedures and their impact on tooth discoloration. J. Oral. Sci, 2019, 61(3): 379-385.

10. WEI X, YANG M, YUE L, et al. Expert consensus on regenerative endodontic procedures. Int J Oral Sci, 2022, 14(1): 55.

三、病例 3　左上颌第一磨牙冠根一体化治疗后不适的多学科诊疗

龋病是口腔疾病中最常见的疾病之一，当龋损范围尚浅，牙髓状态健康时，可以采用树脂充填直接修复的治疗方法；当龋损累及牙髓引起牙髓炎时，则需要进行根管治疗以保留患牙。规范化的根管治疗技术是良好的根管治疗疗效和预后的保证，但是临床上仍然存在很多因素会导致根管治疗失败，如根管内外感染的持续存在，根尖及冠方的封闭不足等，这些因素都可能会造成患者根管治疗后的不适，进而需要根管再治疗或根尖手术。

第一次就诊　**牙体牙髓科**　2021 年 4 月 25 日

【基本信息】

患者，24 岁，男性。

【主诉】

左上颌后牙牙龈区压痛 2 个月余。

【病史】

患者的左上颌第一磨牙于 2008 年因龋坏于我院行树脂充填，2018 年 1 月因牙体缺损再次于我院行树脂充填，2019 年 1 月因左上颌后牙冷热痛于我院就诊，诊断为"慢性牙髓炎"行根管治疗，随后行冠修复，后未感不适。2 个月前隐约感觉左上颌后牙牙龈区不适，按压疼痛，无自发痛，无冷热刺激痛。

【检查】

1. 口内检查　26 全瓷冠修复，近中颊侧根尖区扪诊压痛，外观未见异常，叩痛（±），无松动。36、37 冠修复，边缘密合，邻接良好。

22 近中切角缺损，41 远中切角缺损，探痛（－），无叩痛，无松动。

47 殆面见牙色充填体，远中侧边缘染色，龋坏，无叩痛，无松动。

14 近中殆面、15 远中殆面、16 近中殆面、17 殆面、24 近中殆面、25 远中殆面、27 近中殆面、46 殆面见牙色充填物，边缘密合（图 3-2-3-1A ～ 图 3-2-3-1F）。

垂直向上下颌前牙 2—2 反殆。矢状向磨牙近中关系，尖牙近中关系，前牙反覆盖。水平向 16 和 46 反殆，下颌中线左偏（图 3-2-3-1G ～ 图 3-2-3-1I）。

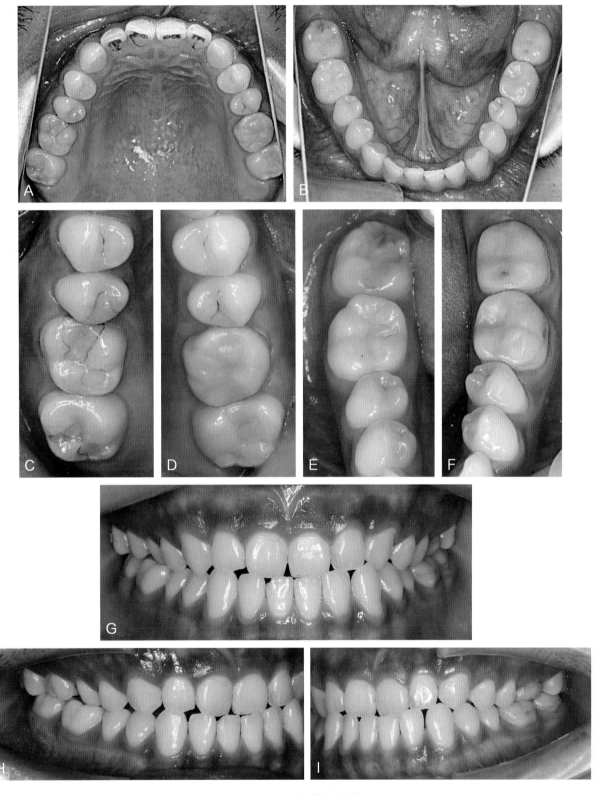

图 3-2-3-1 初诊口内照

A. 上颌𬌗面 B. 下颌𬌗面 C. 上颌右侧局部𬌗面 D. 上颌左侧局部𬌗面 E. 下颌右侧局部𬌗面 F. 下颌左侧局部𬌗面 G. 正面咬合照 H. 右侧咬合照 I. 左侧咬合照

2．影像学检查　根尖片（图 3-2-3-2C）示 26 行 RCT，三根管完善充填，近颊根根尖周见小面积低密度影。

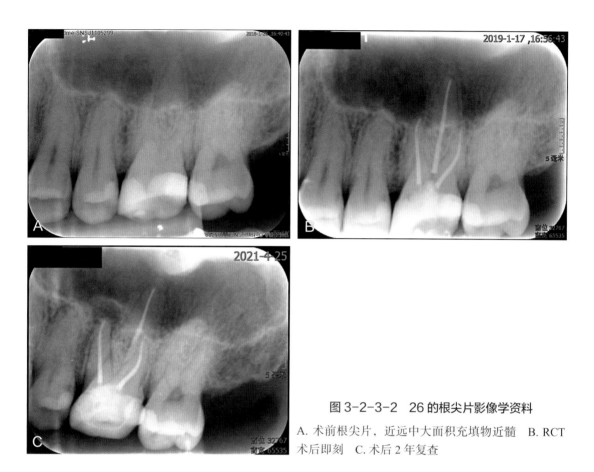

图 3-2-3-2　26 的根尖片影像学资料
A. 术前根尖片，近远中大面积充填物近髓　B. RCT 术后即刻　C. 术后 2 年复查

3．36 和 37 病史及治疗回顾　36 于 2008 年因大面积龋坏于我院行树脂充填，2015 年因"左下颌后牙痛"就诊，诊断为"慢性牙髓炎"行 RCT 后树脂充填，2017 年因继发龋行 CAD/CAM 冠修复。随访显示治疗效果良好，根尖片（图 3-2-3-3）记录 36 RCT 术前及术后复查过程的情况，显示 36 RCT 后根管充填完善，根尖周无异常，复查时亦无异常。

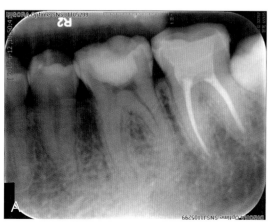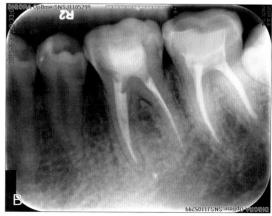

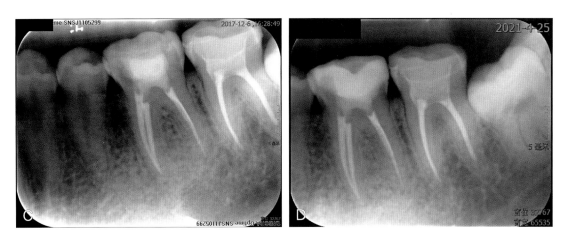

图 3-2-3-3　36 的根尖片影像学资料

A. 术前　B. RCT 术后即刻　C. 术后 2 年复查　D. 术后 6 年复查

37 于 2008 年因牙髓炎在我院行 RCT 后树脂充填修复，5 年后行二矽酸锂玻璃陶瓷铸造髓腔固位冠修复。随访显示治疗效果良好，根尖片（图 3-2-3-4）记录 37 复查过程的情况，显示 37 根管充填完善，根尖周无异常。

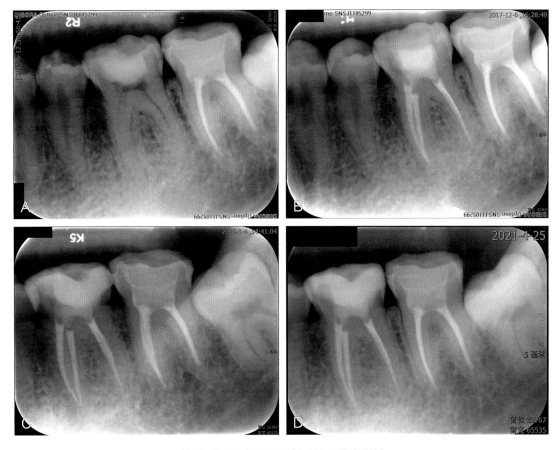

图 3-2-3-4　37 的根尖片影像学资料

A. RCT 后 7 年复查　B. 术后 9 年复查　C. 术后 11 年复查　D. 术后 13 年复查

【诊断】

    1．26 根管治疗后疾病，慢性根尖周炎。

    2．22 近中切角缺损。

    3．41 远中切角缺损。

    4．47 继发龋。

    5．安氏Ⅲ类错𬌗畸形。

【治疗计划】

    1．26 行 CBCT 检查。评估指标如下：近颊根是否有遗漏根管，近颊根根尖周病变的范围和边界情况，病变与上颌窦的相互关系。

    2．根据 CBCT 结果寻找病因，制订后续诊疗方案。

    3．22、41、47 择期树脂充填。

    4．择期正畸治疗。

多学科诊疗讨论　　2021 年 4 月 25 日

【讨论目的】

    确定 26 治疗方案。

【参与科室】

    口腔颌面医学影像科、牙体牙髓科、口腔颌面外科。

【讨论意见】

    1．口腔颌面医学影像科　CBCT（图 3-2-3-5）显示 26 三根管已完善充填，近颊根根尖周见类圆形骨质吸收，大小约 4.1mm×5.7mm×5.6mm，向上突向左侧上颌窦。病变边界清晰，边缘毛糙，周围骨质增生硬化。阅读 CBCT 三维影像，未查及第二近颊根管口（MB_2）及其他遗漏根管。

    2．牙体牙髓科　26 已行 RCT 和冠修复，根管治疗前未见根尖明显暗影，根管治疗

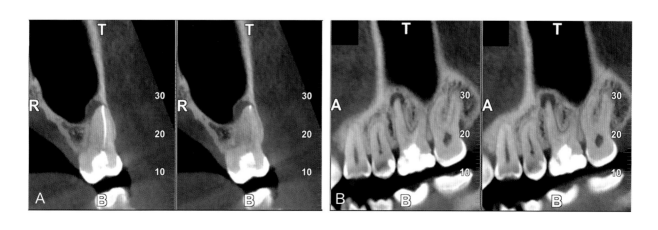

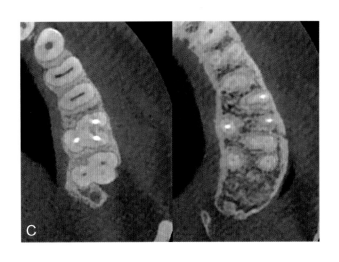

图 3-2-3-5 26 的 CBCT 影像学检查资料

A.冠状位 B.矢状位 C.轴位

后无诉不适。现因左上颌后牙根尖区牙龈按压不适就诊，影像学检查显示 26 三根根充完善，远颊及腭根未见根尖周低密度影，近中颊根根尖周病损突向上颌窦内，结合口内检查无法确定病因，推测 26 近中颊根根尖有异物存在或折裂的可能性较大，因此建议行根尖手术探查病因并清除根尖周感染组织。

3. 口腔颌面外科　26 近中颊根发生根尖周病变，接近并突向左侧上颌窦，与上颌窦之间尚存在菲薄骨壁，病变范围较小，左上颌窦未见积液、黏膜无明显增厚。26 颊侧黏膜瓣易翻起，张力小，大血管少，手术视野好，建议经颊侧建立手术入路行根尖手术治疗。术中需注意避免在清创过程中破坏上颌窦底骨板及黏膜，导致生理盐水或异物进入窦腔，引起不适甚至术后感染。

【结论】

拟行 26 显微根尖手术。

第二次就诊 **牙体牙髓科** 2021 年 6 月 24 日

【主诉】

复诊，左上颌后牙预约行根尖手术治疗。

【治疗】

常规消毒铺巾，局麻，DOM 下做龈沟内全厚瓣，垂直切口位于 15 近中和 17 远中两牙根隆起之间的凹陷区，切开、翻瓣，病损区颊侧骨壁完整。去骨，探及近中颊根根尖骨质破坏区，见炎性肉芽组织。修整牙槽骨，清除肉芽组织，未见根尖异常，26 近中颊根根尖切除 3mm，过程中见近颊根管内近根尖处约 2mm 长折断金属锉，断面未见 MB2 根管，亚甲基蓝染色未见明显根裂，上颌窦壁完整。超声倒预备 3mm，生物陶瓷水门汀倒充填，拉拢缝合（图 3-2-3-6A～图 3-2-3-6E），盐水纱布湿敷创面。术后常嘱，一周后复诊。26 术后即刻根尖片（图 3-2-3-6F）显示近颊根倒充填密合。

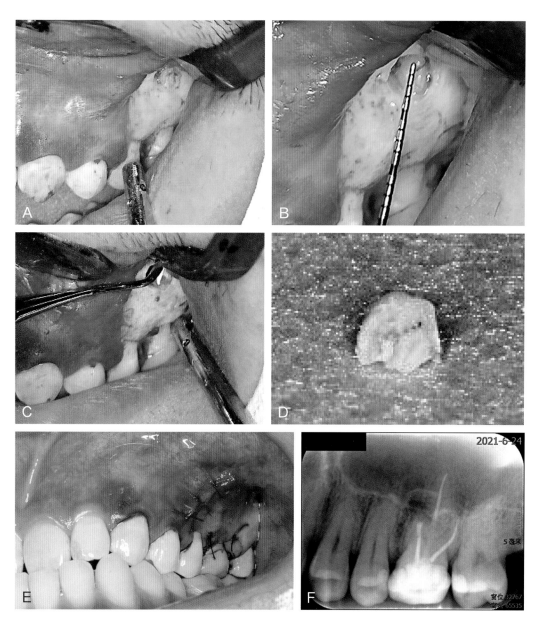

图 3-2-3-6　26 的根尖手术资料

A. 根尖探及分离器械　B.断针细节　C.根尖倒充填　D.根尖断械　E.术后缝合　F.26 术后即刻根尖片

第三次就诊　**牙体牙髓科**　2021 年 7 月 1 日

【主诉】

左上颌后牙根尖手术后，复诊。

【检查】

26 根尖区颊侧牙龈缝线存，切口愈合良好，无叩痛，无松动。根尖片（图 3-2-3-7）示 26 近颊根根尖周密度稍增高。

【治疗】

26 根尖区颊侧黏膜消毒，拆除缝线，消毒。

第四次就诊 牙体牙髓科 2021 年 8 月 19 日

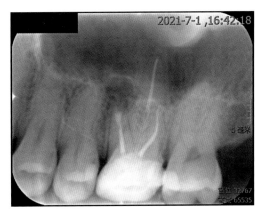

图 3-2-3-7 26 根尖手术 1 周后复查根尖片

【主诉】

左上颌后牙根尖手术后，复诊。

【检查】

26 无叩痛，无松动，切口愈合良好（图 3-2-3-8A）。根尖片（图 3-2-3-8B）示 26 近颊根根尖周低密度影明显减小。

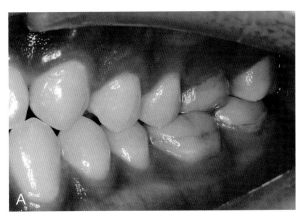
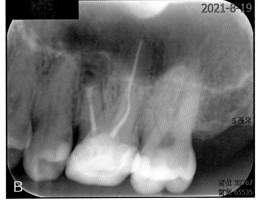

图 3-2-3-8 26 根尖手术 2 个月后复查

A. 口内照 B. 根尖片

第五次就诊 牙体牙髓科 2021 年 11 月 25 日

【主诉】

左上颌后牙根尖手术后，复诊。

【检查】

26 无叩痛，无松动。根尖片（图 3-2-3-9E）显示 26 近颊根根尖周低密度影明显减少，密度增高。

【多学科分析】

1. 根管治疗失败原因分析以及治疗方案的选择（中山大学附属口腔医院牙体牙髓科，麦穗教授） 根管治疗具有临床操作高度敏感性的特点，它的成功离不开根管治疗过程中严格的无菌控制和规范的操作技术，以及操作者对根管解剖和临床操作技术的熟练程度。此外，其疗效还与牙本身有关，例如有无隐裂、深牙周袋、变异根管等。根管治疗失败的

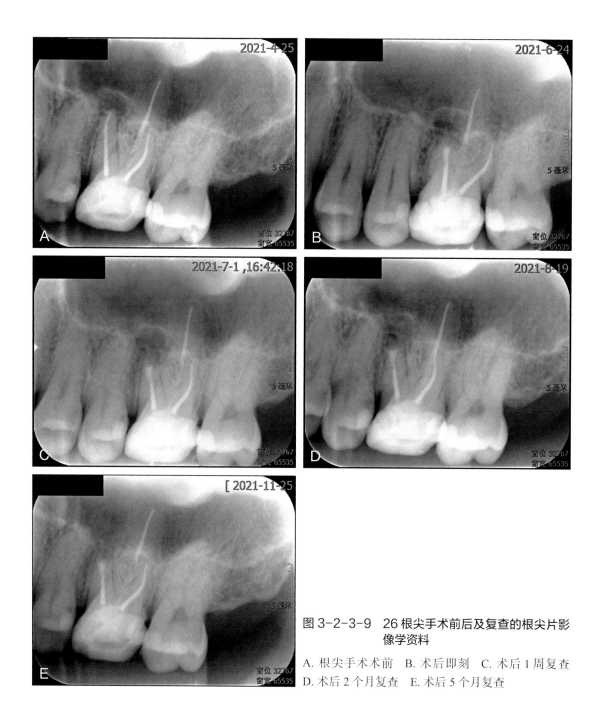

图 3-2-3-9　26 根尖手术前后及复查的根尖片影像学资料

A. 根尖手术术前　B. 术后即刻　C. 术后 1 周复查
D. 术后 2 个月复查　E. 术后 5 个月复查

原因包含以下 5 种。

（1）根内感染：微生物持续存在于根管系统的根尖部分，引起感染。即使是 X 线片显示经过良好根管治疗的患牙也并不一定能保证根管系统的完全清洁或严密填充，在根管治疗失败的病例中常分离出粪肠球菌和一些抗药菌群。

（2）根外感染：常规的根管消毒程序无法杀灭根管外的微生物，它们可能破坏宿主的防御机制而诱导根外感染，这种感染难以诊断且感染区域药物无法到达，顽固的根外感染必须通过根尖手术治疗。

（3）超填和超充：超填和超充不仅使根尖密封不足，组织液渗入根管为残留微生物提供营养，造成再感染和失败，还可能将感染牙本质或碎屑推出根尖孔造成根尖周炎症。

（4）冠方渗漏：当冠方充填封闭不佳时，唾液中的微生物可能通过冠方的渗漏到达根尖周组织，影响根管治疗的效果。

（5）异物反应：根充材料中的不溶物，封入的纸尖等有可能引发根尖的异物反应。

根管治疗失败之后可以选择再治疗或根尖手术。

根管再治疗中最重要的是控制和预防感染，其措施包括严格无菌，使用抗菌冲洗剂进行完善的化学机械预备，根管内药物消毒，严密的根管充填和冠方封闭，尽快放置永久修复体。

根尖手术则适用于无法根管再治疗的患牙，如根管外器械分离，根管再治疗失败，需要活检或进行手术探查。

研究表明当上颌后牙发生大范围根尖周病变时，根管再治疗后 2 年根尖周完全愈合率仅 41.2%，显微根尖手术可达 86.0%，在牙根尖表面及根尖周囊肿囊腔内存在的定植细菌及细菌团块，无法通过非手术根管治疗控制。且上颌后牙根尖周病变可导致上颌窦底骨破坏及窦黏膜病理性增厚等。因此当上颌后牙根尖周病变侵及重要解剖结构时应及时手术治疗。

本病例中患者主诉左上颌后牙不适，根尖片及 CBCT 影像学检查显示根管充填良好，无遗漏根管，不能确定确切的病因，无法保证根管再治疗的治疗效果，且冠修复体封闭良好，因此经多学科讨论通过显微根尖手术进行治疗的同时探查病因。

2. 影像学检查器械折断时的局限之处（中山大学附属口腔医院口腔颌面医学影像科，崔敏毅副教授）　与传统 CT 相比，CBCT 有扫描快、影像精度高、辐射剂量小、费用低等优点，同时解决了 X 线 3D 压缩，几何失真等问题。在大部分牙体牙髓病应用中，小视野 CBCT 由于对患者产生较低的辐射量、高空间分辨率以及较短的容积表达，要优于中视野或大视野。因此，小视野 CBCT 可用于辅助牙根纵折、牙根吸收等复杂牙体牙髓病的诊断，以及指导临床操作，如钙化根管的定位、变异根管的发现、根管治疗并发症的评估等。但它的局限性在于金属及运动伪影会降低图片的质量，并且 CBCT 对根管充填物质量的评估并不优于传统成像。虽然根尖 X 线片和 CBCT 是诊断器械分离的可靠途径，可显示为超出根管外的线性高密度影，然而较细的器械与超出根尖孔的牙胶尖不易区别，甚至不易被发现。在本病例中通过根尖片和 CBCT 都未发现断离的器械，而最后在根尖手术中才查明病因，由此可见，根尖手术还有探查根尖周炎病因的作用，可探明从影像学检查中无法发现的断离器械。

3. 器械分离的原因和处理（中山大学附属口腔医院牙体牙髓科，麦穗教授）　器械分离是根管治疗中常见的并发症，与根管的解剖形态、器械的性能和种类、术者操作的规范、经验和技巧息息相关。本病例中 26 在初诊时龋损已近髓，行间接盖髓和树脂充填后 10 年因继发龋再次充填，龋损近髓可能是造成根管钙化、根管治疗难度增加的原因，疏通根管过程中发生的小号器械折断，导致根管治疗后出现根尖周炎。

当分离的器械无菌时，可能无需治疗，但由于其本身为异物，仍需保持随访，但当分离的器械上伴有细菌等感染源或金属器械自身腐蚀时，则很有可能会引起炎症及患者的不适，这时需要取出分离的器械以去除病因。对于位于根尖孔之外的器械，显微根尖外科手术是最佳的方式。值得一提的是，在本病例中，患者在根管治疗两年后自觉牙龈压痛不适，且在 X 线片和 CBCT 中均可见近颊根根尖周阴影，但是并未确定病因，在根尖手术中才发现断离的器械是根管治疗后根尖周炎症的病因，可见根尖手术在本例中还具有探查与找寻病因的作用，对疾病诊疗和病因分析具有重要的临床意义。对于临床医师而言，准确诊断和寻找病因是诊疗过程中必须具备的重要临床思维能力。

患者的 36 和 37 在进行 RCT 后，6 年和 13 年复查均显示长期临床效果良好，说明规范治疗和冠根一体化理念的有效性和重要性。

4. 树脂充填的长期有效性（中山大学附属口腔医院牙体牙髓科，麦穗教授）　树脂充填是牙体缺损直接修复的首选方法，经过规范的治疗后，树脂充填体的存活率和治疗效果相当可观，其 5 年失败率为 1.8%，10 年失败率为 2.4%。修复后第一年，失败病例中 77.7% 是由于牙髓并发症，而 2 年后失败原因主要是继发龋和牙体折裂。使用玻璃离子体垫底以及大面积修复体也面临着更高的失败率。

本病例患者多颗牙都接受了树脂充填治疗（表 3-2-3-1），其原因最多是由于龋病，再者是由于继发龋或充填体崩损，也有充填治疗后的牙继发牙髓炎而需要根管治疗，与文献中所述相符。因此我们可以得出，长期稳定的树脂充填疗效不仅有赖于标准的临床操作，例如规范化的去腐，隔湿，粘接，充填，光固化，抛光等，也很大程度上依赖于患者充填后的日常口腔清洁与维护，例如正确地刷牙以及日常牙线使用，患者 47 远中的继发龋很可能就是由于清洁不良而导致的继发龋。对于继发牙髓并发症的患牙，通常选择根管治疗；而对于继发龋或崩损的患牙可以视情况进行修补或再充填治疗。

本病例多颗患牙经树脂充填治疗后能维持较好的长期疗效，龋损范围较小或较浅的患牙尤甚，再次说明定期检查，早预防、早诊断、早治疗的重要性。同时应进行口腔宣教，叮嘱患者注意使用牙线清洁，以保证充填体的长期疗效。

表 3-2-3-1　患者口内牙治疗情况记录

牙位	时间	诊断	治疗
26	2008 年 5 月	深龋	树脂充填
	2018 年 1 月	继发龋	树脂充填
	2019 年 1 月	牙髓炎	RCT
	2019 年 2 月	牙体缺损	CAD/CAM 全冠
	2021 年 6 月	根管治疗后疾病、慢性根尖周炎	根尖手术
36	2008 年 2 月	深龋	树脂充填
	2015 年 6 月	慢性牙髓炎	RCT 和树脂充填
	2017 年 12 月	牙体缺损	CAD/CAM 全冠
37	2008 年 2 月	慢性牙髓炎	RCT 和树脂充填
	2013 年 4 月	牙体缺损	二矽酸锂玻璃陶瓷铸造髓腔固位冠
14	2011 年 6 月	中龋	树脂充填
15	2011 年 6 月	深龋	树脂充填
16	2008 年 5 月	中龋	树脂充填
17	2011 年 7 月	中龋	树脂充填
24	2010 年 6 月	中龋	树脂充填
25	2010 年 6 月	中龋	树脂充填
27	2013 年 4 月	深龋	树脂充填
46	2013 年 4 月	中龋	树脂充填
47	2011 年 7 月	中龋	树脂充填
	2021 年 4 月	继发龋	树脂充填

　　5. 上颌磨牙牙根与上颌窦的解剖位置关系（中山大学附属口腔医院口腔颌面外科，王成教授）　上颌磨牙与上颌窦的解剖位置关系密切，在疾病的鉴别诊断和治疗计划制订时应综合考量。研究表明上颌窦底由前向后一般盖过上颌第二前磨牙到上颌第三磨牙根尖区，与根尖之间以较薄骨板或上颌窦黏膜相隔，根尖距离上颌窦底壁最近的是上颌第一磨牙，上颌第二磨牙次之，因此上述牙的牙源性感染可直接通过支持组织传播累及上颌窦，导致上颌窦炎症，根尖距离上颌窦越近，感染风险越大；此外，临床上即使患牙与上颌窦之间存在较厚骨板，窦腔黏膜也可能会受到根尖处炎症的刺激而出现水肿、炎性细胞浸润、纤维化、黏膜增生或者囊性变，这可能是由于微生物通过根尖和窦腔黏膜相吻合的血管及淋巴管传播至上颌窦。因此，上颌后牙的根尖周炎应及时处理以防累及上颌窦，手术处理时应注意牙根与上颌窦的关系，选择合适的手术入路，避免破坏上颌窦底壁和上颌窦黏膜。

　　该病例 26 近中颊根根管治疗后出现根尖周病变并引起患者不适，患者已行完善的 RCT 和良好的冠修复，CBCT 提示 26 近颊根根尖周存在低密度影，范围较小，与上颌窦底间有较为完整的骨壁，上颌窦黏膜无增厚，窦腔无积液，提示上颌窦无明显炎症；因此，结合病史及检查结果，26 近中颊根根尖周病变明确，但病因不明，建议行常规显微根尖手术治疗并探查病因，术中注意保护窦底骨壁和上颌窦黏膜，手术遗留较小骨组织缺损可自行愈合，较大骨组织缺损可采用引导骨再生技术（guided bone regeneration，GBR）促进根尖周骨组织的修复与再生。若根尖病变范围大，广泛累及上颌窦并与上颌窦黏膜粘连，可根据具体情况外科手术彻底刮治并行上颌窦根治术。

（麦　穗）

参考文献

1. SIQUEIRA J R J F. Aetiology of root canal treatment failure: why well-treated teeth can fail. Int Endod J, 2001, 34(1): 1-10.

2. CURTIS D M, VANDERWEELE R A, RAY J J, et al. Clinician-centered outcomes assessment of retreatment and endodontic microsurgery using cone-beam computed tomographic volumetric analysis. J Endod, 2018, 44(8): 1251-1256.

3. RICUCCI D, RÔÇAS I N, HERNÁNDEZ S, et al. "True" versus "Bay" apical cysts: clinical, radiographic, histopathologic, and histobacteriologic features. J Endod, 2020, 46(9): 1217-1227.

4. KIM I H, SINGER S R, MUPPARAPU M. Review of cone beam computed tomography guidelines in North America. Quintessence Int, 2019, 50(2): 136-145.

5. KIARUDI A H, EGHBAL M J, SAFI Y, et al. The applications of cone-beam computed tomography in endodontics: a review of literature. Iran Endod J, 2015, 10(1): 16-25.

6. 黄晓想，侯本祥. 左上第一磨牙器械分离显微根尖外科手术再治疗一例. 中华口腔医学杂志，2019，（09）：639-641.

7. OPDAM N J, VAN DE SANDE F H, BRONKHORST E, et al. Longevity of posterior composite restorations: a systematic review and meta-analysis. J Dent Res, 2014, 93(10): 943-949.

8. 胡颖恺，杨驰，徐光宙. 牙源性上颌窦炎病因及诊断. 中华口腔医学研究杂志（电子版），2014，8（01）：68-71.

四、病例 4　左上颌第一磨牙根尖周囊肿的多学科诊疗

　　根尖周囊肿是由于根尖周围骨中长期存在的炎症伴随 Malassez 上皮剩余（牙周膜中残留的上皮细胞）的增生所致，是最常见的颌骨牙源性囊肿。其早期通常无明显症状，可通过 X 线片发现，典型表现为根尖区的圆形低密度影，边界清楚，并有一圈高密度白线围绕。若不及时治疗，可能导致牙龈隆起、牙移位松动、侵犯周围重要解剖结构或颌骨病

理性骨折等。

【基本信息】

患者，23岁，女性。

【主诉】

左上颌囊肿刮除术后2年余，反复流脓、肿痛1个月。

【病史】

患者2年前因左上颌长脓疱于外院就诊，发现26窦道和根尖周囊肿，行RCT后行囊肿刮除术，窦道消失。近1个月左上颌后牙腭侧反复流脓，肿痛，故至我院就诊。否认全身系统性疾病与药物过敏史等。

【检查】

1. 口内检查　26牙冠远中𬌗面大面积牙色充填物，未探及牙周袋，叩痛（-），无明显松动；27𬌗面见牙色充填物，腭侧见一窦道，溢脓，电活力测试活力正常，未探及牙周袋，叩痛（-），无明显松动。

2. 影像学检查　CBCT示26根尖区大范围低密度影，已波及27根尖区（图3-2-4-1A）；26见4根管，MB$_2$内未见明显根管充填物影，根管钙化；左上颌窦底壁骨质部分缺损，黏膜增厚（图3-2-4-1B）。

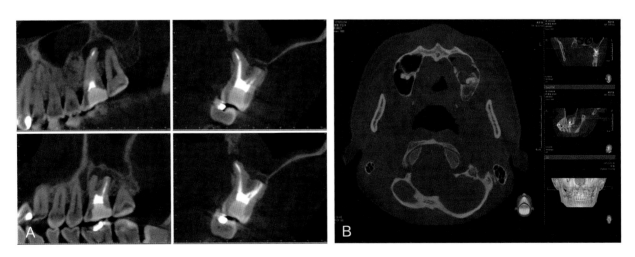

图3-2-4-1　CBCT影像

A.26根尖区大范围低密度影　B.左上颌窦黏膜增厚

【诊断】

1. 26根尖周囊肿。

2. 左上颌窦炎。

【诊疗计划】

全麻下行 26 根尖周囊肿刮除术和左上颌窦根治术。

第二次就诊　口腔颌面外科　2013 年 10 月 30 日

【主诉】

复诊行手术治疗。

【检查】

同前。

【治疗】

全麻下行 26 根尖周囊肿刮除术 + 左上颌窦根治术。病理结果：镜下表现符合根尖周囊肿；左上颌窦黏膜呈慢性炎症。

【建议】

定期复查。若 27 不适，则及时至牙体牙髓科治疗。

第三次就诊　口腔颌面外科　2014 年 4 月 15 日

【主诉】

26 再次根尖周囊肿刮除术后半年，无诉不适。

【检查】

1. 口内检查　26 牙冠远中殆面大面积牙色充填物，未探及牙周袋，叩痛（－），无明显松动；27 殆面见牙色充填物，未探及牙周袋，叩痛（－），无明显松动，电活力测试活力正常，牙龈及黏膜无明显异常。

2. 影像学检查　CBCT 示 26 根尖区见部分新生骨质（图 3-2-4-2）。

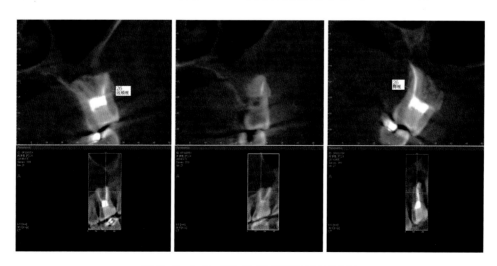

图 3-2-4-2　第二次手术后半年 CBCT

【建议】

定期复查，不适随诊。

第四次就诊 口腔颌面外科 2014 年 10 月 18 日

【主诉】

26 再次根尖周囊肿刮除术后 1 年，无诉不适。

【检查】

1. 口内检查 同前。

2. 影像学检查 根尖片示 26 根尖区低密度影，边界不清，形态不规则（图 3-2-4-3）。CBCT 示 26 颊根、腭根根尖区见不规则骨质缺损，原术区腭侧骨质见部分新生骨形成，局部上颌窦底壁见骨质缺损，左侧上颌窦窦腔清晰。26 为 4 根管，MB$_2$ 内未见明显根管充填物影，根管钙化（图 3-2-4-4）。

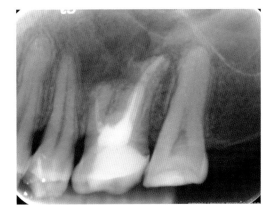

图 3-2-4-3 第二次手术后一年根尖片

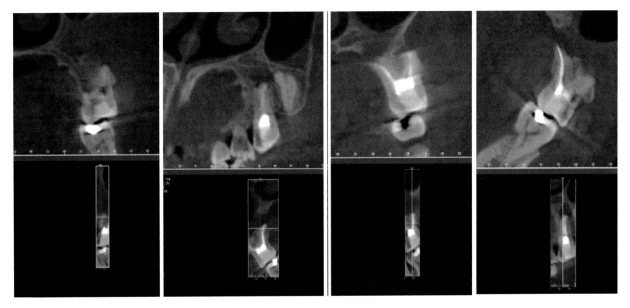

图 3-2-4-4 第二次手术后一年 CBCT

【建议】

定期复查，不适随诊。

第五次就诊 **口腔颌面外科**   2015 年 7 月 19 日

【主诉】

26 再次根尖周囊肿刮除术后 1 年余，无诉不适。

【检查】

1. 口内检查 同前。

2. 影像学检查 根尖片示 26 近中根尖区见低密度影，边界不清，形态不规则（图 3-2-4-5）。

【建议】

定期复查，不适随诊。

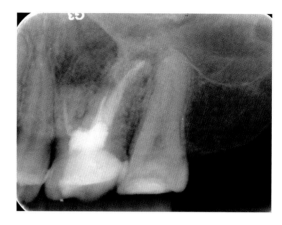

图 3-2-4-5 第 2 次手术后一年余根尖片

第六次就诊 **口腔颌面外科**   2016 年 3 月 11 日

【主诉】

26 再次根尖周囊肿刮除术后 2 年余，无诉不适。

【检查】

1. 口内检查 同前。

2. 影像学检查 CBCT 示 26 根尖区骨质缺损，缺损区腭侧类椭圆形低密度影，骨缺损与囊肿局部复发相鉴别。

【诊断】

26 根尖周囊肿复发？

【建议】

请牙体牙髓科会诊，是否行根尖手术。

多学科诊疗讨论   2016 年 3 月 20 日

【讨论目的】

确定 26 的治疗方案。

【参与科室】

牙体牙髓科、口腔颌面外科。

【讨论意见】

1. 牙体牙髓科 26 行第二次根尖周囊肿刮除术后两年内复查，X 线片和 CBCT 显示：术区新生骨形成，但骨缺损区持续存在，提示根尖周感染持续存在，或虽感染已控制但骨缺损太大无法自行修复。因为非手术再治疗难以疏通钙化的 MB_2 根管，且无法清除根尖周感染组织，故建议行 26 显微根尖手术，去除可能存在的根尖周感染及根管内感染源，严密封闭根尖，促进根尖区骨再生。此外，CBCT 示 26 根尖周病变达 $1.3cm \times 1.0cm \times 0.8cm$，可考虑使用 GTR 技术，以促进骨缺损的修复。

2. 口腔颌面外科 2 年前该患者 26 根尖周囊肿复发时，因为囊肿范围较大，并且波及上颌窦形成左上颌窦炎，故决定于全麻下行 26 根尖周囊肿刮除术与左上颌窦根治术。现 26 已行两次根尖周囊肿刮除术，术区虽有新生骨形成，但骨缺损区持续存在，故再次于外科行囊肿刮除术的意义不大，此时需考虑是否存在牙髓源性的因素导致囊肿持续存在。故建议行 26 显微根尖手术探查病因，同时通过较微创的方法刮除囊肿组织。

【结论】

建议行 26 显微根尖手术治疗，探查治疗失败原因及感染来源，去除感染，防止再感染；术中可结合 GTR 技术，促进骨缺损修复。将与患者沟通，知情同意后确定治疗方案。

第七次就诊 牙体牙髓科 2016 年 4 月 20 日

【主诉】

口腔颌面外科转诊，要求诊疗 26。

【病史】

患者 4 年前因 26 根尖周囊肿于外院行 RCT 与根尖周囊肿刮除术，2 年前因 26 根尖周囊肿复发，于我院外科行根尖周囊肿刮除术，无诉不适。否认全身系统性疾病与药物过敏史等。

【检查】

1. 口内检查 26 牙冠远中𬌗面大面积牙色充填物，未探及牙周袋，叩痛（-），无明显松动；27 𬌗面见牙色充填物，未探及牙周袋，叩痛（-），无明显松动。局部牙龈及黏膜未见明显红肿、溢脓（图 3-2-4-6）。

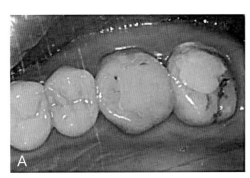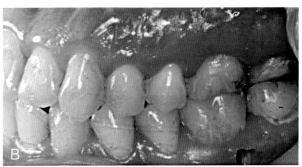

图 3-2-4-6 口内照

A. 术区咬合面照 B. 术区咬合侧方照

2. 影像学检查

（1）根尖片：26 根尖区椭圆形低密度影（图 3-2-4-7）。

（2）CBCT：26 根尖区至左侧上颌窦底壁见不规则骨质缺损，缺损边缘可见硬化。缺损区偏远中腭侧见一类椭圆形低密度影，边缘硬化，范围约 1.3cm×1.0cm×0.8cm。腭侧自根尖以下无骨壁，颊侧骨壁破坏达根尖 1/3。26 RCT 不完善，MB、DB、P 三根管已充填，MB_2 未见充填，根管钙化；26 各根长：近颊根：17.4mm，远颊根：15.7mm，腭根：19mm，各根尖距离：腭根与近颊根约 10mm，远颊根与近颊根约 3.2mm（图 3-2-4-8）。

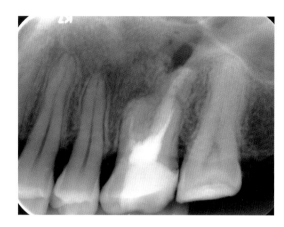

图 3-2-4-7　第 2 次手术后 2 年余根尖片

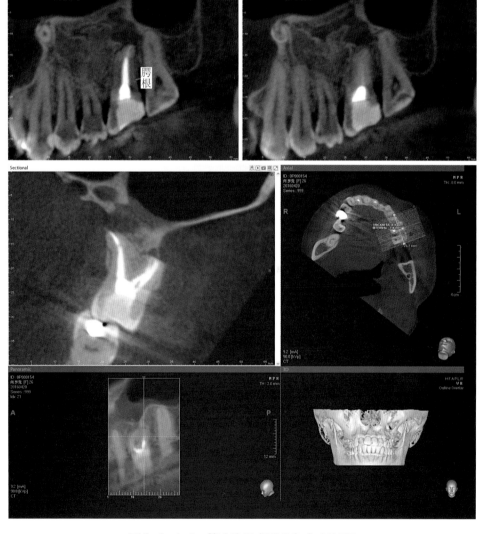

图 3-2-4-8　第 2 次手术后 2 年余 CBCT

【诊断】

26 慢性根尖周炎（根尖周囊肿复发）。

【治疗方案】

告知患者行 26 显微根尖手术的治疗方案，及其疗程、预后、风险及费用等，患者知情，同意行 26 显微根尖手术。

第八次就诊　**牙体牙髓科**　2016 年 9 月 26 日

【主诉】

要求行 26 显微根尖手术。

【检查】

同前。

【治疗】

阿替卡因局部浸润麻醉，于 25—27 切开翻瓣，DOM 下见 26 根尖骨质缺损区，刮除病变区肉芽组织，切除 26 腭根、近颊根、远颊根各 3mm，亚甲基蓝染色，未见明显裂纹。DOM 下见 MB_2 内无根充物，探及根管钙化。超声工作尖行 MB、MB_2、DB、P 根管根尖倒预备各 3mm，生物陶瓷水门汀分层倒充填，修整根面，庆大霉素浸泡术区，放置脱蛋白牛骨颗粒，覆盖可吸收胶原膜（图 3-2-4-9）。复位，缝合。

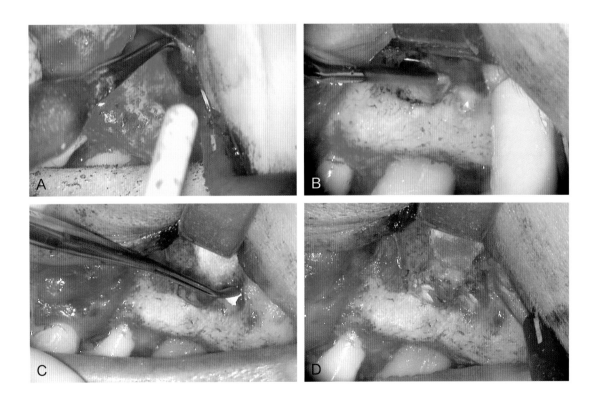

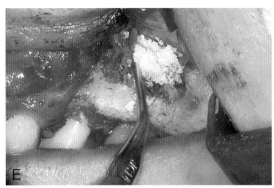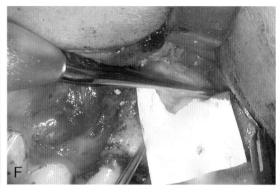

图 3-2-4-9　26 显微根尖手术照片

A.清理根尖骨质缺损区　B.根尖倒预备　C.倒充填　D.倒充填完成　E.放置脱蛋白牛骨颗粒　F.覆盖可吸收胶原膜

术后即刻根尖片示：26 的 MB、MB$_2$、DB、P 根管倒充填致密，原根尖周低密度影区见高密度充填物（图 3-2-4-10）。

【建议】

嘱勿咬硬物，2 周后复诊拆线，不适随诊。

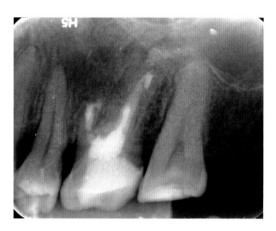

图 3-2-4-10　26 显微根尖手术后即刻根尖片

第九次就诊　牙体牙髓科　2016 年 10 月 8 日

【主诉】

26 显微根尖手术后 2 周，无诉特殊不适。

【检查】

26 缝线存，创口未见明显红肿、渗出。

【治疗】

消毒，拆除 26 缝线，OHI。

【建议】

2 周后复查，不适随诊。

第十次就诊　牙体牙髓科　2016 年 10 月 19 日

【主诉】

26 显微根尖手术后 1 个月，无诉特殊不适。

【检查】

1. 口内检查　26 牙冠远中𬌗面大面积牙色充填物，未探及牙周袋，叩痛（－），无明显松动，局部牙龈及黏膜未见明显红肿、溢脓。

2. 影像学检查　根尖片示 26 根尖区低密度影较前减少，为术中放置的脱蛋白牛骨颗粒影像（图 3-2-4-11）。

【建议】

2 个月后复查，不适随诊。

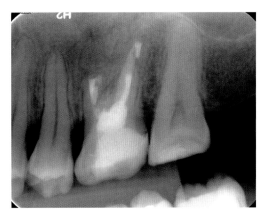

图 3-2-4-11　26 显微根尖手术后 1 个月根尖片

第十一次就诊　牙体牙髓科　2017 年 1 月 4 日

【主诉】

26 显微根尖手术后 3 个月，无诉特殊不适。

【检查】

1. 口内检查　同前。

2. 影像学检查　根尖片示 26 根尖区基本同上次复查（图 3-2-4-12）。

【建议】

半年后复查，不适随诊。

第十二次就诊　牙体牙髓科　2017 年 7 月 21 日

【主诉】

26 显微根尖手术后 10 个月，无诉特殊不适。

【检查】

1. 口内检查　同前（图 3-2-4-13）。

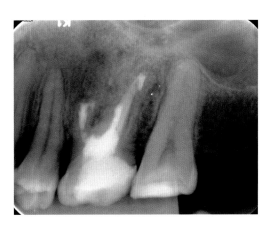

图 3-2-4-12　26 显微根尖手术后 3 个月根尖片

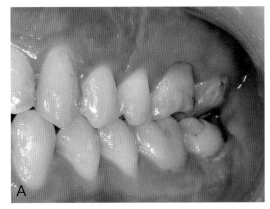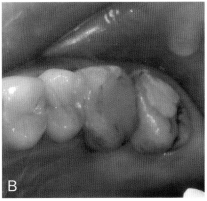

图 3-2-4-13　26 显微根尖手术后 10 个月口内照

A. 术区咬合侧方照　B. 术区咬合面照

2. 影像学检查　根尖片示 26 根尖区基本同上次复查（图 3-2-4-14）。

【建议】

1 年后复查，不适随诊。

第十三次就诊　**牙体牙髓科**　2018 年 8 月 1 日

【主诉】

26 显微根尖手术后 2 年，无诉特殊不适。

【检查】

1. 口内检查　26 已行高嵌体修复，27 已行全冠修复（具体不详），未探及牙周袋，叩痛（－），无明显松动。局部牙龈及黏膜未见明显异常。

2. 影像学检查

（1）根尖片：26 根尖区基本同上次复查（图 3-2-4-15）。

（2）CBCT：与显微根尖手术前 CBCT 对比，26 根管已充填，根尖部分切除，形态平钝；26 根尖上方见高密度影植入，形态不规则，其上方至左侧上颌窦底壁见不规则骨质缺损，缺损区偏远中腭侧处类椭圆形低密度影情况基本同前，其与骨缺损区相通（图 3-2-4-16）。

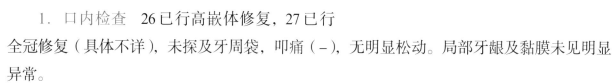

图 3-2-4-14　26 显微根尖手术后 10 个月根尖片

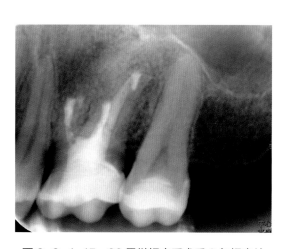

图 3-2-4-15　26 显微根尖手术后 2 年根尖片

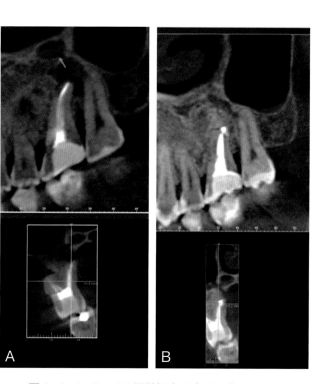

图 3-2-4-16　26 显微根尖手术后 2 年 CBCT

A. 2016 年术前　B. 术后 2 年

【建议】

　　1 年后复查，不适随诊。

（第十四次就诊） **牙体牙髓科** 2019 年 10 月 24 日

【主诉】

　　26 显微根尖手术后 3 年，无诉特殊不适。

【检查】

　　1. 口内检查　同前。

　　2. 影像学检查　根尖片示 26 根尖区基本
同上次复查（图 3-2-4-17）。

【建议】

　　1 年后复查，不适随诊。

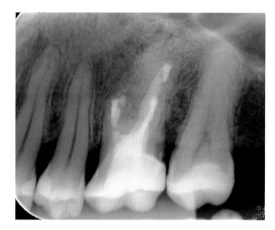

图 3-2-4-17　26 显微根尖手术后 3 年根尖片

（第十五次就诊） **牙体牙髓科** 2020 年 8 月 7 日

【主诉】

　　26 显微根尖手术后 4 年，无诉特殊不适。

【检查】

　　1. 口内检查　同前（图 3-2-4-18）。

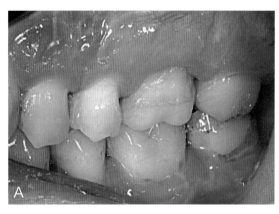
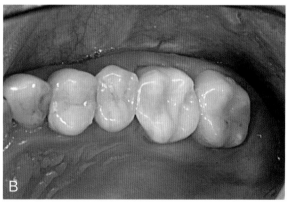

图 3-2-4-18　26 显微根尖手术后 4 年口内照

A. 术区咬合侧方照　B. 术区咬合面照

　　2. 影像学检查

（1）根尖片：26 根尖区基本同上次复查（图 3-2-4-19）。

（2）CBCT：26 根尖上方见高密度影，形态不规则，其上方至左侧上颌窦底壁的不规
则骨质缺损，基本同术后 2 年的 CBCT 表现（图 3-2-4-20）。

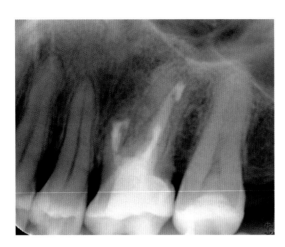

图 3-2-4-19　26 显微根尖手术后 4 年根尖片

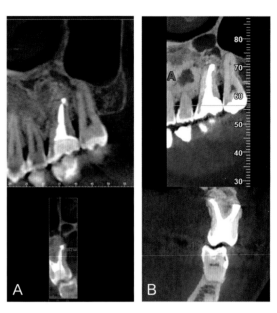

图 3-2-4-20　26 显微根尖手术后 4 年 CBCT

A. 术后 2 年　B. 术后 4 年

【建议】

1 年后复查，不适随诊。

【多学科分析】

1. 根尖周囊肿的牙体牙髓治疗方法（中山大学附属口腔医院牙体牙髓科，林正梅教授）　根尖周囊肿是由于根尖周围骨中长期存在的炎症伴随 Malassez 上皮剩余的增生所致。根据囊腔与根尖的关系，其可分为 2 种类型：①袋状囊肿，囊腔与根管相通，非手术根管治疗通常可以治愈；②真性囊肿：囊腔与根管不相通，有完整的上皮衬里，可能有一根上皮条索与根尖相连，在非手术根管治疗后不太可能愈合，需要显微根尖手术治疗。若病变范围较大，可能需要转诊至外科于全麻下行囊肿刮除术。

根据本例的 CBCT 结果，考虑为袋状囊肿的可能性大，但 26 的根尖阴影在行根管治疗和两次囊肿刮除术后持续存在，推测可能与 MB_2 根管钙化未完善根管治疗有关。患牙根管治疗后存在持续性根尖阴影的原因有：复杂的根管解剖结构内的感染，根管外感染，超充材料或外源性材料导致的异物反应，内源性胆固醇晶体，真性囊肿和纤维性疤痕组织等。在这些因素中，根管内的微生物应行非手术根管再治疗，但复杂的根管解剖结构、真性囊肿和异物等因素则应行显微根尖手术治疗。本例由于 MB_2 根管钙化无法从冠方入路行完善的根管治疗，故选择行显微根尖手术治疗。

在根尖周囊肿的牙体牙髓治疗中，除了根管（再）治疗和显微根尖手术以外，还可以局麻下行减压术和造袋术。减压术和造袋术的原理都是缓解囊肿内的压力，从而有利于组织再生。减压术通过在囊肿表面做一个小开口，并留置引流管，袋状囊肿还可以将引流管放入根管中以达到引流的效果；造袋术是将囊肿转化为一个囊袋，从而使病变减压。

2. 显微根尖手术中 GTR 技术与植骨技术的重要性（*中山大学附属口腔医院牙体牙髓科，林正梅教授*）　显微根尖手术的适应证之一是难治性根尖周炎，此时伴随着根尖区的骨缺损。GTR 技术利用膜性材料作为屏障，阻止结缔组织和上皮组织长入骨缺损区，引导骨组织优先生长，增加新骨形成，促进骨缺损修复。系统性回顾与 meta 分析表明：GTR 技术可以改善根尖周病变的骨再生，尤其是大范围根尖周病变或者贯通性缺损；单独使用可吸收膜优于单独使用不可吸收膜或单独使用植骨材料。

GTR 技术趋向于起到物理屏障作用，缺乏生物活性作用。而植骨材料根据其来源和种类的不同，可起到机械支持、骨传导、骨诱导、骨生成、骨整合中的部分或全部作用。所以 GTR 技术联合植骨技术，有可能进一步促进显微根尖手术后根尖区的骨缺损修复。

3. 根尖周囊肿的口腔颌面外科治疗方法（*中山大学附属口腔医院口腔颌面外科，廖贵清教授*）　在根尖周囊肿的治疗中，对于较小的病变，建议对受累牙进行牙髓治疗；对于较大的病变，需要于外科全麻下行囊肿刮除术或开窗减压术。

囊肿刮除术能较彻底地清除囊肿组织，虽然损伤邻近重要解剖结构的风险较大，但是有文献报道，在仔细操作下，即使是邻近重要解剖结构的大范围的根尖周囊肿，也能达到术后无明显并发症的良好效果。由于根尖周囊肿可以在无明显症状的情况下长期发展，所以可能发展为涉及上颌窦或危及下颌骨连续性的大范围病变。在大范围的根尖周囊肿中，囊肿刮除术后可能需同期行自体骨移植，以保持颌面部骨骼的连续性，恢复患者的功能和外观。

开窗减压术作为一种较保守的治疗方法，在临床上逐渐受到重视。其在窗口截骨术后放入支架，使其固定于骨和 / 或邻近的软组织，需要患者日常冲洗。优点：特别是在大型的颌骨囊肿（＞3cm²）中，有利于减小病变的大小；有利于保护邻近重要解剖结构（如下颌神经管）；存在下颌骨创伤性骨折的风险时，可保持下颌骨的连续性；尤其适合儿童患者，以保持继承恒牙的正常萌出以及颌面部骨骼的正常发育；适合于年老体弱的患者。缺点：剩余的囊细胞有恶性潜能；需要日常冲洗，对患者的依从性要求较高；可能出现支架脱位、丢失或开口被碎屑闭塞；患者可能有不适感。

（林正梅）

参考文献

1. JOHNSON N R, GANNON O M, SAVAGE N W, et al. Frequency of odontogenic cysts and tumors: a systematic

review. J Investig Clin Dent, 2014, 5(1): 9-14.

2. KARAMIFAR K, TONDARI A, SAGHIRI M A. Endodontic periapical lesion: an overview on the etiology, diagnosis and current treatment modalities. Eur Endod J, 2020, 5(2): 54-67.

3. NAIR P N. On the causes of persistent apical periodontitis: a review. Int Endod J, 2006, 39(4): 249-281.

4. TSESIS I, ROSEN E, TAMSE A, et al. Effect of guided tissue regeneration on the outcome of surgical endodontic treatment: a systematic review and meta-analysis. J Endod, 2011, 37(8): 1039-1045.

5. AZIM A A, ALBANYAN H, AZIM K A, et al. The buffalo study: outcome and associated predictors in endodontic microsurgery- a cohort study. Int Endod J, 2021, 54(3): 301-318.

6. QUALTROUGH A J. It is unclear if guided tissue regeneration improves the outcome of bone regeneration following surgical endodontic treatment. J Evid Based Dent Pract, 2012, 12(4): 216-217.

7. HU C, ASHOK D, NISBET D R, et al. Bioinspired surface modification of orthopedic implants for bone tissue engineering. Biomaterials, 2019, 219: 119366.

8. MATIJEVIC S, JOVIVIC B, BUBALO M, et al. Treatment of a large radicular cyst-enucleation or decompression? Vojnosanit Pregl, 2015, 72(4): 372-374.

9. HAHN H M, LEE Y J, PARK D H. Huge radicular cyst of the maxilla treated with complete resection and immediate reconstruction by rib bone graft. J Maxillofac Oral Surg, 2019, 18(3): 378-381.

10. SWANTEK J J, REYES M I, GRANNUM R I, et al. A technique for long term decompression of large mandibular cysts. J Oral Maxillofac Surg, 2012, 70(4): 856-859.

五、病例 5　减压术联合根管治疗治疗大面积根尖周囊肿样病变

根尖周囊肿样病变是颌骨囊性病变的常见类型，目前常规的治疗方式为根管治疗，必要时行囊肿刮除术及根尖切除术。对于波及多个牙位的大型根尖周囊肿样病变，外科刮除术常易损伤邻牙及邻近重要解剖结构等并发症。在现代微创外科理念的指导下，开窗减压术（decompression）联合根管治疗逐渐应用于大型根尖周囊肿样病变的治疗中，并取得了较好的效果。

第一次就诊　**牙体牙髓科**　2018 年 9 月 9 日

【基本信息】

患者，34 岁，男性。

【主诉】

上颌前牙肿胀不适 1 年余。

【病史】

患者 3 年前曾于外院行上颌前牙牙冠修复，近 1 年余自觉上颌前牙肿胀不适，咬食物时疼痛，无明显自发痛。一周前在我院修复科检查后诊断为上颌前牙根尖周炎，已行拆冠及临时冠修复，并转诊牙体牙髓科。否认全身系统性病史及食物、药物过敏史。

【检查】

1. 口内检查　11、21、22 临时冠，龈缘红肿，牙周袋深度 3mm，叩诊疼痛。11、21、22 拆除临时冠，电活力测试均无反应，叩诊疼痛，无松动。12 腭侧白色充填体，边缘密合，未见明显继发龋，叩诊疼痛，无松动，电活力测试无反应。13、23 及 24 牙冠完整，叩诊无不适，无松动，电活力测试正常（同对侧牙）。22—24 根尖区膨隆，触之有乒乓球样弹性感（图 3-2-5-1A）。

2. 影像学检查　口腔全景片示，11、21、22 均未行 RCT，21 根尖阴影，22 根尖区大面积椭圆形透射影，波及 21 及 23 根尖，外围可见致密硬化白线，22、23 根尖轻度吸收。12 已行 RCT，根充欠密合，根尖周低密度影（图 3-2-5-1B）。

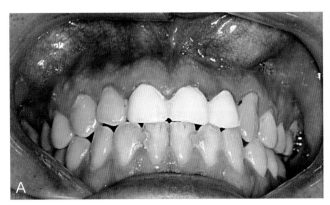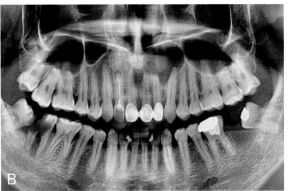

图 3-2-5-1　术前口内照及口腔全景片

【诊断】

1. 11 及 21 慢性根尖周炎。

2. 22 根尖周囊肿样病变。

3. 12 根管治疗后疾病。

【治疗】

橡皮障隔离下行 11、21、22 腭侧开髓，DOM 下探及单根管，根尖定位仪测得 21 工作长度 20mm，11 及 22 工作长度 19mm，22 根管大量淡黄色液体涌出，机用镍钛器械根备至 45#，2.6% NaClO 与 17% EDTA 冲洗根管，超声荡洗，封入氢氧化钙糊剂，流动树脂暂封。

医嘱：CBCT 后制订后续治疗方案，评估指标如下。

1. 测量 22 根尖区透射影的大小并明确其周围骨质破坏程度及范围。

2. 明确 11、21 根尖间透射影破坏范围。

多学科诊疗讨论 2018 年 9 月 10 日

【讨论目的】

确定 22 根尖周囊肿样病变治疗方案。

【参与科室】

口腔颌面医学影像科、牙体牙髓科、口腔颌面外科、修复科。

【讨论意见】

1. 口腔颌面医学影像科 CBCT 显示 22 根尖区见一类椭圆形骨密度减低影，大小约 20.8mm×14.9mm×20.1mm，边界清晰，外围可见致密硬化白线。病变膨胀明显，局部颊、腭侧骨密质吸收破坏，其向上致局部鼻底骨质吸收，左侧上颌窦底壁受压上抬（图 3-2-5-2A～图 3-2-5-2C）。21 根尖区见小范围骨密度减低影，边界清晰，大小约 8.1mm×4.9mm×8.1mm，病变向右累及 11 牙根近中侧（图 3-2-5-2D）。12 根尖区见小范围骨密度减低影。

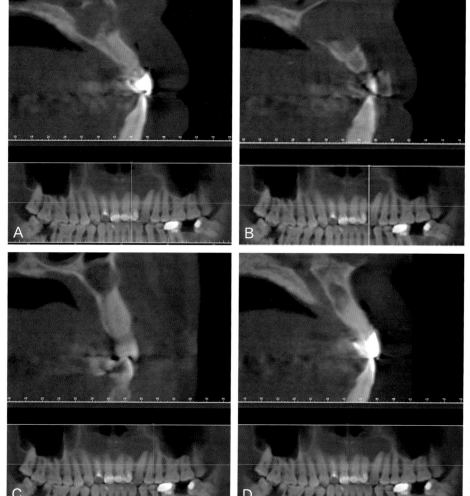

图 3-2-5-2 术前 CBCT 检查

A. 22 根尖区冠状面示局部颊侧骨密质、鼻底骨质吸收 B. 22、23 根尖间冠状面示大面积骨质破坏，局部颊、腭侧骨密质吸收 C. 24 根尖区冠状面示局部颊侧骨密质吸收 D. 11、21 根尖冠状面示 21 根尖病损累及 11 牙根近中侧

2. 口腔颌面外科 考虑 22 根尖周囊肿样性病损范围较大，建议采用开窗减压联合 RCT，治疗后观察，若根尖周病损无明显改变，则考虑行根尖手术。

3. 牙体牙髓科 依据电活力测试的结果及影像学资料，完成 11、21、22 根管治疗，并对 12 进行根管再治疗，对于 13、23 及 24 进行观察。

4. 口腔修复科 待 12、11、21、22 根尖周病变控制后，重行冠修复。

【结论】

与患者沟通，知情同意后确定治疗方案。

1. 11、21 根管治疗。

2. 12 根管再治疗。

3. 22 根管治疗联合开窗减压术，术后观察，必要时行根尖手术。

第二次就诊 **牙体牙髓科** 2018 年 9 月 27 日

【主诉】

上颌前牙仍肿胀。

【检查】

11—22 临时冠，11、21、22 腭侧白色暂封物，叩诊疼痛，无松动，22 颊侧黏膜红肿。

【治疗】

12—23 橡皮障隔离，12 去除腭侧充填体，去除根管内容物，根尖定位仪测得 12 工作长度 19mm，机用镍钛器械根备至 45#，2.6% NaClO 与 17% EDTA 冲洗根管，超声荡洗，封入氢氧化钙糊剂，流动树脂暂封。11 及 21 去暂封物，2.6% NaClO 与 17% EDTA 冲洗根管，超声荡洗，封入氢氧化钙糊剂。

22 去除暂封，DOM 下 2.6% NaClO 与生理盐水冲洗根管，超声荡洗，22 根管内大量渗液，无法干燥，22 封入氢氧化钙糊剂，流动树脂暂封。

制备减压管，利多卡因局麻下，用 15 号刀片在 22 根尖区做穿过骨膜抵达骨面的垂直切口，插入减压管，缝合固定。嘱一周后复诊拆线。

第三次就诊 **牙体牙髓科** 2018 年 9 月 30 日

【主诉】

有淡黄色液体自管中流出。

【检查】

12 腭侧暂封，11、21、22 临时冠，叩诊无痛，无松动，导管及缝线周围黏膜稍红肿（图 3-2-5-3）。

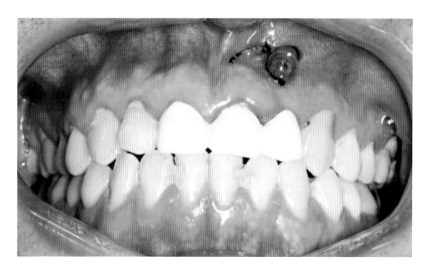

图 3-2-5-3　22 根尖周囊肿性病变开窗减压术后一周

【治疗】

拆除减压管缝线。嘱一天两次对开窗口进行有效冲洗，嘱复诊。

第四次～第十次就诊　**牙体牙髓科**　2018 年 10 月 24 日—2019 年 8 月 2 日

【主诉】

上颌前牙肿胀感逐渐减轻，有淡黄色液体自管中流出。

【检查】

1. 口内检查　12 腭侧暂封，11、21、22 临时冠，叩诊无不适，无松动。减压管周围黏膜未见红肿。

2. 影像学检查　全景片及根尖片示 21、22 根尖透射影均明显缩小。周围出现新生骨小梁，根管中见少量糊剂（图 3-2-5-4A ～图 3-2-5-4D）。

【治疗】

12—23 橡皮障隔离，12、11、21、22 去腭侧暂封，DOM 下 2.6% NaClO 与生理盐水冲洗根管，超声荡洗，封入氢氧化钙糊剂，流动树脂暂封。

医嘱：一天两次对开窗口进行有效冲洗，嘱复查。

第十一次就诊　**牙体牙髓科**　2019 年 8 月 16 日

【主诉】

上颌前牙肿胀感消失，未见黄色液体自导管口流出。

【检查】

12 腭侧暂封，11、21、22 临时冠，减压管周围黏膜未见红肿。

【治疗】

12—23橡皮障隔离，12—22去除暂封，DOM下2.6% NaClO与生理盐水冲洗根管，超声荡洗，根管均可完全干燥，环氧树脂型根充糊剂结合热牙胶根管充填，流动树脂充填，去除减压管。根尖X线片示12、11、21、22根管恰填（图3-2-5-4E）。

第十二次就诊 **修复科** 2019年10月16日

【主诉】

上颌前牙无明显不适。

【检查】

1. 口内检查 11、21、22临时冠，无叩诊，无松动，黏膜色正常。

2. 影像学检查 根尖片示22根尖透射影缩小（图3-2-5-4F）。

【治疗】

11、21、22桩冠修复，12冠修复，嘱勿咬硬物、不适随诊、定期复查。

第十三次就诊 **牙体牙髓科** 2020年12月29日

【主诉】

上颌前牙无明显不适。

【检查】

1. 口内检查 12—22全瓷冠修复，边缘密合，无叩诊不适、无松动。牙龈色泽正常（图3-2-5-5）。

2. 影像学检查 口腔全景片及根尖片示12—22根管恰填，21及22根尖透射影明显缩小（图3-2-5-4G、图3-2-5-4H）。嘱勿咬硬物，不适随诊。

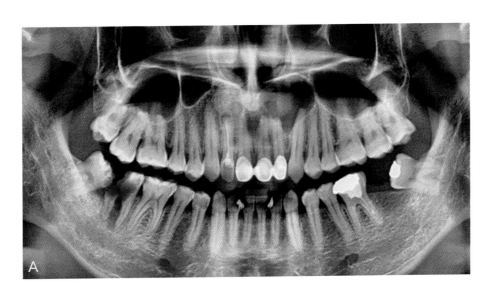

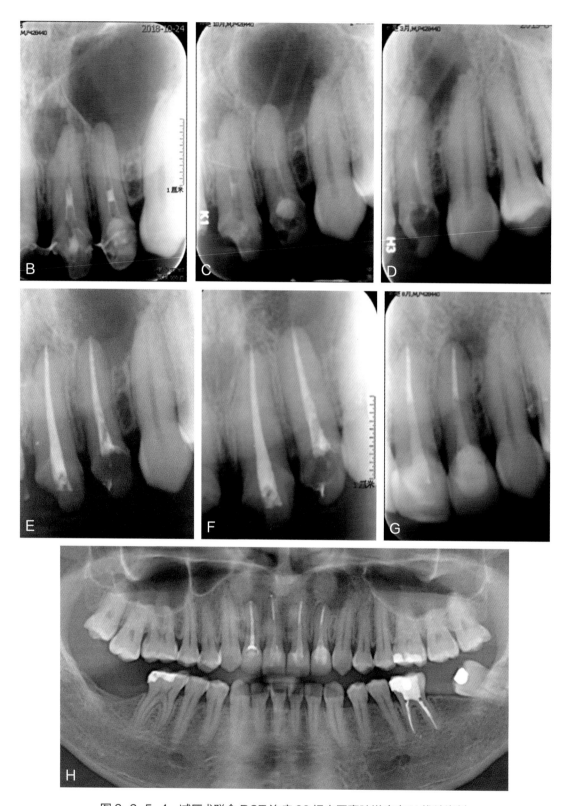

图 3-2-5-4 减压术联合 RCT 治疗 22 根尖周囊肿样病变 X 线片资料

A. 术前全景片　B. 22 根尖开窗术后 1 个月根尖片　C. 22 根尖开窗术后 5 个月根尖片　D. 22 根尖开窗术后 10 个月根尖片　E. 22 根充术后即刻根尖片　F. 22 根充术后 2 个月根尖片　G. 22 根充术后 16 个月根尖片　H. 22 根充术后 16 个月全景片

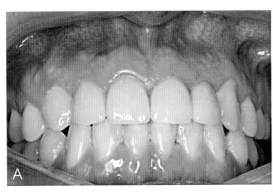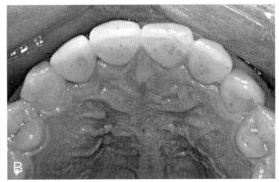

图 3-2-5-5　术后口内照

A. 12—22 冠修复后唇面照　B. 12—22 冠修复后腭面照

【多学科分析】

1. 开窗减压术在颌骨囊性病变中的原理和作用（中山大学附属口腔医院颌面外科，王成教授）　减压术（decompression）或袋形术（marsupialization）目前广泛应用于治疗颌骨囊性病变，包括牙源性角化囊肿、单囊型成釉细胞瘤、牙源性囊肿等。其原理是在囊腔与口腔之间保持一个开口，使得囊液引流通畅，释放囊腔内压力，为囊肿邻近骨质的再生创造条件，从而使病损范围缩小甚至消失。

颌骨囊性病变减压术和袋形术是原理相同的一类术式，不同之处在于手术方法。减压术在去除部分囊壁后，利用塞治器或引流管等装置以避免开窗口的闭合；而袋形术则是将囊壁与口腔黏膜缝合，使囊腔与口腔相通，不强调塞治器的制作。开窗减压术最早于 1892 年由 Partsch 提出，与刮除术相比，减压术不易引发感染的优点使其在没有抗生素的 20 世纪上半叶成为治疗主流。21 世纪初，开窗减压术再次受到科研人员的关注。相比于刮除术和切除术，开窗减压术能更好地降低牙源性角化囊肿的复发率，是治疗牙源性角化囊肿更好的方法。此外，开窗术在治疗单囊型成釉细胞瘤方面也取得了一定的疗效。在一项系统性回顾研究中发现开窗减压术能不同程度地缩小单囊型成釉细胞瘤的范围，有 3 例甚至完全消失。即使囊肿未完全消失，行二期手术也能达到减小创面、保护邻近解剖结构的目的。Liang 等对波及下牙槽神经的牙源性角化囊性瘤、成釉细胞瘤及含牙囊肿行开窗引流术，囊肿波及的绝大多数牙（96.9%）恢复了牙髓活力，反映了下牙槽神经功能得以修复。

2. 根尖周囊肿样病变的综合治疗（中山大学附属口腔医院牙体牙髓科，胡晓莉教授）囊肿样根尖周病变一般无明显症状，患者往往在出现颊侧瘘管或自觉前牙变色后才前往就诊，此时的囊肿已波及邻牙根尖，骨质破坏也较为严重。单纯根管治疗难以使囊肿消失，并且存在根管难以干燥、无法进行严密根管充填等问题，而囊肿刮除术可能给患者带来手术并发症。此种情况下，可将减压术应用于根尖周炎所致囊肿样病变，形成根管治疗术、开窗减压术、刮除术三者相结合的综合治疗策略。

基于微创外科的理念，开窗减压术已被应用于根尖周囊肿的治疗中，目前已有不少临床研究发表。Rodrigues 等对 9 例根尖周囊肿患者进行了 6~10 个月开窗减压，囊肿体积减小了 10%~81%。Oliveros-Lopez 等对 15 例平均大小为 274.09mm^2 的根尖周囊肿行开窗减压术，观察发现囊肿平均每月缩小 13.79mm^2，平均开窗时间 6.73 个月，不同性别、不同年龄段的人群开窗减压术后囊肿缩小的速度比较差异无统计学意义。Kubota 等对 18 例根尖周囊肿行开窗减压术取得了较好的疗效，并发现囊肿缩小的速度与囊肿的初始大小成正相关。Martin 利用开窗减压术成功治愈了 1 例波及 11、12、13 的大型根尖周囊肿。术前 11 根管治疗后 3 个月颊侧瘘管仍然存在，行开窗减压术后 8 周，瘘口几乎完全愈合，随访 2 年 X 线检查示根尖区骨质恢复良好，12 和 13 牙髓活力正常。Balaji 对 1 例双侧上颌前牙区两个大小分别为（3×4）cm^2 和（4.5×5）cm^2 的根尖周囊肿患者进行开窗减压引流，术后 7 周，囊肿区颊腭侧肿胀明显缓解，1 年后复查 X 线片显示根尖周透射影基本消失。以上研究认为通过开窗术可成功治愈部分大型根尖周囊肿，Ⅱ 期刮除术并非必须。

根尖周囊肿属于炎症性颌骨囊肿，开窗减压术的适应证较为广泛，归纳如下：①单纯根管治疗无法使囊肿消失或由于根管钙化无法行根管治疗；②囊肿波及邻牙，需避免损伤邻牙活力；③囊肿发生于混合牙列并波及恒牙胚，需避免损伤恒牙胚；④合并其他疾病不能耐受刮除手术的患者。

3. 开窗减压术的应用时机及持续时间（中山大学附属口腔医院牙体牙髓科，胡晓莉教授）　根尖囊性病变开窗减压术应用时机如下：①根管治疗中如遇囊液多无法干燥根管，通过减压术（多采用开窗减压，部分也可抽吸减压）充分引流囊液便于根管干燥，提高了根管充填的严密性及根管治疗成功率；②根管治疗后根尖周阴影未见缩小可先行减压术，若开窗减压术成功使囊腔缩小并消失，则无需行刮除术；若疗效不佳需行刮治术，能起到减小创面、保护邻近解剖结构的目的。这样的综合治疗策略较常规治疗更为保守，也能达到很好的疗效。

对于根尖周囊肿样病变开窗持续时间，目前尚无统一定论，一般认为有以下指征时可移除引流装置：①囊液引流明显减少，囊腔缩小程度可观；②患者自觉肿胀不适等症状显著缓解或消失；③X 线片示囊肿周围新生骨小梁形成。在病例中，患者不适症状缓解、引流量减少，根管完全干燥可视为减压管移除指征。

当根尖周囊肿样病变较大，渗液较多，根管内无法干燥时，可考虑行开窗减压术，待囊腔缩小、根管可干燥后再行根管充填，提高根充的严密性。目前认为减压术联合 RCT 是治疗根尖周囊肿样病变的有效方法，具有微创、可避免外科刮治术所致并发症等优点，并能为二期手术提供有利条件。

（胡晓莉）

参考文献

1. 黄紫荆，胡晓莉. 减压术在根尖周囊肿治疗中的应用进展. 口腔医学研究，2019，35（09）：837-840

2. OLIVEROS-LOPEZ L, FERNANDEZ-OLAVARRIA A, TORRES-LAGARES D, et al. Reduction rate by decompression as a treatment of odontogenic cysts. Med Oral Patol Oral Cir Bucal, 2017, 22(5): e643-e650.

3. LIANG Y J, HE W J, ZHENG P B, et al. Inferior alveolar nerve function recovers after decompression of large mandibular cystic lesions. Oral Dis, 2015, 21(5): 674-678.

4. RODRIGUES J T, DOS SANTOS ANTUNES H, ARMADA L, et al. Influence of surgical decompression on the expression of inflammatory and tissue repair biomarkers in periapical cysts. Oral Surg Oral Med Oral Pathol Oral Radiol, 2017, 124(6): 561-567.

5. KUBOTA Y, IMAJO I, ITONAGA R, et al. Effects of the patient's age and the size of the primary lesion on the Speed of shrinkage after marsupialisation of keratocystic odontogenic tumours, dentigerous cysts, and radicular cysts. Brit J Oral Max Surg, 2013, 51(4): 358-362.

6. MARTIN S A. Conventional endodontic therapy of upper central incisor combined with cyst decompression: a case report. J Endod, 2007, 33(6): 753-757.

7. BALAJI T S. Management of infected radicular cyst by surgical decompression. J Conserv Dent, 2010, 13(3): 159-161.

8. TIAN F C, BERGERON B E, KALATHINGAL S, et al. Management of large radicular lesions using decompression: a case series and review of the literature. J Endod, 2019, 45(5): 651-659.

9. VALOIS C R, COSTA-JUNIOR E D. Periapical cyst repair after nonsurgical endodontic therapy - case report. Braz Dental J, 2005, 16: 254-258.

10. SOARES J, SANTOS S, SILVEIRA F, et al. Nonsurgical treatment of extensive cyst-like periapical lesion of endodontic origin. Int Endod J，2006, 39: 566-575.

六、病例 6　右上颌鼻旁牙源性皮瘘的鉴别诊断和治疗策略解析

牙源性皮瘘是由于牙源性根尖周慢性感染未得到有效控制，导致炎症穿破骨板和皮肤所形成的皮肤瘘道。该类患者面部皮肤病损的临床表现无明显特异性，易与皮肤脓肿、囊肿样物、瘢痕、溃疡等混淆，同时牙源性皮瘘患者常自述无明显牙痛等临床症状，会忽略牙痛史及牙外伤史，多就诊于皮肤科、耳鼻咽喉头颈外科等科室，导致临床医师误诊，若不仔细询问病史并进行系统检查易延误治疗时机，进行不必要的外科手术治疗、活检及抗生素治疗，可能会形成颌面部疤痕，给患者的身心健康造成伤害。对于面部牙源性皮瘘，正确诊断是临床治疗的关键，需要多学科联合会诊，防止误诊误治的发生，对全面治愈和防止复发具有重要意义。

第一次就诊　**牙体牙髓科**　2021年1月12日

【基本信息】

患者，21岁，男性。

【主诉】

右侧鼻旁面部皮肤破溃流脓2个月。

【病史】

患者2个月前因右侧鼻旁面部皮肤破溃反复流脓于外院耳鼻咽喉头颈外科就诊，诊断为鼻旁肿物行外科切除术及抗生素治疗，后皮肤破溃流脓复发持续不愈，耳鼻咽喉头颈外科建议转诊口腔医院而就诊我科。否认外伤史，否认全身系统性疾病与药物过敏史等。

【检查】

1. 颌面部检查　右侧面部近鼻侧约5cm长疤痕组织，近右侧鼻翼处皮肤表面散在脓痂，表面渗液，挤压有脓性分泌物，周边皮肤充血红肿（图3-2-6-1A）。

2. 口内检查　口腔卫生不佳，右侧咬合水平线偏斜，右侧前牙前庭沟黏膜皱襞处水平切口疤痕，触诊呈条索状增生，压痛明显。13近中唇侧邻面中龋，舌侧未见明显龋坏及折裂纹，叩诊（+），无松动，未探及牙周袋（图3-2-6-1B～图3-2-6-1E）。电活力测试13无活力，对照牙14、12、11均有活力。

3. 影像学检查　全景片示右侧上颌牙列偏斜，左右上下智齿阻生，13长牙根，根尖周骨质低密度阴影向鼻底和鼻窦区延伸（图3-2-6-1F）。13根尖片示13牙冠近中邻面中龋，牙根较长，根管粗大，根尖周低密度阴影，边界不清（图3-2-6-1G）。

【诊断】

1. 右侧鼻旁皮瘘。

2. 13慢性根尖周炎。

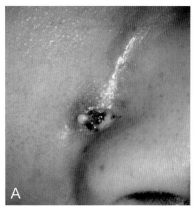
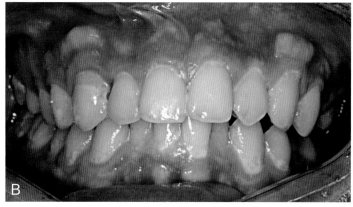

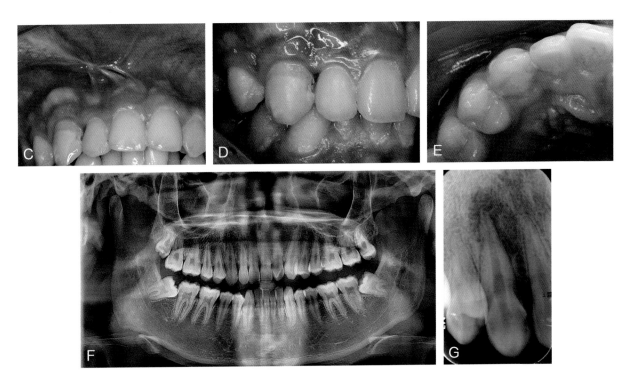

图 3-2-6-1 术前检查资料

A. 术前面部照 B. 术前口内照 C. 原耳鼻咽喉头颈外科手术疤痕 D. 术前 13 唇面照示唇侧近中邻面中龋 E. 术前 13 舌面照 F. 全景片 G. 术前 13 根尖片

【诊疗计划】

1. 13 行 CBCT 检查 评估指标如下：测量 13 牙长，根尖周牙槽骨破坏范围，是否穿通骨壁到达鼻旁部位。

2. 根据 CBCT 结果制订后续诊疗方案。

多学科诊疗讨论 2021 年 1 月 19 日

【讨论目的】

确定右侧面部鼻旁皮瘘诊断和治疗方案。

【参与科室】

口腔颌面医学影像科、口腔颌面外科、牙体牙髓科。

【讨论意见】

1. 口腔颌面医学影像科 CBCT 显示 13 牙冠近中邻面见一凹陷状缺损，13 牙根较长，牙尖至根尖孔长度达 30.25mm，根尖周骨质吸收，病变大小约 6.8mm × 7.8mm × 15.8mm，边界清晰，边缘毛糙，周围骨质增生硬化，病变上方唇侧骨密质局部吸收中断（图 3-2-6-2A ~ 图 3-2-6-2E）。根据影像学特征诊断为 13 慢性根尖周炎。

2. 口腔颌面外科 右侧面部和口内黏膜皱襞因耳鼻咽喉头颈外科手术后余留疤痕，

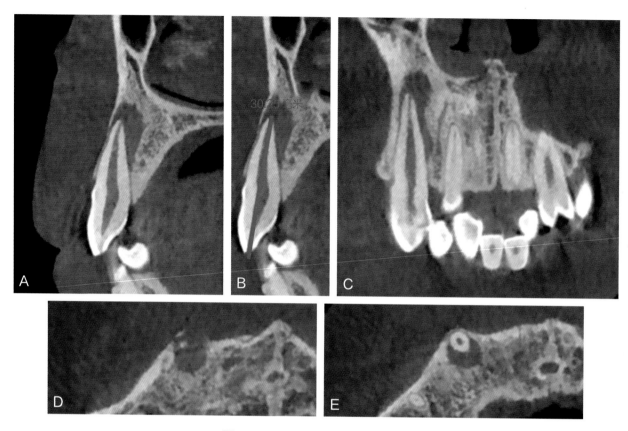

图 3-2-6-2　13 术前 CBCT 检查

A. 术前 CBCT 矢状位　B. 术前 CBCT 矢状位示 13 根长 30.25mm　C. 术前 CBCT 冠状位　D. 术前 CBCT 轴位根尖段　E. 术前 CBCT 轴位根中下 1/3 段

导致皮瘘来源不明，面部检查右侧鼻翼旁皮肤破溃溢脓，触诊疤痕呈条索状与口内黏膜疤痕连通。颌面部皮瘘可分为先天性发育缺陷导致的瘘道和后天其他因素导致的皮肤瘘道，如面部皮肤感染、外伤，以及牙源性皮瘘等，目前尚无法确定该病例皮瘘病因，但可排除先天性发育缺陷，而患者体格较瘦皮肤较薄，13 牙长 30.25mm 根尖距离目前皮瘘的位置较近，也有可能是 13 牙源性病损感染突破了筋膜层，在上唇方肌的肌肉及肌肉筋膜的引导下走行至面部鼻翼旁皮肤，建议治疗的主要目标是先控制 13 根尖周炎后复查以明确面部皮瘘是否为牙源性病变。

3. **牙体牙髓科**　13 牙髓电活力测试无活力，根尖片显示根尖周骨质吸收呈现为根尖周炎的影像学表现，但 13 根尖周炎症感染的病因仍需探讨。目前询问病史患者并无外伤史，临床检查上颌牙列仅有 13 唇侧近中邻面探及中龋，其余牙体未见龋坏及牙体缺损，牙周检查也无异常，因患者为 21 岁较为年轻，13 髓腔较大髓角较高，13 邻面中龋是否为该牙根尖周炎的病因尚未确定。此外该牙长 30.25mm 且髓腔较大，根管治疗时能否彻底清理髓腔和根管内的感染以及根管的严密充填将成为治疗的重点和难点，可采用激光辅助根管荡洗和根管消毒以增强根管预备清理效果，如根管治疗后复查仍然无法消除炎症则还需考虑行 13 显微根尖手术治疗。

【结论】

经讨论形成两种治疗方案，将与患者沟通，知情同意后确定治疗方案。

1. 13 根管治疗后树脂充填修复。

2. 13 定期复查，有必要时行显微根尖手术探查。

第二次就诊 牙体牙髓科 2021年1月21日

【主诉】

右侧鼻旁面部皮瘘复诊。

【检查】

右侧面部鼻旁皮瘘未见变化，13 检查同前，未探及牙周袋，无叩痛，无松动。

【治疗方案】

告知患者先行 13 根管治疗和复查后根尖手术两种方案，以及相应的疗程、预后、风险及费用等，患者知情，选择 13 根管治疗。

【治疗】

13 橡皮障隔离（图 3-2-6-3A），DOM 下行 13 唇侧近中邻面去腐，舌侧开髓揭顶，探查髓腔内牙髓已坏死，探及粗大根管，15#IAF 初尖锉定位工作长度 WL 长 30mm，加长镍钛锉预备至 35#/06，每更换一支锉以 3% NaClO 与生理盐水交替冲洗。35#MAF 主尖锉根尖片显示工作长度 30mm（图 3-2-6-4B），3% NaClO 与 17% EDTA 和 Er:YAG 激光荡洗髓腔 3 次各 30 秒（图 3-2-6-3B），Er:YAG 激光能量 20mJ，频率 15Hz，功率 0.30W。激光荡洗后以纸尖干燥根管，封氢氧化钙糊剂，置干棉球后氧化锌暂封。

第三次就诊 牙体牙髓科 2021年2月4日

【主诉】

2 周后复诊诉右侧面部皮瘘溢脓减少。

【检查】

右侧面部鼻旁皮瘘表面结痂，挤压无脓液溢出，周围皮肤轻微红肿硬化（图 3-2-6-5B）。口内检查 13 暂封完整，唇侧黏膜未探及牙周袋，无叩痛，无松动。

【治疗】

13 橡皮障隔离，DOM 下去除 13 暂封材料，3% NaClO 与生理盐水交替冲洗，根管内无明显渗出，35#/06 牙胶尖试尖片显示根尖段牙胶尖就位（图 3-2-6-4C）。3% NaClO 与 17% EDTA 交替冲洗和 Er:YAG 激光荡洗髓腔 3 次各 30 秒，Er:YAG 激光能量 20mJ，频率 15Hz，功率 0.30W。Er:YAG 激光荡洗后以纸尖干燥根管，Nd:YAG 激光消毒根管，频率 15Hz，功率 1.50W，光纤长度 30mm，以 2mm/ 秒速度从距离根尖 1mm 处螺旋上升至根管口（图 3-2-6-3C）。根管内注射生物陶瓷糊剂，单尖充填根管。超声清理髓腔，干燥，粘接，树脂充填，调𬌗，抛光。根尖片示根充糊剂少许超填（图 3-2-6-4D）。嘱 3 个月后复诊，评估皮瘘是否愈合，告知患者存在根尖手术治疗可能。

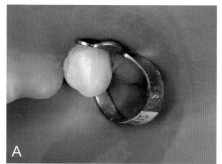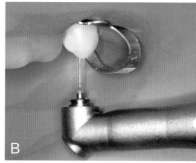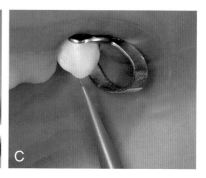

图 3-2-6-3　13 激光辅助根管治疗过程
A. 13 橡皮障隔离　　B. Er:YAG 激光荡洗　　C. Nd: YAG 激光消毒

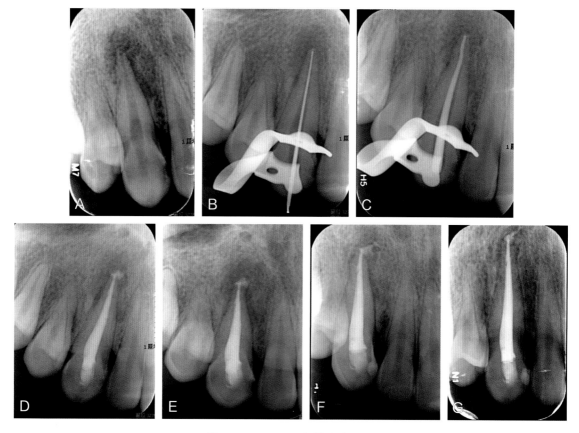

图 3-2-6-4　13 根管治疗过程
A. 术前根尖片　B. 35#MAF 主尖锉根尖片　C. 30#/06 主牙胶尖试尖片　D. 根充片　E. 1 个月复查根尖片　F. 4 个月复查根尖片　G. 10 个月复查根尖片

第四次就诊 **牙体牙髓科**　2021年6月8日

【主诉】

4个月后复查诉右侧面部皮瘘愈合。

【检查】

1. 颌面部检查　右侧面部鼻旁皮肤已无溢脓，遗留瘢痕组织增生呈条索状（图3-2-6-5C、图3-2-6-5E）。

2. 口内检查　13充填物完整，牙龈黏膜无异常，窦道愈合，未探及牙周袋，无叩痛，无松动。

3. 影像学检查　13根尖片示根尖周低密度阴影较前缩小，根尖周骨密度增高（图3-2-6-4F）。建议继续观察3个月后复诊，如瘢痕组织影响外观则需考虑美容修复。

皮瘘已愈合故修正最终诊断。

【最终诊断】

1. 右侧鼻旁牙源性皮瘘。

2. 13慢性根尖周炎。

第五次就诊 **牙体牙髓科**　2021年12月6日

【主诉】

根管治疗后10个月复查诉右侧面部皮瘘愈合。

【检查】

1. 颌面部检查　右侧面部鼻旁皮肤瘢痕组织较前平滑，颜色变淡（图3-2-6-5D～图3-2-6-5F）。

2. 口内检查　13充填物完整，牙龈黏膜无异常，未探及牙周袋，无叩痛，无松动。

3. 影像学检查　13根尖片示根尖周低密度阴影较前缩小，根尖周骨密度增高（图3-2-6-4G）。

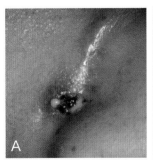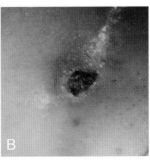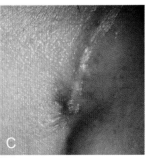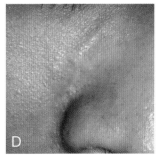

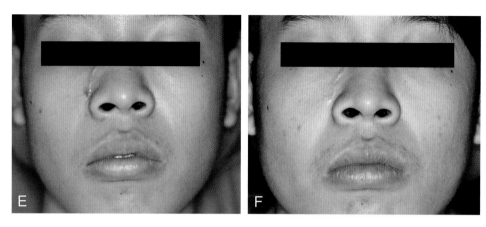

图 3-2-6-5　皮瘘复查照片

A. 术前　B. 封药后 2 周复诊　C. 4 个月复查　D. 10 个月复查　E. 4 个月复查正面照　F. 10 个月复查正面照

【多学科分析】

1. 颌面部皮肤窦道的来源（中山大学附属口腔医院口腔颌面外科，刘志国讲师）　发生于颌面颈部的皮肤瘘道分为两大类，即先天性发育缺陷导致的瘘道（congenital sinus）和后天其他因素导致的皮肤瘘道（acquired sinus）。先天性皮瘘主要是由于发育过程中出现的异常，如胚胎发育时期发育不全而引发的先天性耳前窦道、甲状舌管瘘、鳃裂瘘等。后天获得性面颈部皮肤瘘管的病因多样，可分为面部皮肤的感染、创伤、牙源性面部皮瘘，以及一些特殊细菌的感染如放线菌和结核杆菌等。其中牙源性皮瘘是临床中容易误诊的疾病，患者自觉无牙痛症状时常就诊于皮肤科和耳鼻咽喉头颈外科等科室，易延误治疗时机造成疾病迁延不愈，严重者甚至进行了不必要的外科手术治疗，如本病例形成了颌面部疤痕，给患者的身心健康造成伤害。

牙源性皮瘘病例中，脓性分泌物自病原牙沿着根尖周组织阻力最小的途径扩散，脓性分泌物的走向取决于肌肉及肌肉筋膜的走行方向，引导脓性分泌物走行至特定区域，其中发挥重要作用的肌肉有下颌舌骨肌、颊肌、咬肌、翼内肌、咽上缩肌等。本病例属于牙源性鼻旁皮瘘，主要与 13 的慢性根尖周炎相关，因该牙长 30mm，根尖邻近上颌薄弱的骨板，其脓性分泌物在上唇方肌引导下突破筋膜层和皮肤故而形成了鼻旁皮瘘。除鼻旁皮瘘外，其余牙源性皮瘘的常见部位还包括下颌角附近，颏部及颊部，有报道在眼内眦、上唇、下颌下区、颈部等部位也有牙源性皮瘘的出现，需要结合临床检查准确判断病原牙。

2. 牙源性皮瘘的影像学特征（中山大学附属口腔医院口腔颌面医学影像科，崔敏毅副教授）　牙源性皮瘘病原牙的准确诊断是该类疾病诊疗的难点，常用的影像学辅助诊断方法是在相应瘘道口内插入可显影的牙胶等诊断丝并拍摄根尖片来探索瘘道的来源，定位患牙牙位。然而也有文献报道称在使用此方法时，虽然牙胶顺延瘘道的方向走行，却可能指向健康牙及非病原牙，从而误导临床医师的判断。本病例中因原手术疤痕增生已形成皮肤和口腔黏膜粘连，也会导致示踪根尖片无法准确定位至病原牙。

由于颌面部解剖结构的复杂性和传统影像技术的局限性，根尖片因图像重叠、变形等因素的制约，常不能显示牙和颌骨的立体细微结构。CBCT 的应用为获取口腔颌面部的多维影像信息提供了更好的方式。其高分辨率提高了图像的精确度，轴位、冠状位、矢状位多角度、多平面的图像可以准确显示牙及牙周硬组织的精细解剖结构。在判断根尖周炎症上，CBCT 的敏感性强于传统根尖片，有研究显示根尖片对患牙根尖周病变的诊断率只有82.3%，而 CBCT 能达到 100%。有报道使用 CBCT 进行牙源性皮瘘检查的病例，可三维成像组织的解剖结构，准确显示根尖周透射影及颊侧或舌侧骨密质破坏的情况，避免了使用牙胶示踪根尖片产生误诊的可能。本病例中采用 CBCT 影像学检查 13 牙长 30mm，其根尖骨质吸收，周围骨质增生硬化，病变上方唇侧骨密质局部吸收中断，提示面部皮瘘可能为牙源性感染造成。

3. 牙源性皮瘘的临床诊断要点（中山大学附属口腔医院口腔牙体牙髓科，黄湘雅副教授） 在一项为期六年半的研究中分析了 200 位年龄跨度为 11 ~ 77 岁发生颌面颈部皮肤瘘道的患者，并对其病史、临床表现、影像学及实验室检查等进行总结，结果显示 80%的颌面颈部皮肤瘘管是牙源性的，其病因为根尖周炎、牙源性骨髓炎及智齿冠周炎导致，按年龄分布 82% 为 40 岁以下的青壮年，这一年龄段为龋齿和冠周炎高发年龄，由此提示临床医师要充分重视牙源性皮瘘的诊断，避免误诊误治给患者造成的负担。

牙源性皮瘘的临床诊断要点：①对颌面颈部皮肤病损进行检查时，需要结合病史来判断是否是牙源性的病变；②在对皮瘘周围组织进行触诊可触到一条从病原牙延伸到面颈部皮肤的条索样结构，在触诊过程中可使瘘口排出脓性分泌物，进一步确定瘘道的存在；③采用牙胶示踪拍摄 X 线根尖片的方法确定病原牙，牙胶尖往往指向死髓牙或残根，或外观完好但根尖周炎症明显的全冠修复牙；④有必要对可疑牙及邻近牙进行牙髓活力测试，尤其有外伤史的患牙，以防漏诊；⑤有条件可对瘘道分泌物进行细菌微生物培养，以排除一些特异性感染如放线菌或结核杆菌等；⑥瘘道位于黏膜或皮肤取决于多种因素，如患牙的解剖结构，肌肉及筋膜在颌骨的附着位点等。一般而言，若上颌病原牙根尖位置高于肌肉的附着位点或下颌的患牙根尖位置低于肌肉的附着位点，则更易出现皮瘘。

本病例右侧鼻旁皮瘘疤痕条索与口内黏膜疤痕连通，邻近牙中 13 牙电活力测试无活力，13 根尖片显示根尖周骨质吸收呈现为根尖周炎的影像学表现，尤其是牙长 30mm 已接近鼻唇沟部位，CBCT 显示病变上方唇侧骨密质局部吸收中断，故而推断 13 牙为皮瘘的病原牙。经 13 根管治疗后复查皮瘘溢脓逐渐减少并愈合可明确最终诊断为 13 慢性根尖周炎来源的鼻旁皮瘘。但 13 临床检查仅存在唇侧近中邻面中龋，推断导致慢性根尖周炎的病因是患者为 21 岁年轻恒牙，13 牙髓腔宽大髓角较高，中龋坏死达牙本质层，有研究观察细菌侵入牙本质后的病理组织切片显示龋病损害的前沿产生脱矿，微生物可渗透至牙本质小管内，进而通过牙髓牙本质复合体扩散至髓腔造成牙髓慢性感染坏死，本病例引起慢性根尖周炎并最终形成面部鼻旁皮瘘，因此容易造成误诊误治。

4. 长牙根患牙慢性根尖周炎的根管治疗策略（中山大学附属口腔医院口腔牙体牙髓科，黄湘雅副教授）　13 长 30mm 且髓腔根管较粗大，能否彻底清理髓腔和根管内的感染以及根管的严密充填是根管治疗的重点和难点。激光具有热效应、压力效应、较强穿透力等特点，可作为根管荡洗和根管消毒的有效辅助手段。有研究发现细菌可以侵犯牙本质小管内深达 1 100μm，常规根管冲洗液仅能渗透至牙本质小管内 100μm，如果化学冲洗剂作用于牙本质小管的范围达不到细菌侵入牙本质小管的深度时则难以彻底清除根管系统中的顽固感染。YAG 激光的波长可达 1 064nm，由于其较少被水吸收，所以可以穿透到达组织深处，有实验证明 YAG 激光可作用于定植在牙本质小管内深达 1 000μm 的细菌，推测其机理为釉柱及牙本质小管起到光纤的作用，因此可以将激光光束传播至牙本质小管深部，其次是激光的热效应破坏了细菌结构使其死亡。Nd:YAG 激光的应用可以提高杀菌效率，渗透性更佳，可有效地进行根管清理，用于根管消毒的脉冲模式也会减少对牙周膜细胞的热损伤，避免了 NaClO 等化学冲洗对黏膜组织的损伤。

该患牙根管充填的难点在于超长牙根 30mm 根尖段的严密封闭，常规热垂直加压技术由于器械长度的限制无法达到根尖区，因此采用了生物陶瓷类（bioceramic，BC）糊剂注射入髓腔与 Bio GP 牙胶尖单尖充填法进行根管充填。BC 类糊剂具有良好的生物活性，在固化过程中可出现膨胀，克服了传统封闭剂的收缩问题。由于牙本质中含有 20% 的水分且复杂的解剖结构难以完全干燥，BC 材料的亲水性在根管的湿润环境中更有利于其固化。而当 BC 糊剂还没有固化的时候，由于水化反应使 pH 高于 12，还可产生类似于氢氧化钙的抑菌作用。BC 糊剂的颗粒体积（＜1μm）远小于 MTA（5.3μm），也小于牙本质小管的直径（2 ~ 3.2μm），所以 BC 糊剂能渗透进入牙本质小管深达 2mm，从而提供更好的密封性。对于该超长根管的充填采用了 BC 糊剂单尖充填技术，牙胶尖的作用类似于活塞，利用液压的产生使糊剂能更好地进入超长根管的根尖区、不规则解剖区域和一些侧支根管内。根充片显示粗大髓腔和根管均充填严密，复查后可见根尖周骨质愈合，证实根管治疗达到了良好治疗效果。

（黄湘雅）

参考文献

1. MITTAL N, GUPTA P. Management of extra oral sinus cases: a clinical dilemma. J Endod, 2004, 30(7): 541-547.

2. KISHORE K R, DEVIREDDY S K, GALI R S, et al. Cutaneous sinuses of cervicofacial region: a clinical study of 200 cases. J Maxillofac Oral Surg, 2012, 11(4): 411-415.

3. GUEVARA-GUTIERREZ E, RIERA-LEAL L, GOMEZ-MARTINEZ M, et al. Odontogenic cutaneous fistulas: clinical and epidemiologic characteristics of 75 cases. Int J Dermatol, 2015, 54(1): 50-55.

4. PANT R, MARSHALL T L, CROSHER R F. Facial actinomycosis mimicking a desmoid tumour: case report. Br J Oral Maxillofac Surg, 2008, 46(5): 391- 393.

5. CARTER E, CHANDARANA P, DUGGINENI S, et al. Case series of extra pulmonary tuberculosis presenting as facial swelling. Br Dent J, 2015, 218(9): 519-522.

6. GUPTA M, DAS D, KAPUR R, et al. A clinical predicament—diagnosis and differential diagnosis of cutaneous facial sinus tracts of dental origin: a series of case reports. Oral Surg Oral Med Oral Pathol Oral Radiol Endod, 2011, 112(6): e132-e136.

7. ESTRELA C, BUENO M R, LELES C R, et al. Accuracy of cone beam computed tomography and panoramic and periapical radiography for detection of apical periodontitis. J Endod, 2008, 34(3): 273-279.

8. BERUTTI E, MARINI R, ANGERETTI A. Penetration ability of different irrigants into dentinal tubules. J Endod, 1997, 23(12): 725-727.

9. DO Q L, GAUDIN A. The efficiency of the Er: YAG laser and photoninduced photoacoustic streaming (PIPS) as an activation method in endodontic irrigation: a literature review. J Lasers Med Sci, 2020, 11(3): 316-334.

10. TROPE M, BUNES A, DEBELIAN G. Root filling materials and techniques: bioceramics a new hope？ Endodontic Topics, 2015, 32: 86-96.

七、病例 7　左下颌牙源性皮瘘的诊疗

牙源性皮瘘是由慢性根尖周炎诱发牙槽脓肿进一步发展，累及皮肤形成瘘口或炎症性结节的疾病。常发生于青少年，患牙多无明显症状，若错误诊断或不及时治疗，可能导致瘘口经久不愈，形成瘢痕，影响美观。

第一次就诊　牙体牙髓科　2019 年 2 月 27 日

【基本信息】

患者，女，23 岁。

【主诉】

左侧颏部疤痕 1 年余，左侧颏部皮肤红肿 2 个月余。

【病史】

患者于 2018 年 11 月曾因左颏部肿块于外院皮肤科行激光切除，一直未愈。后于 2019 年 2 月因左颏部肉芽肿块于外院再次手术，行"左颏部病灶探查切除术和任意皮瓣成形术"，仍未痊愈，建议于我院就诊。患者否认全身系统性疾病与药物过敏史等。

【检查】

1. 颌面部检查　左侧颏部可见 2cm×3cm 红肿区域（图 3-2-7-1A），周围覆盖痂皮，中央可见一瘘口，有少量脓液渗出。皮损周围皮肤红肿，触诊质硬，压痛。

2. 口内检查　33 牙体完整，无叩痛，无松动，冷测无反应，热测无反应，电活力测试无反应。33 牙龈正常，未探及深牙周袋，周围黏膜正常（图 3-2-7-1B）。于正中、前伸、侧方殆进行咬合检查均未发现早接触点。

3. 影像学检查　根尖片（图 3-2-7-1C）示 33 未行根管治疗，根尖周向下延伸低密度影，边界清晰。全景片（图 3-2-7-1D）示 33 根尖周"葫芦状"低密度影延伸向下颌骨边缘，病变周围骨质正常。

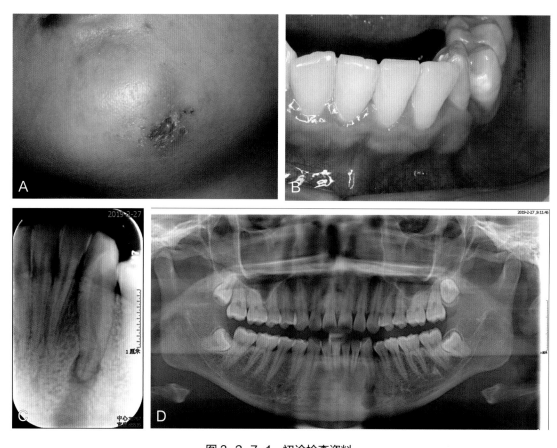

图 3-2-7-1　初诊检查资料

A. 口外照　B. 口内照　C. 33 根尖片　D. 全景片

【诊断】

33 根尖周脓肿。

【诊疗计划】

1. 33 行 CBCT 检查　评估指标如下：根尖周骨质吸收范围，是否穿通骨密质，牙根是否吸收。

2. 根据 CBCT 结果制订后续诊疗方案。

多学科诊疗讨论 2019年2月27日

【讨论目的】

确定 33 治疗方案。

【参与科室】

口腔颌面医学影像科、皮肤科、牙体牙髓科。

【讨论意见】

1. 口腔颌面医学影像科 CBCT 矢状位片（图 3-2-7-2A）显示 33 牙根稍弯曲，根尖周见 "葫芦状" 低密度影，边界清楚，范围约 15.0mm×5.7mm×5.8mm，周围见明显骨质增生硬化，牙根未见吸收。33 颊舌向截面（图 3-2-7-2B）显示 33 根尖唇侧局部骨密质吸收，骨密质穿通。

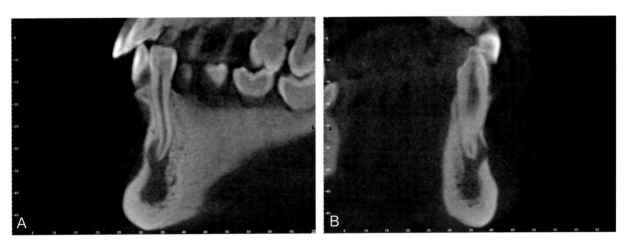

图 3-2-7-2 33 的 CBCT 影像学检查资料

A. 矢状位 B. 33 颊舌向截面

2. 皮肤科 左侧颏部皮肤明显红肿，中央可见不规则溃疡面，大小约 5.0mm×8.0mm，表面有少量脓性分泌物，CBCT 提示感染来源为左侧下颌尖牙，建议牙体牙髓科行根管治疗后观察，若瘘口持续不愈或有瘢痕形成，再于皮肤科治疗。

3. 牙体牙髓科 33 根尖周不规则低密度影，边缘清晰，提示感染来源为 33。建议 33 行根管治疗后观察瘘口是否消失。难点在于能否彻底清除根管内感染并严密封闭。

【结论】

经讨论建议患者 33 行根管治疗，观察瘘口是否闭合。与患者沟通，患者知情同意。

【治疗】

牙体牙髓科。

33 橡皮障隔离，DOM 下开髓揭顶，拔髓无，疏通根管，1% NaClO 与生理盐水交替冲洗，超声荡洗，干燥根管，置入氢氧化钙糊剂，玻璃离子水门汀暂封。约日复诊。

第二次就诊　急诊科　2019 年 2 月 27 日晚

【主诉】

左下颌肿胀 1 日。

【病史】

今日于我院行左下颌前牙治疗后左侧下颌肿胀。

【检查】

左下颌面部肿胀，颏部溃疡面有脓液渗出，皮温正常，无明显波动感。33 暂封存，叩痛（＋），无松动，牙龈色红，扪诊不适。

【治疗】

33 去暂封，疏通根管，生理盐水冲洗，开放根管。左下颏部消毒。

第三次就诊　牙体牙髓科　2019 年 2 月 28 日

【主诉】

左下颌前牙复诊。

【检查】

33 开放，叩痛（±），扪诊痛。左下颏部瘘道少量渗出，周围皮肤红肿。

【治疗】

33 橡皮障隔离，DOM 下 1% NaClO 与生理盐水交替冲洗，探查根管，测工作长度 25.5mm，未见明显渗出，镍钛锉预备至 35#/06，超声荡洗，干燥，置入氢氧化钙糊剂，玻璃离子水门汀暂封。左下颏部消毒。约日复诊。嘱不适随诊。

第四次就诊　牙体牙髓科　2019 年 3 月 28 日

【主诉】

左下颌前牙复诊。

【检查】

左下颏部溃疡呈愈合趋势（图 3-2-7-3A）。33 暂封完整，无叩痛，牙龈正常（图 3-2-7-3B）。

【治疗】

33 橡皮障隔离，DOM 下去暂封，1% NaClO 与生理盐水交替冲洗，去除根管内封药，超声荡洗，纸尖干燥，生物陶瓷糊剂+牙胶单尖充填，玻璃离子水门汀冠方封闭（图3-2-7-3C）。

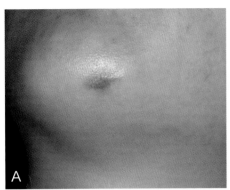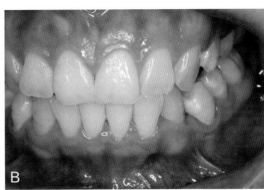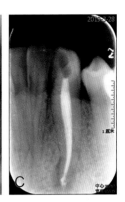

图3-2-7-3 33根管治疗过程资料

A.根管封药后口外照 B.口内颊面照 C.33根管治疗术后即刻根尖片

第五次就诊 **牙体牙髓科** 2019年4月25日

【主诉】

左下颌前牙复诊。

【检查】

左下颏部红肿范围缩小，表面平滑，颜色变淡（图3-2-7-4A）。33暂封完整，无叩痛，无松动，牙龈正常（图3-2-7-4B、图3-2-7-4C）。全景片（图3-2-7-4D）显示33根管充填完好，根尖周低密度影范围缩小。

【治疗】

33去除玻璃离子水门汀暂封，DOM下流动树脂充填，调𬌗，抛光，医嘱。嘱一个月后复诊。

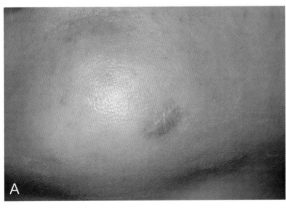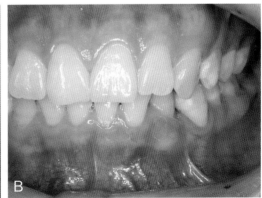

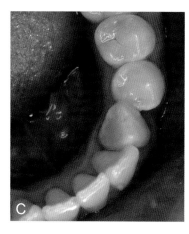
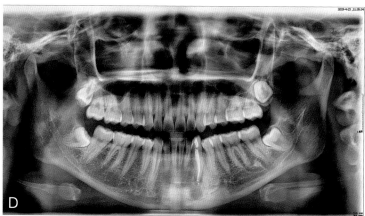

图 3-2-7-4　术后 1 个月复查

A. 口外照　B. 口内颊面照　C. 口内𬌗面照　D. 全景片

第六次就诊　**牙体牙髓科**　2019 年 5 月 31 日

【主诉】

左下颌前牙复诊。

【检查】

33 充填物完整，无叩痛，无松动，牙龈正常。根尖片（图 3-2-7-5）示 33 根管充填完好，根尖周低密度影范围缩小。

第七次就诊　**牙体牙髓科**　2019 年 12 月 26 日

【主诉】

左下颌前牙复诊。

【检查】

左下颏部瘘道消失，皮肤颜色基本恢复正常，表面光滑（图 3-2-7-6A）。33 充填物完整，无叩痛，无松动，牙龈正常（图 3-2-7-6B、C）。根尖片（图 3-2-7-6D）和全景片（图 3-2-7-6E）显示 33 根管充填完好，根尖周低密度影范围较之前更加缩小。

图 3-2-7-5　术后 2 个月复查根尖片

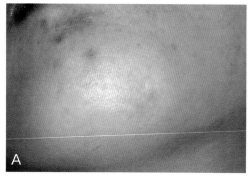
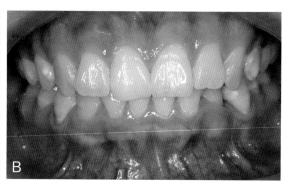

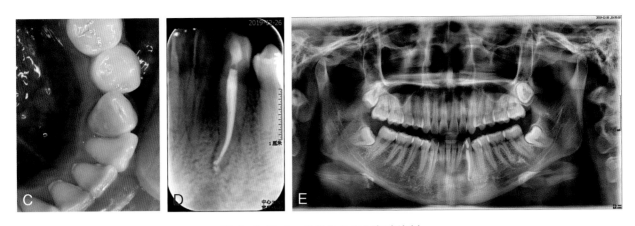

图 3-2-7-6　术后 9 个月后复查资料

A. 口外照　B. 口内颊面照　C. 口内𬌗面照　D. 33 根尖片　E. 全景片

第八次就诊　**牙体牙髓科**　2020 年 12 月 30 日

【主诉】

左下颌前牙复诊。

【检查】

左下颏部皮肤颜色正常，表面光滑。33 充填物完整，无叩痛，无松动，牙龈正常。根尖片（图 3-2-7-7E）显示 33 根管充填好，根尖周低密度影范围较之前更加缩小。CBCT（图 3-2-7-8C、D）显示 33 根尖周"葫芦状"低密度影较前明显缩小，原病变区骨密质逐渐恢复生成，周围见骨质增生硬化，原唇侧骨密质穿通区可见新骨密质生成，骨密质穿通区消失。

【多学科分析】

1. 下颌前牙牙髓坏死病因分析（中山大学附属口腔医院牙体牙髓科，麦穗教授）　牙髓坏死可由急慢性牙髓炎发展而来，也可因咬合创伤、外伤、正畸矫治、牙体预备时产热

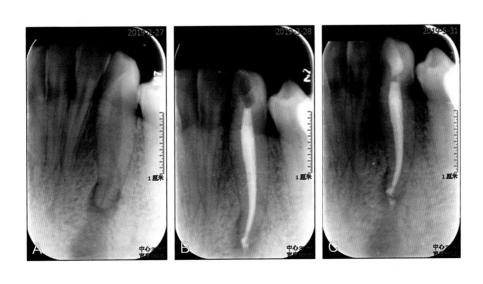

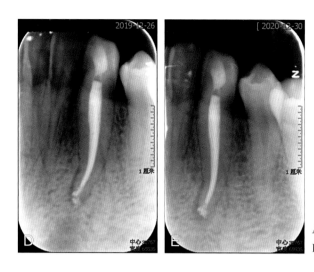

图 3-2-7-7　33 治疗和复查过程根尖片
A. 术前片　B. 术后即刻片　C. 术后 2 个月
D. 术后 9 个月　E. 术后 21 个月

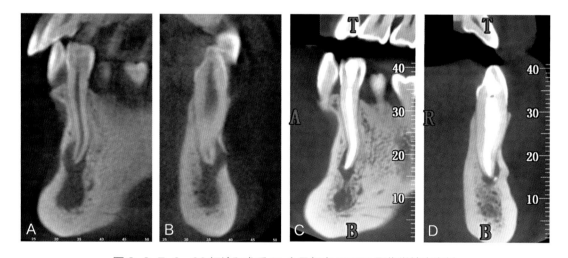

图 3-2-7-8　33 初诊和术后 21 个月复查 CBCT 影像学检查资料
A. 术前矢状位　B. 术前 33 颊舌向截面　C. 术后 21 个月复查矢状位　D. 术后 21 个月复查 33 颊舌向截面

以及充填修复材料的化学刺激引起。患者就诊时患牙可无自觉症状，追问病史可有外伤史、正畸治疗史等。牙髓坏死如不及时治疗，病变可向根尖周组织发展，导致根尖周炎。

目前认为入侵牙髓的微生物除了龋病感染的微生物来源，主要还来自龈沟和口腔，它们通过受损的龈沟和牙周附着进入牙本质小管、侧副根管，最终到达牙髓。前牙出现牙髓坏死的可能性较大，一方面是前牙出现咬合创伤、外伤的机会较多；另一方面是因为单根管牙的牙髓血液循环主要是通过主根尖孔，当创伤力压迫根尖孔血管影响牙髓血液循环，牙髓继而发生退行性变和网状萎缩之后清除微生物的能力被破坏，根管和牙本质小管内以游离悬浮状态的细菌开始形成生物膜，如未及时发现，生物膜与根尖周组织发生紧密接触，导致持续感染，最终引起慢性根尖周炎。临床上遇到牙体完整但出现牙髓坏死的患者时，在排除外伤及正畸治疗史后，应考虑是否为咬合创伤导致，此类患牙除了常规根管治疗外，还应进行调𬌗来消除𬌗干扰。

本病例中 33 牙体完整，就诊时牙髓冷、热测和电活力测试均无反应，未探及深牙周袋，X 线片示 33 根尖周大范围低密度影。在排除正畸及牙体硬组织疾病后，由于患牙排列不齐，远中向舌侧扭转，考虑慢性咬合创伤可能，但临床检查显示患牙在正中、前伸、侧方𬌗均无早接触，推测可能为既往外伤或急性咬合创伤导致的牙髓坏死。

2. 牙源性皮瘘的非手术治疗要点（中山大学附属口腔医院牙体牙髓科，麦穗教授）牙源性皮瘘一旦确诊，需对患牙的预后做出判断，进而制订合理的治疗计划，避免不必要的检测和治疗。对于有保留价值的患牙，根管治疗为首选方案，彻底进行根管清理、消毒后，以生物相容性良好的材料严密充填根管，消除死腔，隔离根管内微量的残余病原刺激物，封闭根尖孔。根尖周组织血运丰富，修复再生能力极强，清除病原刺激物后依靠机体的修复能力，根尖病变可以修复愈合，随之面部瘘管也可愈合，一般无需进行瘘管搔刮或切除术。

根管内感染物质的清除很大程度上决定了根管治疗的效果，常规根管治疗常使用 NaClO 和 EDTA 作为根管冲洗剂，若感染严重，可增加氯己定作为冲洗液。需注意的是，NaClO 和氯己定混合时会产生沉淀，交替使用时必须使用生理盐水冲洗干净。在根管预备过程中使用超声荡洗能有效提高根管消毒效果，超声使冲洗剂产生微声流作用和空穴作用，所产生的剪切力可清除根管壁上的牙本质碎屑，分解声流区域内的生物物质。对于严重感染根管，还可使用激光装置活化水溶液，激光通过光热效应、空穴效应以及荡洗作用等在根管内产生更大范围、更高流速的流体运动，有效激活根管冲洗剂，提升冲洗剂的消毒杀菌效果。目前临床常用的有 Er:YAG 激光、Cr:YSGG 激光。临床指南推荐使用氢氧化钙制剂行根管内封药，也可根据临床情况采用抗生素制剂或生物诱导性材料。三联抗生素糊剂是由甲硝唑、环丙沙星和米诺环素等比例与蒸馏水混合制成的，其根管消毒效果良好，可有效去除根管深层牙本质的感染。生物活性玻璃有抗菌作用并能促进牙本质再矿化，有研究报道使用生物活性玻璃进行根管封药可以增加牙本质显微硬度，但会降低环氧树脂型根充糊剂和牙本质之间的粘接强度。在两次就诊期间一般采用可靠的封闭性材料对髓腔进行暂时充填，保证冠方封闭，减少根管暴露于口腔环境中导致的多重感染。对于误诊导致长期使用口服抗生素甚至抗结核治疗的牙源性皮瘘患者，根管内病原微生物可能有较强的耐药性，因此要谨慎选择根管内封药。

本病例中对患牙初次开髓清理封药后，当天因根尖周炎症急性发作就诊急诊，开放后缓解。在使用氢氧化钙糊剂进行诊间封药后，患者由于自身原因 1 个月后才复诊，复诊时颏部皮损范围明显缩小，无脓液渗出，后续完成根管治疗并定期复查，愈合良好，说明规范的常规根管治疗在彻底清除感染物质后对于牙源性皮瘘可以达到良好的治疗效果。

3. 牙源性皮瘘的正确诊断（广州市第一人民医院皮肤科，方锐华主任医师） 就诊于皮肤科的牙源性皮瘘患者在就诊时常无明显的牙痛，而是以皮肤症状为主诉。追问病史，只有约 50% 的患者有牙痛病史。曾有患者皮瘘邻近部位牙既往发生"牙疼"的时间距离皮肤科就诊时间长达 3 年。部分患者由于反复使用抗生素治疗，就诊时瘘道口暂时性闭合，无脓液排出。有脓性分泌物的患者皮损处亦未见明显瘘管开口。因皮损在外形上似化脓性肉芽肿、疖、孢子丝菌病等，所以应与易造成皮肤损害的其他疾病进行鉴别诊断，如：细菌感染（疖、痈、蜂窝织炎、非典型分枝杆菌感染等）、真菌感染（孢子丝菌病、放线菌病、奴卡菌病等）、皮肤肿瘤（基底细胞癌、鳞癌、角化棘皮瘤等）、化脓性肉芽肿、唾液腺瘘、颌骨骨髓炎、淋巴结炎、急性泪囊炎、表皮囊肿、异物损伤等。颌面部瘘道来源于感染的占 60%，肿瘤 7%，创伤 5%，胚胎及其他因素占 28%，其中感染来源于牙源性者占 80%。当皮肤瘘管涉及面部或颈部时，都必须考虑是否是由病原牙引起的。临床和影像学检查可有助于定位所涉及的牙，并避免不必要的抗生素或手术治疗。该病在皮损和病理表现上缺乏特异性，在遇到面部反复感染性结节时应从病史入手，以既往抗生素治疗可获得暂时缓解的病史为线索，检查皮损邻近部位牙，结合影像学检查进行诊断，防止误诊误治拖延病情。

本病例患者于外院就诊时在没有正确认识感染来源的情况下进行肿物切除和二次手术，造成病情的反复，瘘口经久不愈，说明了在初诊时正确诊断疾病的重要性。

4. 影像学检查对牙源性皮瘘的诊断价值（*中山大学附属口腔医院口腔和医学影像科，崔敏毅副教授*）　牙源性皮瘘是由病原牙引发慢性根尖周炎进而形成脓肿，脓液从皮肤开口排出，形成瘘孔或炎症性结节的疾病。87% 的炎症起源于下颌牙齿而发生于面部颏下区。该病通常缺乏口腔科明显的临床表现而首诊于皮肤科、外科等，从而易误诊为化脓性肉芽肿、表皮囊肿伴感染、深部真菌感染等皮肤肿物。对于面部皮肤单发的慢性化脓性病灶，影像学检查有助于牙源性疾病的诊断和鉴别诊断。其中口腔 X 线检查显示病原牙根尖周组织低密度影像是确诊的依据，牙胶尖示踪片亦有助于确定患牙。CBCT 是验证牙源性皮瘘的有效辅助诊断工具，有助于临床医师了解病变与邻近解剖结构相关的三维位置，在某些情况下可以显示在二维影像中看不到的根尖周透射影。超声检查是一种安全、方便的辅助诊断牙源性皮瘘工具，通过彩色多普勒增强，低回声窦道的图像被认为是有效诊断特征。

（麦　穗）

参考文献

1. FOUAD A F. Microbiological aspects of traumatic injuries. J Endod, 2019, 45(12S): S39-S48.

2. PLOTINO G, PAMEIJER C H, GRANDE N M, et al. Ultrasonics in endodontics: a review of the literature. J Endod, 2007, 33(2): 81-95.

3. PLOTINO G, CORTESE T, GRANDE N M, et al. New technologies to improve root canal disinfection. Braz Dent J, 2016, 27(1): 3-8.

4. PARHIZKAR A, NOJEHDEHIAN H, ASGARY S. Triple antibiotic paste: momentous roles and applications in endodontics: a review. Restor Dent Endod, 2018, 43(3): e28.

5. GRAZZIOTIN-SOARES R, DOURADO L G, GONÇALVES B L L, et al. Dentin microhardness and sealer bond strength to root dentin are affected by using bioactive glasses as intracanal medication. Materials (Basel), 2020, 13(3): 721.

6. 高学军，董艳梅. 根管治疗技术指南. 中华口腔医学杂志，2014，49（05）：272-274.

7. OHTA K, YOSHIMURA H. Odontogenic cutaneous fistula of the face. CMAJ, 2019, 191(46): E1281.

8. GIMÉNEZ-GARCÍA R, MARTINEZ-VERA F, FUENTES-VERA L. Cutaneous sinus tracts of odontogenic origin: two case reports. J Am Board Fam Med, 2015, 28(6): 838-840.

9. SHEMESH A, HADAD A, AZIZI H, et al. Cone-beam computed tomography as a noninvasive assistance tool for oral cutaneous sinus tract diagnosis: a case series. J Endod, 2019, 45(7): 950-956.

10. ALTEMIR-VIDAL A, IGLESIAS-SANCHO M, QUINTANA-CODINA M. Usefulness of high-frequency ultrasonography in the diagnosis of odontogenic cutaneous fistula. An Bras Dermatol, 2021, 96(2): 259-260.

八、病例 8　下颌第二磨牙牙源性皮瘘的序列治疗

急性化脓性根尖周炎或慢性根尖周炎急性发作时，患牙根尖周结缔组织内压增大，如未及时治疗会导致炎症继续发展，脓液沿着组织结构薄弱处突破，通过骨髓腔穿透骨膜及黏膜到达患者面部皮肤，形成皮肤瘘管。牙源性皮瘘的存在有助于缓解因压力积聚导致的肿胀和疼痛，因而患者临床上常无明显牙痛史，容易导致误诊和漏诊。接诊此类病例时应基于全科思维考量，在正确诊断的基础上，明确主要病因，从患牙的保存价值、治疗难度和条件，以及患者的全身状况、个人意愿等方面综合评估，采用合适有效的治疗手段，实现促进病变愈合和保存患者天然牙的最终目标。

第一次就诊　**牙体牙髓科**　2019 年 4 月 16 日

【基本信息】

患者，18 岁，女性。

【主诉】

右侧下颌区出现增生样肿物 1 年。

【病史】

患者 1 年前右侧下颌区开始出现一增生样肿物，质韧，无明显触痛，曾反复于外院皮肤科就诊，诊断为"皮肤疖肿？"，予以局部消炎治疗，未见明显好转。现因怀疑为右下

颌后牙所致，来我院就诊。否认系统性疾病史和药物过敏史。

【检查】

1. 口外检查   患者颌面部面型对称，右侧下颌角处皮肤见增生物，直径约1cm，质较硬，无明显触痛，肿物中央可见硬性黄白色痂块（图3-2-8-1A）。

2. 口内检查   47殆面大面积龋坏，探及穿髓孔，无探痛，叩诊不适，无松动，未探及牙周袋。46与47间颊侧牙龈见窦道（图3-2-8-1B）。47牙髓温度测试无反应，牙髓电活力测试无活力。

3. 影像学检查   根尖片示：47龋损透射影及髓，根尖周见大范围低密度影像；48低位埋伏阻生（图3-2-8-1C）。

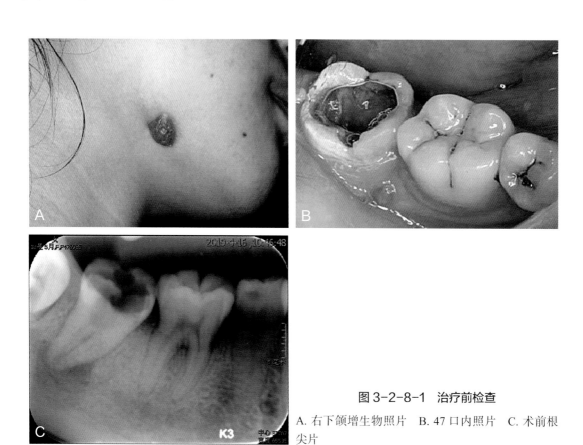

图3-2-8-1   治疗前检查

A. 右下颌增生物照片   B. 47口内照片   C. 术前根尖片

【诊断】

47慢性根尖周炎伴右下颌部皮瘘；48阻生齿（骨埋伏）。

【诊断依据】

47殆面大面积龋坏，探及穿髓孔，无疼痛，叩诊不适，牙髓温度及电活力测试无反应，颊侧牙龈可见窦道；根尖片示47殆面龋损低密度影及髓，根尖周骨质低密度影。

第一次多学科诊疗讨论 2019 年 4 月 16 日

【讨论目的】

确定 47 治疗方案。

【参与科室】

口腔颌面医学影像科、口腔种植科、牙体牙髓科。

【讨论意见】

1. 口腔颌面医学影像科 根尖片显示 47 龋损低密度影及髓，根尖周骨质低密度影，近、远中侧牙槽骨未见明显吸收；48 低位埋伏阻生（图 3-2-8-1C）。建议完善全景片及 CBCT 检查，以明确根尖周骨质破坏的程度与范围，牙根形态和根管数目以及病变与下颌神经管的位置关系，辅助医师进一步制订治疗方案、评估风险及预后。

2. 口腔种植科 患者处于青春期末期，其颌骨仍可能处于生长发育阶段，由于种植体不会随颌骨发育而发生改变，可能会对患者日后的咬合关系带来影响。此外，患牙殆龈距 2 ~ 3mm，距离过小，若选择种植修复，需考虑联合正畸治疗或对颌牙根管治疗后截冠，以保证下颌具有足够的修复空间。研究显示，长期存在的根尖周感染可能导致逆行性种植体周围炎，甚至导致种植失败。同时，种植治疗的成功与足够的骨量密切相关，根尖周感染导致的大范围骨缺损也会影响种植结果。所以本病例应谨慎选择种植方案。

3. 牙体牙髓科 患牙因龋源性感染致根尖周骨质出现大范围炎症吸收，首选方案是通过完善根管治疗，控制根管内感染，促进根尖周病损愈合。然而患牙根内和根外感染严重，若单纯通过根管治疗无法彻底清理根管内感染、控制根外感染，则需考虑联合显微牙髓外科治疗或拔除患牙。

【结论】

建议如下两种治疗，与患者沟通，知情同意后确定治疗方案。

1. 试行 47 显微根管治疗，定期复查，必要时联合显微牙髓外科治疗，择期行树脂充填修复或冠修复，告知患者预后情况。

2. 拔除 47 后修复。

第二次就诊 **牙体牙髓科** 2019 年 4 月 17 日

【主诉】

右下颌后牙无不适。

【检查】

47 检查同前。

【治疗方案】

　　告知患者根管治疗和拔牙两种方案，以及相应的疗程、预后、风险及费用等，患者及家属知情并要求保留患牙，拟行 47 显微根管治疗，必要时结合显微牙髓外科治疗。

【治疗】

　　47 去腐未尽探及穿髓孔，无探痛，玻璃离子做假壁，橡皮障隔离，开髓揭顶，调𬌗，无明显渗出。DOM 下清理髓腔，查及 C 型根管口（图 3-2-8-2A），探及 MB、ML 及 D 三个主根管，拔髓不成形，疏通根管，根尖定位仪测量工作长度（working length，WL）= 17.5mm，初尖锉（initial point file，IAF）15#/04；MB = 17mm，IAF 15#/04；D = 16mm，IAF60#/02。采用镍钛锉完成根管预备（图 3-2-8-2B），MB、ML 根管备至 35#/04，D 采用不锈钢 K 锉备至 80#。根管预备过程中采用 30G 侧方开口冲洗针头配合 3% NaClO + 17% EDTA 交替冲洗（图 3-2-8-2C），纸尖吸干未见渗出，氢氧化钙封药（图 3-2-8-2D）。暂封膏暂封后拍摄全景片，以助于术后快速明确 47 根管内封药情况，进一步了解 47 根尖周牙槽骨吸收程度，全面检查所有下颌牙齿确认感染源，分析右下颌阻生第三磨牙与患牙下颌神经管的解剖关系（图 3-2-8-3）。

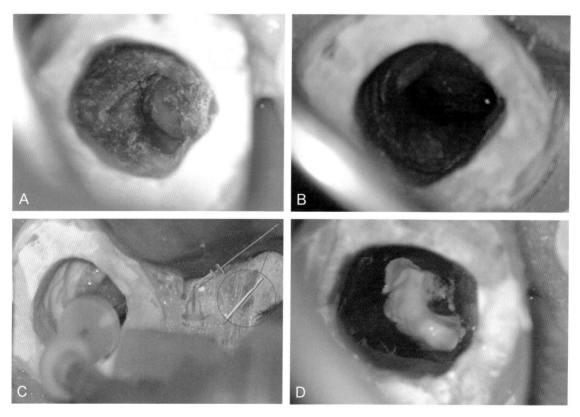

图 3-2-8-2　47 显微根管治疗术中显微镜下图片资料

A. 根管预备前　B. 根管预备后　C. 采用 30G 侧方开口针头进行根管冲洗　D. 根管内氢氧化钙封药

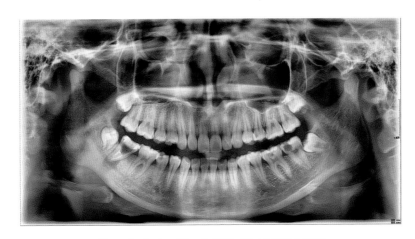

图 3-2-8-3 第二次就诊 47 封药后全景片

第三次就诊 **牙体牙髓科** 2019 年 4 月 24 日

【主诉】

右下颌后牙无不适。

【检查】

1. 口外检查 皮瘘处增生物略微缩小（图 3-2-8-4A）。

2. 口内检查 47 暂封物完好，无叩痛，无松动，颊侧牙龈见窦道口（图 3-2-8-4B）。

【治疗】

47 橡皮障隔离，去除暂封，清理髓腔，5.25% NaClO+17% EDTA 超声荡洗，纸尖吸干，导入氢氧化钙糊剂，玻璃离子暂封，拍根尖片确认封药到位（图 3-2-8-4C）。

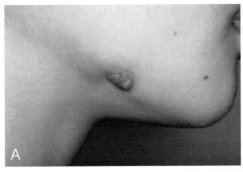
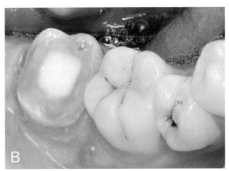
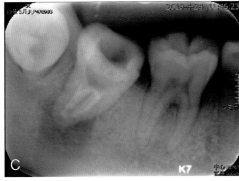

图 3-2-8-4 第三次就诊口外照、口内照及根尖片

A. 右下颌增生物照片 B. 47 口内照片 C. 47 封药后根尖片

第四次就诊　牙体牙髓科　2019年5月8日

【主诉】

右下颌后牙无不适。

【检查】

1. 口外检查　右下颌部皮瘘处增生物略增大（图3-2-8-5A）。

2. 口内检查　47暂封完好，无叩痛，无松动，颊侧牙龈窦道口已闭合（图3-2-8-5B）。

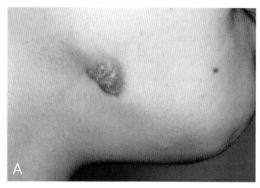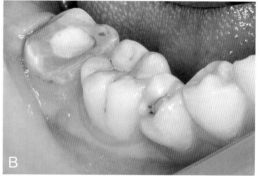

图3-2-8-5　第四次就诊检查

A. 右下颌增生物照片　B. 47口内照片

【治疗】

47橡皮障隔离，去暂封，清理髓腔，使用5.25% NaClO、17% EDTA和生理盐水联合Er:YAD激光进行根管荡洗，设置参数为0.15/0.3W、15Hz、10/20mJ，纸尖吸干后采用Nd:YAD激光根管消毒，设置参数为1.5W、15Hz（图3-2-8-6），导入氢氧化钙封药，玻璃离子暂封。

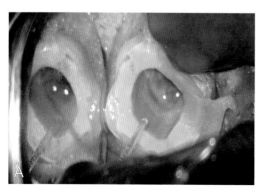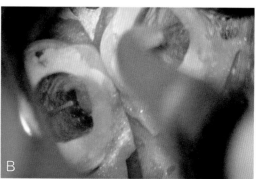

图3-2-8-6　第4次就诊采用激光进行根管荡洗与根管消毒

A. Er:YAD激光根管荡洗　B. Nd:YAD激光根管消毒

第五次就诊 **牙体牙髓科** 2019年5月27日

【主诉】

右下颌后牙无不适。

【检查】

1. 口外检查　右下颌部皮瘘处增生物无明显变化（图3-2-8-7A）。
2. 口内检查　47暂封物完好，无叩痛，无松动，颊侧龈窦道口已闭合（图3-2-8-7B）。

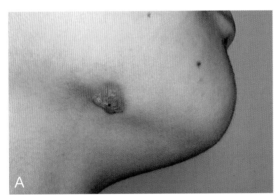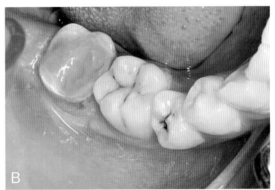

图3-2-8-7　第五次就诊检查

A. 右下颌增生物照片　B. 47口内照片

【治疗】

47橡皮障隔离，去除暂封物，清理髓腔，试主尖合适（图3-2-8-8A）。使用5.25% NaClO、17% EDTA和生理盐水联合Er:YAD激光，设置参数为0.15/0.3W、15Hz、10/20mJ，进行根管荡洗，纸尖吸干后采用Nd:YAD激光，设置参数为1.5W、15Hz，进行根管消毒，DOM下远中根管采用生物陶瓷水门汀制备5mm根尖屏障，MB、ML采用生物陶瓷糊剂结合牙胶尖单尖充填，远中根管上段置湿棉球，玻璃离子暂封。根尖片示根尖屏障到位，近中根管充填物恰填（图3-2-8-8B）。约患者次日复诊，无诉不适，检查右下颌部皮瘘处增生物无明显变化，47暂封物完好，无叩痛，无松动，颊侧龈窦道口已闭合。47橡皮障隔离，去除暂封物，DOM下探查远中根管内生物陶瓷水门汀已硬固，采用注射式牙胶充填远中根管中上段，涂布通用型树脂粘接剂，轻吹10秒后光固化10秒，流动树脂封闭根管口，玻璃离子暂封，调𬌗，抛光，拍根尖片（图3-2-8-8C）。嘱口外拔除埋伏48。

第六次就诊（根管治疗术后三个月复查） **牙体牙髓科** 2019年8月15日

【主诉】

右下颌增生物偶有按压不适近1个月。

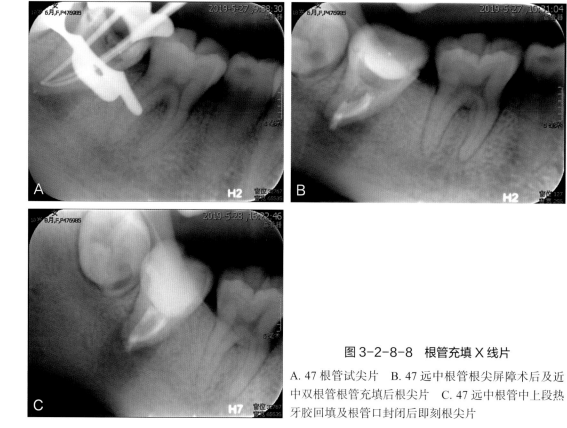

图3-2-8-8　根管充填X线片

A. 47根管试尖片　B. 47远中根管根尖屏障术后及近中双根管根管充填后根尖片　C. 47远中根管中上段热牙胶回填及根管口封闭后即刻根尖片

【检查】

1. 口外检查　与根管治疗术后即刻相比，右下颌部皮瘘处增生物缩小，但扪诊不适，表面见疑似黄色脓点存在（图3-2-8-9A）。

2. 口内检查　47暂封物完好，无叩痛，无松动，颊侧牙龈正常（图3-2-8-9B、图3-2-8-9C）。

3. 影像学检查　根尖片示47根尖周低密度影较术后即刻未见明显改变。CBCT示47根管充填影，根尖周见约 11.15mm × 11.91mm × 7.14mm 低密度影，病损累及下颌神经管，舌侧骨密质及根尖区下方骨质破坏严重，病损区边缘欠光滑连续（图3-2-8-10A ~ 图3-2-8-10D）。

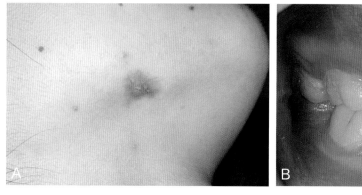
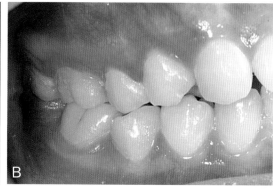

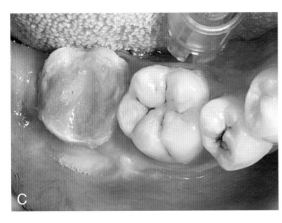

图 3-2-8-9　47 根管治疗术后 3 个月复查

A. 右下颌增生物照片　B. 侧方咬合照片　C. 47 口内照片

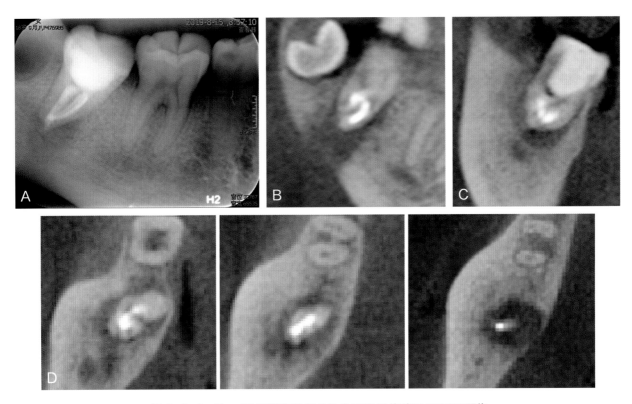

图 3-2-8-10　47 根管治疗术后 3 个月的 X 线片及 CBCT 图像

A. 意向性再植术前即刻根尖片　B. CBCT 矢状位图像　C. CBCT 冠状位图像　D. CBCT 轴位根冠、根中和根尖 1/3 截面图像

第二次多学科诊疗讨论　2019 年 8 月 15 日

【讨论目的】

　　显微根管治疗术后 3 个月，患者右下颌部增生物缩小，但近 1 个月出现扪诊不适，是否需要联合显微牙髓外科手术治疗控制根尖周感染？

【参与科室】

　　口腔颌面医学影像科、口腔颌面外科、牙体牙髓科。

【讨论意见】

1. 口腔颌面医学影像科 CBCT 示 47 已行 RCT，根尖周见 11.15mm × 11.91mm × 7.14mm 低密度影，病损累及下颌神经管，局部骨松质及舌侧骨密质吸收破坏，骨吸收区边缘欠光滑连续。病变周围骨质未见其他异常，提示 47 牙髓感染是导致患者根尖周持续感染的主要原因。若行显微牙髓外科治疗，术后应定期影像学检查判断根尖周感染控制情况及是否出现牙根吸收等并发症。

2. 牙体牙髓科 显微根管治疗术后 3 个月回访，患者无诉不适，检查右下颌部皮瘘处增生物与术后即刻相比缩小，但患者近两周出现右下颌部增生物扪诊不适，检查增生物表面见疑似黄色脓点存在，结合 CBCT 及根尖片等影像学检查结果，提示 47 根尖周存在严重的感染致骨吸收破坏，仅通过根管预备、消毒及三维严密充填未能达到促进根尖周病变愈合的目的，故需联合显微外科手术治疗。由于 47 显微根尖手术入路受限，且 CBCT 示病损累及下颌神经管，显微根尖手术术中存在损伤下牙槽神经的风险。基于上述情况，为避免损伤周围重要的解剖结构，考虑行 47 意向性再植术。

3. 口腔颌面外科 该患者术后 3 个月皮瘘仍未愈合，虽然右下颌部皮瘘处增生物较术后即刻明显缩小，但近期出现扪诊不适，提示根尖周感染严重，不排除炎症复发可能，可考虑拔除 47。如通过意向性再植术保留患牙，因 CBCT 显示患牙牙根短小，为扁圆形粗根，无明显弯曲，故相比于细长牙根，其在意向性再植术脱位过程中发生根折的可能性较低。除根尖舌侧部分骨密质发生吸收破坏，患牙周围骨密质尚完整，术后能为患牙提供足够支持。

【结论】

建议如下两种治疗方案，与患者沟通，知情同意后确定方案一。

1. 47 意向性再植术，47 根尖切除后，采用生物陶瓷水门汀行根尖倒充填术，复位固定，冠部择期修复。

2. 47 拔除后修复。

第七次就诊行 47 意向性再植术 牙体牙髓科 2019 年 8 月 22 日

【主诉】

右下颌增生物偶尔按压不适 1 个月。

【检查】

口内外检查情况同 8 月 15 日所描述（图 3-2-8-9、图 3-2-8-10）。

【治疗方案】

告知患者可尝试意向性再植保存患牙和拔牙两种治疗方案，以及相应的疗程、预后、风险及费用等，患者知情，要求尝试治疗保留患牙。

【治疗】

　　嘱患者氯己定含漱并消毒，予阿替卡因下牙槽神经局部阻滞麻醉后，分离牙龈、完整拔出 47（图 3-2-8-11）。体外 DOM 下 47 行根尖切除 3mm，可见 47 根尖部充填严密，生物陶瓷水门汀已硬固。采用超声工作尖行根尖倒预备，预备过程中见根管内壁呈黑褐色深染，去除部分着色感染的牙本质壁，制备 3mm 深窝洞后采用生物陶瓷水门汀行根尖倒充填术（图 3-2-8-12）。去除 47 牙槽窝内部分肉芽组织后，15 分钟内将 47 复位缝合固定（图 3-2-8-13）。

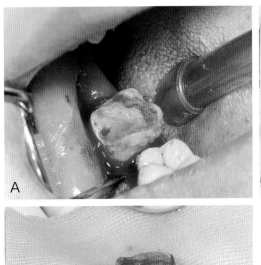
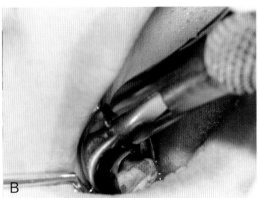
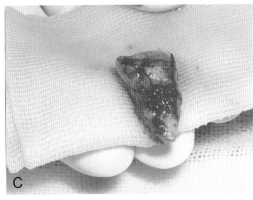

图 3-2-8-11　47 拔除过程

A. 47 分离牙龈　B. 牙钳夹持拔出 47　C. 47 拔出后离体状态

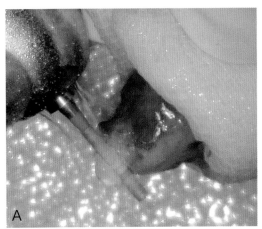
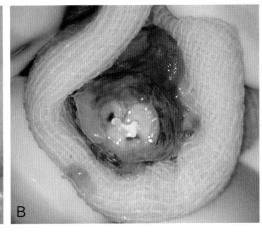

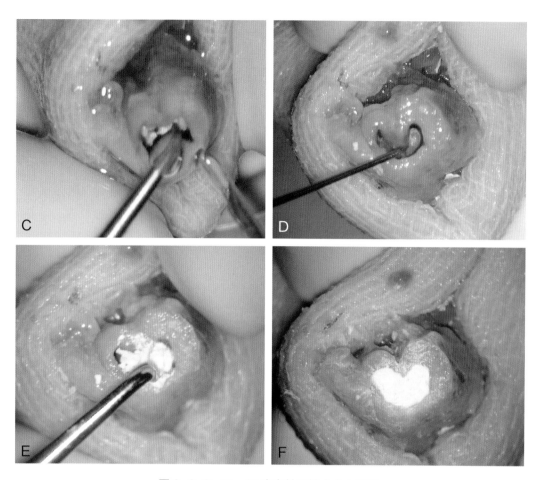

图 3-2-8-12　47 意向性再植术术中处理

A. 根尖切除 3mm　B. 根尖切除后牙根断面　C. 超声工作尖倒预备，制备 3mm 深窝洞　D. 倒预备窝洞干燥　E. 采用生物陶瓷水门汀充填根尖窝洞　F. 根尖倒充填术后牙根截面

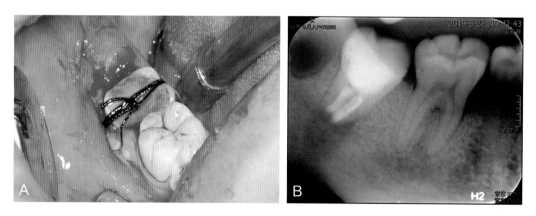

图 3-2-8-13　47 意向性再植术后即刻

A. 术后复位缝扎固定　B. 意向性再植术后即刻根尖片

第八次就诊（意向性再植术后两周） **牙体牙髓科** 　2019 年 9 月 5 日

【主诉】

右下颌后牙无不适。

【检查】

1. 口外检查　右下颌部皮瘘处增生物明显缩小，呈瘢痕样愈合，扣诊无不适（图 3-2-8-14A）。

2. 口内检查　47 暂封物完好，无叩痛，松动 I 度，颊侧牙龈正常（图 3-2-8-14B）。

3. 影像学检查　根尖片示 47 根尖周低密度影较术后即刻缩小（图 3-2-8-14C）。

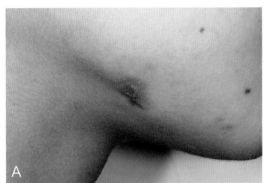
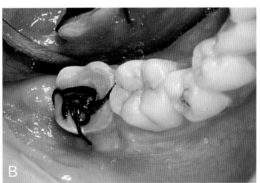
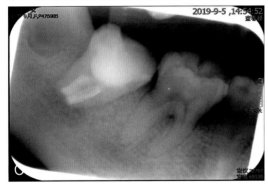

图 3-2-8-14　47 意向性再植术后两周口外照、口内照及根尖片

A. 右下颌增生物照片　B. 47 口内照　C. 47 根尖片

第三次多学科诊疗讨论 　2019 年 11 月 5 日

【讨论目的】

确定 47 冠部修复方式。

【参与科室】

修复科、牙周科。

【讨论意见】

1. 修复科　该患者 47 牙体缺损较大，临床牙冠短小，没有足够的牙本质肩领，且意向性再植术后根尖片示冠根比例大于 1∶1，冠根比不佳，故 47 不适合行传统全冠修复或桩

核修复。47难以满足牙体预备后轴壁连续且高度和厚度均不小于1mm的条件，故也不适合行髓腔固位冠修复。此外，基于患牙完成意向性再植术后，牙周组织处于重建恢复阶段，不建议给予患牙恢复过大的咬合力，应以直接树脂充填修复患牙缺损、恢复轻咬合为宜。

2. 牙周科　该患者口腔卫生状况尚可，47意向再植术后松动Ⅰ度，未探及牙周袋，牙龈无红肿疼痛，根尖片示47牙周膜影光滑连续，牙槽骨未见明显吸收，牙周组织愈合良好。47缺损齐龈，修复体可维持生物学宽度。若行树脂充填修复，为维护牙周组织健康，充填体应形成良好的边缘适应性，且需对患者进行口腔健康指导，使患者掌握控制菌斑和维护口腔卫生的有效方法。

【结论】

47冠部行树脂充填修复，同时定期随访观察病情变化。

第九次就诊（意向性再植术后2个月） **牙体牙髓科** 2019年11月5日

【主诉】

右下颌后牙无不适。

【检查】

1. 口外检查　右下颌部皮瘘呈瘢痕样愈合（图3-2-8-15A）。

2. 口内检查　47暂封物完好，无叩痛，无松动，颊侧牙龈正常（图3-2-8-15B）。

3. 影像学检查　根尖片示47根尖周低密度影明显缩小（图3-2-8-15C）。

【治疗】

47去除原玻璃离子暂封物，备洞，磷酸选择性酸蚀洞缘牙釉质，涂布通用型树脂粘接剂，流动树脂衬洞垫底，大块树脂充填，调殆抛光。

意向性再植术后1~2年复查 **牙体牙髓科**

【主诉】

右下颌后牙无不适。

【检查】

1. 口外检查　右下颌部皮瘘呈瘢痕样愈合（图3-2-8-15D、图3-2-8-15G）。

2. 口内检查　47暂封物完好，无叩痛，无松动，牙龈无红肿，无探诊出血，未探及牙周袋（图3-2-8-15E、图3-2-8-15H）。

3. 影像学检查　根尖片示47根尖周低密度影基本消失，牙周膜连续（图3-2-8-15F、图3-2-8-15I）。CBCT示（图3-2-8-16）47根管已充填，根尖平钝，牙根周围可见较薄骨硬板影，牙周膜间隙清晰，根尖周骨质未见明显吸收。

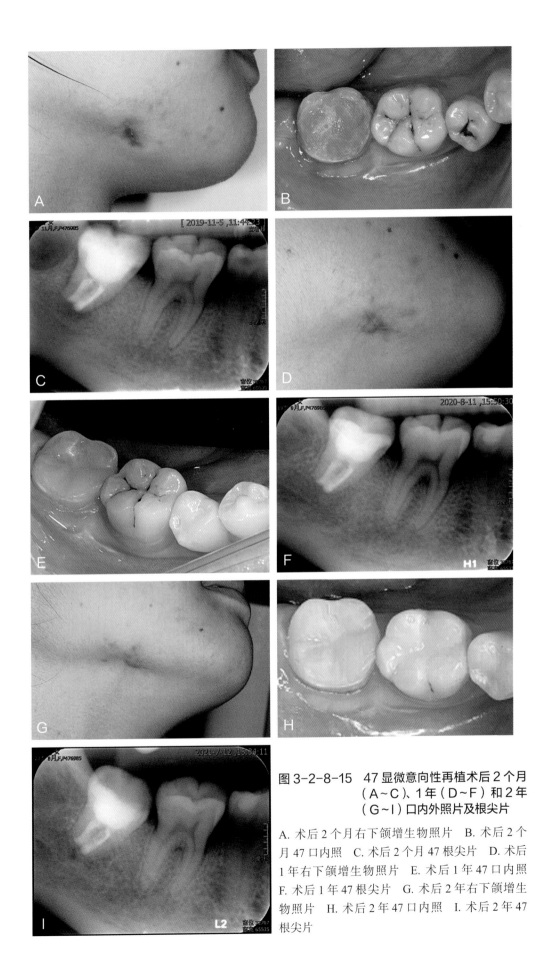

图 3-2-8-15　47 显微意向性再植术后 2 个月
　　　　　　（A~C）、1 年（D~F）和 2 年
　　　　　　（G~I）口内外照片及根尖片

A. 术后 2 个月右下颌增生物照片　B. 术后 2 个
月 47 口内照　C. 术后 2 个月 47 根尖片　D. 术后
1 年右下颌增生物照片　E. 术后 1 年 47 口内照
F. 术后 1 年 47 根尖片　G. 术后 2 年右下颌增生
物照片　H. 术后 2 年 47 口内照　I. 术后 2 年 47
根尖片

【后续治疗建议】

1. 定期复查。

2. 由于患者为年轻女性，右下颌部皮瘘愈合后遗留的瘢痕组织对面部美观具有一定影响，建议患者进一步就诊于皮肤科或整形美容外科等专科门诊。

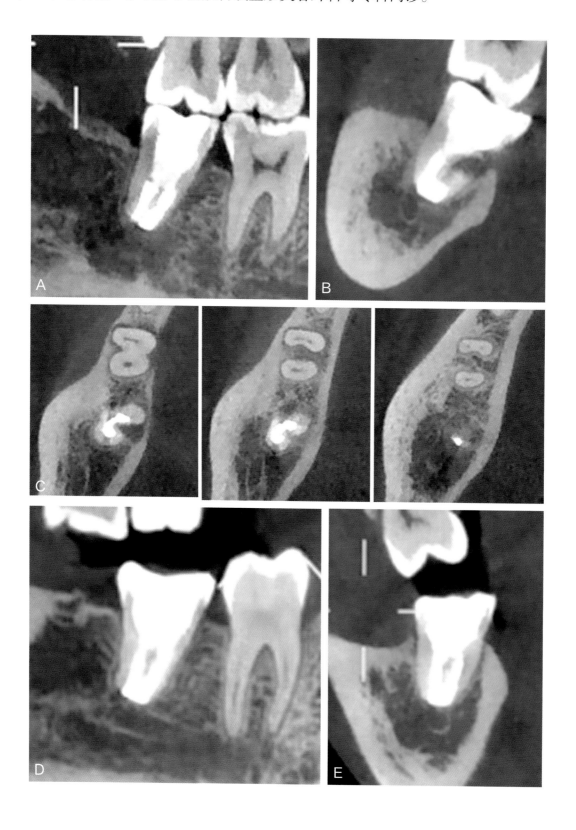

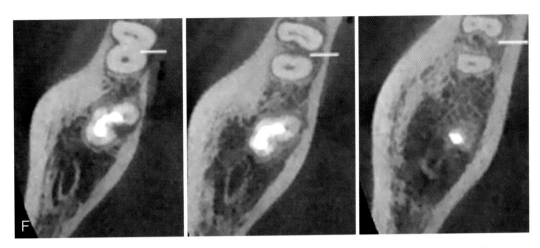

图 3-2-8-16　47 意向性再植术后 1 年（A~C）及 2 年（D~F）复查 CBCT 图像

A. 术后 1 年矢状位图像　B. 术后 1 年冠状位图像　C. 术后 1 年轴位根冠、根中和根尖 1/3 截面图像　D. 术后 2 年矢状位图像　E. 术后 2 年冠状位图像　F. 术后 2 年轴位根冠、根中和根尖 1/3 截面图像

【多学科分析】

1. 根尖周病变的影像学诊断与鉴别诊断（中山大学附属口腔医院放射科，崔敏毅副教授）　根尖透射影多数来源于感染根管，临床上有明确的病原牙，病变围绕患牙根尖周形成大小不等的骨密度减低区。牙髓源性根尖周病变通过完善的根管治疗多数能够获得良好的治疗效果，少数病例由于复杂的根管解剖因素、根尖外生物膜、根尖周囊肿等牙髓源性病因导致治疗后症状无改善、病变无愈合趋势的持续性根尖周病，通过显微根管外科手术也能获得较好的治疗效果，成功率可达 93% 以上。然而临床上根尖周区病变可能为牙髓源性，也可能为非牙髓源性病变，包括牙源性颌骨肿瘤性病变、颌骨囊肿、骨结构不良、甲状舌管瘘等，如果出现在牙髓坏死或曾行根管治疗的患牙根尖周时，很可能导致误诊。此外，变异上颌窦、颏孔、切牙孔和 Stafne 骨腔（又称为下颌舌侧骨缺损或下颌骨发育缺损）也可能给疾病的诊断带来困惑。

牙源性疾病是口面部皮肤病变鉴别诊断的重要部分，其中下颌磨牙起源的皮肤窦道相对复杂，因此应强调治疗前的全面检查。为了临床上获得正确的诊断，需要注意采集可疑患牙的疼痛史和治疗史，完善患牙临床常规检查。根尖片是牙体牙髓病临床诊断中最常用的影像学技术，有助于观察牙体根管治疗史，X 线片上透射影的特点如病变的部位及其与患牙根管根尖的关系，以及透射影特点等，初步判断根尖周区的病变是否为牙髓源性。然而根尖片应用二维影像技术对三维物体进行成像，其固有缺陷将导致影像重叠信息丢失，同时因拍摄角度等原因会对实际物体的成像扭曲。研究表明，根尖片所获取的根尖病变区图像资料具有局限性，往往低估了病情的严重性，尤其在后牙区。由于下颌骨颊侧骨密质较厚且外斜线存在、上颌骨颧弓等解剖结构阻挡，当发生根尖周病变时透射影可能出现边界不清、影像不明甚至完全不能显影的情况，导致后牙区根尖周病损的检出率及大小范围的判断存在一定误差，难以反映真实的病情。对于本病例，受二维图像的制约，根尖片无法全面显示根尖区透射影与牙齿的关联性，以及患牙周围骨质的完整性。CBCT则可从轴位、冠状位、矢状位提供病变区的信息，包括根尖周及牙周骨质破坏的程度与范围，病变与下颌神经管的解剖关系等，评价手段更为客观且可重复性佳。Meta分析显示，CBCT诊断根尖周病变的敏感性和特异性达95%和88%，表现出较高的准确性，为临床医师对存在根尖周病变患牙的诊断、治疗及预后判断提供重要参考，提高治疗成功率。

2. 大面积根尖周病损患牙的治疗对策及要点（中山大学附属口腔医院牙体牙髓科，古丽莎教授） 微生物感染是牙髓根尖周疾病发生和发展的根本原因，因此彻底清除根管系统内的感染物质，预防根管系统再感染，是保证根管治疗成功与否的关键。对于大面积的根尖病变，治疗方案应集中在感染控制及支持骨组织的重建，故应首选根管治疗术清理根管内的细菌，若根管治疗失败再考虑采用显微外科手段控制感染。在临床根管治疗过程中，由于根管系统解剖的复杂性和治疗方法的局限性，感染根管内的微生物常难以彻底清除，其治疗要点主要包括以下3点。

（1）彻底清除根管内的感染：建议联合应用机械预备、化学冲洗、激光消毒和根管诊间封药等方法，尽可能减少定植于根管不规则区域及牙本质小管中的细菌。本病例中患者47为C型融合牙根，由于其舌侧根面凹陷，使得根管系统呈不规则的C型根管，存在管间峡区结构，采用多种根管冲洗液结合超声技术、掺铒钇铝石榴石（Er: YAD）激光引导的光声流效应（photon induced photoacoustic streaming，PIPS）根管荡洗技术，以及在根管干燥后使用掺钕钇铝石榴石（Nd:YAD）激光进行根管消毒，可最大限度地清除根管内感染。

（2）严密充填根管，防止微渗漏发生：采用热牙胶垂直加压充填技术严密充填根管，且对粗大根尖孔制备根尖屏障严密封闭，防止根管内的残留细菌及其代谢产物进入根尖周组织，同时也阻断根尖周组织液进入根管内腔隙，为残留细菌提供养分。

（3）坚持保存原则：根管预备应在控制感染和维持功能间寻求平衡，可采用大号小锥度镍钛锉，以达到根尖末端根管更好的预备效果，避免过多地切割牙体组织，保证根管壁有一定的厚度。

3. 显微意向性牙再植术的应用与预后分析（中山大学附属口腔医院牙体牙髓科，古丽莎教授） 对于临床上采取根管治疗术无法获得理想疗效或难以应用根管再治疗、显微根尖手术治疗的患牙，可选择意向性再植术，这是牙髓根尖周病患牙保存治疗的最后一道防线。本病例为47牙髓源性感染导致根尖周病变伴皮瘘，因此彻底清除根管内感染是促进病损愈合的关键。研究显示，根尖周病损伴皮瘘的病例经规范化根管治疗、彻底清除根管内感染后，多数能在数周内愈合。该病例行根管治疗术后 3 个月皮瘘仍未完全愈合，提示根管治疗后根外表面可能存在细菌生物膜，是导致根尖周感染持续存在的重要原因。大多数学者认为根外生物膜来源于根管内生物膜，根管内细菌可能通过根尖孔、侧支根管或通过根表面牙骨质被吸收的区域中的牙本质小管到达根尖周组织，从而形成根外表面生物膜。因此，对于此类病例，通过切除患牙根尖 1/3、倒预备及倒充填的方法通常可有效去除根尖部的感染，获得良好的预后。然而考虑本病例患牙的根尖距下颌神经管仅 3.43mm 且为融合根，显微根尖外科手术操作入路受限且存在较高的神经损伤风险，故选择行意向性牙再植术治疗保留患牙。采用显微意向再植术，通过 DOM 在体外直视下能彻底清除根面感染，且将体外操作时间控制在 15 分钟内，使用 Hanks 平衡液保持根面为湿润状态，可预防再植后根外吸收等并发症出现，并获得与显微根尖外科手术相似的远期存留率（＞93%）和愈合率（72% ~ 91%）。本病例采用显微根管治疗技术、意向性牙再植术，以感染控制为核心，通过序列治疗的方法，实现了对该患牙的保留以及牙周新附着的形成，但远期的疗效评价还有待长期临床随访复查。

牙再植后的愈合机制主要有以下 4 种可能。

（1）牙周膜性愈合：是最理想的愈合方式。

（2）表面吸收愈合：是指牙根表面、牙周膜局限性损伤，经邻近未损伤的牙周膜修复形成。单纯的表面吸收具有自限性，可由新生的牙骨质、牙周膜形成再附着修复。

（3）炎性吸收：临床表现为根尖片上的牙根透光影，有时在数年后在牙颈部观察到炎性吸收。其发生往往是由于患牙体外保存方法不当或时间过长所致，可表现为牙松动，牙龈红肿等。

（4）牙固连：当牙周膜出现严重损伤，尤其是最内层的牙周膜细胞受到广泛损伤时，会出现牙根与牙槽骨直接接触，导致牙骨质和牙槽骨的融合，从而在二者之间形成骨性修复，即牙固连。

目前认为，牙根表面保留牙周膜的完整性及活力是保证愈合最重要的因素。为保护好牙周组织，在意向性牙再种植体外操作过程中严禁用器械或手触及牙根，且患牙拔除过程中钳喙固定在釉牙骨质界处，以防操作时拔牙钳滑脱伤及牙周组织。本病例意向性牙再植术中，整个操作过程由两名医师完成，一名是口腔颌面外科医师，负责拔牙和牙的重新植入，另一名是牙髓专科医师，负责牙拔除后的体外相关操作，这样分工有助于缩短操作时间，使患牙离体时间严格控制在 15 分钟以内，且期间保持牙面湿润、未碰及牙周组织。在此条件下完成再植术，术后 2 周可见右下颌部皮瘘呈瘢痕样愈合，术后 2 个月患牙恢复稳固，术后 2 年右下颌瘢痕明显变小，影像学检查示牙根完整、牙周膜清晰连续。因此从牙周愈合角度考量，本病例中意向性牙再植术达到了良好的治疗效果，是临床上保留经常规治疗无法控制感染的疑难患牙的有效方法。

4. 牙冠大面积缺损的意向性再植术患牙的牙体修复设计（中山大学附属口腔医院修复科，张新春教授） 根管治疗后牙齿理化性质改变以及牙体硬组织丧失会导致牙体组织抗力减弱，牙折裂的风险增加。为防止剩余牙体折裂，临床上多采用全冠或桩核冠修复保护患牙。研究显示，在牙龈边缘冠向和髓向保留 1.5mm 以上的牙本质组织，可形成有效的牙本质肩领，这对于桩核冠修复非常重要。Meta 分析结果显示，有效的牙本质肩领可使修复体十年间的存留率提高 5%。近年来，髓腔固位冠（endocrown）作为根管治疗后牙体修复的一种方式受到国内外学者的广泛关注和应用。其固位原理是修复体与髓腔呈对接式嵌入以获得宏观机械固位，同时利用髓室壁牙本质粘接获得微机械固位。对于已完善根管治疗、牙周组织健康和所受咬合力正常的牙冠大面积缺损磨牙或前磨牙，均可通过髓腔固位冠修复，但为了提供足够的固位力，剩余牙体组织应满足边缘位于龈上，轴壁连续且高度和厚度均不小于 1mm 的条件。本病例 47 牙冠缺损范围大，临床牙冠短小，缺乏足够的牙本质肩领和厚度大于 1mm 的连续轴壁，故 47 不适合行传统全冠修复或髓腔固位冠修复。此外，意向性牙再植术后根尖片示 47 患牙冠根比例大于 1∶1，冠根比例不佳。考虑患牙完成意向性再植术后，牙周组织处于重建修复阶段，不宜过早恢复过大的咬合力，因此可使用更微创的方式如复合树脂直接充填修复。

（古丽莎）

参考文献

1. CHO S Y, LEE Y, SHIN S J, et al. Retention and healing outcomes after intentional replantation. J Endod, 2016, 42(6): 909-915.

2. LEMPEL E, LOVÁSZ B V, BIHARI E, et al. Long-term clinical evaluation of direct resin composite restorations in vital vs. endodontically treated posterior teeth - retrospective study up to 13 years. Dent Mater, 2019, 35(9): 1308-1318.

3. INGLE J I, ROTSTEIN I. Endodontics. 7th ed. Raleigh, North Carolina: PMPH USA，2019.

4. BELLEFLAMME M M, GEERTS S O, LOUWETTE M M, et al. No post-no core approach to restore severely damaged posterior teeth: an up to 10-year retrospective study of documented endocrown cases. J Dent, 2017, 63(4): 1-7.

5. RODRÍGUEZ G, PATEL S, DURÁN-SINDREU F, et al. Influence of cone-beam computed tomography on endodontic retreatment strategies among general dental practitioners and endodontists. J Endod, 2017, 43(9): 1433-1437.

6. SOUSA B C, GOMES F A, FERREIRA C M, et al. Persistent extra-radicular bacterial biofilm in endodontically treated human teeth: scanning electron microscopy analysis after apical surgery. Microsc Res Tech, 2017, 80(6): 662-667.

7. BECKER B D. Intentional replantation techniques: a critical review. J Endod, 2018, 44(1): 14-21.

8. 陈智，陈瑞甜. 髓腔固位冠. 口腔医学研究，2018，34（1）：1-5.

9. SALEH M H A, KHURSHID H, TRAVAN S, et al. Incidence of retrograde peri-implantitis in sites with previous apical surgeries: A retrospective study. J Periodontol, 2021, 92(1): 54-61.

10. BAI J, JI A P, HUANG M W. Submental cutaneous sinus tract of mandibular second molar origin. Int Endod J, 2014, 47(12): 1185-1191.

11. VON ARX T, ROUX E, BÜRGIN W. Treatment decisions in 330 cases referred for apical surgery. J Endod, 2014, 40(2): 187-191.

第四章
牙髓－牙周联合病变

第一节　多根牙的牙髓 - 牙周联合病变

一、病例 1　左下颌第二磨牙牙髓 - 牙周联合病变的病因追溯与非手术治疗

牙周组织与牙髓组织经由根尖孔、侧副根管和牙本质小管等相互连通，共同维持牙的功能。因此，当其单独或同时发生病变时，可能相互影响，出现牙髓病和牙周病两种疾病联合的症状和体征，即牙髓 - 牙周联合病变（endodontic-periodontic lesions，EPL）。牙髓 - 牙周联合病变在临床上并不少见，由于涉及牙髓、牙周两个专业，其诊疗难度和复杂性增加。本病例是一例以牙髓源性感染为主但牙周破坏程度重、牙体缺损范围大的牙髓 - 牙周联合病变，经过完善的显微根管再治疗和牙周基础治疗后，牙周和根尖周软硬组织愈合良好，报道如下。

第一次就诊　**牙体牙髓科**　2019 年 5 月 15 日

【基本信息】

患者，38 岁，男性。

【主诉】

左下颌后牙根管治疗后反复长疱半年余。

【病史】

半年多前，患者因左下颌后牙烂牙不适数月，于外院行"根管治疗和冠部修复"后一直反复长疱，伴咬物不适，服用抗生素可缓解。否认全身系统性疾病史与药物和食物过敏史。

【检查】

1. 口外检查　颜面部对称，开口度、开口型无异常，未扪及肿痛淋巴结。

2. 口内检查　口腔卫生状况欠佳，全口牙龈红肿，CI = 3，PLI = 3，BOP（＋）> 40%，PD = 3 ~ 13mm。前牙覆𬌗覆盖无异常，15、25、26 缺失，24、27 全冠预备体（图 4-1-1-1A）。37 牙龈红肿，全冠预备体，肩台齐龈，剩余牙体组织高度为 1 ~ 2mm，龈𬌗距 3 ~ 4mm，近中邻𬌗面及𬌗面牙色充填物，周边呈浸墨状，DOM 下未见明显隐裂纹，颊、舌侧黏膜距龈缘约 3mm 处各见一窦道（图 4-1-1-1B），牙周探针探及粗糙骨面，溢脓，探诊深度 $\frac{4\ |\ 13\ |\ 4}{4\ |\ 13\ |\ 4}$，舌侧牙周袋窄而紧，叩（±），松动 I 度。

3. 影像学检查　根尖片示 37 冠方封闭不良，似不对称型 C 形根管，根管欠填，根管中下段高密度影，疑似分离器械，根尖周及根分叉处低密度影，近远中牙周膜稍增宽，近中为甚（图 4-1-1-1C）。

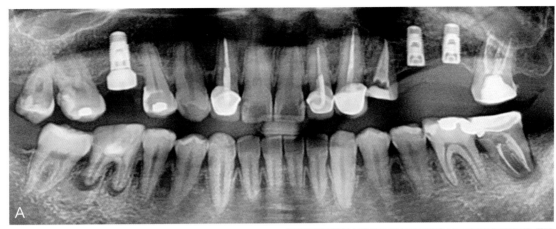

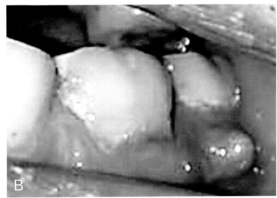
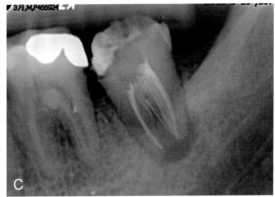

图 4-1-1-1　术前相关资料

A. 全景片　B. 37 拆冠前口内照（患者提供）　C. 37 拆冠后根尖片

【初步诊断】

1. 37 牙髓 - 牙周联合病变（牙根纵裂待排）。

2. 37 根管治疗后疾病。

3. 37 牙体缺损。

4. 慢性牙周炎。

【治疗计划】

1. 申请拍摄 CBCT，了解 37 根尖周和牙周骨质破坏情况、根管充填质量以及有无牙根折裂等。

2. 请口腔修复科、牙周科和牙体牙髓科多学科会诊，结合患者意愿制订治疗方案。

多学科诊疗讨论　2019 年 5 月 20 日

CBCT 显示：37 单根，截面形态呈 C 形，根管充填物尚密实，未见明显根管遗漏，根尖周大面积骨质破坏，颊、舌侧骨密质局部不连续，病变边缘清晰，周围骨密质增生硬化，未见髓底穿通、根管侧壁穿孔及明显折裂影（图 4-1-1-2A ~ 图 4-1-1-2C）。

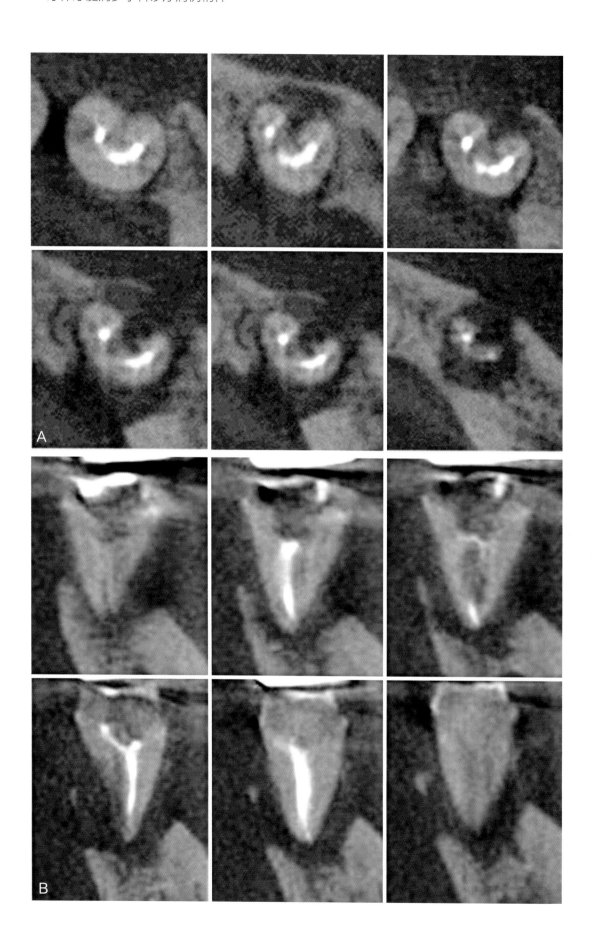

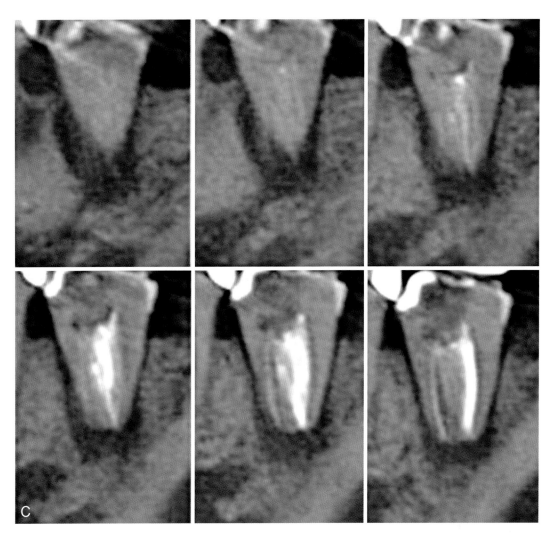

图 4-1-1-2 37 根管再治疗前 CBCT
A.轴位 B.冠状位 C.矢状位

【讨论目的】

探讨引起患牙广泛骨吸收的可能因素，评估患牙的可修复性和预后，制订 37 治疗方案。

【参与科室】

口腔修复科、牙周科、牙体牙髓科。

【讨论意见】

1. 口腔修复科 37 临床牙冠短，咬合空间不足，第二磨牙承受的咬合力较大，整体修复效果欠佳，且其根周骨吸收范围大，建议拔除后择期修复或结合患者意愿综合考虑。

2. 牙周科 分析患者的全口牙周状况，除主诉牙牙周骨质破坏较严重外，余牙牙周袋深为 3～5mm，结合患牙既往牙髓治疗病史和根尖周影像学表现，考虑 37 窦道单纯来源于牙周的可能性小，牙髓来源的牙周排脓通道或由牙根纵裂所致的骨吸收可能性较大。

根据牙髓 - 牙周联合病变的新分类，如明确为牙根纵裂来源，则预后较差，考虑拔除患牙；如排除根裂，炎症主要为牙髓源性，则建议尝试进行根管再治疗辅以牙周基础治疗观察疗效，必要时可行牙周手术治疗。

3. 牙体牙髓科　本病例的病史，颊、舌双侧窦道，深窄牙周袋以及影像学表现均提示牙根纵裂的可能，但仔细分析发现，CBCT 显示的舌侧骨质吸收影与 37 舌侧 C 形凹陷位置相对应，推测舌侧深窄牙周袋可能与此解剖结构缺陷相关，而颊侧根分叉处深牙周袋相对较宽泛，更倾向于根尖感染所致的排脓通道。因此，结合患者余牙轻度牙周炎，因根管治疗不规范引起牙髓源性窦道的可能性较大。在患者强烈希望尽可能保留天然牙意愿的基础上，可考虑 DOM 下探查髓腔，如未见明显折裂纹，则初步排除牙根纵裂，在此基础上尝试行 37 显微根管再治疗。难点在于如何彻底清除原根管内充填物和查明根管治疗后疾病的原因。

【讨论结果】

建议如下两种治疗方案，待患者知情同意后确定治疗计划。

1. 37 拔除。

2. 37 显微根管探查，若存在髓腔折裂纹，则拔除；反之，则尝试行 37 显微根管再治疗、牙周基础治疗、冠修复，必要时辅助牙周手术治疗。

第二次就诊　**牙体牙髓科**　2019 年 5 月 21 日

病史与检查同前。

【治疗方案】

告知患者保守治疗和拔牙两种方案，以及相应的疗程、预后、风险及费用等，患者知情，选择尝试保守治疗。

【治疗】

37 橡皮障隔湿，DOM 下去冠方充填物，超声清理髓腔，未见明显裂纹，髓底根管口充填材料呈 C 形分布，周边呈不同程度灰黑色（图 4-1-1-3）。机动镍钛再治疗锉去除根管上段牙胶，于近中舌（ML）根管的颊侧探及遗漏的近中颊（MB）、近中中间（MM）两个根管入路（图 4-1-1-4），不锈钢手用 K 锉 6# ~ 10# 疏通，清除 ML 根管中下段充填物，测量 ML、MB、MM 三根管工作长度 WL = 15.0mm，

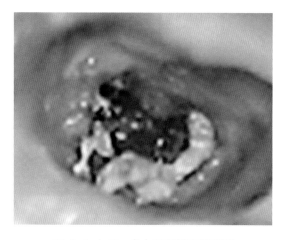

图 4-1-1-3　术中显微镜下髓底观

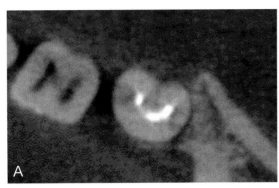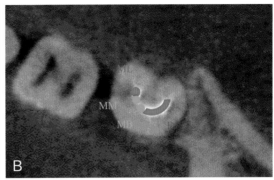

图 4-1-1-4 CBCT 轴位遗漏根管模式

A. 术前照 B. 遗漏的 MM 与 MB 根管入路

机动镍钛旋转器械初步预备至 20#/04，术中 3% NaClO 与生理盐水交替冲洗，术后 3% NaClO 与 17% EDTA 交替冲洗，生理盐水终末冲洗，纸尖吸干，封氢氧化钙糊剂，玻璃离子水门汀暂封，预约一周后复诊。

第三次就诊 牙周科 2019 年 5 月 23 日

【主诉】

要求洗牙。

【检查】

口腔卫生状况较差，全口牙龈轻度红肿，部分探出血，CI = 3，PLI = 3。

【治疗】

全口超声龈上洁治、抛光、牙周冲洗、上碘甘油，口腔卫生宣教，嘱定期洁牙。

第四次就诊 牙体牙髓科 2019 年 5 月 27 日

【主诉】

37 无不适。

【检查】

37 暂封物完整，颊、舌侧黏膜窦道呈闭合趋势，叩（±），松动Ⅰ度。

【治疗】

37 橡皮障隔湿，DOM 下去冠方暂封物，清除呈 "C" 形的远中（D）根管内牙胶，于 D 根管近中侧壁中下段凹陷处见一折断锉针，断面呈三角形（图 4-1-1-5A），超声工作尖加超声锉取出分离器械，长度约 7mm（图 4-1-1-5B），15# 手动不锈钢 K 锉疏通 D 根管，测量工作长度，WL = 15.0mm，机动镍钛旋转器械预备 ML、MB、MM 三根管至 30#/04，以侧刷方式预备 D 根管至 40#/04，术中 3% NaClO 与生理盐水交替冲洗，术后 3% NaClO

与 17% EDTA 交替超声荡洗，生理盐水终末冲洗，纸尖吸干，封氢氧化钙糊剂，玻璃离子水门汀暂封，约 2 周后复诊。建议就诊牙周科，完成牙周基础治疗。

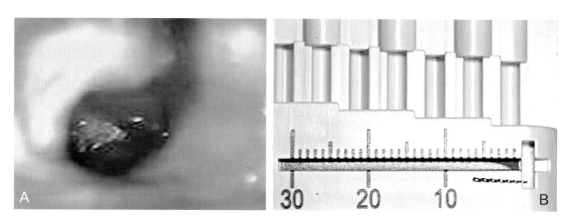

图 4-1-1-5　术中分离器械观

第五次就诊　牙周科　2019 年 6 月 14 日

【主诉】

　　要求进一步的牙周治疗，患牙无不适。

【检查】

　　口腔卫生状况良好，左下颌后牙区牙龈无明显红肿，CI = 1，PLI = 1，PD = 3 ~ 13mm。37 暂封物完整，探诊出血，无叩痛，无松动，牙周探诊深度 $\frac{3}{3}|\frac{13}{7}|\frac{3}{3}$。

【治疗】

　　局部麻醉下行 31—37 超声龈下刮治、根面平整、牙周冲洗、上碘甘油，口腔卫生宣教，预约余区牙周治疗。患者遵医嘱完成了余牙的牙周基础治疗，后续每半年牙周复查一次。

第六次就诊　牙体牙髓科　2019 年 6 月 18 日

【主诉】

　　37 无不适。

【检查】

　　37 暂封物完整，颊、舌侧黏膜窦道均消退，无叩痛，无松动。

【治疗】

　　37 橡皮障隔湿，DOM 下去冠方暂封物，3% NaClO 与 EDTA 交替超声荡洗，生理盐水终末冲洗，纸尖吸干，生物陶瓷糊剂加单尖充填 MB、MM、ML 三根管，生物陶瓷糊剂辅以热牙胶垂直加压充填 D 根管及整个 C 形根管上段（图 4-1-1-6B），超声清理髓室及根管口段、酸蚀、粘接、流动树脂封闭根管口及髓底 1～2mm，玻璃离子水门汀暂封，嘱1～3 个月复诊。

术后复查及预后

1. 术后 2 个月　37 无不适，暂封物完整，颊侧及舌侧黏膜窦道愈合，牙周探诊深度 $\frac{2}{2}\left|\frac{13}{5}\right|\frac{2}{2}$，根尖片示 37 根尖周低密度影明显缩小（图 4-1-1-6C）。

2. 术后 6 个月　37 无不适，37 已于外院完成冠修复，牙周探诊深度 $\frac{2}{2}\left|\frac{9}{2}\right|\frac{2}{2}$（图4-1-1-7）。根尖片示 37 根尖周低密度影进一步缩小（图 4-1-1-6D）。

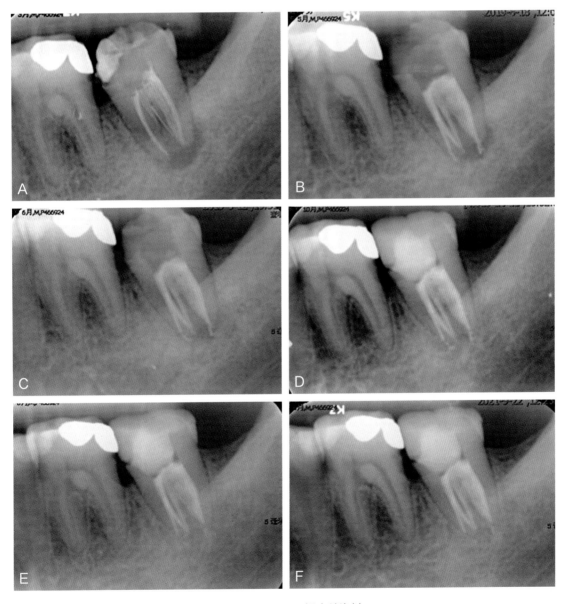

图 4-1-1-6　37 根尖片资料

A. 根管再治疗术前　B. 根管充填后即刻　C. 术后 2 个月　D. 术后 6 个月　E. 术后 16 个月　F. 术后 27 个月

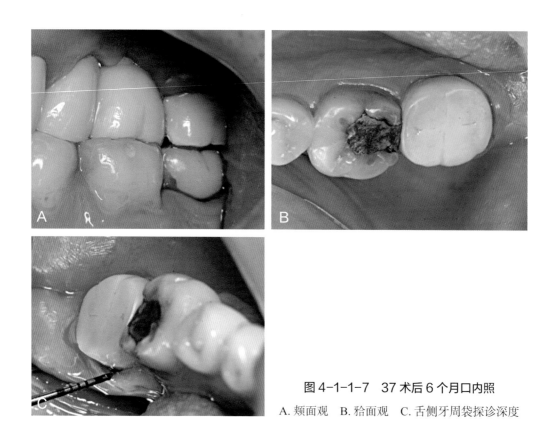

图 4-1-1-7　37 术后 6 个月口内照

A. 颊面观　B. 殆面观　C. 舌侧牙周袋探诊深度

3. **术后 16 个月**　37 无不适，颊舌侧均未探及牙周袋。根尖片示 37 根尖周未见明显低密度影（图 4-1-1-6E）；CBCT 复查显示，除根尖存在少许低密度影，37 颊舌侧骨密质连续，根周骨质较术前呈明显愈合趋势（图 4-1-1-8）。

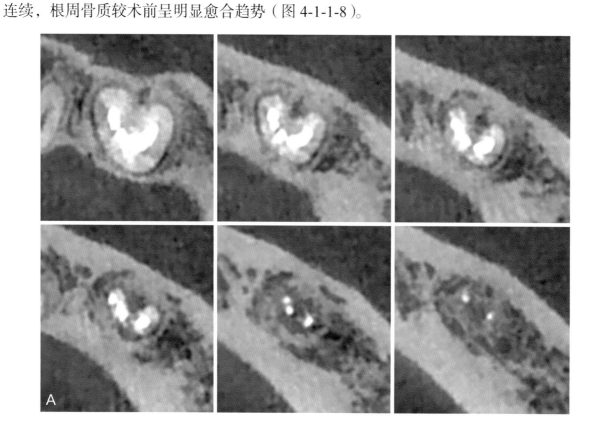

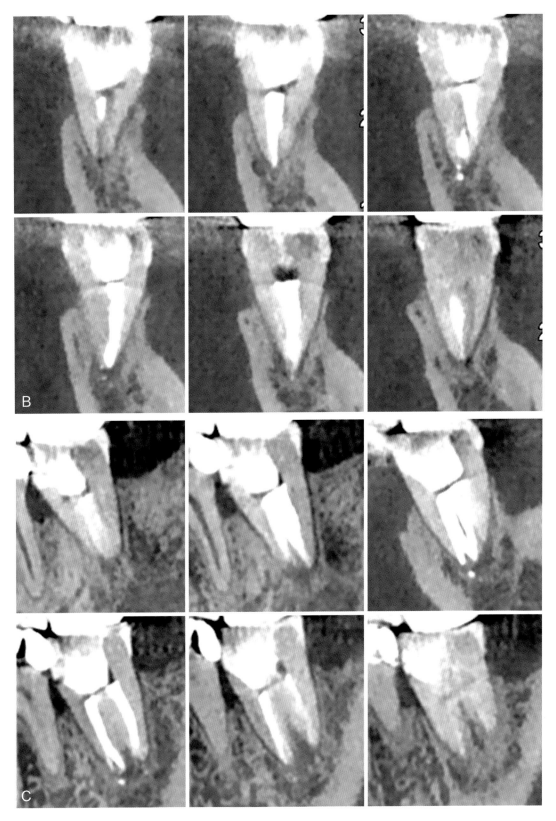

图 4-1-1-8　术后 16 个月 CBCT

A. 轴位　B. 冠状位　C. 矢状位

4. 术后 27 个月　37 无不适，颊舌侧均未探及牙周袋（图 4-1-1-9），根尖片示 37 根尖周未见明显低密度影（图 4-1-1-6F）。

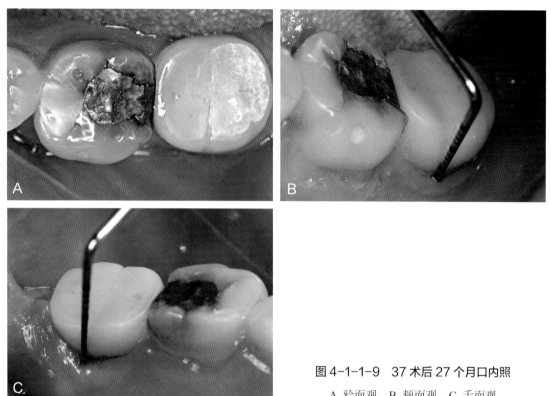

图 4-1-1-9　37 术后 27 个月口内照

A. 𬌗面观　B. 颊面观　C. 舌面观

【多学科分析】

1. 牙髓 - 牙周联合病变的新分类及诊疗思路（中山大学附属口腔医院牙体牙髓科，高燕教授；中山大学附属口腔医院牙周科，宁杨副教授）　牙髓 - 牙周联合病变指患牙存在联通牙髓和牙周组织的病变，可由龋病、外伤等导致牙髓病损进而累及牙周组织，也可由牙周病损累及牙髓组织，或两种病变同时发生。美国牙周病学会（American Academy of Periodontology，AAP）和欧洲牙周病联盟（European Federation of Periodontology，EFP）组织全球专家制订的 1999 年牙周病分类法中曾将该类疾病定义为牙周 - 牙髓联合病变（combined periodontal-endodontic lesions），而 2018 年牙周病新分类中将其命名为 EPL。

传统观点认为在 EPL 的诊疗中，应尽量找出原发病变，彻底消除感染源，同时积极治疗牙髓和牙周两方面的病变。而新分类共识则更强调基于患牙现有病损状况的评估做出预后判断，以明确患牙的去留，并将 EPL 分为两类：①伴有牙根损伤的 EPL（如牙根折裂、牙根或髓腔穿孔和牙根外吸收），预后一般较差；②未伴牙根损伤的 EPL，分为牙周炎患者的 EPL 和非牙周炎患者的 EPL，并根据患牙的牙周病损严重程度进一步分级（表 4-1-1-1）。目前以 EPL 新分类为指导的临床诊疗模式尚未普及，临床上观察到牙髓来

表 4-1-1-1　牙髓 - 牙周联合病变的 2018 年新分类

病变类型	分类	
伴牙根损伤的 EPL	根折或根裂	
	根管或髓室穿孔	
	牙根外吸收	
无牙根损伤的 EPL	非牙周炎患者	Ⅰ级：涉及一个牙面的窄而深的牙周袋
		Ⅱ级：涉及一个牙面的宽而深的牙周袋
		Ⅲ级：涉及多于一个牙面的牙周袋
	牙周炎患者	Ⅰ级：涉及一个牙面的窄而深的牙周袋
		Ⅱ级：涉及一个牙面的宽而深的牙周袋
		Ⅲ级：涉及多于一个牙面的牙周袋

源的 EPL 经完善的根管治疗后多可部分或完全恢复，而牙周来源的 EPL 远期效果受牙周破坏程度等多因素影响，应审慎判断患牙疗效和预后。综上，EPL 的实际治疗决策需综合考量始发病因、牙根损伤类型、牙髓根尖周病变进展、全口及患牙牙周病损程度等因素。

根据病史、术前的体征、影像学检查及术中显微探查，本病例术中初步排除了牙根纵裂，故归类为无牙根损伤的牙髓 - 牙周联合病变，因此经过合适的诊疗可达到一定程度上保留患牙的目的，但患牙涉及多于一个牙面的深牙周袋，属于Ⅲ级牙髓 - 牙周联合病变，牙周破坏程度较高，长期预后是本病例的一个考验。

尽管新分类弱化了病变的来源，但追踪溯源、治病治因仍是亘古不变的医疗哲学。根据感染来源，牙髓 - 牙周联合病变主要分为：原发牙髓病变引起牙周病变、原发牙周病变引发牙髓病变及牙周病变与牙髓病变并存等三类。通常，若患者全身健康状况良好，患牙病程不长，牙髓源性的根尖周病损经过规范、完善的根管治疗后大多预后良好，而牙周病损的疗效依病情严重程度而定，预测性不如牙髓根尖周病。总体来说，由牙髓根尖周病变引起牙周病变的患牙预后较好，根尖和牙周病变一般在数月内即可愈合。从本病例疏通遗漏根管、取出分离器械、对 C 形根管系统进行三维成形、根管消毒和严密充填后，窦道消失及颊侧牙周袋变浅，可认为本病例主要属于牙髓来源的感染，这也是本病例最终能获得良好预后的关键；而辅以牙周基础治疗后，37 舌侧的骨质破坏经过 16 个月的修复逐步愈合，说明 37 舌侧深窄牙周袋与其舌侧凹陷区容易菌斑积聚相关，牙周病变可能是继发于牙髓病变，也可能因为病程长久、C 形牙根解剖缺陷、牙周袋存在长久已造成牙周病变与牙髓病变并存。

因此，有牙髓 - 牙周联合病变时，应尽快找出原发病变，积极地处理牙周、牙髓两方面的病灶，彻底消除感染源。一般来说，对于原发牙髓病变引起牙周病变的患牙，应尽早进行根管治疗。病程较短者，单纯进行根管治疗后，牙周病变即可完全愈合。若病程长久，则应在拔髓和根管封药后，同时或尽快开始常规的牙周治疗。较合理的顺序是：清除作为感染源的牙髓→清除牙周袋内的感染→完善的根管充填。在上述双重治疗后，可观察数月至半年。若数月后骨质仍无修复，或牙周袋仍深且炎症不能控制，可再进行进一步的牙周治疗如翻瓣术等。本病例就诊时患牙窦道反复约半年余，虽病程不长，但牙周骨质破坏范围大，因此选择在根管内封药的同时开展常规的牙周治疗；术后观察半年，影像学检查发现患牙根尖和牙周的骨质都得到了一定程度的修复，临床检查发现颊侧的牙周袋已经完全消失，舌侧的牙周袋从术前的 13mm 减少为 9mm，牙周袋仍较深，但经过评估认为患牙的牙周骨质正在恢复中，且患者的菌斑控制良好，因此并未进行进一步的牙周治疗，建议 3~6 个月后再次评估，但由于特殊原因，患牙最终在术后 16 个月复查，此时舌侧的牙周袋已经完全消退，根尖周和牙周的骨质均得到了很好的恢复。

虽然国内统编教材对牙髓 - 牙周联合病变的治疗有统一的指引，但临床应用时仍存在一些困惑，尤其对于活髓牙是否需要行根管治疗存在争议。导致争议的原因是现行的检测手段只能反映牙髓对温度、电流等刺激的反应能力，而不一定反映牙髓的真实状态。因此，牙髓活力测试法的结果仅能作为参考依据，临床上需要根据病史、临床检查及影像学检查综合判断患牙的牙髓活力状态以决定是否需要牙髓治疗。有学者认为当深牙周袋到达近根尖 1/3 处时，牙髓和牙周感染互相影响的概率大大增加，另外，在多根牙的根分叉区内也有 20%~60% 的牙有副根管，因此对于牙周袋较深而牙髓活力尚存但已迟钝的患牙不宜过度保守，应同时行根管治疗，有助于牙周病变的愈合。但有学者对中重度牙周炎患牙进行临床与组织学研究发现，当牙周病变尚未累及根尖段时，大部分患牙可保持牙髓活力；即使牙周病变累及根尖，68.75% 的牙髓组织中未检测到炎性细胞聚集。因此，从保存活髓及其修复、防御等功能的角度，对于牙周袋已达根尖的活髓牙如无明显的临床症状或牙髓活力测试异常，建议先做系统的牙周治疗和调𬌗，若疗效不佳，再视情况行牙髓治疗也不无道理。

2. 根管治疗后疾病的诊疗策略与规范治疗流程（中山大学附属口腔医院牙体牙髓科，张月娇讲师、高燕教授）　对于初次治疗后根尖周病变持续不愈合甚至引起根周骨质吸收，在查明病因且患者希望保留患牙的病例，规范的非手术显微根管再治疗是首选治疗方案。但进行根管再治疗前，首先需充分评估可能导致根管内感染持续存在的原因。本病例术前多学科会诊认为主要是牙髓源性的牙髓 - 牙周联合病变，推断感染持续存在的原因：①是否规范使用橡皮障；②是否存在隐秘、细小的遗漏根管；③根管的机械化学预备是否充分，根充是否密实及冠方即刻封闭是否严密；④是否存在器械分离、侧穿、底穿等并发症等。再治疗操作时需要逐步探查和排除这些可能的因素，这将有利于疾病追因和对预后做出准确判断。

复杂的根管解剖结构为根管再治疗增加了难度。本病例 37 C 形根管系统，本身由于自身特殊的解剖形态，狭区等不规则区的感染物质、牙本质碎屑等难以彻底清除导致再治疗的成功率降低，加之存在遗漏的 MB 和 MM 根管细小、隐秘，术前 CBCT 也没有发现明显的遗漏指征，导致治疗难度进一步加大。本病例在 DOM 的良好照明和放大条件下进行，术中将小号根管锉尖端预弯，用轻捻的方式有意识地在原根充物周围仔细探查，寻找是否有新的根管入路，最终发现了遗漏的 MB、MM 根管。下颌第二磨牙"C 形根管"在中国人很常见，不对称的 C 形是比较常见的类型，临床上通常认为找到了近舌及远中根管即完成了根管的探查，但 C 形根管系统的解剖形态可能远比我们了解的要复杂。范兵教授等通过 CT 影像模拟，发现按照现行的 C 形根管分布指引，6.83% 的牙存在根管遗漏。因此术前应有效认知根管系统，了解可能的根管变异，结合术中仔细的显微探查，以提高遗漏根管的发现率。

对于根管再治疗的病例，与初次治疗相比，难点在于如何将原根充物取出以及处理初次治疗中的并发症。一般可采用手用再治疗锉结合化学溶剂、机动镍钛根管再治疗锉或超声处理等方式取出牙胶。研究发现化学溶剂的应用会使溶解软化的牙胶材料贴覆于根管内壁，形成一层难以去除的涂层，因此应尽可能少用或不用化学溶剂。本病例主要采用机用镍钛再治疗锉结合超声的方式清理原根管内的牙胶，但再治疗锉的锥度偏大（D1：30#/09、D2：25#/08、D3：20#/07），使用时要防止根管上段牙本质的过度切削，建议在 DOM 下进行。此时，在 D 根管内发现存在分离器械。器械分离是根管治疗中的常见并发症，导致器械分离的原因包括：①根管解剖因素；②器械因素；③操作者因素等。本病例去除的分离器械为镍钛器械，未见明显形变，推测与视野差、D 根管近中侧存在狭长的凹陷等复杂的解剖形态等有关。虽然分离器械本身影响不大，但分离器械的存在会影响根管的清理和消毒、根尖残留坏死或感染的牙髓组织的去除。考虑到患牙根尖周及根周存在大面积骨质破坏，需要取出分离器械才能彻底清理及消除根管系统内的感染；其次分离的器械相对较长，虽然位于比较狭长的区域内，但取出远中根管内牙胶后，在牙科手术显微镜的放大和照明作用下，可直接观察到分离器械断端，可在良好的视野下进行操作，因此初步评估结合显微超声技术，能有效地取出根管内的分离器械，但操作时仍需注意避免损伤到 C 形根管的凹陷区以致根管壁侧穿、器械的二次折断、因近根尖且根尖直径较大而将器械推出根尖孔等并发症的发生。

由于材料、设备、器械受限可能致根管内感染不能被有效清除。本病例 DOM 下去除

37 冠方充填物后发现髓底根管口充填材料周边呈不同程度灰黑色，提示机械、化学预备可能不充分致根管内感染持续存在。具体到患牙，由于特殊的解剖结构，C 形根管峡区内含有大量的感染物质、牙本质碎屑等，常规机械预备无法完全清除。化学预备是尽可能去除根管内感染物质的有效手段。因此本病例全程在 DOM 和橡皮障隔湿的基础上进行，根管预备主要以 3% NaClO 结合 17% EDTA 交替冲洗和超声荡洗的化学预备为主，辅以小锥度、大直径的 M 相机动镍钛系统以侧刷的方式进行微创的机械预备，以规避薄弱的 C 形根管凹侧壁带状穿孔；同时采用氢氧化钙糊剂诊间封药进行充分的根管消毒以控制感染。

严密的三维充填是根管治疗成功的关键点之一。C 形根管由于具有大量的不规则区域，热牙胶垂直加压充填可使牙胶加热软化后进入不规则的根管系统内，达到三维充填效果，是充填 C 形根管等变异根管的有效方法；新型的生物陶瓷类封闭剂可直接注射入根管内，其良好的流动性可渗透至根管内牙本质小管、侧支根管及 C 形根管的不规则区域，能有效封闭整个根管系统。本病例 ML、MB、MM 根管较规则，采用生物陶瓷糊剂加单尖法充填；D 根管呈 C 形，机械预备后根尖尚有紧缩感，根尖孔的直径约为 40#，因此选用生物陶瓷糊剂辅以热牙胶垂直加压充填，具体是采用显微下试主尖、根管下段采用侧压的方式放置了 5 根锥度牙胶至工作长度、根管上段使用热牙胶充填（温度设置是 140°）的方式，但术后 X 线片示远中根管超充，分析可能与 D 根管扁长、根尖截面形态不规则、根尖宽度不一以至副尖超出根尖孔有关。尽管术后复查，患牙一直无不适，但仍提示临床医师在使用流动性更好的生物陶瓷类封闭剂结合热牙胶垂直加压充填时更应小心避免超填，拟继续观察疗效。此外，一般认为对于生理性和病理性根尖孔粗大的根管（根尖直径 > 55#），根尖屏障术是较好的选择。那么，对于再治疗以及根尖形状不规则的病例，是否放宽根尖屏障的指征，也是值得思考的问题。

根管充填后即时、严密的冠内封闭有助于减少冠方渗漏，提高根管治疗的成功率。本病例根充后即刻用流动树脂封闭根管口及髓底各 1~2mm。研究表明一个好的冠方修复有助于根管治疗后牙的功能恢复并减少冠方渗漏。但对于大面积根尖阴影、病程愈合不确定的情况，为了避免医患矛盾、减少可能增加的医疗花费，可在观察期戴用临时冠，待病情稳定、骨质破坏基本愈合的情况下再考虑永久的冠修复是比较稳妥的做法。此外，从根尖片上可以看出 37 近中冠边缘处存在间隙，此时冠边缘位于龈下，一定程度上存在微渗漏，影响患牙的长期预后。最好的做法是拆冠后重新修复，但患者自觉使用良好且已经历过一次拆冠，暂不希望拆除。观察到 36 远中及近中邻面存在大面积的银汞和牙色充填物、远中存在根面龋，考虑可在 36 行嵌体修复时，通过切龈暴露 37 近中不密合的边缘，采用树脂封闭间隙或是一个折中的方法。

总的来说，本病例 37 再治疗时发现已被充填的根管相对密实，推测根管遗漏、存在器械分离及化学预备不充分等是导致根管系统内感染持续存在的主要原因。因此根管再治疗成功的关键是在 DOM 的辅助下，寻找到遗漏的 MM、MB 根管，并应用现代根管治疗的理念和技术彻底清理根管和封闭了根管系统，获得了良好的临床疗效。

3．CBCT 在本病例中的诊疗意义（中山大学附属口腔医院牙体牙髓科，张月娇讲师） 牙髓再治疗决策的制订是一项复杂的临床分析过程，此时仅依靠临床检查和 X 线片做决策常常十分困难。2019 年中华口腔医学杂志专家论坛《锥形束 CT 在牙髓根尖周病诊疗中的合理应用与思考》指出，锥形束 CT 在观察根尖病变有无和范围，根充质量，是否有牙根折裂、遗漏根管、器械分离、根管穿孔等并发症时，较根尖 X 线片更具优势。本病例术前通过 CBCT 检查，从轴向、冠状位、矢状三维显示了根周骨质的破坏范围和程度，还可直观观察到 C 形根管舌侧凹陷等特殊解剖特征，结合病史，颊舌侧窦道位置以及与此相对应的深牙周袋等临床检查，有助于做出更准确的术前评估、制订更合理的治疗方案；同时我们发现术前 CBCT 上并未找到遗漏的 MM、MB 根管及分离器械，推测由于根充物产生的伪影及分辨率的影响，遗漏根管及分离器械的发现率可能会下降，因此鉴于其局限性，进行显微根管再治疗时还需要结合手术显微镜仔细探查，进一步提高疑难复杂根管的治疗成功率。此外也提示我们，对于再治疗的病例，为了去除伪影的影响，提高遗漏根管的发现率，选择去除根充物后才进行术前的 CBCT 检查，可能更具临床意义。

尽管 CBCT 具有诸多优势，但并不推荐其作为牙髓疾病诊断和判断预后的常规手段，只有当低剂量的口腔放射检查不能解决临床问题时才可考虑。本病例术后进行疗效随访时，选用常规根尖 X 线片进行复查，发现随着时间的推移，根尖区低密度影范围逐步缩小，到 16 个月时已完全消失，此时临床检查患牙也未发现明显的牙周袋，在此基础上选择进一步 CBCT 复查，以对比术前 CBCT 资料观察病变是否愈合，准确客观地评估疗效。

（张月娇 高 燕）

参考文献

1. 孟焕新，束蓉，闫福华. 牙周病学. 5 版. 北京：人民卫生出版社，2020，165-169.

2. 梁宇红，岳林. 锥形束 CT 在牙髓根尖周病诊疗中的合理应用与思考. 中华口腔医学研究杂志，2019，54（9）：591-597.

3. LIAO W C, TSAI Y L, WANG C Y, et al. Clinical and radiographic characteristics of vertical root fractures in endodontically and nonendodontically treated teeth. J Endod, 2017, 43(5): 687-693.

4. ABBOTT P V. Diagnosis and management of transverse root fractures. J Endod, 2019, 45(12S): S13-S27.

5. 闫福华. 牙周 - 牙髓联合病变的规范化诊疗. 中华口腔医学研究杂志，2014，49（3）：133-137.

6. CATON J, ARMITAGE G, BERGLUNDH T, et al. A new classification scheme for periodontal and peri-implant diseases and conditions - introduction and key changes from the 1999 classification. J Periodontol, 2018,

89(Suppl 1): S1-S8.

7. HERRERA D, RETAMAL-VALDES B, ALONSO B, et al. Acute periodontal lesions (periodontal abscesses and necrotizing periodontal diseases and endo-periodontal lesions. J Periodontol, 2018, 89 (Suppl 1): S85-S102.

8. SWANSON K, MADISON S. An evaluation of coronal microleakage in endodontically treated teeth. Part I. Time periods. J Endod, 1987, 13(2): 56-59.

9. FAN B, MIN Y, LU G, et al. Negotiation of c-shaped canal systems in mandibular second molars. J Endod, 2009, 35(7): 1003-1008.

10. RICUCCI D, SIQUEIRA J F J R, RÔÇAS I N. Pulp Response to periodontal disease: novel observations help clarify the processes of tissue breakdown and infection. J Endod, 2021, 47(5): 740-754.

11. ARDILA C M, VIVARES-BUILES A M. Clinical efficacy of treatment of endodontic-periodontal lesions: a systematic scoping review of experimental studies. Int J Environ Res Public Health, 2022, 19(20): 13649.

二、病例 2　右上颌第一磨牙双腭根牙髓 - 牙周联合病变的多学科诊疗

含双腭根（two palatal roots，2PR）的上颌第一恒磨牙非常罕见，其特征性的牙冠形态可一定程度上提示存在 2PR，如果根尖片显示牙根重叠呈现模糊影像，进一步通过 CBCT 检查可明确诊断。由于特殊的牙根解剖学特点，当 2PR 磨牙发生牙髓 - 牙周联合病变并发展为根分叉病变时，可造成髓底处的牙槽骨持续破坏致颊腭侧根分叉区的贯通，菌斑控制和龈下牙石清除十分困难，加速或加重病变发展，非手术和手术治疗难度大，预后也具不确定性。

第一次就诊　**牙体牙髓科**　2021 年 1 月 27 日

【基本信息】

患者，35 岁，女性。

【主诉】

右上颌后牙反复肿痛 1 年余，肿胀 1 周。

【病史】

患者 1 年来右上颌后牙多次肿胀疼痛，脓液排出后疼痛缓解，曾有自发痛、放射痛及夜间痛史。近 1 周右上颌牙腭侧牙龈出现明显肿胀，患牙咬物不适，无冷热刺激痛。患者因右下颌后牙缺失曾在 2011—2014 年于外院接受正畸治疗，具体不详。正畸治疗结束后曾有右侧后牙"咬不紧"的感觉，近两年异常感觉逐渐消失。

【检查】

1. 口外检查　双侧颌面部对称、无红肿异常。

2. 口内检查　口腔卫生状况良好，16 牙冠外形基本完整（图 4-1-2-1A），颊侧颈 1/3

浅楔状缺损，深度约1mm，无龋损，无探痛，叩痛（+），无松动，腭侧龈缘至根尖区黏膜半圆形隆起，扪诊波动感，探及腭侧中央深牙周袋，PD=7~8mm，并探及凹形根面，似根分叉形态（图4-1-2-1B），颊侧楔状缺损处龈缘退缩、稍红肿，牙髓冷、热测无反应，牙髓电活力测试有反应但迟钝（与对侧同名牙比较）。

　　3. 影像学检查　X线根尖片显示16近中侧牙槽骨低密度影，牙槽骨沿近中颊根斜形吸收，根分叉区域骨质低密度影，牙根影像模糊，异常重叠影像（图4-1-2-1C）。

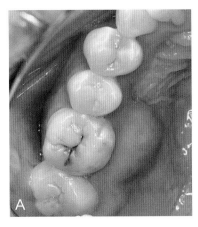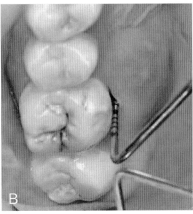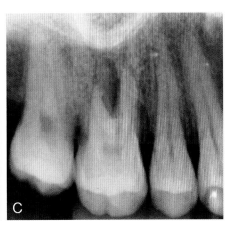

图4-1-2-1　术前口内照

A.术前16口内照　B.术前16腭侧中央牙周袋探诊　C.术前16根尖片

【诊断】

　　1. 16牙周脓肿。

　　2. 16牙髓-牙周联合病变。

　　3. 16楔状缺损。

　　4. 16根折？

【治疗计划】

　　行全景片和CBCT检查，评估指标如下。

　　1. 16牙周及根分叉病变牙槽骨吸收部位、范围大小。

　　2. 16牙根情况。

　　3. 全口其余牙、牙槽骨和颌骨健康情况。

　　4. 根据CBCT结果制订后续治疗方案。

【治疗】

　　1. 16腭侧脓肿局麻下切开排脓，引流淡黄色脓液。

　　2. 依据CBCT结果制订后续治疗方案。

第二次就诊 **牙周科** 2021年2月3日

【主诉】

数天前右上颌后牙肿胀消退，无不适。

【检查】

口腔卫生状况良好，CI-S = 1，PLI = 1，BOP（+）< 20%，16 牙冠检查同前，无异常，无叩痛，无松动，腭侧牙龈和黏膜脓肿消退，腭侧根中 1/3 切开排脓处黏膜疤痕痊愈。牙周探诊 PD = $\frac{6}{9}\Big|\frac{4}{9}\Big|\frac{4}{8}$，颊侧根分叉探诊 I 度，腭侧根分叉探诊 III 度。

全景片显示：16 检查同 X 线根尖片，46 近中牙槽骨角形吸收（图 4-1-2-2A，红色箭头）。

CBCT 结果显示：16 轴面观可见四根，分别为近颊根、远颊根、近腭根和远腭根（图 4-1-2-2B ~ 图 4-1-2-2E），矢面观颊、腭侧见牙槽骨吸收至根中 1/3 至根尖 1/3 区，根分叉骨质吸收，近、远颊根根尖周见少许低密度影，边界模糊，与根分叉骨质吸收相融合（图 4-1-2-2F ~ 图 4-1-2-2I）。三维重建颊侧双根分叉角度较小，腭侧双根分叉角度大，未见明显牙根折裂征象（图 4-1-2-2J ~ 图 4-1-2-2M）。

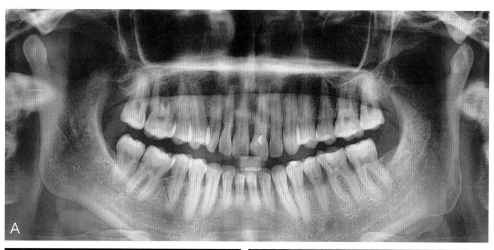

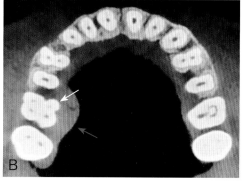

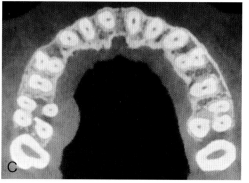

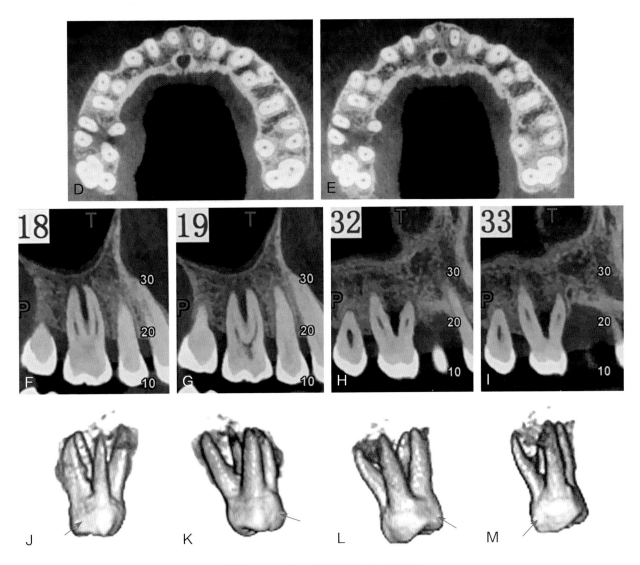

图 4-1-2-2 术前全景片与 CBCT

A. 术前全景片 46 近中牙槽骨角形吸收（红色箭头） B~E. 16 CBCT 轴面，16 根部轴面观（白色箭头），16 腭侧软组织隆起（红色箭头） F~I. 16 CBCT 矢状面 F、G. 颊侧近远中根 H、I. 腭侧近远中根 J~M. CBCT 三维重建，红色箭头 16 近中观（J）、颊侧观（K）、远中观（L）和腭侧观（M）

【治疗方案】

告知患者保存治疗和拔牙两种方案，以及相应的疗程、预后、风险及费用等。

【治疗】

全口行牙周龈上洁治。

第一次多学科诊疗讨论 2021 年 2 月 3 日

【目的】

16 CBCT 检查结果与治疗方案讨论。

【参与科室】

牙体牙髓科、牙周科、正畸科、口腔颌面影像科。

【讨论意见】

1. 口腔颌面影像科　16 牙根发生解剖变异，具有双腭根。据报道，上颌第一磨牙的四牙根发生率远小于上颌第二磨牙，我国 2015 年一项西北地区人群 CBCT 调查研究显示上颌第一磨牙四牙根发生率约为 0.07%，上颌第二磨牙四牙根发生率约为 0.98%，均好发单侧。本病例患者的 16、17 均为四牙根的解剖变异结构，26、27 为正常的三牙根结构。根据牙槽骨的病变特征，会诊意见：16 牙髓 - 牙周联合病变。

2. 牙体牙髓科　16 牙冠除颊侧颈部浅楔状缺损外，无明显可引起牙髓 - 牙周联合病变的冠部龋病或牙体硬组织疾病的诊断证据，CBCT 显示无牙根折裂征象，但不排除存在牙根不完全裂。16 牙髓活力异常，如保存治疗，应行 RCT。但术前应做好显微镜下髓腔和根管系统解剖与组织探查，注意是否存在异常的结构改变，判断预后。

3. 牙周科　CBCT 检查以及第一次就诊的牙髓活力测试、牙周探查结果显示 16 "牙髓 - 牙周联合病变" 诊断明确，16 牙周组织破坏严重，与全口其余牙的牙周状况不相符，结合冠部牙体仅存在颊侧楔状缺损的体征，提示病因因素复杂，是否有殆创伤等因素？腭侧双根的根分叉角度大，根分叉处牙槽骨吸收严重，预后欠佳。CBCT 轴面截图，疑似远腭根根分叉侧存在龈下牙石（图 4-1-2-2C）。会诊意见：如保存治疗，RCT 与牙周非手术治疗需同步进行，可根据治疗效果进一步考虑是否需行牙周手术。

4. 正畸科　患者曾有正畸治疗史，自述右下颌后牙缺失 4~5 年后通过矫治使 "智齿" 前移，但患者未保存相关的病历资料。口内检查可见 47 牙冠解剖形态与对侧同名牙差异较大，更接近第三磨牙（图 4-1-2-3B）。全景片显示 46 牙冠近中稍倾斜，近中牙槽骨角形吸收，推测在原 46 缺失 4~5 年后，16 发生伸长现象，正畸主诊医师可能采取压低 16，前移 47、48 的方案。在治疗过程 16 与 46 间可能存在早接触、殆力集中，导致 16 出现殆创伤、牙髓变性而引起牙髓病变。会诊意见：16 牙髓 - 牙周联合病变的病因可能存在正畸治疗过程的暂时性殆干扰因素。

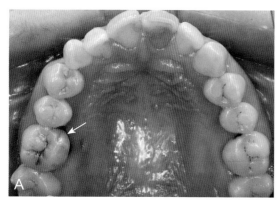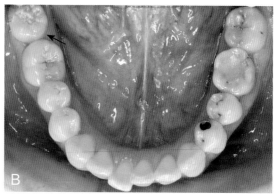

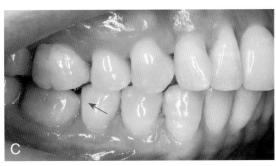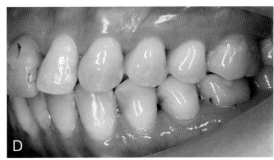

图 4-1-2-3　术前口内照

A. 上颌牙列𬌗面照，16 宽大腭尖（白色箭头）　B. 下颌牙列𬌗面照，47 形态近似第三磨牙（黑色箭头）　C. 右侧面咬合照，46 冠部近中倾斜（红色箭头）　D. 左侧面咬合照

【结论】

综合牙髓和牙周状况，制订如下两种治疗方案。

1. 16 保存治疗　RCT 及树脂充填修复冠部开髓洞；牙周治疗。观察 3~6 个月后，临床及影像学复查。

2. 16 拔除。

第三、五次就诊　牙周科　2021 年 2 月 8 日，2021 年 2 月 26 日

【主诉】

右上颌后牙无不适。

【检查】

16 牙冠检查同前，无叩痛，无松动，颊侧牙龈退缩，腭侧牙龈和黏膜脓肿消退，腭侧根中 1/3 切开排脓处黏膜疤痕痊愈。牙周探诊 PD $= \dfrac{6}{9}\Big|\dfrac{4}{9}\Big|\dfrac{4}{8}$，颊侧根分叉探诊 I 度，腭侧根分叉探诊 III 度。

【治疗方案】

告知患者保存治疗和拔牙两种方案，以及相应的疗程、预后、风险及费用等，患者知情，选择尝试保存治疗。

【治疗】

阿替卡因局部麻醉下行上半口牙周超声龈下刮治与根面平整，牙周冲洗与抛光。

两周半后复诊牙周科，行下半口牙周治疗。

第四次就诊　牙体牙髓科　2021 年 2 月 24 日

【主诉】

右上颌后牙肿胀消退一个月余，无不适。

【检查】

16牙冠检查同前，无异常，无叩痛，无松动，腭侧根中1/3相应黏膜引流切开伤口疤痕愈合（图4-1-2-4A），颊侧牙龈萎缩，牙周探诊 PD = $\frac{6}{9}\left|\frac{4}{9}\right|\frac{4}{8}$，颊侧根分叉探诊Ⅰ度，腭侧根分叉探诊Ⅲ度。采用咬合纸进行咬合检查，包括牙尖交错位（intercuspal occlusion，ICO）、前伸位、侧方位。ICO可见右侧牙列咬合接触印记分布较广、印记明显；左侧印记分布局限，左上下颌第一前磨牙咬合印记明显。前伸和侧方运动未见明显早接触与𬌗干扰。

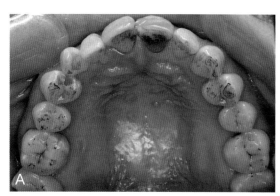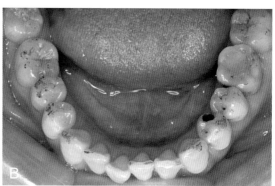

图4-1-2-4　口内咬合检查（牙尖交错位）

A.上颌牙列𬌗面照　B.下颌牙列𬌗面照

【治疗】

阿替卡因局部浸润麻醉下16橡皮障隔离，DOM下开髓，冠髓坏死，1% NaClO和生理盐水清理髓腔。显微探针探查髓腔侧壁与髓室底，未有异常裂纹裂隙，探及四根管口（图4-1-2-5），连线呈梯形，分别为近颊（MB）、远颊（DB）、近腭（MP）和远腭（DP）。MB和DB根管内牙髓有渗血，MP和DP根管牙髓无渗血，有腐败性气味，10#K锉通畅四根管，WL = 20mm（MB和DB）、21mm（MP和DP）。机械镍钛器械预备四根管至30#/04，预备过程1% NaClO冲洗，生理盐水终末冲洗，纸尖干燥四根管，注射氢氧化钙根管消毒剂至四根管内，髓腔置小棉球，玻璃离子水门汀暂封开髓洞口。

颊侧颈部楔状缺损备牙釉质短斜面，排龈线排龈，自酸蚀粘接，流动树脂充填，修型、抛光。

> **第六次就诊**　**牙体牙髓科**　2021年3月10日

【主诉】

右上颌后牙无不适。

【检查】

16暂封物完整，无叩痛，无松动，牙龈与牙周状况同前。

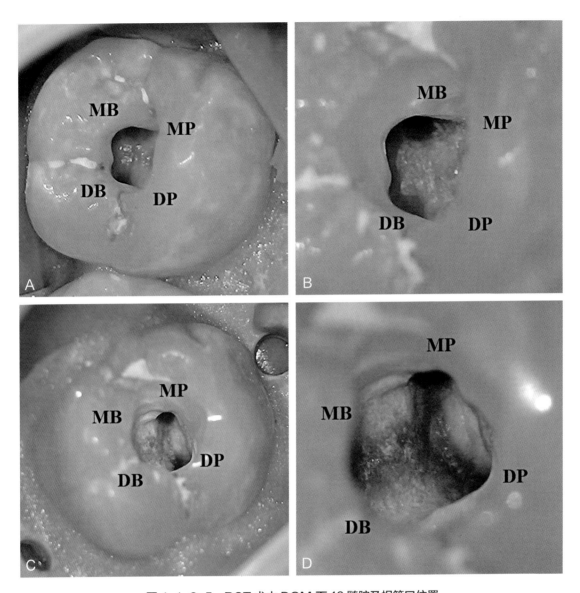

图 4-1-2-5　RCT 术中 DOM 下 16 髓腔及根管口位置

A～B. 颊侧髓底及两根管口　C～D. 腭侧髓底及两根管口

【治疗】

阿替卡因局部浸润麻醉下 16 橡皮障隔离，DOM 下去除 16 暂封材料，髓腔内小棉球与根管内氢氧化钙色、质无异常，四个根管内未见渗出和异味，1% NaClO 与生理盐水交替冲洗，2% CHX 超声荡洗，生理盐水终末冲洗，纸尖吸干根管内大部分水分，30#/04 锥度牙胶试主尖拍摄 X 线片（图 4-1-2-6A），移除主牙胶尖，生物陶瓷糊剂注射四根管，主牙胶尖充填根尖段 4mm，热牙胶垂直加压充填根管中上段至根管口，超声清洁髓腔，自酸蚀粘接剂涂布髓腔底部和侧壁，流动树脂封闭四根管口及髓腔、垫底，拍术后 X 线根尖片（图 4-1-2-6B），根充恰填。修整开髓 I 类洞，选择性酸蚀，纳米复合树脂充填，修形、调𬌗（图 4-1-2-6C）和抛光（图 4-1-2-6D）。

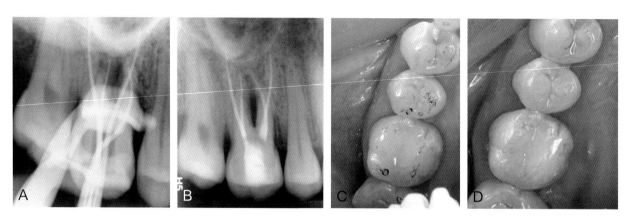

图 4-1-2-6　RCT 术中 16 试尖 X 线根尖片（A）、术后 X 线根尖片（B）和术后树脂修复（C、D）

【医嘱】

16 嘱勿咬硬物、不适随诊、3 个月后复查。

第二次多学科诊疗讨论　2021 年 3 月 25 日

【目的】

16 治疗汇报及预后讨论。

【参与科室】

牙体牙髓科、牙周科。

【讨论意见】

1. 牙体牙髓科　16 DOM 下开髓探查，未发现髓室壁与髓底的异常裂纹，排除牙隐裂，四根管活力不一，MB 和 DB 根管牙髓有渗血，MP 和 DP 根管牙髓坏死且有腐败性气味，结合 X 线与 CBCT 检查，符合慢性根尖周炎的临床体征，行显微 RCT。建议继续观察，3 个月后临床复查，6 个月后临床和影像学复查。

2. 牙周科　16 预后欠佳，患者选择保存治疗，行全口龈上洁治与龈下刮治，重点对 16 的颊腭侧的根分叉区域进行龈下刮治，牙周非手术治疗与 RCT 已同期完成。建议根据后期复查判断治疗效果，进一步考虑是否需行牙周手术。

第七次就诊　**牙体牙髓科**　2021 年 6 月 9 日

【主诉】

右上颌后牙无不适。

【检查】

16 充填物完整，无叩痛，无松动，牙龈无红肿，腭侧黏膜无肿胀，根中 1/3 相应黏膜引流切开伤口疤痕愈合，探针无法探入，牙周探诊 PD = $\dfrac{6}{8}\Big|\dfrac{4}{8}\Big|\dfrac{4}{6}$（表 4-1-2-1，术后

3 个月复查与术前比较），颊侧根分叉探诊Ⅰ度，腭侧根分叉探诊Ⅲ度。

【医嘱】

16 嘱勿咬硬物、不适随诊、3 个月后复查。

第八次就诊　**牙体牙髓科**　2021 年 9 月 8 日

【主诉】

右上颌后牙无不适。

【检查】

16 充填物完整，无叩痛，无松动，牙龈无红肿，腭侧黏膜无肿胀，切排疤痕存，牙周探诊检查 PD = $\frac{6}{8\sim9}\Big|\frac{4}{7}\Big|\frac{4}{6}$（表 4-1-2-1，术后 6 个月复查与术前、术后 3 个月复查比较），颊侧根分叉探诊Ⅰ度，腭侧根分叉探诊Ⅲ度。

表 4-1-2-1　16RCT 术前、术后牙周探诊检查结果

牙位	牙周探诊深度 PD/mm		
	术前	术后 3 个月	术后 6 个月
16	$\frac{6}{9}\Big|\frac{4}{9}\Big|\frac{4}{8}$	$\frac{6}{8}\Big|\frac{4}{8}\Big|\frac{4}{6}$	$\frac{6}{8\sim9}\Big|\frac{4}{7}\Big|\frac{4}{6}$

CBCT 复查片显示：对比术前 CBCT，16 四根管已行充填，颊、腭根根分叉骨质较前骨质增生，边缘较前明显规整，部分可见硬化缘（图 4-1-2-7A ~ 图 4-1-2-7H），近、远颊根根尖周未见明显低密度影（图 4-1-2-7I ~ 图 4-1-2-7L）。

【医嘱】

16 嘱勿咬硬物、不适随诊、定期复查。

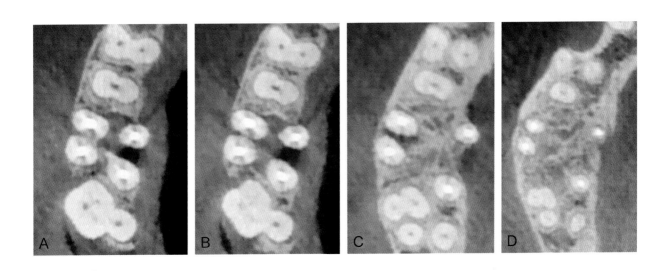

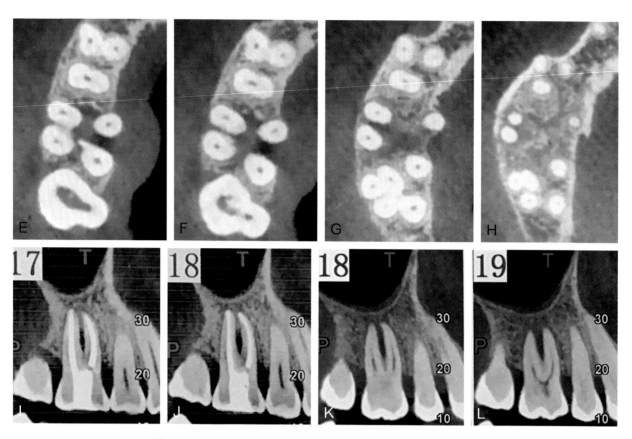

图 4-1-2-7　16RCT 术后 6 个月 CBCT 与术前 CBCT 对比

A~D. 术后 6 个月轴面观　E~H. 术前轴面观　I、J. 术后 6 个月颊根矢面观　K、L. 术前颊根矢面观

第三次多学科诊疗讨论　2021 年 9 月 8 日

【目的】

16 复查汇报及牙周手术方案讨论。

【参与科室】

牙体牙髓科、牙周科。

【讨论意见】

1. 牙体牙髓科　16 RCT 术后 6 个月复查。患者主诉未有不适。CBCT 检查显示颊侧根尖周骨质与术前相比密度增加，提示根尖周新生骨质修复。CBCT 检查颊腭侧的根分叉处骨质较前骨质增生，但近中根颈 1/3 与根中 1/3 骨密度仍然较低，与口内检查（腭侧近中 PD ＝ 8 ~ 9mm）相符。建议牙周科会诊是否可行翻瓣龈下刮治术。

2. 牙周科　16 牙周非手术治疗与 RCT 同期完成。术后 6 个月复查，口内牙周检查和 CBCT 检查结果均显示牙周袋仍较深，多个位点 PD ≥ 5mm，牙槽骨的吸收愈合较慢，近中颊和近中腭根的近中侧骨丧失明显。16 同时存在颊侧和舌侧根分叉病变，以腭侧根分叉病变较为严重。由于根分叉区的特殊解剖，洁治和刮治术很难彻底清除分叉区的牙石、菌斑，往往需要手术治疗。建议：16 根分叉病变伴深牙周袋以及牙髓 - 牙周联合病变，采用翻瓣术暴露根分叉，进行直视刮治和根面平整，清除病变组织。CBCT 综合评估近中腭根牙槽骨吸收至根尖部，术中如明确病变，考虑截除近中腭根。

【结论】

综合牙髓和牙周状况，制订牙周手术治疗方案。

1. 16 颊、腭侧翻瓣术 + 根面平整。

2. 16 翻瓣术中对腭根进行评估，如根周骨质吸收至根尖，同期截根术。

患者知情同意以上治疗方案。

第九次就诊　牙周科　2021 年 9 月 28 日

【主诉】

右上颌后牙无不适。

【检查】

16 充填物完整，无叩痛，无松动，牙龈无红肿，腭侧黏膜无肿胀，切排疤痕存，牙周探诊检查 PD = $\dfrac{6}{9}\bigg|\dfrac{4}{7}\bigg|\dfrac{4}{6}$，颊侧根分叉探诊 I 度，腭侧根分叉探诊Ⅲ度。

【治疗】

16 阿替卡因局部麻醉下行颊腭侧牙龈翻瓣术，手动 + 超声刮治，清除肉芽组织、龈下牙石，根面平整，截除 MP 根，对冠部与 MP 根交界处髓腔内树脂未充填到的部位进行倒预备，复合树脂充填，抛光断面形成平滑略凸面，龈瓣复位，缝合，调𬌗（图 4-1-2-8）。

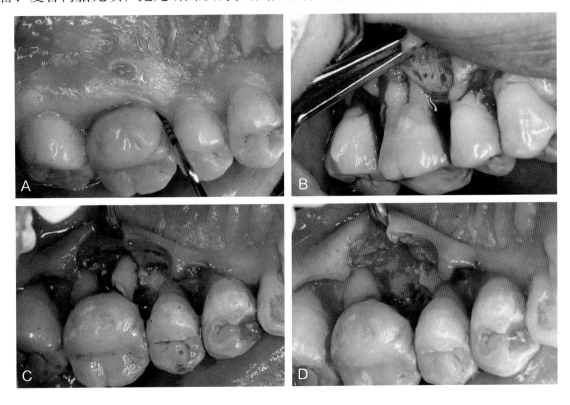

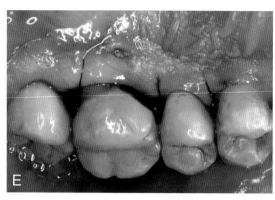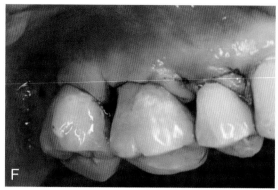

图 4-1-2-8   16 翻瓣术和截根术

A. 术前牙周探查 腭侧近中 PD = 9mm   B. 翻瓣暴露颊侧根分叉区域进行刮治   C. 翻瓣暴露腭侧根分叉区域进行刮治并
截根   D. 截根后断面处理   E、F. 龈瓣复位、缝合

【处方】

0.2% 氯己定含漱液 10mL/ 次，2 次 /d，连续含漱 6 天。

【医嘱】

术后不用患牙咀嚼，一周后复诊拆线。

第十次就诊 **牙周科**   2021 年 10 月 27 日

【主诉】

右上颌后牙无不适。

【检查】

口腔卫生状况良好，CI-S = 1，PLI = 1，BOP（＋）< 10%，16 充填物完整，无叩痛，无松动，手术创口缝线已拆除，愈合良好。16 颊、腭侧龈缘退缩，探诊质地坚韧无出血，腭侧牙周袋袋壁变紧，组织致密，探针不易探入（图 4-1-2-9）。

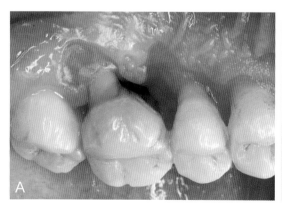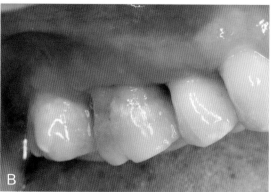

图 4-1-2-9   16 翻瓣术和截根术术后 1 个月

A. 腭侧观   B. 颊侧观

【医嘱】

保持口腔卫生，逐步恢复使用患侧牙咀嚼，3 个月后复查。

第十一次就诊　牙周科　2022 年 6 月 15 日

【主诉】

右上颌后牙无不适。

【检查】

口腔卫生状况良好，CI-S = 0，PLI = 1，BOP（−），16 充填物完整，无叩痛，无松动。与前次复查比较，16 颊、腭侧龈边缘组织致密，探诊质地坚韧无出血，牙周探诊检查 PD = $\frac{3}{3}\left|\frac{2}{3}\right|\frac{3}{3}$，颊侧根分叉探诊 I 度（图 4-1-2-10）。

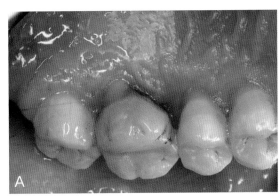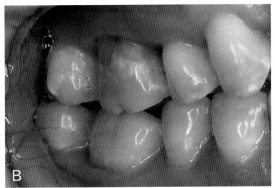

图 4-1-2-10　16 翻瓣术和截根术术后 9 个月

A. 腭侧观　B. 颊侧观

【医嘱】

保持口腔卫生，定期复查，不适随诊。

【多学科分析】

1. 上颌第一恒磨牙解剖结构变异双腭根（two palatal roots，2PR）（中山大学附属口腔医院牙体牙髓科，李晓岚副教授；放射科，崔敏毅副教授）

（1）流行病学调查情况：上颌第一恒磨牙牙根和根管数量的变异报道并不少见，其通常为 3 根，变异常见近颊根存在第二根管（MB2），以及融合根内复杂的根管。上颌第一恒磨牙的 2PR 发生率远低于第二、第三恒磨牙。2021 年 Magnucki 等发表的 Meta 分析显示四根上颌第一恒磨牙的发生率为 0.047%，男性高于女性，单侧好发。由于罕见，目前上颌第一恒磨牙 2PR 分类采用的是基于上颌第二恒磨牙 2PR 的 Christie（1991 年）和 Versiani（2012 年）分类法。Christie 分类法最初由 Christie 等提出，根据牙根形状和牙根分离程度分为Ⅰ~Ⅲ型。Ⅰ型腭侧根分叉角度大，颊侧根分叉角度小，Ⅱ型腭根与颊根根分叉角度相当，Ⅲ型颊侧根分叉角度大，腭侧根分叉角度小。Baratto-Filho 在 Christie 分类基础上增加Ⅳ型，特征为近颊根和近腭根融合。Versiani 等提出 2PR 的上颌恒磨牙可能在任何牙根间出现融合根，于是将 Christie 的Ⅱ型和Ⅲ型合并为 Versiani Ⅱ型，出现融合根的为 Versiani Ⅲ型。除此之外，Versiani 根据髓室底轴面的根管口连线的几何形状又分为 A~D 型。A 型为不规则四边形，B 型为梯形，C 型为菱形，D 型为风筝形。根据上述分类法，本病例可归为 Versiani 的Ⅰ-B 型。

（2）诊断方法：上颌第一恒磨牙冠部的𬌗面外形一般呈斜方形，有近中颊尖、远中颊尖、近中舌尖和远中舌尖 4 个牙尖，其中近中舌尖最大，其次是近中颊尖，远中颊尖，远中舌尖最小。牙根由三根组成，颊侧两根，舌侧一根。Hitij 等对具有 2PR 的上颌恒磨牙进行分析，总结出以下可能的牙冠形态特征：①腭部牙冠较宽；②双卡拉贝利尖（double-carabelli cusp）即磨牙腭侧副尖；③牙冠明显的腭凹；④厚的腭釉质延伸；⑤腭侧釉珠；⑥腭根沟。拥有以上一种或多种的牙冠特征对存在 2PR 起一定的提示作用。本病例中 16 牙根解剖结构发生变异，具有双腭根 2PR。16 𬌗面可观察到较长的舌侧边缘线，牙冠舌部较宽，舌尖宽大且近中舌尖和远中舌尖有融合。

影像学检查可确诊牙根解剖变异患牙。X 线根尖片和全景片虽为二维成像，但可显示非常规的牙根影像，通过细致阅片和思考应提出解剖性变异或病理性改变的可能性，并做进一步的 CBCT 确诊。本病例中 X 线根尖片显示 16 牙根影像模糊，牙根异常重叠影像，经 CBCT 明确为罕见的上颌第一恒磨牙 2PR 牙根。

2. 牙髓 - 牙周联合病变病因探讨（中山大学附属口腔医院牙周科，宁杨副教授；正畸科，陈奕嘉讲师；牙体牙髓科，李晓岚副教授）　本病例 16 牙冠除颊侧颈部浅楔状缺损外，无明显可引起牙髓 - 牙周联合病变的冠部龋病或牙体硬组织疾病。16 牙周炎症程度与全口牙周状况不符。考虑 16 发生牙髓 - 牙周联合病变的病因可能为𬌗创伤因素或正畸治疗因素。此外，因解剖变异，16 根分叉病变发生在颊侧和腭侧，加重了牙周病变，具体分析如下。

（1）正畸治疗因素：本病例患者因右下颌第一恒磨牙缺失多年接受正畸治疗，口内检查可见下颌第二磨牙近中移动关闭第一磨牙缺牙间隙替代第一磨牙，第三磨牙近中移动替代第二磨牙。临床上常见牙缺失多年未及时修复的牙列间隙，可导致对颌牙伸长，邻牙向缺牙间隙倾斜。因此，本病例未正畸前，可能存在 16 伸长、47 近中倾斜的可能性。

研究显示，过度的正畸作用力可能对牙髓产生不同的影响，包括牙髓组织细胞和酶的改变、血液循环障碍、牙髓组织纤维化、牙髓钙化、空泡化等，以及炎性牙根吸收和牙颈吸收。上述的牙髓组织学变化如不可逆，可导致牙髓活力丧失。虽然目前的 Meta 分析和循证医学的相关证据不足，但正畸治疗仍应谨慎进行，避免矫治力过大。

（2）殆创伤因素：采用咬合纸对全口进行咬合检查，ICO右侧上下颌牙咬合印记深、均匀、广泛，左侧印记浅、不均匀，殆力集中在前磨牙区。由于46曾缺失较长时间，患者自述正畸治疗前习惯性左侧咀嚼，口内检查可见36殆面磨耗明显。完成正畸治疗后，一段时间患者自觉右侧牙咬物有"早接触"，后逐渐缓解，目前无异常。口内照可见46冠部稍近中倾斜，46近中颈部牙槽骨角形吸收，因此推测36和46在正畸过程中可能存在早接触和暂时性的殆创伤，引起牙髓－牙周联合病变。

3．牙髓－牙周联合病变治疗原则和预后（中山大学附属口腔医院牙体牙髓科，韦曦教授；牙周科，宁杨副教授）　发生牙髓－牙周联合病变，应尽量找出原发病因，彻底消除感染源。治疗决策和预后主要取决于牙髓和/或牙周疾病的病因诊断。某些情况下，难以诊断联合病变中的牙髓炎症和牙周炎症是属于原发性、继发性或是合并共同发生，针对炎症重的问题进行治疗，通过愈合情况可以进行回溯性诊断（retrospective diagnosis）。

本病例16为重度牙周炎伴Ⅲ度根分叉病变，牙周非手术或手术治疗不可避免，因此牙髓是否健康至关重要。常用的牙髓活力测试有温度测试、电活力测试、血流动力学测试和试验性备洞。值得注意，目前除采用激光多普勒血流测量（laser doppler flowmetry，LDF）和脉搏血氧饱和度（pulse oximetry，PO）等评估牙髓血流量验证牙髓状态的方法外，其他牙髓活力试验均基于牙髓对温度、电流等刺激的反应，并非反映牙髓真实的活力状态。因此，应采取多种手段检测牙髓活力，并结合实际病情，确定是否需要进行牙髓治疗。

本病例16对冷、热测无反应，牙髓电活力测试有反应但迟钝。结合患者曾有自发痛、夜间痛史，以及患牙多位点的深牙周袋，虽然牙髓活力"尚存"但不易保守治疗，应完善RCT。开髓后，发现MP、DP根管牙髓已坏死，而MB、DB根管牙髓仍存活，可解释电活力测试16有反应的原因。

牙髓根尖周来源的病损，经完善的RCT后预后较好，患有严重牙周病的牙髓－牙周联合病变患牙预后取决于牙周治疗的成功，治疗原则一般为先行根管清理、消毒，完成牙周基础治疗后完善根管充填。由于细菌可通过牙本质小管、侧副根管以及根尖部的根尖孔或侧孔侵入牙髓，本病例16四牙根涉及多个位点的深牙周袋，牙髓牙周间交通感染途径多，考虑牙周病变严重，因此牙周基础治疗和根管清创同期进行。上述治疗后，6个月复查显示根尖周骨质增生，但牙周袋深度无明显改善。对根分叉病变伴深牙周袋，牙髓－牙周联合病变患者，采用翻瓣术（flap surgery）暴露病变区组织和根分叉区域，将感染肉芽组织、根面牙石彻底刮净，根面平整。因本病例存在颊腭侧双根分叉，腭侧根分叉病变Ⅲ度，腭侧近中PD≥8mm，综合考虑采取翻瓣术加截根术（root resection），翻瓣彻底清创后截除近中腭根以消灭难以清洁的分叉区，保留牙冠和剩余三根。术后 1 个月复查显示 16 牙龈组织炎症水肿消退，软组织致密，袋壁变紧，显示胶原纤维新生组织愈合，远期疗效及预后尚待长期复查评估。

（李晓岚）

参考文献

1. MAGNUCKI G, MIETLING S V K. Four-rooted maxillary first molars: a systematic review and meta-analysis. Int J Dent, 2021, 20(4): 1-15.

2. HITI T, I ŠTAMFELJ I. The role of clinical examination in the detection of permanent maxillary molars with two palatal roots. Folia Morphol (Warsz), 2020, 79(1): 127-133.

3. AYDN H. Relationship between crown and root canal anatomy of four-rooted maxillary molar teeth. Aust Endod J, 2021, 47(2): 298-306.

4. CHRISTIE W H, PEIKOFF M D, FOGEL H M. Maxillary molars with two palatal roots: a retrospective clinical study. J Endod, 1991, 17(2): 80-84.

5. VERSIANI M A, PECORA J D, DE SOUSA-NETO M D. Root and root canal morphology of four-rooted maxillary second molars: a micro-computed tomography study. J Endod, 2012, 38(7): 977-982.

6. HARALUR S B, ALQAHTANI A S, ALMAZNI M S, et al. Association of non-carious cervical lesions with oral hygiene habits and dynamic occlusal parameters. Diagnostics (Basel), 2019, 9(2): 43.

7. WEISSHEIMER T, SILVA EJNL, PINTO K P, et al. Do orthodontic tooth movements induce pulp necrosis? A systematic review. Int Endod J, 2021, 54(8): 1246-1262.

8. ROTSTEIN I, SIMON J H. Diagnosis, prognosis and decision-making in the treatment of combined periodontal-endodontic lesions. Periodontol 2000, 2004, 34: 165-203.

9. KEERTHIKA R, NIVEDHITHA M S. Endodontic periodontal lesion diagnosis and treatment decision analysis. J Res Med Dent Sci, 2021, 9(2): 140-145.

10. RICUCCI D, SIQUEIRA J F, ROCAS I N. Pulp response to periodontal disease: novel observations help clarify the processes of tissue breakdown and infection. J Endod, 2021, 47(5): 740-754.

三、病例 3　前期糖尿病牙周炎患者的系统治疗

牙周炎与糖尿病、感染性心内膜炎、动脉粥样硬化症等多种系统性疾病的发病密切相关。大量临床研究证明高血糖状态下，即糖化血红蛋白 HbA1c≥6.5% 时，包括牙周炎在内的各种糖尿病并发症风险显著升高。近期研究发现糖尿病并发症可发生在更低的血糖水平。在糖尿病前期阶段，即 HbA1c 5.7%～6.4% 时，发生糖尿病相关并发症风险已显著升高。对处于糖尿病前期阶段的患者进行血糖早期干预，不仅可延迟或预防 2 型糖尿病发生，还可改善牙周病治疗效果。

第一次就诊 牙周科 2016年6月15日

【基本信息】

患者，女性，30岁。

【主诉】

左上颌后牙牙龈溢脓1周。

【病史】

患者自觉左上颌后牙牙龈肿痛伴溢脓一周余，近日症状加重至我科就诊。患者牙龈出血3年余，左侧上下颌后牙牙龈反复肿痛，牙间隙逐渐增大，未行治疗。3日前体检血常规：空腹血糖为6.7mmol/L，糖化血红蛋白HbA1c = 6.4%，血脂偏高LDL-C = 4.63，BMI = 26，余正常。

【既往史】

否认全身系统性疾病史及药物过敏史。

【检查】

1. 口内检查　口腔卫生状况差，PLI = 3，CI = 2；牙龈不同程度红肿，26牙龈红肿明显，牙周袋溢脓。左侧上下颌后牙区前庭沟较浅，25、26、35、36颊侧附着龈缺失。具体牙周检查结果见牙周检查记录表（图4-1-3-1）。全口未见龋齿及其他牙体硬组织疾病，牙髓电活力测试：25、26、35、36与对照牙无差异。冷热测：26呈持续性疼痛，25、35、36呈一过性敏感。叩诊：26（＋）；25、35、36无叩痛。

2. 影像学检查　全景片示25、26、35、36牙槽骨角形吸收至根尖1/3区，15牙槽骨角形吸收至根中1/3区（图4-1-3-2）。

【诊断】

1. 牙周炎Ⅲ期C级。

2. 26牙髓 - 牙周联合病变。

多学科诊疗讨论 2016年6月16日

【讨论目的】

明确病因及治疗计划。

【参与科室】

牙周科、口腔颌面医学影像、内分泌科、牙体牙髓科。

【讨论意见】

1. 口腔颌面医学影像科　全景片显示全口多数牙的牙槽骨呈Ⅰ～Ⅲ度吸收，牙槽嵴

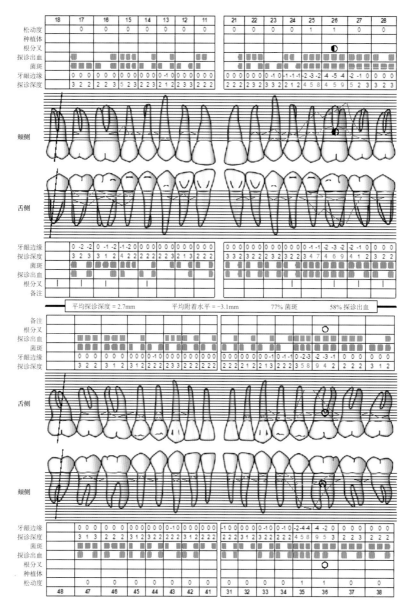

图 4-1-3-1　初诊牙周检查记录表

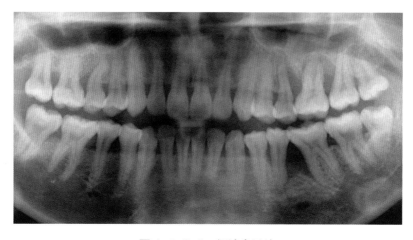

图 4-1-3-2　初诊全景片

顶硬骨板消失。15 远中面牙槽骨角形吸收至根中 1/3 区，25、26 和 35 远中面及 36 近中面牙槽骨角形吸收至根尖 1/3 区。

2. 内分泌科　该患者血糖水平偏高，空腹血糖 6.7mmol/L，HbA1c = 6.4%，建议行口服葡萄糖耐量试验（oral glucose tolerance test，OGTT）检测空腹血糖和糖负荷后 2 小时血糖以明确糖尿病或糖尿病前期（包括糖耐量受损或 / 和空腹血糖受损）。从现有检查结果可见该患者目前至少处于糖尿病前期（空腹血糖 6.1 ~ 6.9mmol/L，或糖负荷后 2 小时血糖 7.8 ~ 11mmol/L）。临床研究表明：当患者处于糖尿病前期时，已有发生糖尿病微血管并发症的风险。约 70% 的糖尿病前期患者如未能及时干预将可能进展成糖尿病，目前国际上已将 HbA1c≥5.5% 作为糖尿病风险诊断门槛。因此，该患者应强化生活方式干预，必要时予以二甲双胍治疗，可延迟或预防 2 型糖尿病发生，同时可改善牙周病治疗效果。

3. 牙体牙髓科　重度牙周炎患牙牙髓电活力测试结果可能出现偏差，难以反映牙髓的真实状况，因此必须辅助温度测试。该病例中 26 虽电活力测试结果同对照牙，但温度测试 26 呈持续性疼痛，提示牙髓已经继发感染，存在牙髓 - 牙周联合病变。牙周源性牙髓 - 牙周联合病变患牙预后通常较差，如计划保留 26 建议同时进行牙周和牙髓治疗。

4. 牙周科　牙菌斑生物膜是牙周组织发生炎症和破坏的始动因素。除菌斑外，多种全身和局部的促进因素均可影响牙周病的病情进展，如牙石、𬌗创伤、膜龈异常和食物嵌塞等。因此，在制订牙周病治疗方案时，去除菌斑牙石外，还应注意改变相关的促进因素，如矫正膜龈异常和治疗𬌗创伤等。在评估患牙的预后方面，该病例 25、35 和 36 虽有Ⅰ度松动，但深牙周袋只出现在局部位点，治疗过程中有可能将相关病因全部去除，因此预期疗效良好。26 远中牙槽骨完全丧失，伴发牙髓病变，预后不确定。患者首先要建立良好的口腔卫生习惯，在此基础上针对各病变相关因素逐步解决。包括通过龈下刮治和根面平整术去除菌斑牙石；咬合调整建立平衡咬合关系；翻瓣术修整牙槽骨外形，消除深牙周袋；游离龈移植术纠正膜龈异常，增强局部组织抵御细菌入侵的能力。对于 26 的诊疗，如果患者有较强保留意愿，可考虑行牙髓和牙周联合治疗。在根管治疗基础上，截除远中颊根，消除感染源。

【治疗计划】

综合上述多学科讨论意见，结合患者的主观意愿，制订以下治疗计划。

1. 解决主诉症状　26 RCT + 截根术截除远颊根。

2. 控制血糖　运动和健康饮食为主。

3. 牙周基础治疗　口腔卫生宣教、全口龈下刮治 + 根面平整术。

4. 牙周手术治疗 25—27，35—36 拟行翻瓣术消除深牙周袋及角形骨吸收区域，25、26、35、36 考虑游离龈移植术。

5. 牙周支持治疗。

第二次～第八次就诊 **牙周科** 2016 年 6 月—2016 年 9 月

1. 口腔卫生宣教 指导患者正确的刷牙方法和使用间隙刷自我控制菌斑。

2. 全口超声龈上洁治＋牙面抛光，牙周冲洗。

3. 26 完成 RCT 并行永久充填。

4. 26 截根术 截除 26 远中颊根，牙冠减径调𬌗以降低𬌗力（图 4-1-3-3）。

5. 全口分四次局麻下行龈下刮治＋根面平整术。

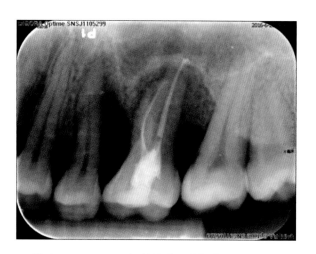

图 4-1-3-3　26 根管治疗后截根术截除远颊根

6. 25—27，35—36 区域行翻瓣术，消除深牙周袋，术中行牙槽骨修整成形，消除角形骨吸收区域。

第九次就诊 **牙周科** 2017 年 1 月 7 日半年后牙周复查

【主诉】

诉左下颌后牙刷牙不适。

【检查】

全口菌斑控制良好，见少量菌斑牙石，PD = 1～4mm，全口 BOP（＋）% = 8%，未探及松动牙。35、36 颊侧附着龈缺失，BOP（＋），PD = 1～3mm。

【治疗】

1. 口腔卫生宣教。

2. 全口牙周维护治疗。

3. 35、36 颊侧行游离龈移植术 局部麻醉下 35、36 颊侧沿膜龈联合做水平切口，锐分离半厚瓣推向根方骨膜缝合准备受植区。14—16 腭侧距龈缘 2mm 处锐剥离 1.5mm 厚的角化牙龈 8mm×15mm，快速修整后移植于受植区，5-0 缝线固定。术后 2 周拆线（图 4-1-3-4）。

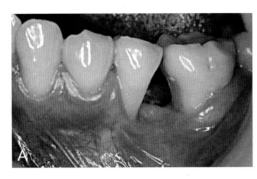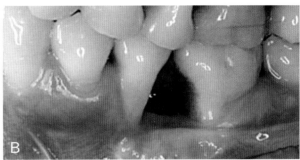

图 4-1-3-4　35、36 游离龈移植术前后对比

A. 35、36 游离龈移植术前　B. 35、36 游离龈移植术后 3 个月

第十次就诊　**牙周科**　2018 年 9 月 26 日

【主诉】

诉左上颌后牙刷牙不适，食物嵌塞。

【检查】

全口菌斑控制良好，见少量菌斑牙石，PD = 1～4mm，全口 BOP（+）% = 5%，未探及松动牙。25、26、35 和 36 牙龈无明显红肿，BOP（－），PD = 1～3mm，25、26 颊侧附着龈缺失，前庭沟浅。

【治疗】

1. 口腔卫生宣教。

2. 全口牙周维护治疗。

3. 25、26 颊侧行游离龈移植术　局部麻醉下 25、26 颊侧沿膜龈联合做水平切口，锐分离半厚瓣推向根方骨膜缝合准备受植区。24—26 腭侧距龈缘 2mm 处锐剥离 1.5mm 厚的角化牙龈 8mm×12mm，快速修整后移植于受植区，5-0 缝线固定。术后 2 周拆线（图 4-1-3-5）。

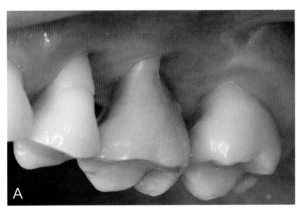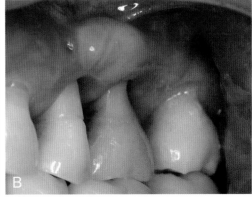

图 4-1-3-5　25、26 游离龈移植术前后对比

A. 25、26 游离龈移植术　B. 25、26 游离龈移植术后 3 个月

第十一次复查 牙周科　2021年3月26日

【主诉】

牙周复查无不适。

【检查】

1. 口内检查　口腔卫生状况良好，全口牙龈未见明显红肿，BOP（＋）％＝4%，PD＝1～3mm，未探及松动牙（图4-1-3-6、图4-1-3-7）。

2. 影像学检查　全景片示全口牙槽嵴顶处硬骨板恢复，15、25、26、35和36牙槽骨角形骨吸收影像消失（图4-1-3-8）。

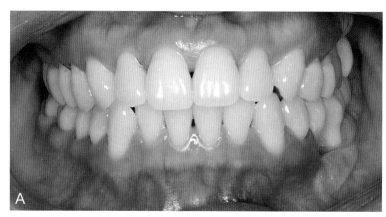

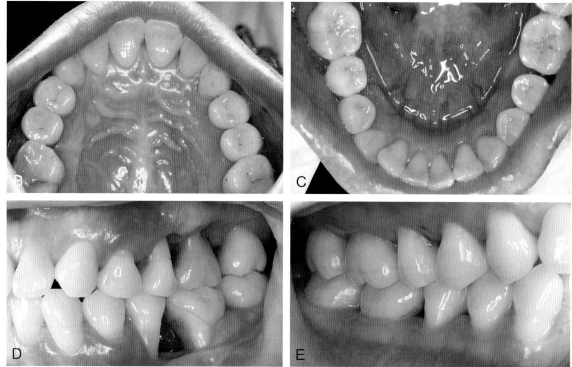

图4-1-3-6　5年后复查口内照

A. 正面照　B. 上颌照　C. 下颌照　D. 左侧照　E. 右侧照

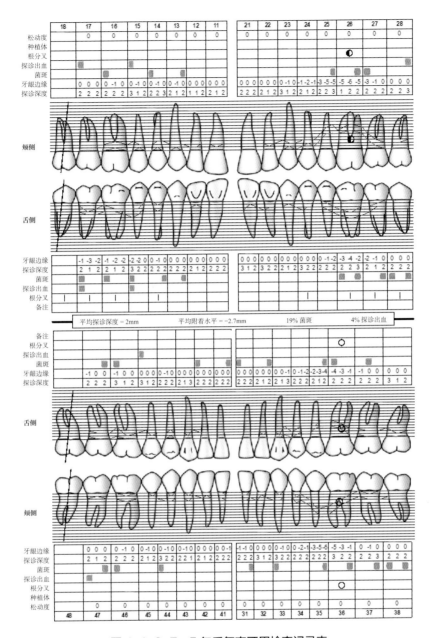

图 4-1-3-7　5 年后复查牙周检查记录表

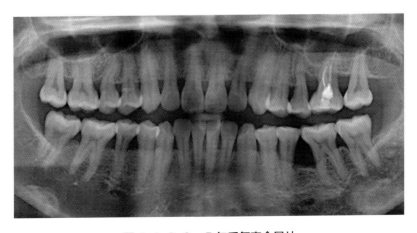

图 4-1-3-8　5 年后复查全景片

3. 3 日前全身体检报告显示：空腹血糖 5.4mmol/L，HbA1c = 5.3%，LDL-C = 3.18，BMI = 23.7。

【医嘱】

1. 口腔卫生指导。

2. 定期复查，不适随诊。

【多学科分析】

1. 糖尿病、糖尿病前期与牙周炎（中山大学孙逸仙纪念医院内分泌科，张锦教授；中山大学附属口腔医院牙周科，付云教授） 糖尿病是由遗传和环境等多因素引起的临床综合征，由胰岛素分泌和 / 或作用缺陷引起，以慢性高血糖为特征的代谢性疾病。长期碳水化合物、脂肪和蛋白质代谢紊乱可引起多系统损害导致并发症发生。最新调查显示我国成人糖尿病患病率已达 11.2%，其中约 60% 未被及时诊断。作为严重威胁人类健康的世界性公共卫生问题，糖尿病与牙周病的发病密切相关。一方面，两者具有共同的致病因素，与全身多种疾病密切相关，发病率随年龄增加而增高。另一方面，这两种慢性病变又能互相促进，互相影响，形成恶性循环。大量研究表明：糖尿病是牙周炎的主要危险因素之一。当糖尿病控制不良时，患者更易罹患重度牙周炎。目前认为牙周炎是糖尿病并发症之一。首先，高血糖对创伤愈合的各个方面都造成不利影响，高血糖可产生大量糖基化终产物（advanced glycation end products，AGEs），后者通过激活糖基化终产物受体损害牙周组织的修复功能；同时，糖尿病状态下，由于炎症反应增强及骨吸收活力提高，更易发生附着丧失。临床上，不论有无大量菌斑堆积，牙龈炎在糖尿病患者中都更为常见，提示高血糖与牙龈组织炎症反应增强密切相关。

我国成人糖尿病前期的患病率更高达 15.5%，其中多数患者未意识到存在高血糖，并未采取积极的预防措施。因此建议糖尿病前期患者应通过生活方式干预降低糖尿病的发生风险，同时还需密切关注其他高危因素，并给予适当的干预措施。

大量纵向研究和横断面研究提示：无论血糖水平和牙周炎如何定义以及各自的临界值采用何种标准，糖尿病前期与牙周炎发病率增高和严重程度均相关。研究表明：血糖控制水平与牙周炎发病率和严重程度密切相关，即使处于糖尿病前期阶段，亦可诱发重度牙周炎发生发展。而血糖干预后可通过减少 C 反应蛋白水平，减轻炎症，从而改善牙周炎症状。在此阶段血糖干预主要是通过控制饮食和运动等措施，减缓糖尿病前期进展为 2 型糖尿病。同时，完善的牙周治疗反过来有助于患者血糖控制，因此对两种疾病的双向影响及相互促进均有干预作用。

2. 糖尿病或糖尿病前期患者牙周疗效的预测及治疗（中山大学附属口腔医院牙周科，付云教授；中山大学附属口腔医院口腔颌面医学影像科，曾东林副教授） 临床研究发现：血糖水平异常时，预测 PD 减少和新附着形成的依据主要是基线时的牙周状况，与糖化血红蛋白无关。牙周破坏越严重，预期牙周治疗后就会有更多的 PD 减少和新附着形成。当血糖适当控制后（HbA1c≤8.5%），牙周非手术治疗反应良好，PD 减少，CAL 增加；若血糖长期控制不良（HbA1c≥10%）或出现并发症，则疗效无法预期。其原因主要是 AGEs 延缓了伤口愈合，阻止细胞迁移和扩增，破坏细胞免疫功能，抑制血管形成，增加局部氧张力，基质金属蛋白酶异常表达。

对糖尿病患者的治疗应采用多次、短时、基础治疗为主的基本原则，在初期以应急处理为主，待血糖水平和全身状况稳定后再行复杂治疗。本病例在治疗时首先是强化自我和专业菌斑控制并消除菌斑滞留因素。由于未达到糖尿病诊断标准，在基础治疗后 2 个月进行了手术治疗，手术过程中通过彻底的根面平整和牙槽骨修整，消除深牙周袋，创造了有利于菌斑控制的口腔环境。同时，患者通过控制饮食、加强锻炼等生活方式的改变，全身状况也有了明显改善。5 年后复查：血糖、体重指数、低密度脂蛋白水平均恢复正常；全口牙龈色、形、质良好；PD≤3mm，BOP（+）% = 4%。全景片显示：全口牙槽骨硬骨板及骨小梁清晰，角形骨吸收影像消失。

3. 牙周源性牙髓－牙周联合病变的治疗（中山大学附属口腔医院牙体牙髓科，杜宇副教授）　牙髓－牙周联合病变的诊疗过程中，通常需首先明确患牙的原发病变来源，继而消除感染源，同时积极处理牙周和牙髓的病变。患牙预后与其原发病变来源密切相关，牙髓根尖周病变经完善的根管治疗多预后较好，而牙周病损因严重程度和风险因素差异预期性较不确定。因此，通常牙周来源比牙髓来源患牙预后更差，单根牙比多根牙预后差。

对于多根牙，如患牙无明显松动，牙周组织严重破坏仅局限于少数位点，未波及全部牙根，可考虑行截根术，将破坏最严重的 1 或 2 个牙根去除，保留牙冠和其余的牙根，既消除病灶，又能形成有利于菌斑控制的口腔环境。选择适应证时，需考量患牙松动度、牙根长度、形态、釉牙骨质界到根分叉处距离、根分叉角度、余留根周围支持组织量等。截根过程中要注意调𬌗并缩减牙冠颊舌径以减轻患牙咬合负担，同时指导患者掌握正确的菌斑控制方法以促进远期疗效。

本病例中 26 属原发牙周继发牙髓感染，牙周组织破坏主要局限在远中颊根。患牙在完善根管治疗、牙周治疗及截除远中颊根后愈合良好，5 年临床复查和影像学检查显示牙周组织健康，无明显松动，可正常行使咀嚼功能，提示截根术可作为多根牙保留的一种有效治疗方式。

4. 角化龈不足及游离龈移植（中山大学附属口腔医院牙周科，付云教授）　角化龈包括附着龈和游离龈，其中附着龈由富含胶原纤维的固有层直接紧附于牙槽骨表面的骨膜上，坚韧不能移动，且表面角化程度高，对局部刺激有较强的抵抗力。大量临床研究表明，口腔卫生良好时，角化龈宽度对软组织炎症几乎没有影响；但角化龈不足的情况下如菌斑控制不佳，则易造成牙周组织破坏。角化龈不足患者多数无明显自觉症状，通常在临床检查时表现为组织破坏及炎症程度与口腔卫生和菌斑量不成比例。少数患者因前庭沟变浅造成食物嵌塞和刷牙不适寻求治疗。本病例在同时行血糖干预及完善牙周治疗 1~2 年后，血糖水平已明显下降。尽管 35、36 菌斑控制良好，探诊深度恢复正常，但复查时发现 BOP（＋）；25、26 虽已消除炎症，但患者自觉刷牙不适，容易食物嵌塞。两区域分别行游离龈移植术后 3 个月复查，35、36 牙龈恢复健康，BOP（－）；25、26 症状消除，舒适感明显提高。术后两年影像学结果显示：相关部位牙槽骨高度和密度皆有显著增加。

（付　云）

参考文献

1. FRANCESCO C. Periodontal plastic surgery of gingival recessions at single and multiple teeth. Periodontology 2000, 2017, 75(1): 296-316.
2. GIOVANNI Z, ILHAM M. Periodontal plastic surgery. Periodontology 2000, 2015, 68(1): 333-368.
3. 孟焕新. 牙周病学. 5 版. 北京：人民卫生出版社，2020.
4. LYONS K M, DARBY I. Interdisciplinary periodontics: the multidisciplinary approach to the planning and treatment of complex cases. Periodontology 2000, 2017, 74(1): 7-10.
5. ROTSTEIN I. Interaction between endodontics and periodontics. Periodontology 2000, 2017, 74(1): 11-39.
6. LEANDRO C, RODRIGO C N, LUIZ A C. The concepts of evidence-based periodontal plastic surgery: application of the principles of evidence-based dentistry for the treatment of recession-type defects. Periodontology 2000, 2019, 79(1): 81-106.
7. DONALD E A. Practical lessons in endodontic surgery. Quintessence Publishing Co. Inc, 1998.
8. KOCHER T, KÖNIG J, BORGNAKKE W S, et al. Periodontal complications of hyperglycemia/diabetes mellitus: epidemiologic complexity and clinical challenge. Periodontology 2000, 2018, 78(1): 59-79.

第二节　单根牙的牙髓 - 牙周联合病变

一、病例 1　下颌前牙松动伴重度深覆𬌗的牙髓 - 牙周 - 正畸联合保存治疗

近年来成人正畸病例数目不断增加，术前存在牙周病和牙髓根尖周病的患者众多，有效控制感染并恢复牙周牙髓健康是开展正畸治疗的重要前提。重度牙周炎患者常存在牙

髓 - 牙周联合病变、牙松动移位、咬合关系紊乱乃至牙列缺损等问题，在牙周基础治疗后是否保留某些患牙、如何移动患牙等常需要多学科诊疗决策，以期最终恢复口腔功能与美观，提高远期疗效。

第一次就诊　**口腔正畸科**　2019 年 6 月 2 日

【基本信息】

　　患者，23 岁，女性。

【主诉】

　　牙排列不齐。

【病史】

　　患者 1 周前因"下颌前牙松动"就诊于外院，建议拔除下颌前牙后行牙周治疗，具体不详，现因外院诊断为"牙列不齐"建议至我院口腔正畸科咨询。否认全身系统性疾病与药物过敏史等。

【检查】

　　1. 口外检查　正面观基本对称，闭唇肌肉放松。侧面观直面型，上颌位置基本正常，下颌略后缩（图 4-2-1-1A ~ C）。

　　2. 口内检查　恒牙列，口腔卫生差，PLI = 2，DI = 2，CI = 2，全口牙龈红肿。上颌 17—27，下颌 37—47；16/26、36/46 远中关系，11、21 舌倾，前牙重度深覆𬌗，覆盖正常，下颌 Spee 曲线曲度深；上下颌牙弓方圆形，上下颌牙列不齐，23 腭侧错位、扭转，位于牙弓外；上下颌中线不齐，上颌中线左偏约 3mm（图 4-2-1-1D ~ 图 4-2-1-1H）。31、41、42 牙龈红肿明显，牙周袋溢脓，探诊深度 8 ~ 12mm，无明显叩痛，41 松动Ⅱ度，31、42 松动Ⅱ度。

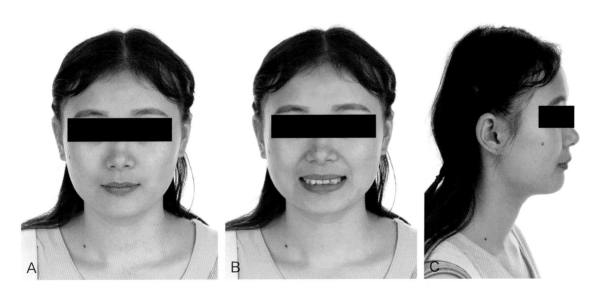

A　B　C

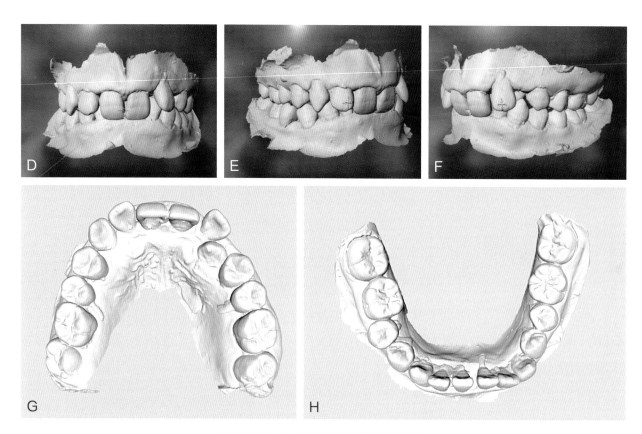

图 4-2-1-1 初诊口外检查及模型口扫

A. 正面像 B. 微笑像 C. 侧面像 D. 口扫模型正面咬合照 E. 口扫模型右侧咬合照 F. 口扫模型左侧咬合照 G. 口扫模型上颌牙弓殆面照 H. 口扫模型下颌牙弓殆面照

3. 影像学检查 全景片显示下颌切牙牙槽骨吸收至根尖 1/3，余牙牙槽骨亦有不同程度吸收，双侧髁突形态正常，两侧基本对称（图 4-2-1-2A）。头颅侧位定位片示骨性 Ⅱ 类，下颌略后缩，低角水平生长型，上颌前牙舌倾，下颌前牙唇倾（图 4-2-1-2B，表 4-2-1-1）。

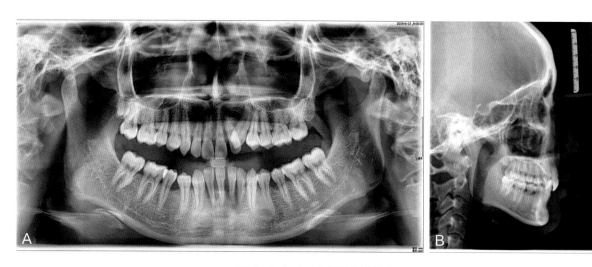

图 4-2-1-2 术前影像学检查

A. 全景片 B. 头颅侧位定位片

表 4-2-1-1 头颅侧位定位片分析 单位：°

测量项目	治疗前	正常值
SNA	79.9	82.0 ± 3.5
SNB	74.9	80.9 ± 3.4
ANB	5.0	1.6 ± 1.5
U1-SN	83.5	102.1 ± 5.5
U1-L1	156.1	130 ± 6.0
MP-SN	31.3	32.9 ± 5.2
FMA	17.7	26.0 ± 4.5
IMPA	87.2	95.0 ± 7.0
FMIA	75.1	62.7 ± 8.5

4. 模型分析

（1）Bolton 比：前牙 79.5%、全牙 93%。

（2）Spee 曲线曲度：3.5mm。

（3）拥挤度分析：上颌牙列拥挤度 8mm，下颌牙列拥挤度 6mm（表 4-2-1-2）。

表 4-2-1-2 上下牙列拥挤度 单位：mm

牙列	可用牙弓长度	应有牙弓长度	拥挤度
上颌牙列	112.0	120.0	8.0
下颌牙列	112.5	118.5	6.0

【诊断】

安氏 Ⅱ 类二分类错𬌗畸形，牙周炎（Ⅲ 期 C 级）。

【治疗计划】

因患者希望尽量保留下颌前牙，建议通过正畸治疗尽快脱离上下颌牙深覆𬌗关系，拟采用后牙𬌗垫分开前牙咬合，解除前牙创伤，下颌前牙暂不加力，患者平时需戴𬌗垫进食。推磨牙向后以获得上颌牙列排齐空间，调整磨牙关系。嘱患者进行牙周系统治疗，定期牙周科复诊，必要时配合牙周手术及下颌前牙根管治疗。

第二次就诊 口腔正畸科 2019 年 7 月 1 日

【主诉】

牙排列不齐。

【现病史】

患者已于我院牙周科完成全口牙周龈下刮治，建议咨询正畸治疗。

【检查】

口腔卫生较好，PLI = 1，DI = 1，CI = 0。31、41、42 牙龈轻度红肿，探诊深度 8 ~ 12mm，无明显叩痛，41 松动Ⅲ度，31、42 松动Ⅱ度。全景片示 31、41、42 根尖周低密度影及牙槽骨吸收至根尖 1/3。CBCT 示 31、41、42 根尖周低密度影，唇侧骨密质菲薄，41、42 舌侧骨板破坏（图 4-2-1-3）。

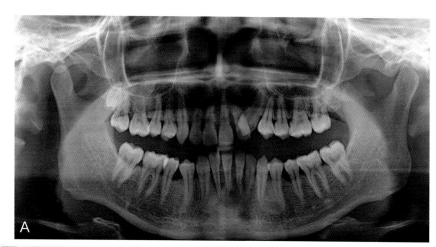

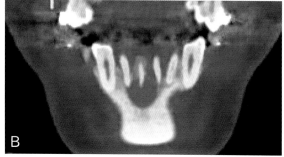 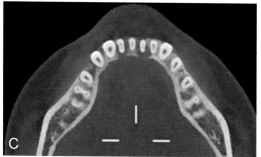

图 4-2-1-3　正畸治疗前检查

A. 全景片　　B. CBCT 轴向位　　C. CBCT 冠状位

【治疗计划】

请牙体牙髓科会诊是否需行 31、41、42 根管治疗。

第三次 ~ 第八次就诊　口腔正畸科　2019 年 8 月 12 日

【主诉】

牙列不齐。

【现病史】

患者已于我院牙体牙髓科就诊，检查 41 无牙髓活力，31、42 牙髓活力正常，建议行

41 根管治疗，患者拒绝治疗，转回我科要求正畸。

【治疗】

与患者沟通后试行正畸治疗，告知下颌前牙治疗过程中可能松动加重导致无法保留，患者表示知情并理解，同意治疗方案。清洁牙面，粘接上颌半口直丝弓托槽，下颌后牙区配戴活动式𬌗垫。2019 年 8 月 12 日—2020 年 5 月 27 日上颌前牙向唇侧外展，利用𬌗垫分开前牙咬合。2020 年 5 月 27 日开始粘接下颌半口托槽，采用 0.14mm NiTi 圆丝结扎入槽，开始整平下颌。

第九次就诊　牙周科　2020 年 6 月 11 日

【主诉】

下颌前牙牙龈肿痛 2 周。

【病史】

患者自述 2019 年 6 月开始因牙列不齐和下颌前牙松动就诊于口腔正畸科和牙周科，已在正畸治疗前完成数次牙周基础治疗，未行根管治疗。2019 年 8 月开始正畸治疗，一直未觉明显不适，近 2 周出现下颌前牙唇侧牙龈肿痛，遂来我科就诊。

【检查】

1. 口内检查　全口牙唇颊面见正畸附件，正中咬合时前牙Ⅲ度深覆𬌗，口腔卫生欠佳，PLI = 1，DI = 1，CI = 1，32—42 唇侧牙龈肿胀明显（图 4-2-1-4A），少许压痛，无明显波动感。41 唇侧偏远中可见一窦道，挤压可见少量脓性渗出物。32—42 牙冠完整，未见明显龋坏及裂纹。31、41、42 探诊深度 8~12mm，牙周袋溢脓，41 松动Ⅲ度，31、42 松动Ⅱ度，叩痛（＋）。32 探诊深度 3~6mm、无松动、无叩痛。41 牙髓电活力测试无反应，冷热测无反应，31、32、42 电活力测试结果同对照牙，31、42 冷热测相比 32 略迟钝，舌侧探及少量龈上、龈下牙石。

2. 影像学检查　全景片及根尖片示 41 根尖区大面积低密度影像波及 42、31，31、41、42 牙槽骨吸收至根尖 1/3（图 4-2-1-4B、图 4-2-1-4C）。

【诊断】

牙周炎（Ⅲ期 C 级），41 牙髓 - 牙周联合病变。

【治疗计划】

建议进行多学科会诊，告知 31、41、42 拔除可能。

【治疗】

32—42 局部麻醉下行龈下刮治 + 根面平整，3% 过氧化氢溶液 + 生理盐水冲洗，约日复诊。

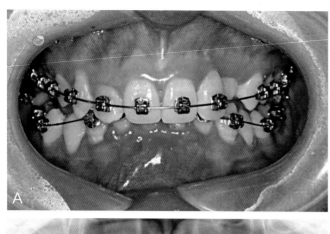

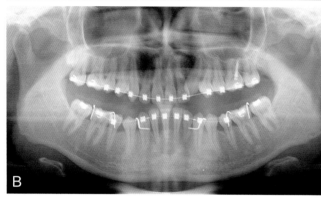

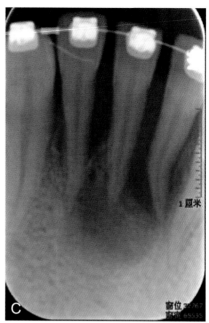

图 4-2-1-4　牙周科检查

A. 正中咬合照　B. 全景片　C. 根尖片

多学科诊疗讨论　2020 年 6 月 15 日

【讨论目的】

　　明确 31、41、42 治疗方案。

【参与科室】

　　口腔正畸科、牙周科、牙体牙髓科。

【讨论意见】

　　1. 口腔正畸科　患者约 10 个月前因牙列不齐开始行正畸治疗，为Ⅲ度深覆𬌗，初诊时 31、41、42 均松动明显，提示患牙长期存在咬合创伤。外院建议拔牙，考虑患者为年轻女性，有较强烈保留下颌前牙意愿，且通过正畸治疗可改善咬合创伤环境，消除牙周牙髓病变的始发因素，因而计划在控制局部感染后试行正畸治疗。对本病例以调整功能𬌗平衡为主，美观为辅，不强求完美的正常𬌗。

　　患者正畸前已行牙周基础治疗，牙体牙髓科建议 41 行根管治疗，然而患者拒绝。正畸治疗方案采用下颌后牙𬌗垫方式，分开前牙咬合，同时唇展上颌前牙，其间一直无不适，患者自觉下颌前牙松动度改善，然而近 2 周出现牙龈肿痛，提示炎症加重，建议患者先暂停正畸治疗，必须尽快控制牙周牙髓炎症。

　　由于后续需分别压低上下颌前牙，而下颌前牙压低会加重下颌前牙牙周破坏，提出以下治疗方案：①开展牙周手术，促进健康牙槽骨形成，在此基础上开展后续正畸治疗，轻力压低并适当唇倾下颌前牙，若能辅助牙周加速成骨正畸（PAOO）植骨更佳，压低操作需在 PAOO 植骨 4 个月内加力，以达到最佳的骨增量效果；②若下颌前牙压低程度未达要求，需行切缘修整以调整冠根比例。

2. 牙周科　患者无全身系统性疾病，已行数次牙周基础治疗，近 2 周出现下颌前牙唇侧牙龈肿痛，且 31、41、42 探诊深度达 8～12mm，伴有牙周袋溢脓，松动 Ⅱ～Ⅲ度，提示患牙牙周炎症并未得到有效控制。此时建议暂停正畸治疗，待牙周感染控制后再继续正畸。但因 CBCT 示 31、41、42 牙槽骨角形吸收至根尖 1/3，提示患牙预后可能不佳。因此应充分告知患者预后不佳及拔牙可能。然而，若拔除 3 颗患牙，考虑已存在严重的牙槽骨吸收，拔牙创愈合过程中局部牙槽骨会进一步吸收改建，结合当前的牙槽骨及咬合条件均较差，如后期采用种植修复需行大范围的骨增量手术，技术难度较高，远期成功率不确定。

患者年纪较轻，有强烈保留意愿，可以尝试通过牙周手术控制感染，在部分恢复牙槽骨高度的基础上保留患牙。由于 41 牙髓坏死，31、42 牙髓虽有活力但反应迟钝，牙槽骨吸收严重，且后期牙周手术也可能波及根尖周组织导致牙髓发生病变，故建议 31、41、42 先行根管治疗，在根尖区牙槽骨破坏明显改善后再考虑牙周手术。由于 3 颗牙松动明显，可保留下颌前牙正畸托槽用于固定。此外，须告知患者在后续正畸治疗期间定期复查牙周。

3. 牙体牙髓科　结合患者病史、治疗史、口内咬合、牙周情况、牙髓活力测试和 CBCT 结果，尚不能完全确定 41 牙髓－牙周联合病变来源为牙周或牙髓。41 牙髓已经坏死，若保留必须行根管治疗。31、42 亦有深牙周袋，检查牙髓活力迟钝，由于后期需行牙周手术及进一步正畸治疗，同意牙周科会诊建议先行 31、41、42 根管治疗。

【结论】

建议暂停正畸治疗，31、41、42 先行根管治疗，择期完成牙周手术。与患者沟通，知情同意后确定治疗方案。

第十次就诊　牙体牙髓科　2020 年 6 月 16 日

【主诉】

牙周科转诊行下颌前牙根管治疗。

【检查】

32—42 唇侧牙龈轻度肿胀，少许压痛，牙周无明显溢脓。41 唇侧窦道可探入，无明显渗出。41 牙髓电活力及温度测试无反应，31、42 电活力测试结果同对照牙，冷热测比

32 迟钝。口内 33—43 牙列有托槽固定装置，其余检查同初诊。

【治疗方案】

告知患者 31—42 根管治疗方案，以及相应的疗程、预后、风险及费用等，患者知情并同意治疗。

【治疗】

阿替卡因局部浸润麻醉，橡皮障隔离患牙，31—42 开髓，见 41 牙髓坏死、根管内无明显渗出，31、42 尚为活髓，3% NaClO 冲洗髓腔，DOM 下探及单根管，测量工作长度，31、41 为 21mm，42 为 21.5mm，机动镍钛锉预备 3 根至 25#/06，被动超声荡洗，干燥，封入氢氧化钙糊剂，暂封膏暂封。嘱勿咬硬物，1 个月后复诊。

第十一次就诊 **牙体牙髓科** 2020 年 7 月 16 日

【主诉】

下颌前牙牙龈轻微肿胀。

【检查】

32—42 唇侧牙龈轻度肿胀，少许压痛，牙周无明显溢脓。41 唇侧窦道消失，31—42 暂封完整，无叩痛，探诊深度 8～12mm，松动 Ⅱ～Ⅲ度。

【治疗】

31—42 橡皮障隔离，超声去暂封，3% NaClO 超声荡洗去除封药，生理盐水终末冲洗，根管内干燥无渗出，牙胶尖加生物陶瓷糊剂充填根管，流体树脂封闭根管口及髓腔（图 4-2-1-5）。嘱勿咬硬物，2 周后牙周科复诊。

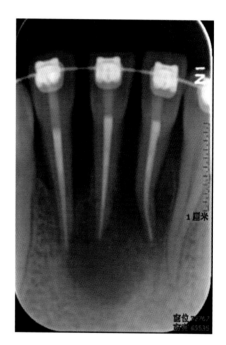

图 4-2-1-5　31、41、42RCT 后即刻根尖片

第十二次就诊 **牙周科** 2020 年 7 月 31 日

【主诉】

下颌前牙牙龈轻微肿胀。

【检查】

32—42 唇侧牙龈轻度红肿，41 唇侧无窦道。31、41、42 充填物完整，无叩痛，探诊深度 8～12mm，牙周袋无明显溢脓，舌侧探及少量龈下牙石（图 4-2-1-6）。

【治疗】

阿替卡因局部浸润麻醉下行 32—42 龈下刮治 + 根面平整，3% 过氧化氢溶液 + 生理盐水冲洗。嘱 1 个月后复诊，不适随诊。

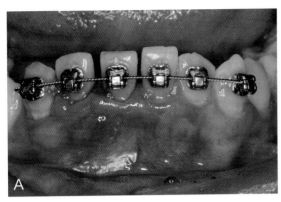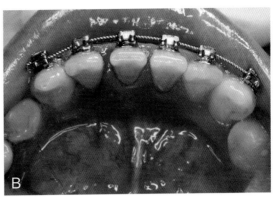

图 4-2-1-6　31、41、42RCT 术后 2 周口内照

A. 唇面照　B. 舌面照

第十三次～第十五次就诊　**牙周科**　2020 年 9 月 2 日，2020 年 10 月 20 日及 2020 年 12 月 15 日三次复查

【主诉】

下颌前牙无不适。

【检查】

1. 口内检查　第一次复查 32—42 唇侧牙龈无明显红肿，31、41、42 充填物完整，牙颈部变色，无叩痛（图 4-2-1-7A、B）。第二次复查 32—42 唇侧牙龈无明显红肿，31、41、42 充填物完整，无叩痛，探诊深度 6～10mm。第三次复查下颌前牙唇侧牙龈无异常，31、41、42 充填物完整，无叩痛。31：PD = 2～8mm，41：PD = 4～8mm，42：舌侧牙龈退缩 GR = 1mm，PD = 2～6mm。

2. 影像学检查　根尖片示 31、41、42 根管充填良好，根尖周低密度影范围缩小，骨密度逐步升高（图 4-2-1-7C～图 4-2-1-7F）。

【治疗】

口腔卫生宣教，嘱勿咬硬物，择期行 31、41、42 引导性组织再生术 GTR，同期考虑行局部唇舌侧骨密质切开或大量预备滋养孔联合植骨材料使用，行 PAOO 治疗，利用术

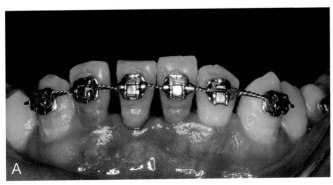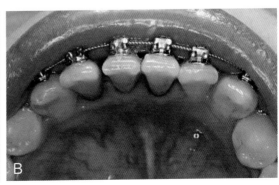

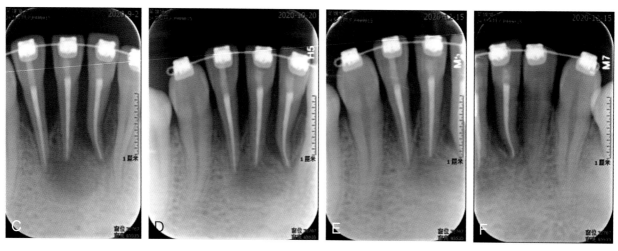

图 4-2-1-7　31、41、42RCT 术后 3 次复查

A. 1.5 个月复查唇面照　B. 1.5 个月复查舌面照　C. 1.5 个月复查根尖片　D. 3 个月复查根尖片　E、F. 5 个月复查根尖片

后局部成骨更快的区域性加速现象（regional accelerated phenomenon，RAP）开展早期正畸治疗。

第十六次就诊　牙周科　2020 年 12 月 28 日

【主诉】

下颌前牙无不适。

【检查】

下颌前牙唇侧牙龈无异常，31、41、42 充填物完整，无叩痛。31：PD = 2 ~ 8mm，41：PD = 4 ~ 8mm，42：舌侧牙龈退缩 GR = 1mm，PD = 2 ~ 6mm。

【治疗】

33—43 阿替卡因局部浸润麻醉，显微刀片行龈沟内切口，翻全厚瓣，见 31、41、42 牙槽骨角形吸收至根尖 1/3，伴大量肉芽组织，DOM 下彻底清创，根面平整，颊舌侧骨密质预备大量滋养孔，植入脱蛋白牛骨颗粒 0.5g，邻面覆盖可吸收胶原膜 25 × 25mm^2，缝合，放置牙周塞治剂（图 4-2-1-8A ~ 图 4-2-1-8J）。牙周手术后根尖片见 31、41、42 牙槽嵴高度升高，角形骨吸收消失（图 4-2-1-8K）。嘱勿咬硬物，不适随诊，2 周后拆线。

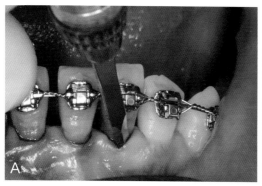
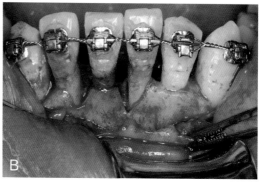

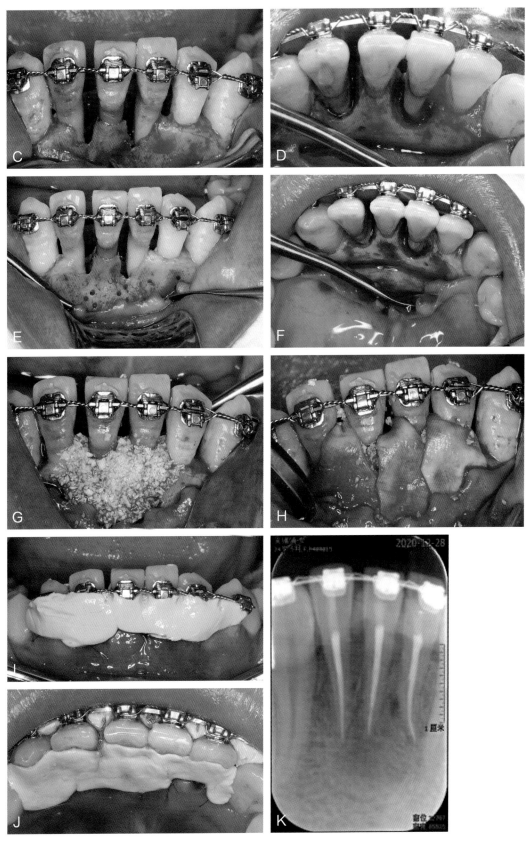

图 4-2-1-8　31、41、42 牙周手术

A. 显微刀片行龈沟内切口　B. 全厚瓣翻开后可见 31、41、42 牙槽骨角形吸收　C. DOM 下彻底清创后唇面照
D. DOM 下彻底清创后舌面照　E、F. 唇舌侧预备大量滋养孔　G. 植入脱蛋白牛骨颗粒　H. 覆盖可吸收生物膜　I、J.
缝合并使用牙周塞治剂保护　K. 术后即刻根尖片

第十七次就诊　牙周科　2021年1月11日

【主诉】

下颌前牙无不适。

【检查】

32—42牙周塞治剂存，缝线存。

【治疗】

32—42去除牙周塞治剂，拆除缝线，生理盐水冲洗（图4-2-1-9）。嘱勿咬硬物，不适随诊，2周复诊。

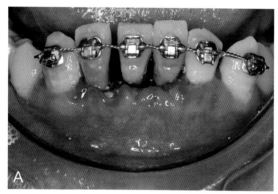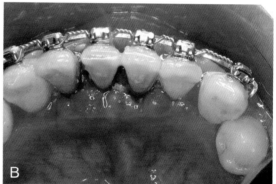

图4-2-1-9　31、41、42牙周手术后2周复诊拆线后

A. 唇面照　B. 舌面照

第十八次就诊　牙周科　2021年1月26日

【主诉】

下颌前牙无不适。

【检查】

32—42牙龈稍红肿（图4-2-1-10A、图4-2-1-10B），31、41、42充填物完整，无叩痛。根尖片示31、41、42牙槽骨高度升高至根中1/3（图4-2-1-10C、图4-2-1-10D）。

【治疗方案】

嘱保持口腔卫生。考虑患牙目前已排除根尖及牙周感染风险，且牙周手术过程中在31、41、42唇舌侧骨密质大量预备滋养孔，形成类似传统骨密质切开的效果，充填了大量的植骨材料，此时局部可能存在RAP，建议复诊正畸科继续正畸治疗，嘱勿咬硬物，不适随诊。

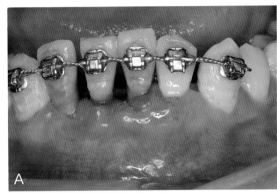
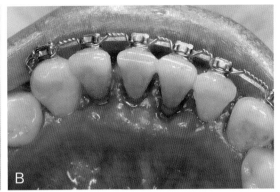
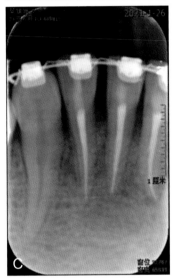
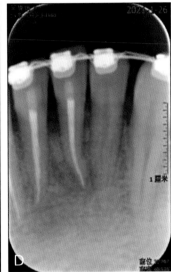

图 4-2-1-10　31、41、42 牙周手术后 1 个月复诊

A. 唇面照　B. 舌面照　C、D. 牙周手术后 1 个月根尖片

第十九次就诊　口腔正畸科　　2021 年 2 月 10 日

【主诉】

牙周科转诊建议继续正畸治疗。

【检查】

Ⅲ度深覆𬌗，下颌 Spee 曲线陡，32—42 松动Ⅰ度，牙龈无明显红肿。双侧磨牙远中关系，22、23 区仍有拥挤。

【治疗计划】

下颌采用轻力压低 32—42，配合下颌前牙切缘调磨，上颌双侧拟植入种植钉推磨牙向后调整磨牙关系，排齐上颌牙列，改善上颌前牙前突。

【治疗】

上颌双侧颊牙槽嵴区植入微种植体支抗钉，两周后加力推磨牙向后。下颌双侧尖牙近远中弯制双靴形曲，调整尖牙牙轴同时压低下颌切牙并适当唇倾下颌切牙，每次复诊加力，利用 PAOO 骨加速缩短整平下颌 Spee 曲线的时间。

第二十次就诊 **牙周科** 2021年3月12日

【主诉】

下颌前牙无不适。

【检查】

全口牙唇颊面见正畸附件，口腔卫生状况不良，33—43 DI = 2，牙石指数 CI = 2，BOP（＋），PD = 2 ~ 4mm，牙龈稍红肿（图 4-2-1-11A ~ 图 4-2-1-11C）。影像学检查示牙槽骨高度稳定，骨密度增高（图 4-2-1-11D ~ 图 4-2-1-11F）。

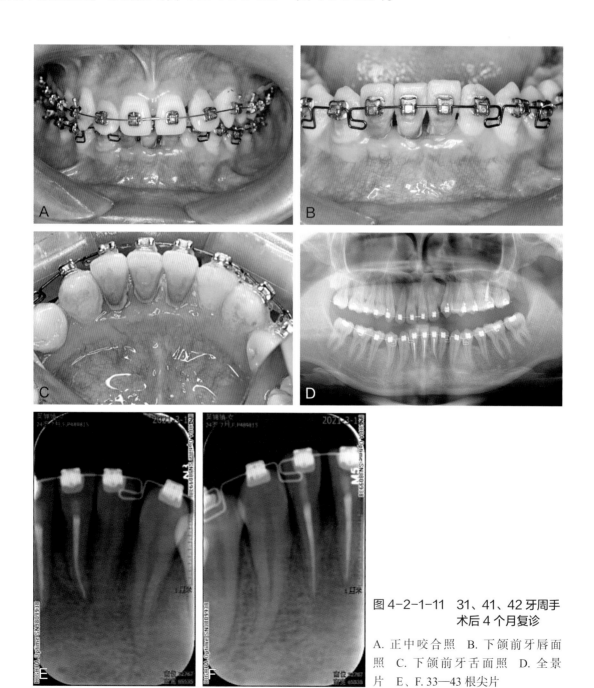

图 4-2-1-11　31、41、42 牙周手术后 4 个月复诊

A. 正中咬合照　B. 下颌前牙唇面照　C. 下颌前牙舌面照　D. 全景片　E、F. 33—43 根尖片

【治疗】

33—43 行超声龈上洁治，牙面抛光，3% 过氧化氢溶液＋生理盐水冲洗，嘱加强口腔卫生，2 个月复诊，不适随诊。

第二十一次就诊　**口腔正畸科**　2021 年 10 月 12 日

【主诉】

正畸复诊。

【检查】

双侧磨牙尖对尖咬合，深覆𬌗Ⅱ度，深覆盖Ⅲ度，下颌切牙松动度Ⅰ度，牙周情况可，有少量龈上牙石；上颌牙列基本排齐，下颌牙弓基本整平，全景片复查下颌前牙牙槽骨及根尖情况稳定（图 4-2-1-12）。

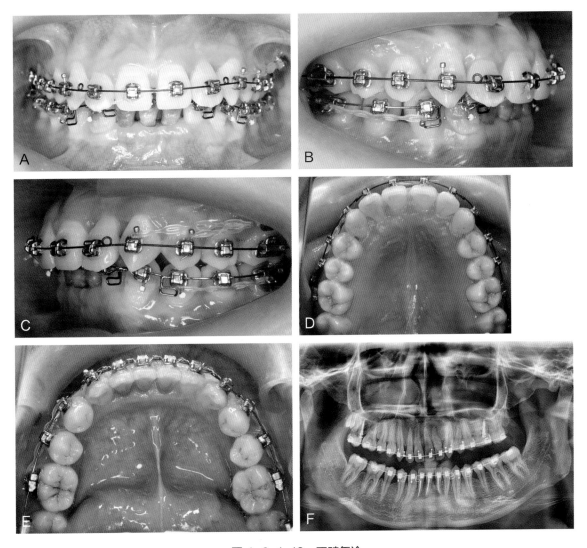

图 4-2-1-12　正畸复诊

A. 唇面照　B. 右侧面照　C. 左侧面照　D. 上颌照　E. 下颌照　F. 全景片

【治疗计划】

上颌继续全牙列后退，垂直向控制。下颌继续排齐整平，下颌切牙切缘继续磨改，待下颌牙列排齐后可先行牙周固定，上颌矫治完成后一起拆除固定矫治器。

【治疗】

上颌更换不锈钢方丝，下颌继续采用有靴形曲弓丝进行整平。

【多学科分析】

1. 成人正畸治疗中的风险评估（中山大学附属口腔医院口腔正畸科，陈奕嘉讲师）　随着人们生活水平和健康意识的提高，开展正畸治疗的医师人数众多且受教育水平不一，选择从事和接受口腔正畸治疗的成人日益增加，带来相应并发症的风险也逐渐上升。医师需明确不同类型矫治器的配戴均可能导致牙殆功能改变，如牙釉质脱矿、牙根吸收、牙髓牙周组织损伤、颞下颌关节疾病等，术前需充分告知患者，提前制订及采取合理的预防手段。例如牙釉质脱矿是由于正畸治疗过程中矫治器的存在使患者难以彻底清洁部分牙面，局部菌斑聚集导致牙釉质脱矿的现象。临床检查见牙面有白垩色或浅褐色斑块，如若未及时控制可进一步发展形成龋洞。因此医师在治疗前应对患者进行严格的口腔卫生宣教，督促患者养成良好的清洁和饮食习惯，同时临床操作注意控制酸蚀时间，必要时采取涂氟、充填等干预措施。

成人正畸治疗的目标是健康、平衡、美观、稳定，其中健康是第一位。正畸医师在开展治疗前需全面评估患者的牙周、颞下颌关节、咬合的状态，以及上下颌三维方向的骨性畸形，若决定采用正畸治疗的方法来调整咬合，需以个别正常殆作为目标，不必强求标准的理想殆。此外，正畸治疗中以及正畸治疗后需进行适当的调殆，这在青少年正畸中并不多见，但对于成人正畸非常必要。

2. 牙周病患者的正畸治疗要点（中山大学附属口腔医院口腔正畸科，陈奕嘉讲师）　牙周病患牙在不平衡的咬合力作用下发生松动、移位、倾斜、伸长，导致继发性殆创伤，进一步加剧牙周组织破坏。由于患者对美观和功能的要求增高，越来越多的牙周炎患者开始寻求正畸治疗，为正畸科医师带来挑战。

牙周病患者的正畸必须设定多学科、个性化、妥协性的治疗目标，遵循知情同意原则，基本前提是必须在患者牙周炎得到控制的稳定期进行，以免正畸施力加速牙周的破坏。对于个别牙来说，牙槽骨的垂直向吸收不超过 1/2 是保险的范围，若全口条件允许，也可对牙周破坏的患牙采取固定等措施，使几个牙作为一个单位来施力，以减少对单个牙的力量。

近年来，PAOO 扩展了正畸牙移动的牙周边界，通过切开骨密质，联合植骨技术加速牙的正畸移动，促进形成新的牙槽骨，使牙周病患牙移动更加安全。然而患者的全身和局部因素千差万别，应将 PAOO 手术作为一种增强措施，而非医源性创伤后的挽救手段来使用，需与正畸治疗紧密结合。

牙周病患者正畸治疗结束后需达到的目标是使患者的咬合力尽量沿牙长轴分布，减少侧向力。若因为代偿性治疗导致牙的角度与正常牙差别较大或牙周退缩严重，需进行牙周固定后再拆除矫治器。拆除矫治器前需要检查前伸以及侧方殆平衡情况，必要时进行调殆。选用保持器时，需选用摘戴时瞬间力量较小的类型，如全牙列环绕式保持器，而不能单独采用透明保持器。若条件允许，尽量采用固定保持的手段。告知患者正畸治疗后并非一定能保留所有患牙，若个别牙条件不佳，仍然需在正畸治疗后拔除后种植，以利于牙周健康。

3. 正畸治疗过程患者牙周状况的评估及治疗时机的选择（中山大学附属口腔医院牙周科，宁杨副教授）　该病例在正畸治疗过程中出现牙龈肿胀，下颌前牙区牙槽骨吸收严重，松动明显，而正畸开始前已经存在局部炎症，警示我们在进行正畸治疗前需正确评估患者的牙周状况，把握正畸治疗的时机。只有满足患者菌斑控制良好、牙周组织无炎症和良好的软硬组织条件等，才能开始正畸治疗。《维护牙周健康的中国口腔医学多学科专家共识（第一版）》中明确指出：经评估，牙周处于健康状态，或牙周炎消退处于静止（稳定）期方可开展正畸修复等专科的治疗。具体评估标准如下：①牙龈无炎症或未累及深部牙周组织的轻中度牙龈炎；②牙齿动度为生理性动度或轻度松动 I 度内；③牙周探诊出血位点数＜25%；④牙周探诊深度最大值＜3mm，经过有效治疗的牙周炎患者可放宽至4mm。

对于牙周感染的控制，经过牙周基础治疗后，若患牙牙周袋仍＞5mm，探诊后有出血或溢脓，或存在软硬组织结构不良，如角形牙槽骨吸收等状况时应考虑行牙周手术治疗。本病例中下颌前牙区域为典型的角形骨吸收，存在窄而深的二壁和三壁骨袋，为GTR 的良好适应证。同时考虑下颌前牙区牙齿近远中距离较窄，为尽量保护牙龈组织避免过大的创伤，在 GTR 手术过程中使用显微刀片进行龈沟内切口，翻瓣后在 DOM 下进行彻底清创，遵循微创的原则以确保手术的效果。

在手术过程中不仅需达到恢复部分牙槽骨高度和消除角形骨吸收结构目的，还应为正畸治疗创造更为有利的牙周组织基础。除了在邻面骨缺损处充填植骨材料和覆盖胶原膜屏障，还在患牙的唇舌侧分别进行这些操作，此外，于 31、41、42 唇舌侧骨密质处大量预备滋养孔，形成类似传统骨密质切开的效果，在术后确认感染控制的基础上建议正畸科医师早期加力矫治，利用 PAOO 术后 1～2 个月的 RAP 高峰，减少正畸治疗时间并降低正畸过程中骨吸收的风险。

特别需要注意的是，本病例为正畸治疗后 10 个月后出现牙周和根尖周感染加重的现象，虽然下颌加力时间仅为 1 个月余，但正畸治疗期间一直未进行全口牙周复查和维护治疗。考虑到正畸过程中正畸装置的存在导致菌斑控制的难度增加，且正畸加力过程中骨改建的不可预测性，需要特别重视正畸治疗过程中的牙周监控和维护。在正畸治疗复诊过程中应随时评估牙周状况，对于牙周病患者应至少 3 个月系统检查一次牙周状况，对牙周炎症明显者，应随时暂停正畸治疗，进行牙周系统治疗直至炎症得到有效缓解，进入静止期。

4. 牙髓 - 牙周联合病变的诊疗方案设计（中山大学附属口腔医院牙体牙髓科，杜宇副教授）　由于牙髓和牙周之间存在根尖孔、侧支根管、牙本质小管、裂纹、牙骨质发育不良等多种交通途径，牙髓 - 牙周联合病变在临床上颇为常见。治疗牙髓 - 牙周联合病变的关键在于尽量找出原发病灶，彻底清除感染。由牙髓根尖周病引发的牙周病变患牙，需首选根管治疗；牙周病严重患牙若牙髓活力正常，则一般先进行牙周治疗，必要时行牙周手术。然而在临床上经常遇到牙髓根尖周病和牙周病并存的情况，口内检查患牙未见龋损或裂纹，CBCT 检查亦难以发现明显根裂或解剖异常，如何确定感染源并确定最优治疗方案经常成为棘手难题，这种情况下可能需要积极开展牙髓牙周两方面的治疗以提高患牙愈合的概率。本例患者正畸术前显示 41 根尖区已经有大面积圆形根尖周透射影，31、41、42 牙槽骨角形吸收至根尖 1/3，41 牙髓无活力，而 2020 年 6 月就诊时检查 31、41、42 牙体无明显缺损、裂纹，CBCT 检查无根裂及解剖异常，且患者否认牙外伤史，结合口内检查存在重度深覆𬌗的问题，推测病变为咬合创伤导致，但 41 的牙髓 - 牙周联合病变究竟是牙髓还是牙周来源尚无法确定，远期预后较差，如保留需进行根管和牙周联合干预治疗。

此外，现阶段采用的牙髓活力测试方法，如电活力测试和冷热测均为针对牙髓感觉功能的检查，不能准确反映牙髓血供即健康状况的真实情况，故而对有深牙周袋但牙髓活力正常或迟钝的患牙是否开展牙髓治疗仍存争议。一项针对拔除的重度牙周炎且牙髓活力检查正常的完整磨牙组织学研究显示，牙髓和牙骨质均存在感染，而且牙髓处于炎症、氧化应激、高水平凋亡及异常自噬状态。因此一些学者提倡对牙周袋较深、牙髓活力尚存且迟钝的患牙进行根管治疗，促进牙周病变愈合。本例虽然 31、42 的电活力测试正常，但冷热测反应迟钝，结合牙周探诊及 CBCT 检查结果，提示重度牙周病变已经影响到牙髓，故而对 31、42 也进行了 RCT。术后 5 个月复查显示 3 颗牙松动度明显改善，影像学检查提示根尖周病变均有明显愈合趋势，提示 31、42 牙髓治疗方案有效。

5. 根管治疗后牙齿内源性着色的原因和治疗（中山大学附属口腔医院牙体牙髓科，杜宇副教授）　牙本质的光学特性与其无机物和有机物的化学结构及组成密切相关。根管治疗过程中残留血液、冲洗液、消毒药物和封闭剂等均可能改变牙本质物质构成引起牙齿内源性着色。目前公认导致牙齿内源性着色的原因包括硅酸钙水门汀和氢氧化钙封药中的铋成分、硅酸钙水门汀和血液接触，抗生素糊剂中的米诺环素等，然而具体的分子机制尚不明确。本病例在根管封药及充填前已充分冲洗和干燥，未见明显血性渗出，采用的生物陶瓷根充糊剂亦不含铋等金属离子，然而3颗患牙仍然全部出现了明显的内源性着色，推测为以下原因：第1次根管预备后使用NaClO作为终末冲洗液，采取含铋显影剂的氢氧化钙糊剂进行封药，根管壁内可能有残余的NaClO与重金属离子反应导致了变色。因此，有学者推荐可在封药或根充前使用牙本质粘接剂封闭髓室牙本质小管，避免药物等接触髓腔牙本质导致变色。

对于已经形成内源性着色的根管治疗后患牙，最微创和有效的方法为内漂白。常规在根管口安置至少2mm的玻璃离子或树脂屏障后再放置内漂白剂，达到理想的颜色后去除漂白剂、永久充填。常用的漂白剂包括过硼酸钠、过氧化氢、过氧化脲等。本病例因为正畸治疗尚没有完成，患牙唇面有金属托槽存在，可能影响漂白操作中比色等关键步骤，因此计划在患者正畸治疗全部完成后进行根管内漂白，改善前牙美学效果。

（杜　宇）

参考文献

1. 白玉兴. 正畸治疗中的风险认识与风险管理. 中华口腔医学杂志, 2019, 54（12）：793-797.

2. 孟焕新. 牙周病学. 5版. 北京：人民卫生出版社, 2020.

3. 中华口腔医学会. 维护牙周健康的中国口腔医学多学科专家共识（第一版）. 中华口腔医学杂志, 2021, 56（2）：127-135.

4. LI X, HU L, MA L, et al. Severe periodontitis may influence cementum and dental pulp through inflammation, oxidative stress, and apoptosis. J Periodontol, 2019, 90(11): 1297-1306.

5. 施捷. 牙周病患者的正畸治疗. 中华口腔医学杂志, 2020, 55（07）：455-460.

6. 徐屹, 杨靖梅, 孟姝, 等. 正畸治疗前患者牙周状况的评估及正畸时机选择. 华西口腔医学杂志, 2018, 36（04）：355-359.

7. WILCKO W M, WILCKO T, BOUQUOT J E, et al. Rapid orthodontics with alveolar reshaping: two case reports of decrowding. Int J Periodontics Restorative Dent, 2001, 21(1): 9-19.

8. AMIT G, JPS K, PANKAJ B, et al. Periodontally accelerated osteogenic orthodontics (PAOO) - a review. J Clin Exp Dent, 2012, 4(5): e292-296.

9. 陈柳池, 蒋宏伟. 牙髓治疗后牙齿内源性着色的研究进展. 中华口腔医学研究杂志（电子版）, 2020, 14（4）：260-264.

10. AKBARI M, ROUHANI A, SAMIEE S, et al. Effect of dentin bonding agent on the prevention of tooth discoloration produced by mineral trioxide aggregate. Int J Dent, 2012: 563203.

二、病例 2　下颌前牙舌侧牙龈脓肿的诊断与治疗

正畸治疗可能对牙髓健康产生影响，尤其在根尖孔已经发育完成的成人恒牙。当错𬌗畸形较严重时，即使正常范围内的正畸力也可能导致牙髓组织缺血缺氧，继而变性坏死，严重者甚至引发牙髓 - 牙周联合病变。该类患牙在就诊时往往已结束正畸治疗，因正畸治疗史不明确、无明显牙体表面硬组织缺损，牙周情况不佳且缺乏典型牙髓炎性症状，临床诊断难度较大。

第一次就诊　**牙体牙髓科**　2019 年 4 月 6 日

【基本信息】

患者，30 岁，男性。

【主诉】

下颌前牙牙龈反复肿胀 1 年。

【病史】

患者于 2015 年于我院行正畸治疗，2018 年完成正畸治疗后反复出现牙龈肿胀，今日肿胀加剧，为求进一步诊疗，遂来我科。否认全身系统性疾病与药物过敏史等。

【检查】

1. 口内检查　全口口腔卫生一般，41、42 舌侧牙龈见直径约 10mm 的球形肿胀（图 4-2-2-1A、图 4-2-2-1B），探及脓性液体溢出，触及明显波动感。33—43 牙冠完整，32、33、43 牙髓电活力测试结果同对照牙为正常反应，31、41、42 电活力测试结果同对照牙，31、41、42 冷热测相比 32 迟钝，无叩痛，松动Ⅱ度，舌侧未探及明显牙石，仅见色素及软垢。42 探及深牙周袋，PD = 13mm（图 4-2-2-1C、图 4-2-2-1D）。

2. 影像学检查　全景片及 CBCT 示 33—43 根尖区大面积低密度影（图 4-2-2-1E ~ 图 4-2-2-1H）。

【诊断】

31—42 牙髓 - 牙周联合病变？

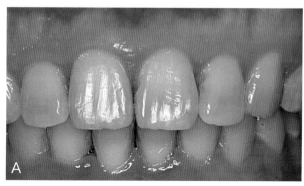
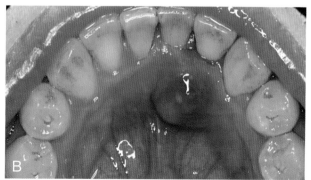

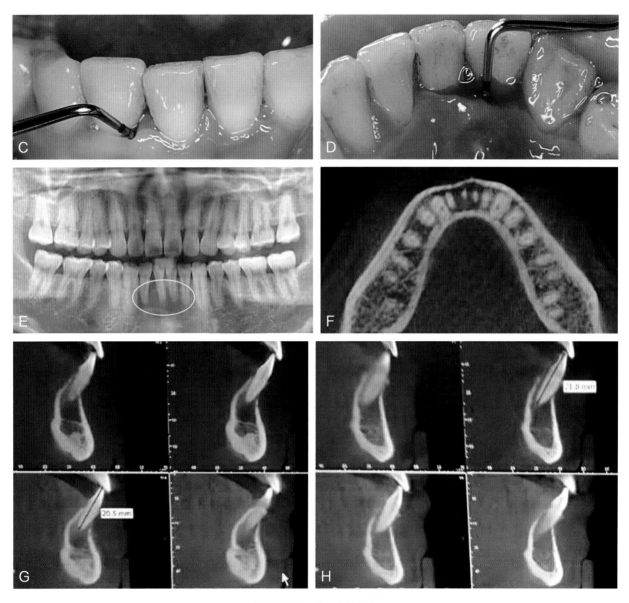

图 4-2-2-1 术前检查

A. 术前唇面照 B. 术前舌面照 C. 术前 42 唇侧牙周探诊 D. 术前 42 舌侧牙周探诊 E. 术前全景片 F. 术前 CBCT 轴位 G. 41 术前 CBCT 矢状位 H. 42 术前 CBCT 矢状位

【治疗计划】

多学科联合诊疗判断 31—42 的牙髓活力，确定病变原因及治疗方案。

【治疗】

局部冲洗排脓。

第一次多学科诊疗讨论 2019 年 4 月 9 日

【讨论目的】

确定进一步检查方案，确定病源。

【参与科室】

口腔颌面医学影像科、牙周科、牙体牙髓科。

【讨论意见】

1. 口腔颌面医学影像科　CBCT 显示 32—43 根尖区类椭圆形骨密度减低影，31—42 低密度影最为广泛及明显，骨松质破坏严重，骨密质尚未变化。33—43 见清晰根管影像，未见明显根折裂线。建议结合临床鉴别颌骨低密度影像疾病（图 4-2-2-1F ~ H）。

2. 牙周科　33—43 牙龈稍红肿，舌侧未探及明显牙石，仅见色素、软垢。42 探及深牙周袋，颊舌侧 PD = 13mm（图 4-2-2-1C、D），余牙探诊深度为 3mm。全景片显示 42 近中骨小梁密度降低，牙槽嵴顶距离釉牙骨质界距离与余牙相似均未超过 2mm（图 4-2-2-1E），显示牙槽嵴顶未发生明显牙槽骨吸收，提示病变主要来源于牙周组织感染的可能性较低，建议进一步检查确定牙髓活力及排除颌骨来源的疾病。

3. 牙体牙髓科　下颌前牙多颗牙根尖周骨质破坏，牙髓电活力测试显示下颌前牙均有活力，但 31、41、42 冷热测相比 32 反应迟钝，由于现阶段牙髓活力测试仍有一定的局限性，因此需选择进一步判断牙髓活力的方法如实验性备洞法等以确定牙髓活力并排除颌骨病变。

【结论】

建议进一步检查方案，与患者沟通，知情同意后确定检查方案：

1. 41、42 实验性备洞检查牙髓活力，若牙髓无活力则行根管治疗，冠修复或树脂充填修复，若牙髓有活力再行进一步讨论。

2. 41、42 舌侧脓肿切除行病理检查以排除颌骨病变。

第二次就诊　牙周科　2019 年 4 月 16 日

【主诉】

复诊同前。

【检查】

同前。

【治疗方案】

告知患者实验性备洞及活检的检查方案，以及相应的疗程、预后、风险及费用等，患者知情并同意治疗。

【治疗】

41、42 实验性备洞显示备洞至牙釉质区即出现一过性疼痛症状，41、42 暂封膏暂封。41、42 舌侧黏膜阿替卡因局部浸润麻醉，切取部分肿物送病理科行病理检查，并行 41、42 龈下刮治，未探及明显牙石。

第二次多学科诊疗讨论 2019 年 4 月 25 日

【讨论目的】

41、42 是否行根管治疗?

【参与科室】

牙体牙髓科、牙周科、病理科。

【讨论意见】

1. 牙体牙髓科 实验性备洞为常规牙髓活力测试结果难以确定后最终检查牙髓活力的有创方法,该法检查发现 41、42 牙髓活力为阳性,考虑牙髓尚存神经感受疼痛能力。CBCT 显示 31—42 根尖区骨质破坏严重,炎症感染范围广且严重,根管内神经血管受感染的风险大,且预防性根管治疗后可促进骨质恢复,可考虑先行 41、42 根管治疗,同时根据开髓情况明确诊断。

2. 牙周科 病理结果大致排除颌骨病变的可能性,尽管实验性备洞性结果为阳性,但考虑 31、41、42 冷热测相比 32 略迟钝,且 42 探诊 PD > 10mm,深牙周袋的患牙牙髓活力常不佳,可考虑行 31、41、42 根管治疗联合牙周治疗,必要时手术治疗。

3. 病理科 大体所见碎组织一堆,直径 0.4cm,病理诊断为右下颌前牙区炎性肉芽组织。

【结论】

制订治疗计划,与患者沟通,知情同意后确定治疗方案。

1. 31、41、42 行根管治疗,视开髓情况明确患牙牙髓活力及诊断,再行进一步治疗。

2. 下颌前牙牙周治疗。

第三次就诊 **牙体牙髓科** 2019 年 5 月 9 日

【主诉】

无不适。

【检查】

41、42 暂封完整,舌侧黏膜切口愈合(图 4-2-2-2A)。

【治疗】

阿替卡因局部浸润麻醉,33—43 橡皮障隔离,DOM 下 41、42 去除暂封,开髓,同时考虑 CBCT 中 31 根尖区骨质破坏严重行 31 开髓,均见牙髓部分成形,色苍白,未见明显血性渗出物。3% NaClO 冲洗髓腔,机械镍钛器械预备至 40#/04,WL = 22mm,超声荡洗后封入氢氧化钙糊剂,暂封膏暂封。考虑开髓后牙髓状态,表明牙髓组织血供较差,行 RCT 后根尖周破坏骨质可能恢复，故暂缓行牙周手术治疗。

第四次就诊 **牙体牙髓科** 2019 年 5 月 30 日

【主诉】

　　无不适。

【检查】

　　31—42 暂封完整，舌侧黏膜切口愈合（图 4-2-2-2B）。

【治疗】

　　阿替卡因局部浸润麻醉，33—43 橡皮障隔离，DOM 下 31—42 去除暂封，3% NaClO 冲洗髓腔及根管，超声荡洗，生理盐水冲洗，纸尖吸干，生物陶瓷糊剂单尖法充填。拍 X 线片示根充可（图 4-2-2-3A）。31—42 树脂充填修复。3 个月复诊拍片检查骨密度恢复情况。

第五次、第六次就诊 **牙体牙髓科** 2019 年 7 月 4 日，2019 年 10 月 19 日

【主诉】

　　无不适。

【检查】

　　1. 口内检查　31—42 充填物完整，牙龈黏膜无异常，未探及牙周袋，无叩痛，无松动（图 4-2-2-2C）。

　　2. 影像学检查　X 线片示 31—42 根管充填良好，根尖周低密度影范围减少（图 4-2-2-3B、图 4-2-2-3C）。

【医嘱】

　　1. 勿咬硬物，不适随诊。

　　2. 31—42 定时复查。

第七次就诊 **牙体牙髓科** 2020 年 3 月 12 日

【主诉】

　　无不适。

【检查】

　　1. 口内检查　31—42 充填物完整，牙龈黏膜无异常，舌侧面色素沉着，42 GR = 1mm，PD = 3mm（图 4-2-2-2D ~ 图 4-2-2-2F），牙龈黏膜无异常，无叩痛，无松动。

　　2. 影像学检查　X 线片示 31—42 根管充填良好，根尖周区骨密度较前明显升高（图 4-2-2-3D）。

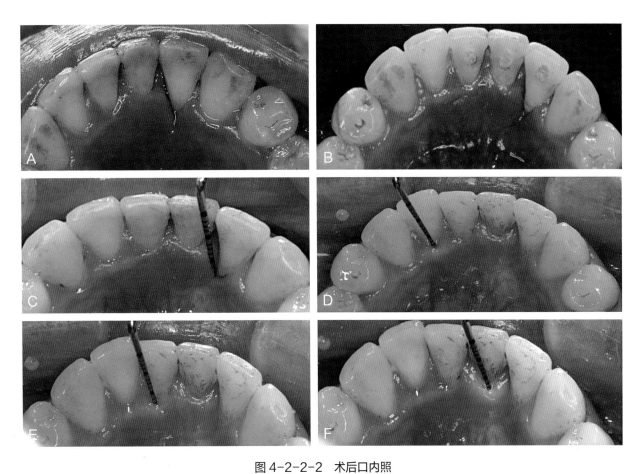

图 4-2-2-2　术后口内照

A. 活检术后 3 周舌面照　B. 根管治疗后 2 周舌面照　C. 术后 6 个月牙周探诊舌面照　D ~ F. 术后 22 个月牙周探诊舌面照

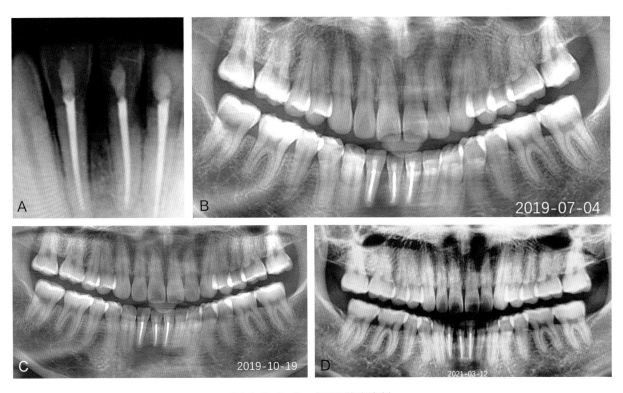

图 4-2-2-3　术后影像学资料

A. 术后根充 X 线片　B. 术后 2 个月全景片　C. 术后 5 个月全景片　D. 术后 22 个月全景片

【医嘱】

注意菌斑控制，定期复查。

【多学科分析】

1. 影像学检查中CBCT检查对于颌骨低密度影病变的诊断价值（中山大学附属口腔医院牙体牙髓科，蒋宏伟教授）　本病例全景片及CBCT示下颌前牙颌骨广泛性骨密度降低、唇、舌侧骨密质吸收破坏，边缘欠清楚，需要鉴别多种颌骨低密度影像的病变，切忌贸然开髓，对患者造成不必要的损伤。颌骨低密度影像病变通常需考虑颌骨囊肿及囊肿性病变、颌骨感染性病变、颌骨肿瘤及骨结构不良。

根据CBCT可以跟以下疾病进行鉴别：根尖周囊肿，呈囊状膨胀性骨破坏，边缘清晰光整，可见牙根在囊腔内；根尖脓肿，边缘欠清楚的骨破坏，包绕牙根，与本病例相似；颌骨骨髓炎为骨质弥散破坏期，呈点状、片状低密度区，可见骨膜反应；病变局限期，破坏区界限清晰，可不含死骨；牙源性角化囊性瘤为下颌第三磨牙或上颌第一磨牙多见，单/多房，沿颌骨长轴生长，少见牙根吸收，界限清楚；成釉细胞瘤为多房/蜂窝型，可见牙根吸收，边缘粗糙；牙源性腺样瘤、牙源性钙化囊肿为囊内含钙化斑点和未萌出牙，边界清晰；癌边界模糊，而骨结构不良是一种确诊率较低的疾病，WHO（2005）将骨结构不良分类为根尖周骨结构不良（periapical osseous dysplasia）、局灶性骨结构不良（focal osseous dysplasia）、繁茂性（florid）骨结构不良和家族性巨大型牙骨质瘤（familial gigantiform cementoma）：其中发生于下颌前部仅累及少数牙的为根尖周骨结构不良。该病发病率低，初期多无自觉症状，通常在行常规X线检查时偶然发现。影像学表现以透射影为主、阻射影为主或透射/阻射混合影像，随病变时间的推移，阻射影改变有逐渐增加的趋势。早期表现与炎症性根尖周病变相似，且临床检查和影像上也看不见类似龋的破坏存在，波及患牙的牙髓活力为阳性，易误诊。根据以上影像学特征，结合病例中病理活检结果为炎性肉芽组织，无囊壁组织、钙化组织、癌细胞等，可优先考虑为局限性的炎症组织，排除相关颌骨病变。

2. 牙髓-牙周联合病变的诊断和治疗（中山大学附属口腔医院牙周科，宁杨副教授）　该病例在排除了其他颌骨病变后，考虑最终诊断为牙髓-牙周联合病变，因患牙牙龈红肿溢脓、牙周探诊可达根尖区，且影像学见根尖区广泛的阴影。

针对牙髓-牙周联合病变的诊疗，首先需要确定该病为牙髓原发病还是牙周原发病，牙髓原发病者常有以下临床特征：①牙髓病变引起牙周病变的牙齿通常有龋洞或充填体，牙髓已经坏死，无活力；②仅个别牙有深牙周袋或根分叉区病变，其余牙齿的牙周情况较好；③X线片显示根尖周骨质稀疏、破坏，在根尖方向吸收较严重，而冠方则吸收较轻，呈烧瓶样。牙周原发病的临床特征：①原发牙周病变引起牙髓病变的牙具有牙周炎的临床症状，如牙龈炎症、深牙周袋形成（且牙周袋常需深达根尖处时累及患牙牙髓）、牙槽骨吸收、附着丧失、牙齿有不同程度的松动等；②患牙一般无龋坏；③牙髓活力测试可以有多种结果，可表现为敏感、活力正常、活力降低或无活力，说明因牙周炎导致的牙髓感染可以有不同的情况，既可以表现为牙髓炎症，也可以是牙髓部分或全部坏死。该病例患牙虽然牙体完整，但是结合正畸治疗史及影像学表现根尖区低密度影较冠方吸收少，且其深牙周袋与菌斑牙石不成正比，因此考虑为牙髓原发病可能性较大。

对于牙髓源性的牙髓-牙周联合病变，建议先行牙髓治疗，1～3个月后待根尖和牙周组织充分愈合，再行牙周状况评估及进一步牙周治疗。该病例诊疗过程中牙周治疗方面仅采用了龈下刮治术的基础治疗，未行牙周手术即获得了42邻面牙槽骨的高度部分恢复。进一步提示患牙的感染来源于牙髓根尖周病变。

在术后长期复查中，影像学检查虽提示牙槽骨高度仍未恢复至距离釉牙骨质界2mm以内的水平，但临床牙周探诊深度仅为3mm，且无探诊出血及牙龈红肿等异常，因此，建议暂不予手术干预，定期复查。

3. 牙髓活力测试方法的可信度（中山大学附属口腔医院牙体牙髓科，蒋宏伟教授） 本病例中，使用了牙髓冷热测、电活力测试及实验性备洞等多种方法进行牙髓活力检测，然而检测结果与患牙开髓后发现的牙髓实际状态并不一致。主要是由于通用的牙髓活力测试方式均对牙髓神经感觉进行检查，然而牙髓组织主要包括神经及血管，牙髓活力正常的表现应为牙髓神经传导功能及血流正常。由于神经纤维在没有血液循环的情况下仍能继续传导脉冲，因此使用牙髓冷热测、电活力测试及实验性备洞方法检测牙髓坏死的患牙，患牙仍可表现出对外界刺激的感觉反应。此外，这几种测试常受患牙状态、操作规范及患者主观因素影响，不足以作为唯一诊断标准。研究表明，评估牙髓状态的最好方法是牙髓血流测试，如激光多普勒血流测试、血氧饱和度测试和超声多普勒血流测试，另外还有磁共振成像检查和生物标记物检查，尽管这些测试由于费用和时间的原因在临床上并不常用。

因此，最终的牙髓活力判断取决于牙医在咨询患者病史和临床检查的技能和经验。在现有方法测量牙髓活力结果和临床分析有矛盾的病例，若出现深牙周袋、外伤史、根尖周阴影等情况，在充分结合病史，临床检查，影像学检查结果后谨慎选择行根管治疗早期明确诊断。此病例出现大面积根尖区骨质破坏，伴深牙周袋且有正畸治疗史，因此选择骨质破坏严重的患牙先行开髓治疗，确认牙髓活力状态后行根管治疗。

4. 正畸治疗对牙髓和牙周健康的影响（中山大学附属口腔医院正畸科，项露赛讲师） 本病例中，患者的正畸治疗史是判断其牙髓活力异常的重要依据。该患者在正畸治疗前是重度深覆𬌗（图4-2-2-4），在3年的正畸治疗中，一直使用镍钛弓丝配合摇椅弓进

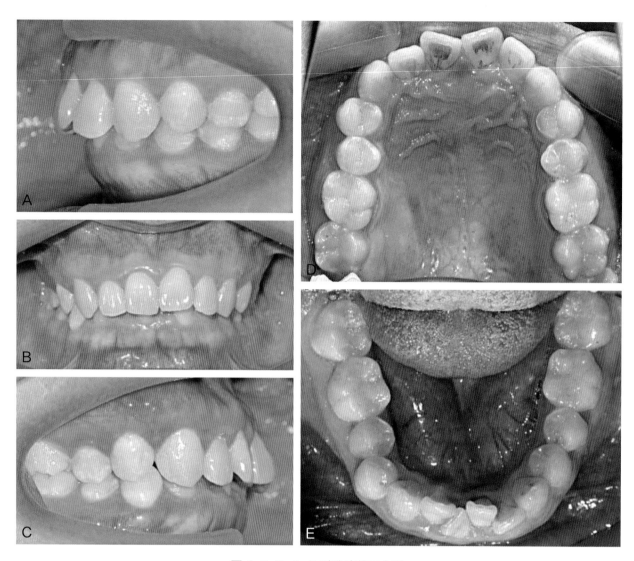

图 4-2-2-4　正畸治疗前口内照

A.左侧面照　B.正面照　C.右侧面照　D.上颌牙列照　E.下颌牙列照

行下颌前牙的唇倾压低以打开咬合，正畸治疗全过程中未使用不锈钢丝、种植钉加力等重力，一直使用轻力矫治，最后正畸治疗后效果良好，覆𬌗覆盖关系正常，咬合关系符合正畸六个关键咬合标准（图 4-2-2-5）。但患者在正畸结束 1 年后出现下颌前牙根尖区广泛的骨质破坏主要是由于牙髓 - 牙周联合病变引起的，引起牙髓坏死的可能原因主要有两个。

（1）患者在正畸治疗时是 26 岁的成年男性，重度深覆𬌗 20 多年。深覆𬌗时上颌前牙覆盖在下颌前牙的唇侧，咬合时，上颌前牙腭侧与下颌前牙唇侧会相互碰撞或者磨损，严重时下颌前牙会被磨短，唇面斜侧磨耗，甚至暴露牙本质牙髓，这样的咬合状态使下颌前牙长期处于慢性的咬合创伤状态，在正畸治疗前下颌前牙的牙髓可能已经发生部分病理改

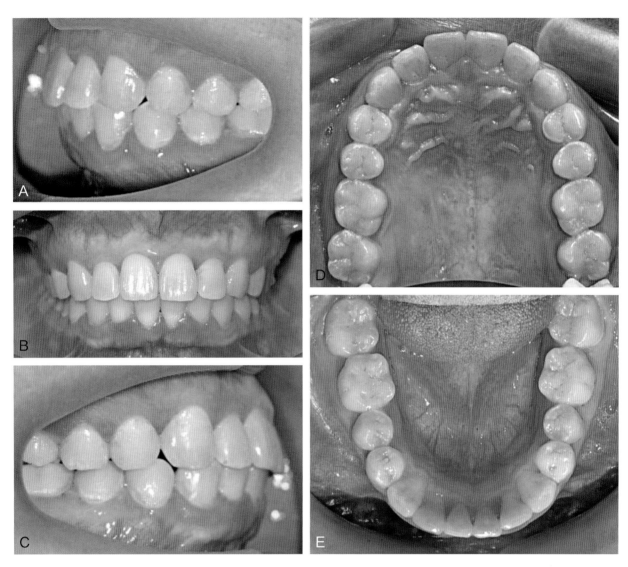

图 4-2-2-5　正畸治疗后口内照
A. 左侧面照　B. 正面照　C. 右侧面照　D. 上颌牙列照　E. 下颌牙列照

变，只是临床上尚未有症状表现。

（2）在正畸加力过程中，虽然正畸力值在正常范围内，但施力就会改变牙髓内部的血液循环，特别是在牙根发育完成或根尖孔较小的时候，血液进入牙髓腔的量会受限。在此病例中，患者为 30 岁成年男性，根尖孔发育完成，根尖孔细小，在正畸压低力的作用下使得原本已经有问题的牙髓不堪重负，最终发生了牙髓坏死。患者正畸治疗后的全景片虽然未见到骨质的改变，但后续的牙髓牙周治疗证明此时牙髓已经发生坏死，在正畸治疗后一年出现了根尖周骨质的破坏，经过多学科的多次会诊后最终让患者得到了正确的治疗。

（蒋宏伟）

参考文献

1. MOSIER K M. Lesions of the jaw. Semin Ultrasound CT MR, 2015, 36(5): 444-450.

2. DELAI D, BERNARDI A, FELIPPE G S, et al. Florid cemento-osseous dysplasia: a case of misdiagnosis. J Endod, 2015, 41(11): 1923-1926.

3. 闫福华. 牙周 - 牙髓联合病变的规范化诊疗. 中华口腔医学杂志，2014，49（03）：133-137.

4. RICUCCI D, SIQUEIRA J F, RÓCAS I N. Pulp response to periodontal disease: novel observations help clarify the processes of tissue breakdown and infection. J Endod, 2021, 47: 740-754.

5. SUNITHA V R, EMMADI P, NAMASIVAYAM A, et al. The periodontal - endodontic continuum: a review. J Conserv Dent, 2008, 11(2): 54-62.

6. 金玥，陈斌，泥艳红，等. 牙周来源的牙周牙髓联合病变和牙周牙髓共存病变患牙牙周治疗时机的系统评价. 华西口腔医学杂志，2018，36（02）：167-173.

7. SCHMIDT J C, WALTER C, AMATO M, et al. Treatment of periodontal-endodontic lesions—a systematic review. J Clin Periodontol, 2014, 41(8): 779-790.

8. LIN L, CHEN M Y, RICUCCI D, et al. Guided tissue regeneration in periapical surgery. J Endod, 2010, 36(4): 618-625.

9. JAFARZADEH H, ABBOTT P V. Review of pulp sensibility tests. Part Ⅱ : electric pulp tests and test cavities. Int Endod J, 2010, 43(11): 945-958.

10. 杨靖犟，袁国华. 对牙髓活力测试方法的介绍与评价. 口腔医学研究，2021，37（03）：195-199.

第五章
牙体缺损与牙列缺损

第一节 牙体缺损

一、病例 1 双侧上颌前牙牙体缺损多学科联合美学修复

美学区修复的成功前提除了预备体形态，修复体外形、轮廓、颜色及通透度等美学原则外，还与患牙的牙髓及牙周状况紧密相关。健康的牙髓状态，完善的根管治疗，充足稳定的牙周附着水平是患牙得以长期保留的基础，若发生病变往往直接影响患牙的远期预后。因此，美学区修复要获得长期稳定的疗效需进行牙体牙髓病学、牙周病学及口腔修复学多学科综合考量。

第一次就诊 **口腔修复科** 2018 年 7 月 18 日

【基本信息】

患者，22 岁，女性。

【主诉】

双侧上颌前牙冠修复后牙龈出血 1 年余。

【病史】

患者 3 年前于外院行双侧上颌前牙烤瓷冠修复，1 年前开始反复出现牙龈红肿出血，无疼痛等不适，现于我院就诊。

【检查】

1. 颌面部检查　颌面部左右对称，无面部畸形。面中 1/3、面下 1/3 高度协调（图 5-1-1-1）。开口型、开口度正常。双侧颞下颌关节区动度一致，无压痛、无弹响。咀嚼肌扪诊无疼痛。

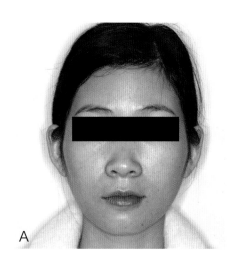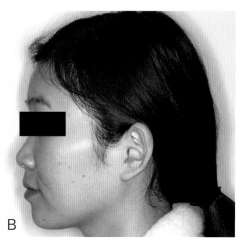

图 5-1-1-1　初诊颌面部检查资料

A. 正面照　B. 侧面照

2．口内检查　13—23 烤瓷联冠修复体，边缘不密合，龈缘位置牙石覆盖，龈缘红肿，BOP（＋），无叩痛，无松动。21 与 22 间根中段对应唇侧黏膜窦道，无溢脓（图 5-1-1-2A），无压痛，PD＝2mm。

全口卫生状况欠佳，DI＝1～2，CI＝2～3，牙龈红肿，BI＝1～3。

上下颌前牙中线不齐，下颌前牙拥挤，排列不齐。前牙覆𬌗、覆盖正常，牙尖交错位（intercuspal position，ICP）咬合稳定。

24 近中面龋损（图 5-1-1-2B），探诊诉敏感，无叩痛，无松动，冷测一过性敏感。

26 残根，松动Ⅱ度。

27 冠部大面积龋损，缺损至龈下 2～4mm，探及大量腐质及穿髓孔，无探痛，叩诊不适，PD＝2～7mm，松动Ⅱ度，Ⅱ度根分叉病变（furcation involvement，FI）。

36、37 𬌗面及颊沟龋损（图 5-1-1-2C），"墨浸样"着色，探诊敏感，无叩痛，无松动，冷测一过性敏感。

44 远中𬌗面大面积龋损（图 5-1-1-2C），余留颊侧薄壁，缺损至龈下 2～4mm，探及大量腐质穿通至髓腔，无探痛，叩诊不适，无松动。

45—46 烤瓷连冠修复体，金属𬌗面，边缘密合度尚可，无叩痛，无松动。

3．影像学检查　全景片（图 5-1-1-3）示 13—23、45—46 未行根管治疗，12、21 根尖周低密度影，13—23 牙槽骨未见明显吸收，24 冠部近中面低密度影像，26 残根，27 冠部大面积缺损及髓，牙槽骨吸收

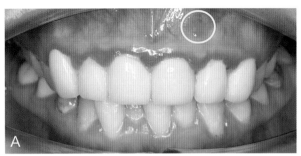
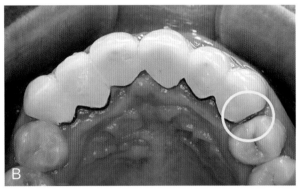
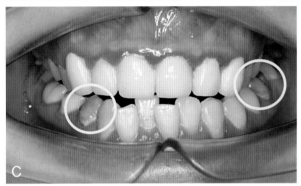

图 5-1-1-2　初诊口内照

A. 左上颌前牙根尖区窦道　B. 24 邻面龋损　C. 44 残冠、36、37 颊面龋损

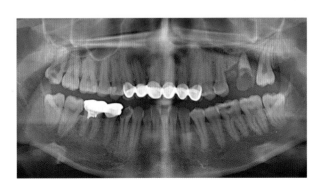

图 5-1-1-3　初诊全景片

至根尖 1/3 区，36、37 见冠部𬌗面低密度影像，44 冠部大面积低密度影像及髓，根尖区未见低密度影，45—46 连冠修复体，未行根管治疗，46 见高密度充填物影累及髓腔，根尖区未见低密度影。

【诊断】

1. 13—23 牙体缺损、不良修复体。

2. 12、21 慢性根尖周炎。

3. 24、36、37 中龋。

4. 26 残根。

5. 27、44 残冠。

6. 45—46 牙体缺损、不良修复体。

7. 牙周炎（Ⅲ 期，局限型，C 级）。

8. 安氏 Ⅰ 类错𬌗畸形。

【初步治疗计划】

1. 拆除 13—23、45—46 不良修复体。

2. 完善牙体牙髓相关治疗。

3. 拔除 26、27、44，择期修复治疗。

4. 牙周序列治疗。

5. 上颌前牙区、右下颌后牙区修复。

6. 正畸治疗，改善牙列拥挤。

【治疗】

1. 拆除 13—23 不良修复体，见 13 近中面、11 远中面和 23 近中面中度龋损，12 近中面、21 远中面和 22 近中面深度龋损（图 5-1-1-4A）。其中，13、11、23 冷测一过性敏感，22 冷热测短暂激发痛，12 和 21 电活力测试无反应。

2. 制作 13—23 临时修复体（图 5-1-1-4B）。

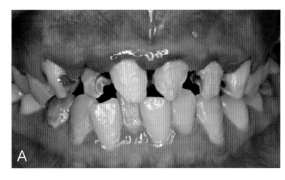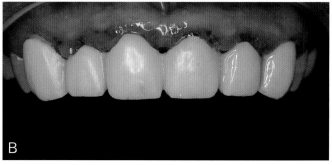

图 5-1-1-4　拆除不良修复体后口内照及 13—23 临时修复体照片

A. 口内照　B. 13—23 制作临时冠修复体

3. 拍 13—23 根尖片。根尖片显示 12 根尖周边界清楚的类圆形低密度影（图 5-1-1-5A）以及 21 根尖周小面积低密度影（图 5-1-1-5B）。

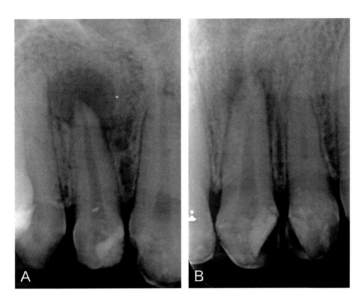

图 5-1-1-5　拆除不良修复体后根尖片

A. 12 根尖片　B. 21 根尖片

4. 全口牙龈上洁治。

第一次多学科诊疗讨论　2018 年 7 月 21 日

【讨论目的】

确定 13—23 初步治疗方案。

【参与科室】

牙体牙髓科、牙周科、口腔修复科。

【讨论意见】

1. 牙体牙髓科　根据拆冠后口内检查及影像学检查，12、21 确诊为慢性根尖周炎，拟行完善根管治疗。13、11、23 近中面中龋，冷测一过性敏感，首选充填治疗。22 近中面深龋，冷热测短暂激发痛，考虑患牙无自发痛及夜间痛病史，提示可能为可复性牙髓炎，拟视术中去腐情况及牙髓状态选择活髓保存治疗或根管治疗。

2. 牙周科　结合口内情况，13—23 修复体边缘深入龈下，使生物学宽度受到侵犯，同时修复体边缘不密合导致菌斑的积聚，加重了牙周组织炎症，因此，包括 13—23 在内的全口牙首先需进行牙周基础治疗，恢复牙龈正常的色、形、质。根据 13—23 现存肩台位置与牙龈关系以及美学修复设计的龈缘高度，不排除后续行牙冠延长术或正畸牵引术。

3. 口腔修复科　拆除不良修复体后见基牙（13—23）不同程度的龋损，需完善相应牙体牙髓病治疗。修复科评估患牙剩余牙体组织状况，选择全冠或桩核冠修复方式。

【结论】

综合患牙的牙体、牙髓及牙周情况，提出以下建议。

1. 完善牙体牙髓治疗，评估剩余健康牙体组织，为下一步的修复计划提供依据。

2. 完善牙周基础治疗，恢复牙龈健康，确认基牙原肩台位置与牙龈关系。

3. 美学修复设计，确认龈缘位置，制订后续牙周手术方案。

第二次就诊 **牙周科** 2018 年 7 月 24 日

【主诉】

双侧上颌前牙区牙龈红肿。

【检查】

全口卫生良好，PLI = 1 ~ 2，DI = 0 ~ 1，CI = 1 ~ 2，13—23 牙龈呈鲜红色，牙龈肿胀，BI = 1 ~ 3，PD = 3 ~ 4mm，余留牙 PD = 2 ~ 7mm。

【治疗】

全口牙超声龈下刮治，根面平整。牙周基础治疗术后 1 周照片（图 5-1-1-6）示牙龈颜色变为粉红色，肿胀基本消退。

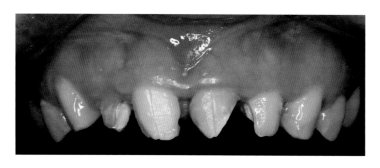

图 5-1-1-6　全口牙周基础治疗术后一周

第三次就诊 **牙体牙髓科** 2018 年 7 月 28 日

【主诉】

口腔修复科转诊，要求上颌前牙牙体牙髓治疗。

【检查】

13 近中面、11 远中面、23 近中面中度龋损，探痛（－），无叩痛，无松动，冷测一过性敏感。12 近中面深龋及髓，探痛（－），叩诊不适，无松动，冷测无反应，电活力测试无反应。21 远中面深龋，探痛（－），叩诊不适，无松动，冷测无反应，电活力测试无反应。22 近中面深龋，探诊敏感，无叩痛，无松动，冷热测短暂激发痛。

【治疗】

1. 13、11、23 去腐，备洞，隔湿，树脂直接粘接修复。

2. 12、21 橡皮障隔离，去净腐质及髓，开髓揭顶，拔髓无，根管内未见渗血，1% NaClO 与生理盐水交替冲洗，疏通根管，确定工作长度，镍钛锉预备至 40#/04，冲洗，干燥，氢氧化钙诊间封药，置干棉球后暂封膏暂封。

3. 22 局麻，橡皮障隔离，术中去腐未净及髓，渗血不止，行部分活髓切断后仍有活动性出血，考虑活髓保存预后不佳，摘除剩余根髓，见无完整形态，予 1% NaClO 与生理盐水交替冲洗，确定工作长度，镍钛锉预备至 40#/04，冲洗，干燥，氢氧化钙诊间封药，置干棉球后暂封膏暂封。

第四次就诊 **牙体牙髓科** 2018 年 8 月 8 日

【主诉】

双侧上颌前牙复诊，无诉不适。

【检查】

12、21、22 暂封完好，无叩痛，无松动，窦道口未痊愈，但不能探入。

【治疗】

橡皮障隔离，DOM 下 12、21、22 去除暂封物，1% NaClO 与生理盐水交替冲洗去除根管内封药，超声荡洗，纸尖干燥，环氧树脂型根充糊剂 + 热牙胶垂直加压充填，玻璃离子水门汀冠方封闭。图 5-1-1-7 示 12、21、22 根管充填术后即刻片。定期复查追踪 12、21 根尖周病变愈合情况。

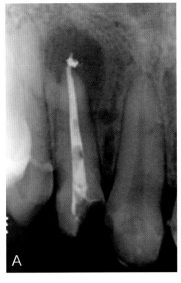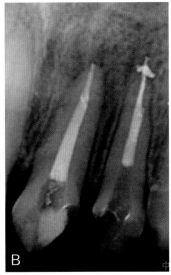

图 5-1-1-7　12、21、22 根管治疗后即刻根尖片

A. 12 根尖片　B. 21、22 根尖片

第二次多学科诊疗讨论 2018 年 8 月 10 日

【讨论目的】

确定 13—23 拆冠后，经过牙体牙髓科和牙周科基础治疗，进一步确定治疗方案。

【参与科室】

牙体牙髓科、牙周科、口腔修复科。

【讨论意见】

1. 牙周科　本病例经过牙周基础治疗后，由于不良修复体侵犯生物学宽度所致的牙龈红肿已基本消退，可见前牙区龈缘高度不协调，直接修复美学效果欠佳，且 12 基牙肩台位置位于龈下较深位置，临床牙冠较短，修复体固位力不佳。因此，上颌前牙区考虑行冠延长术。

2. 口腔修复科　在牙龈美学基础上，使用数字化微笑设计（digital simile design，DSD）综合考虑前牙区美学的各个要素，进行三维修复体的设计，在与患者沟通确定后先进行临时修复体的制作，一方面可保护活髓基牙，保持牙间隙的稳定性、上下颌牙咬合状态和口腔组织自洁功能及维护牙周组织健康，另一方面模拟永久修复体在口内的最终形态，为后续的永久修复提供良好的参照标准。

3. 牙体牙髓科　本病例中，12 根尖阴影范围较大，呈现边界清楚的类圆形，不排除根尖周囊肿的可能，后续复查若出现根尖炎症持续的情况，则考虑行根尖手术。

【结论】

综合患牙的牙体、牙髓及牙周情况，提出以下建议。

1. 采用冠延长术恢复前牙区牙龈高度及形态，为后续美学修复治疗创造条件。

2. 运用三维美学分析进行修复体设计，并戴入临时冠，为最终修复体提供参考。

3. 追踪根尖周低密度影的转归，不排除根尖手术的可能。

第五次就诊 **牙周科** 2018 年 8 月 16 日

【主诉】

牙周基础治疗后复诊，诉牙龈肿胀好转。

【检查】

13—23 牙龈颜色、形态基本恢复正常。13—23 龈缘高度不协调，13 龈缘高于 11 龈缘 3～4mm，23 龈缘高于 21 龈缘 2mm，12—22 龈缘基本平齐，22 近中缺损边缘齐龈，12 缺损边缘位于龈下 1mm。

【治疗】

冠延长术前制作诊断蜡型（图 5-1-1-8A），局麻下依据设计的龈缘位置切龈，翻瓣，骨修整，根面平整，修剪龈瓣外形，复位缝合，术后常规护理。图 5-1-1-8B 示冠延长术后 1 周口内照。

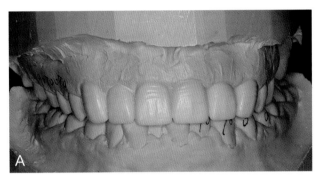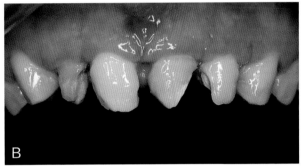

图 5-1-1-8 冠延长术前制作诊断蜡型及冠延长术后 1 周口内照

A.冠延长术前制作诊断蜡型 B.冠延长术后 1 周口内照

第六次就诊 口腔修复科 2018 年 9 月 18 日

【主诉】

复诊。

【检查】

双侧上颌前牙区牙龈色、形、质正常，12—23 龈缘高度基本协调，13 龈缘高度高于 11 龈缘 3mm，12—22 肩台位置显露（图 5-1-1-9）。12 叩诊不适，无松动，余牙无异常。

【治疗】

13—23 牙体初预备，肩台预备至龈上 0.5mm，抛光（图 5-1-1-10）。拍摄口内照片，进行 DSD 二维设计。口内扫描获取数字化基牙形态，将二维设计图像与口扫数据拟合，进行三维修复体设计（图 5-1-1-11）。数字化切削制作临时修复体，口内试戴，调𬌗，抛光，粘固临时修复体（图 5-1-1-12）。

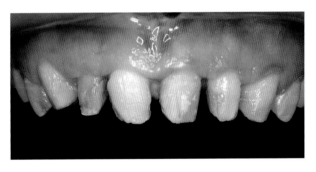

图 5-1-1-9 冠延长术后 1 月口内照

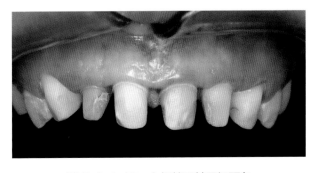

图 5-1-1-10 上颌前牙基牙初预备

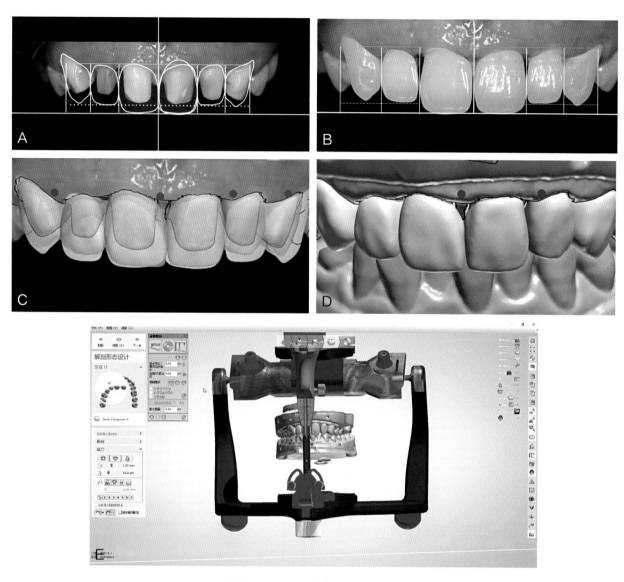

图 5-1-1-11　修复体设计过程

A. DSD 二维设计修复体形态　B. 模拟效果图　C、D. 将二维设计图像与 3D 数据拟合，进行三维修复体设计　E. 虚拟
𬌗架上咬合调试

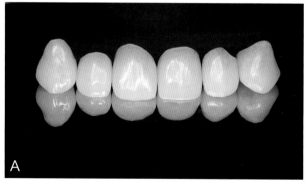
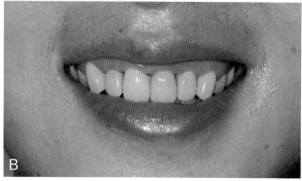

图 5-1-1-12　数字化切削临时修复体及戴入口内照

A. 数字化切削临时修复体　B. 临时修复体戴入口内照

第七次就诊　**牙体牙髓科**　2018 年 12 月 22 日

【主诉】

诉右上颌前牙咬物不适。

【检查】

13—23 临时修复体完好，边缘密合。12 叩诊不适，无松动，根尖片见 12 根尖周低密度影较前无明显缩小，超填根充材料未吸收（图 5-1-1-13B）。21 根尖周低密度影较前缩小，22 根尖区超填根充材料未吸收，根尖周无明显低密度影（图 5-1-1-14B）。

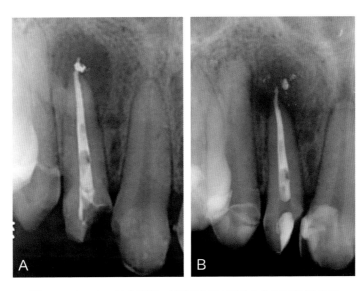

图 5-1-1-13　12 根管治疗后即刻和术后 4 个月复诊根尖片

A. 根管治疗术后即刻　B. 术后 4 个月复诊

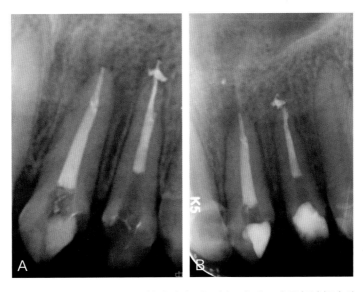

图 5-1-1-14　21、22 根管治疗术后即刻和术后 4 个月复诊根尖片

A. 根管治疗术后即刻根尖片　B. 术后 4 个月复诊

【治疗】

12 局麻后常规消毒铺巾，DOM 下做龈缘下切口扇形瓣，垂直切口位于 13 远中和 11 近中两牙根隆起之间的凹陷区，翻瓣，术中可见 12 根尖颊侧骨质破坏，清除根尖周肉芽肿及超填根充材料，根尖切除 3mm，染色未见明显根裂影像，倒预备 3mm，干燥，生物陶瓷水门汀倒充填，止血，缝合。12 根尖手术即刻根尖片（图 5-1-1-15A）显示近颊根倒充填密合。12 术后复查根尖片（图 5-1-1-15B～图 5-1-1-15D）显示根尖周低密度影逐渐减少，密度有所上升。

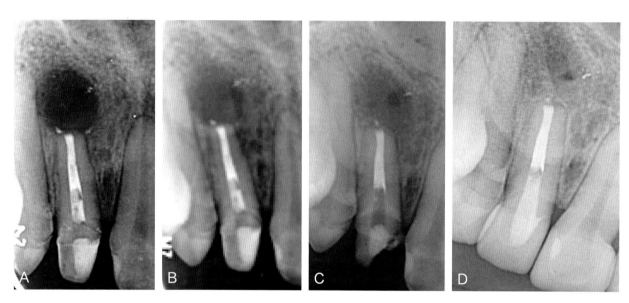

图 5-1-1-15　12 根尖手术即刻和术后复查根尖片

A. 根尖手术即刻　B. 术后 1 个月　C. 术后 4 个月　D. 术后 19 个月

第八次就诊　**修复科**　2019 年 4 月 15 日

【主诉】

要求完成双侧上颌前牙永久修复，无诉不适。

【检查】

13—23 临时修复体完好，边缘密合，无叩痛，无松动，牙龈色、形、质基本正常，13 龈缘位置高于 11 龈缘约 2mm，12—23 龈缘位置协调，根尖片（图 5-1-1-15C）见 12 根尖手术后低密度影较前缩小，骨缺损开始修复，牙周膜形成。

【治疗】

1. 13—23 拆除临时修复体，清洁牙面。

2. 12、21、22：去暂封，桩道预备，粘固纤维桩，堆塑树脂核。

3. 13—23 排龈精修（图 5-1-1-16），硅橡胶取模，记录咬合关系，比色，临时修复体重新粘固。

4. 1周后完成二矽酸锂玻璃陶瓷全瓷冠制作，试戴全冠、检查、调𬌗、抛光、粘接（图5-1-1-17）。

5. 制作上颌保持器，稳定咬合。

6. 定期复查 1年后复查口内照（图5-1-1-18）示13—23龈缘高度协调，龈乳头形态恢复良好。

【多学科分析】

1. 活髓保存与根管治疗的选择（中山大学附属口腔医院牙体牙髓科，麦穗教授） 保存牙髓活力，避免或延缓根管治疗，以微创生物治疗手段改善患牙远期疗效是近年来牙髓治疗的发展趋势。牙髓保存治疗包括间接盖髓术、直接盖髓术和活髓切断术，适用于诊断为可复性牙髓炎或部分牙髓局限性炎症，但剩余牙髓仍为健康组织的患牙。患牙特别是龋源性露髓者是否采用活髓保存术主要取决于对牙髓状态的正确判断。目前临床常用的评估方法如牙髓电活力测试、温度测试等多依赖于患者的主观感受和临床医师的诊断经验，难以准确地判断牙髓的炎症状态，特别是对于龋源性露髓的患牙和根尖孔未发育完全的年轻恒牙。使用激光多普勒血流检测仪（laser doppler flowmetry，LDF）监测牙髓组织血运状况，在牙髓状态的正确判断和活髓保存预后的评估方面有着很好的发展前景。而在临床治疗中观察牙髓的出血程度和止血能力比观察患者的症状和体征来判断牙髓状态更加可靠，当止血5~10分钟后牙髓创面仍出血，需要更改活髓保

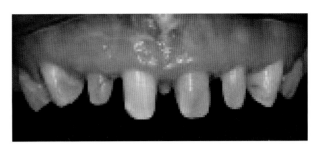

图5-1-1-16 基牙预备精修

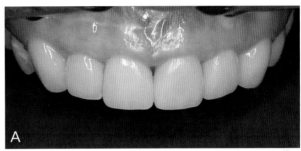

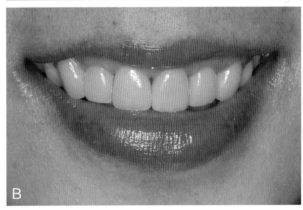

图5-1-1-17 最终修复体戴入后口内照及微笑照

A. 口内照 B. 微笑照

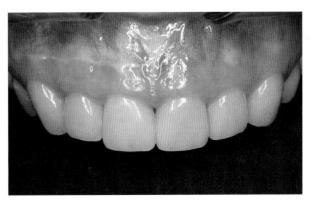

图5-1-1-18 修复1年后复查口内照

留的治疗方案，考虑牙髓摘除术后行根管治疗。

根管治疗是治疗牙髓病和根尖周病的主要方法。在无法保存活髓的情况下，为了阻止感染扩散，防止引起严重的并发症，将感染物质从牙髓腔和根管内移除并严密封闭根管系统，防止再次感染，并及时修复根管治疗后的牙体缺损，恢复患牙的功能。

本病例中22术中去腐未净及髓，渗血不止，行部分活髓切断至根管口以下2mm处后仍有活动性出血，决定行牙髓摘除术，治疗过程中见剩余根髓无完整形态，进一步支持了根管治疗的选择。

2. 冠延长术方案的设计要点（中山大学附属口腔医院牙周科，邓雨泉讲师）　生物学宽度（biologic width）是指牙周组织的龈沟底至牙槽嵴顶之间平均有2mm的距离，这是保证牙周组织健康的基本条件。修复体边缘一旦向龈方过度伸展，与牙槽嵴顶之间的距离小于2mm，则会导致牙龈炎症、退缩或牙周袋的形成。临床上，为避免因修复体侵犯生物学宽度而带来的不良反应，修复体边缘应尽可能置于龈上或齐龈水平。若出于美学考虑，烤瓷冠唇侧边缘可位于龈下0.5~0.8mm，而全瓷冠边缘可位于龈上或龈下。

冠延长术是基于生物学宽度的原理，通过手术的方法重建龈缘位置，去除相应牙槽骨，增加临床牙冠的高度，达到消除炎症、利于修复并解决美观问题的目的。适应证包括：①因龋坏或其他原因导致临床牙冠过短无法直接修复者；②牙折且折断面位于龈下者；③露龈笑、牙龈缘不规则者；④不良修复体侵犯生物学宽度致牙周组织呈慢性炎症反应。通常认为，当患牙缺损边缘位于龈下3mm内且术后冠根比至少为1∶1时可进行冠延长术。

包括冠延长术在内的牙周手术治疗是牙周病治疗计划的第二阶段，通常是在基础治疗后的1~3个月后进行复查，进行全面的牙周检查和必要的X线片复查，对患牙的牙周状况进行再评估，根据再评估结果和后续的修复方案判断是否需要牙周手术及手术方案，基本原则是保证在牙龈无炎症的情况下进行。

本病例通过冠延长术重建生物学宽度，适度延长临床牙冠长度，调整12—22龈缘位置，为后续的美学修复提供条件。术前依据中切牙、侧切牙、尖牙牙龈的生理外形，首先确定切缘位置，然后按照中切牙牙冠平均长度（10mm）确定其龈缘位置，再根据中切牙龈缘位置位于侧切牙根方0.5~1mm的范围确定侧切牙龈缘位置，尖牙龈缘位置参考中切牙。该病例中13龈缘位置过高，无法依据美学原则设计取得与中切牙一致的位置，与患者进行沟通知情同意。

冠延长术后修复时机的把握同样非常重要，应待组织充分愈合、重建后开始，不宜过早。最好在术后1~2周先戴临时修复体，永久修复体在术后6周开始，涉及美学的修复至少在术后2个月后开始。对于前牙美学区，特别是薄龈生物型的患者，一般建议6个月后再行永久修复。选择龈下边缘的修复类型时应防止侵犯生物学宽度，并需与患者的美学特点相协调。术后良好的口腔卫生维护及定期复查对于远期疗效的维持至关重要。

3. 根管治疗后疾病的非手术治疗和手术再治疗的临床决策考量（中山大学附属口腔医院牙体牙髓科，麦穗教授）　根管治疗疗效的评价应结合患者感受、临床检查以及影像学检查 3 个方面进行。成功的标准为：①患者无不适症状，咀嚼功能正常，患牙功能及外形良好；②临床检查无叩痛，无窦道或窦道在治疗后 1~2 周内闭合；③影像学检查可见根管腔形成致密的三维充填，根充物距 X 线片的根尖 0.5~2.0mm。原有根尖病变缩小或消失，牙周膜间隙正常或轻度增厚。根管治疗术后观察期为 2 年。无根尖周病变患者观察期可适当缩短为 1~2 年，有根尖周病变患者观察期应适当延长为 2~5 年。

首次根管治疗失败的原因包括根管系统的复杂性、根管外细菌生物膜以及真性囊肿的存在等。根管治疗后疾病的患牙在确定治疗计划时，应综合考虑以下因素：①病史：治疗前患牙症状和根尖片、采用的牙髓治疗技术和材料、治疗医师及治疗后时长；②临床情况：症状、可修复性和牙周状况；③解剖因素：是否存在根管遗漏、根管形态（有无钙化、弯曲度等）；④根管充填质量：有无超填、超充或欠填，充填密实度；⑤预后影响因素：包括分离器械、穿孔、台阶、外吸收等；⑥可能的并发症：包括冠根纵折、器械分离、穿孔等；⑦患者依从性；⑧术者能力。

根管再治疗操作复杂、技术敏感性高、成功率较初次治疗低，因此在临床决策时，应重点考虑首次根管治疗的质量、再治疗入路、冠方封闭或修复体质量等因素，并选择相应的处理方案。传统的根尖片在根尖周炎的追踪转归上存在一定的局限，包括邻近解剖结构的重叠干扰、无法真实反映炎症的愈合程度、重现性较差等，CBCT 通过对根尖周组织的三维还原，进行精准的线性和体积测量，可实现对根尖周炎骨缺损愈合的监控。采用 CBCT 评估根管治疗质量，如有无根管遗漏、峡部、侧穿等。再治疗入路评估需综合有无根管钙化、有无粗长根管桩、有无超声器械以及术者能力经验等因素。修复体质量评估主要为边缘密合性、有无继发龋、有无缺损等。

本病例中，12 根管治疗后患者于 4 个月复查，主诉有咬物不适的症状。根尖片示根尖周低密度影未见明显缩小。CBCT 结果示 12 根尖周一类圆形骨质破坏影，腭侧骨密质吸收变薄。提示根管治疗疗效不佳，且根尖周可见超填根充材料，即使进行根管再治疗也无法取出。考虑临时冠修复封闭良好，能维持良好的咬合状态和牙龈成形作用，结合患者的意愿，综合评估后采用显微根尖手术的治疗方案。

根尖手术后常规 3 个月、6 个月复查，并于术后 12 个月和 24 个月再进行两次复查。复查包括临床表现和影像学检查两方面。如果患牙无临床症状和体征，X 线片示骨缺损开始修复和牙周膜形成，可视为成功。如果患牙出现咬合痛、牙松动、窦道或 X 线片示骨缺损范围扩大，则视为失败。如果患牙未出现临床症状，X线片的骨缺损较治疗前无明显变化，则可继续观察一段时间。

本病例根尖手术后1个月复查12无临床症状，根尖片示根尖周骨缺损处密度有所上升，4个月复查见低密度影较前缩小，骨缺损开始修复，牙周膜形成，遂进行冠部的永久性修复。

4. 前牙美学分析与应用（中山大学附属口腔医院修复科，杨凌副教授）   DSD是数字化美学设计手段，通过计算机专用软件术前绘制患者口内外照片的参考线和参考标准进行辅助诊断和美学分析设计。参考要素如下（图5-1-1-19）。

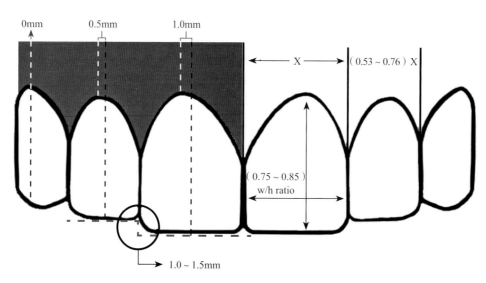

图5-1-1-19   常见的前牙美学修复要素

（1）微笑弧：上颌中切牙切缘应低于尖牙牙尖以保证中切牙的凸显作用。上颌中切牙和侧切牙的台阶距离应在1.0~1.5mm之间，从而使双侧上颌前牙的切缘连线与下唇上缘弧度基本一致。

（2）前牙比例和对称性：目前多认为中切牙最具美学效果的宽长比是0.75~0.85，可接受的侧切牙宽度应为中切牙宽度的0.53~0.76，并保证双侧切缘的对称性。

（3）前牙间隙：尽量不要留存前牙间隙。

（4）龈缘线：尖牙和中切牙龈缘高度一致，侧切牙龈缘高度略低于前二者，也应根据不同病例具体考虑。龈缘最高点（Zenith点）也是重要的美学指标，上颌中切牙龈缘最高点位于牙长轴与牙龈缘交点的远中1mm。上颌侧切牙龈缘最高点则位于牙长轴与牙龈缘交点的远中0.5mm处。上颌尖牙龈缘最高点基本和牙长轴与牙龈缘交点重合。

（5）颊廊：颊廊是指在双侧口腔前庭后部，暴露的后牙颊面和口角之间的空隙。颊廊分为以下3种类型：Type Ⅰ宽型，通常伴有狭窄的上颌牙弓；Type Ⅱ中间型，牙弓宽度适中；Type Ⅲ窄型或不存在颊廊，牙弓很宽。通常认为中间型颊廊较为美观。

通过术前上颌前牙美学分析，本病例存在如下问题：原修复体冠形态欠佳，颜色单一死板，与邻牙不匹配；中切牙宽长比不协调；双侧上颌前牙区龈缘线不协调，切缘线与微笑弧不匹配，12—22 龈缘基本平齐，22 近中缺损边缘齐龈，12 缺损边缘位于龈下 1mm。

本病例患者首先在牙周科进行牙周基础治疗，恢复牙龈的健康，根据 13—23 现存肩台位置与牙龈关系以及美学修复设计的龈缘高度，制订牙周手术方案，制作诊断蜡型及切龈手术导板，依据导板设计的龈缘位置进行冠延长术。然后进行 DSD 二维设计。在口内扫描获取数字化基牙形态，将二维设计图像与口扫数据拟合，进行三维修复体设计，获得美观的微笑曲线，并使切牙的冠长比与其面型、冠的形态相协调，颜色与邻牙匹配，应用数字化切削制作临时修复体。患者对临时修复体满意后再进行最终的修复。

5. 前牙牙体缺损修复方法考量（中山大学附属口腔医院修复科，杨凌副教授） 前牙牙体缺损修复方法包括直接树脂修复、贴面修复和全冠修复等，由于前牙处于美学区，对其修复方式的选择更应该综合考量。对于前牙缺损范围较小，牙体较为完整者，如切1/3 以内缺损或仅有腭/舌侧的开髓孔缺损，可选择直接树脂充填修复。对于特殊情况如患牙的牙釉质严重缺损、与邻牙之间存在间隙或患牙为过小牙时，可考虑行瓷贴面修复。对于前牙缺损超过切 1/3，常采用全瓷冠修复，尤其是根管治疗后的患牙，牙体组织被进一步去除，单纯全冠的固位形和抗力形均不佳，需使用桩冠或桩核冠进行修复。若前牙缺损至龈下时，即使桩核亦不能达到很好的固位效果，也无法预备出牙本质肩领的形态，此时可视具体情况采用冠延长术或正畸牵引以使患牙的部分牙体组织位于龈上。

桩核修复可用于辅助修复无法为全冠提供良好固位和抗力的大面积缺损患牙，要求患牙具有一定的牙本质肩领，或通过正畸牵引、冠延长等获得牙本质肩领，原则上其高度不小于 1.5~2.0mm，厚度不小于 1mm。其中，纤维桩和金属桩是临床上最常用的桩修复体。纤维桩弹性模量与牙本质相似，适用于牙颈部剩余牙体组织良好的牙，可有效降低根管内的应力集中。金属桩弹性模量较高，适用于牙颈部剩余牙体组织薄弱的牙，可将应力集中区从牙颈部转移至相对强壮的根管壁，从而保护薄弱的牙颈部，并提供更高的抗断裂性。若存在前牙咬合紧或咀嚼时存在较大侧向力，二氧化锆桩可兼顾机械及美观性能。

本病例中，前牙覆𬌗、覆盖正常，11、13、23 为活髓牙，从美学及组织保存角度，选择二矽酸锂玻璃陶瓷全瓷冠修复。21、22 已行完善根管治疗，12 行根尖手术后低密度影缩小，呈愈合趋势，三者均为牙体缺损较大的一壁缺损，经牙周手术后获得合适的牙本质肩领，选择适宜前牙美学修复的纤维桩、树脂核及二矽酸锂玻璃陶瓷全瓷冠修复。

（麦 穗）

参考文献

1. 黄定明，陆倩，廖茜，等. 活髓保存之惑及解决之道. 中华口腔医学杂志，2017，35（3）：227-231.
2. KALSI H J, BOMFIM D I, HUSSAIN Z, et al. Crown lengthening surgery: an overview. Prim Dent J, 2020, 8(4): 48-53.
3. RAJ V. Esthetic paradigms in the interdisciplinary management of maxillary anterior dentition-a review. J Esthet Restor Dent, 2013, 25(5): 295-304.
4. 王捍国，余擎. 显微根管外科手术相关临床问题的思考. 中华口腔医学杂志，2019，54（9）：598-604.
5. 王玉婷，王剑. 前牙牙体缺损修复方法的最新进展. 北京口腔医学，2020，28（6）：349-354.
6. KHIAVI H A, HABIBZADEH S, SAFAEIAN S, et al. Fracture strength of endodontically treated maxillary central incisors restored with nickel chromium and nonprecious gold alloy casting post and cores. J Contemp Dent Pract, 2018, 19(5): 560-567.

二、病例 2　骨性错𬌗伴上颌前牙外伤缺失的正畸咬合重建与种植美学修复

上颌前牙缺失严重影响患者的美观和功能，为实现最佳种植修复，需要正畸矫治其骨性Ⅲ类和前牙反𬌗，患者同时存在个别牙深龋以及低位牙和埋伏牙等问题。通过多学科联合精准分析患者的错𬌗特点，预测上颌前牙种植修复的最佳数量、位置与角度，评估患者深龋患牙保存治疗预后以及拔除低位牙和埋伏牙的风险，确定采用非常规和非对称拔牙矫治方案，联合多学科治疗，弥补患者的上下颌牙列矢状不调和上下颌牙量比例不调，保持患者后牙尖窝咬合关系，实现前牙修复后的正常覆𬌗覆盖，改善患者咬合功能和侧貌美观，恢复患者的自信，并有利于修复体健康与稳定。

第一次就诊　**口腔正畸科**　2013 年 3 月 26 日

【基本信息】

患者，20 岁，男性。

【主诉】

上颌前牙缺失，种植科转诊要求调整前牙咬合关系后修复上颌前牙。

【病史】

患者曾因外伤引起上颌前牙缺失，于我院种植科就诊，现转诊我科。否认重大疾病史，全身状况良好。

【检查】

1. 口外检查　正面观基本对称，侧面观呈直面型，上唇短，鼻唇角钝，颏唇沟较浅。闭唇肌肉放松，微笑时仅暴露下颌前牙（图 5-1-2-1）。

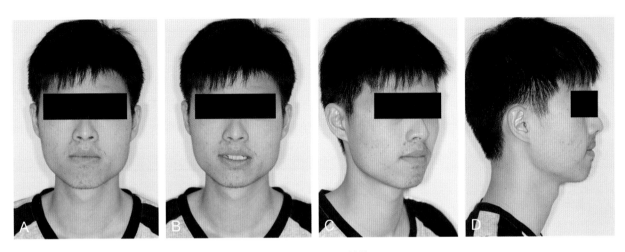

图 5-1-2-1　口外像

A. 正面像　B. 正面微笑像　C. 45° 面像　D. 侧面像

2. **口内检查**　恒牙列，12—23 缺失，缺牙区骨量不足，配戴临时 4 个牙位可摘局部义齿后，上下颌中线一致，但前牙覆𬌗覆盖不足；下颌牙列拥挤，35 低位拥挤，下颌 Spee 曲线曲度较大；双侧磨牙中性关系；上下颌牙弓弓形不匹配，上颌牙弓尖圆形，下颌牙弓方圆形；14 颊面牙色充填物，边缘色素沉着；15 远中𬌗面见牙色充填物，边缘不密合，叩痛（－）；24 牙龈萎缩，龈缘红肿，松动（－）；口腔卫生情况较差，牙列中存在牙石及色素沉着（图 5-1-2-2）。

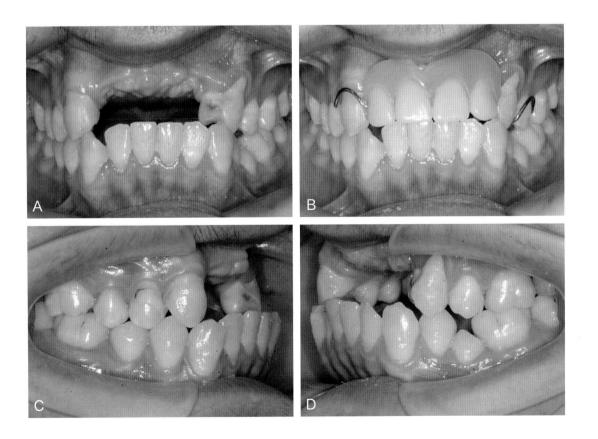

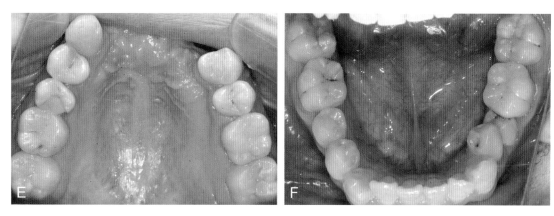

图 5-1-2-2　口内像

A. 正面咬合像　B. 配戴临时义齿正面咬合像　C. 右侧咬合像　D. 左侧咬合像　E. 上颌牙弓𬌗面像　F. 下颌牙弓𬌗面像

3. 影像学检查

（1）全景片：15 深龋及髓，未见根尖阴影；上颌右侧前牙缺失区牙槽骨内近鼻底区见倒置埋伏牙；35 低位，牙冠位于 34 与 36 牙颈部，36 近中倾斜；28、38、48 存在，38 与 48 中位近中水平阻生；双侧髁突、下颌支和下颌体未见异常（图 5-1-2-3A）。

（2）CBCT：上颌右侧前牙槽区倒置埋伏牙，冠突入鼻腭管内，冠根短小（图 5-1-2-3B）。

（3）头颅侧位定位片：骨性Ⅲ类，上颌骨发育不足，均角，下颌前牙唇倾（图 5-1-2-3C，表 5-1-2-1）。

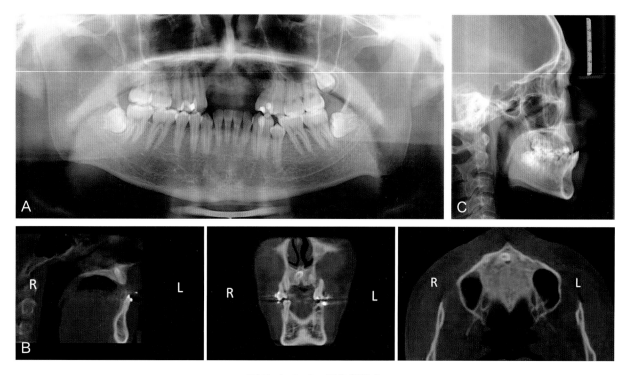

图 5-1-2-3　影像学检查

A. 全景片　B. CBCT 示埋伏牙矢状向、冠状向和水平向截面图　C. 头颅侧位定位片

表 5-1-2-1 头颅侧位定位片分析

测量项目 /°	治疗前	正常值
SNA	79.2	82.8 ± 4.0
SNB	81.1	80.1 ± 3.9
ANB	−1.9	2.7 ± 2.0
MP-SN	30.0	33.0 ± 6.0
FMA	20.8	31.1 ± 5.6
IMPA	98.3	93.9 ± 6.2
FMIA	60.9	54.9 ± 6.1
Y-axis	70.1	67.3 ± 6.4

4. 间隙分析 Spee 曲线曲度 3.5mm，上下颌牙列拥挤度分别是 7mm、5mm（表 5-1-2-2）。

表 5-1-2-2 上下颌牙列拥挤度 单位：mm

牙列	可用牙弓长度	应有牙弓长度	拥挤度
上颌牙列	111.0	118.0	7.0
下颌牙列	107.5	112.0	5.0

【诊断】

1. 骨性Ⅲ类，上颌后缩。

2. 上颌牙列缺损。

3. 上颌前牙槽区埋伏牙。

4. 牙列拥挤

5. 35 低位牙。

6. 28、38、48 阻生。

7. 15 深龋。

【诊疗计划】

1. 正畸掩饰性矫治配合上颌前牙种植修复。

2. 联合牙体牙髓科、口腔颌面外科、口腔种植科确定综合治疗方案。

第二次就诊 多学科诊疗讨论 2013 年 4 月 12 日

【讨论目的】

评估 15 治疗预后，如何改善咬合便于上颌前牙种植，矫治拔牙选择与风险。

【参与科室】

牙体牙髓科、口腔正畸科、口腔种植科、口腔颌面外科。

【讨论意见】

1. 口腔种植科　CBCT 示上颌前部缺牙区骨量不足，种植牙无法通过改变基台角度，建立正常前牙覆𬌗覆盖，要求正畸科矫治，内收下颌前牙，减少上下颌矢状向不调程度，再行植骨和种植修复。另鼻腭管内存在埋伏牙，且位置近缺牙区牙槽骨中心，阻碍种植钉植入，需要拔除。

2. 口腔正畸科　骨性Ⅲ类，上颌轻度后缩且软组织面型尚可接受，患者主要解决上颌前牙区种植修复问题，拟采取正畸掩饰性矫治。

上颌倒置埋伏牙位于鼻腭神经管内，位置较深，且冠根短小，不适合正畸开窗牵引，建议拔除。

考虑患者上颌发育不足，上唇凸度不足，上颌尽量采取非拔牙矫治，保持上颌和上唇丰满度。牙列中 12—23 缺失，但上颌前牙区骨量与间隙不足，仅能修复 4 个上颌切牙，且无法达到正常宽度，导致 23 缺失和上颌牙弓不对称，但临时 12—22 局部义齿显示其中线与上唇中线基本一致，因此右上颌区不需要进行左右牙弓对称拔牙，15 虽深龋及髓，需尽量保留，请牙体牙髓科进行预后评估和治疗。

患者下颌牙弓拥挤度 7mm，主要发生在下颌前牙区和左侧后牙区，Spee 曲线曲度 3.5mm，35 低位牙，磨牙中性，上下颌牙列弓形不匹配，上下颌牙量比例严重不调。由于上颌少修复 1 个牙位，需 24 代替 23；从可摘局部义齿提示以后修复的上颌前牙较小，下颌前牙相对偏大，下颌需要拔除 2 个牙才能协调上下颌牙量，排齐并整平下颌牙列，建立前牙覆𬌗覆盖关系。为保持双侧磨牙和尖牙的中性关系，建议拔左下颌 1 个前磨牙和右下颌 1 个前牙进行矫治，解除左侧前磨牙区拥挤和协调前牙牙量比例不调以及整平下颌牙列。若选择拔 34，拔牙间隙靠近前牙区，有利于内收下颌前牙和建立中性咬合关系，但 35 低位且牙槽骨量不足，成年患者牙槽生长潜力弱，𬌗向伸长时可能发生 35 牙龈萎缩；若选择拔 35，拔牙间隙靠后，不利于前牙内收，且由于 35 位于 34 与 36 颈部，拔 35 可能引起 34 和 36 松动。右下颌则建议拔 41，有利于维持右侧磨牙和尖牙关系以及 42 与 43 的邻接关系，但拔下颌 1 个切牙矫治无法保持上下颌牙列中线一致。

患者 38、48 近中水平阻生，建议拔除。

请外科评估拔除 35、上颌前牙槽区埋伏牙以及智齿的可行性与风险。

3. 牙体牙髓科　15 远中𬌗面见牙色充填物，边缘不密合，叩痛（－），无松动，牙龈黏膜无异常，未探及深牙周袋，牙髓电活力测试无活力，X 线片示：15 牙体龋坏至髓腔，未见根尖周透射影。建议 15 行根管治疗后全冠修复，预后较好。

4. 口腔颌面外科　上颌多生牙突入鼻腭管内，倒置生长，且位置深，拔除时可能伤及鼻腭神经，导致 13—23 腭侧黏膜感觉障碍，同时，因拔除多生牙需去除部分腭侧骨质而导致上颌前牙槽区牙槽骨量进一步减少，但不拔除又会影响种牙。因此，可以考虑口腔种植科在植骨术中同期拔除患牙。

X 线片示 35 近远中间隙不足，位于 34 与 36 颈部下方，36 近中倾斜。外科拔 35 难度较大，易造成 34 和 36 松动和 35 区牙槽骨降低，建议拔 34 矫治。

28、38、48 可于外科门诊择期拔除。

【结论】

经多学科讨论形成联合治疗方案：

牙体牙髓科先行 15 根管治疗。口腔颌面外科拔 34 和 41，同期拔除 28、38、48。正畸掩饰性治疗，固定矫治器排齐上下颌牙列，内收下颌前牙，协调上下颌前牙矢状向和垂直向关系，保持磨牙和尖牙中性关系，在矫治期间可保持前牙槽高度和暂时配戴原有局部义齿维持前牙区美观。口腔种植科在矫治接近完成时拔除上颌区埋伏牙并进行植骨，择期植入种植钉，矫治完成后修复上颌 4 个切牙，建立前牙正常覆𬌗覆盖关系。

告知患者治疗方案、相应疗程、预后、风险及费用等，患者知情同意和签字。

第三次就诊 **牙体牙髓科** 2013 年 4 月 15 日

【主诉】

口腔正畸科转诊，要求 15 根管治疗。

【检查】

15 远中𬌗面见牙色充填物，边缘不密合，叩痛（−），无松动，牙龈黏膜无异常，未探及深牙周袋，牙髓电活力测试无活力。X 线片示：15 深龋及髓，未见根尖周透射影。

【诊断】

15 牙髓坏死。

【治疗】

15 橡皮障隔离，开髓、疏通单根管，测得工作长度 =21mm，采用镍钛机动器械预备根管至 40#/04，预备过程中使用 3% NaClO 冲洗，生理盐水冲洗后 2% CHX 超声终冲洗，吸干后封入氢氧化钙糊剂。两周后复诊，采用热牙胶垂直加压充填根管，玻璃离子暂封。X 线片示根充恰填。

第四次就诊 **口腔颌面外科** 2013 年 5 月 20 日

【主诉】

正畸转诊，要求拔 28、38、48，41、34。

【检查】

41、34 牙体未见异常，牙龈黏膜未见异常，未探及牙周袋，无叩痛，无松动。28 未见，牙龈无异常。27 无叩痛，无松动。38、48 近中水平阻生，牙龈无异常，无松动。37、47 未见龋坏，牙龈无异常，无叩痛，无松动；全景片示 28 垂直高位骨埋伏阻生，邻牙及根尖无阻力。CBCT 显示：38、48 远离下颌神经管但与邻牙牙根毗邻，双侧下颌第二磨牙远中根未见吸收。

【治疗】

1. 确认拔牙位置为 41、34、28、38、48。

2. 消毒，局部浸润 + 双侧下牙槽神经阻滞麻醉下，分离牙龈，牙钳摇动牵引拔除 41、34。手术切开黏膜翻瓣去除部分牙槽骨，牙挺向远中挺出 28；翻瓣去除部分牙槽骨突并截根去除近中阻力后分块拔除 38、48，牙槽骨复位，缝合术创，棉球压迫止血。

3. 棉球咬 30 分钟后吐出，2 小时内禁止进食、水，24 小时内禁止刷牙、漱口。不适随诊。

第五次就诊　口腔正畸科　2013 年 5 月 28 日

【主诉】

拔牙完成，预约戴矫治器。

【检查】

41、34、28、38、48 拔牙创愈合良好，24 龈缘红肿。

【治疗】

全口牙抛光清洁，安装固定矫治器，开始正畸矫治，配戴上颌前牙临时义齿维持前牙区美学需求（图 5-1-2-4）。

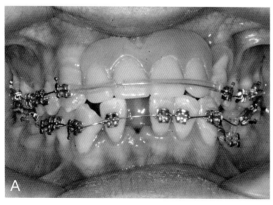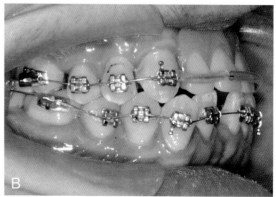

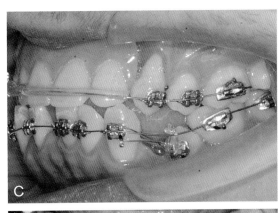

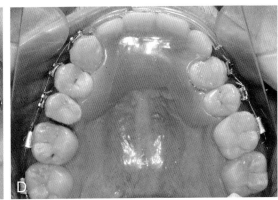

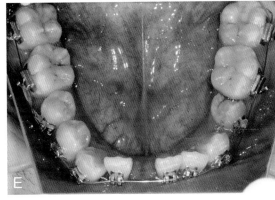

图 5-1-2-4　全口固定矫治器初戴口内照

A. 正面咬合照　B. 右侧咬合照　C. 左侧咬合照　D. 上颌𬌗面照　E. 下颌𬌗面照

第六次～第九次就诊　口腔正畸科　2013 年 6 月 21 日—2013 年 11 月 14 日

【主诉】

正畸复诊，无不适。

【检查】

牙列较前整齐。

【治疗】

进一步排齐上下颌牙列。

第十次就诊　口腔正畸科　2013 年 12 月 27 日

【主诉】

正畸复诊，无不适。

【检查】

牙列较前整齐，35 低位和扭转改善，下颌拔牙间隙变小，下颌 Spee 曲线略大，后牙基本尖窝咬合关系。

【治疗】

进一步排齐下颌牙列（图 5-1-2-5）。

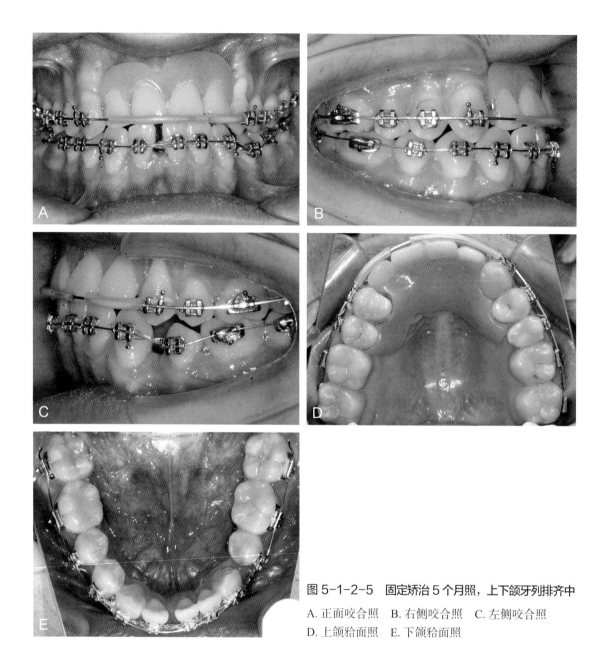

图 5-1-2-5　固定矫治 5 个月照，上下颌牙列排齐中

A. 正面咬合照　B. 右侧咬合照　C. 左侧咬合照
D. 上颌殆面照　E. 下颌殆面照

第十一次～第十四次就诊　口腔正畸科　2014 年 2 月 18 日—2014 年 10 月 17 日

【主诉】

正畸复诊，无不适。

【检查】

牙列较前整齐。

【治疗】

进一步排齐上下颌牙列。

【第十五次就诊】　口腔正畸科　　2014 年 12 月 20 日

【主诉】

正畸复诊，无不适。

【检查】

牙列整齐，下颌拔牙间隙基本关闭，下颌 Spee 曲线略大，后牙基本尖窝咬合关系。

【治疗】

进一步整平下颌牙列曲线，精细调整咬合关系，全景片示 15 根管治疗良好，未见根尖周低密度影。转种植科行上颌前牙槽区埋伏牙拔除与植骨（图 5-1-2-6、图 5-1-2-7）。

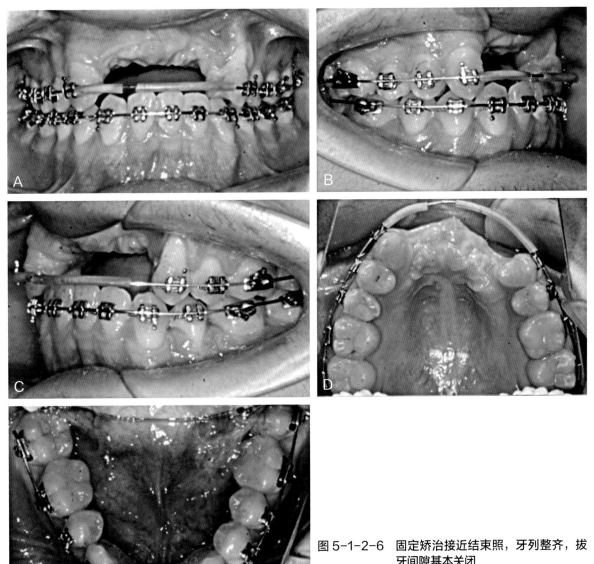

图 5-1-2-6　固定矫治接近结束照，牙列整齐，拔牙间隙基本关闭

A. 正面咬合照　B. 右侧咬合照　C. 左侧咬合照　D. 上颌𬌗面照　E. 下颌𬌗面照

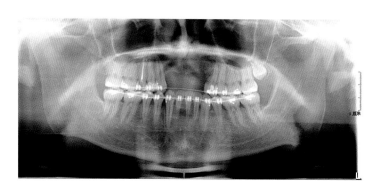

图 5-1-2-7 固定矫治接近结束时全景片

第十六次就诊 口腔种植科 2015 年 2 月 6 日

【主诉】

口腔正畸科转诊，进行埋伏牙拔除术与植骨。

【检查】

牙列整齐，下颌前牙内收，后牙尖窝关系好，上颌前牙槽区有埋伏牙。

【治疗】

上颌前牙区埋伏牙拔除与自体颏部骨移植。

第十七次就诊 口腔正畸科 2015 年 3 月 21 日

【主诉】

复诊，无不适。

【检查】

牙列整齐，下颌牙列曲线较前整平，上颌前牙槽区伤口愈合好。

【治疗】

进一步排齐牙列，精细调整咬合关系。全景片（图 5-1-2-8）显示 35 根尖周低密度影，临床检查 35 无叩痛，建议牙体牙髓科会诊。

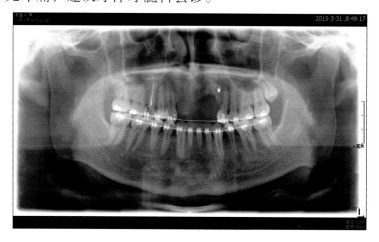

图 5-1-2-8 埋伏牙已拔除全景片

第十八次就诊 **口腔正畸科** 2015年5月23日

【主诉】

复诊，无不适。

【检查】

上下颌牙列整齐，拔牙间隙已经关闭，下颌前牙得到整平与内收，后牙尖窝关系，上下颌矢状向以及上下颌牙弓宽度协调。

【治疗】

1. 拆除全口固定矫治器，抛光清洁，取印模，制作保持器。

2. 转种植科，行前牙区种植体植入术，拍照（图5-1-2-9）。

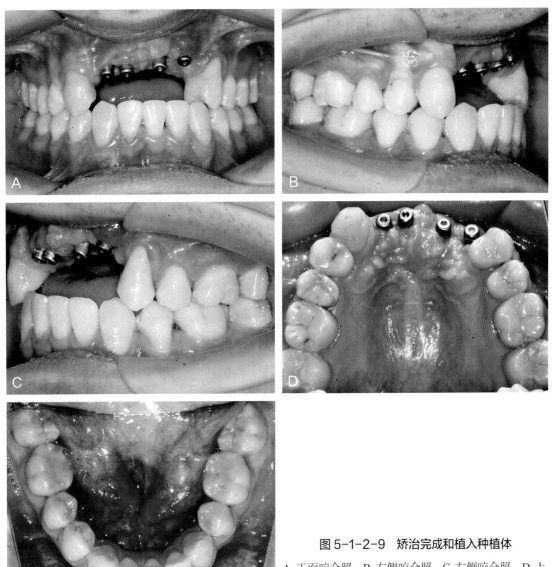

图5-1-2-9　矫治完成和植入种植体

A.正面咬合照　B.右侧咬合照　C.左侧咬合照　D.上颌𬌗面照　E.下颌𬌗面照

3. 影像学检查

（1）全景片：牙根平行，35 根尖周低密度影，建议牙体牙髓科治疗，余未见异常（图 5-1-2-10A）。

（2）头颅侧位定位片：下颌前牙内收（图 5-1-2-10B，表 5-1-2-3）。

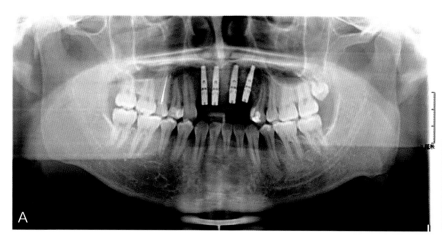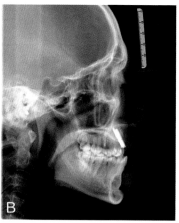

图 5-1-2-10　矫治后影像学检查

A. 矫治和植入种植体后全景片　B. 头颅侧位定位片

表 5-1-2-3　治疗前后头影测量分析

（根据种植体位置模拟上前牙角度）

测量项目 / °	治疗前	治疗后	正常值
SNA	79.2	80.4	82.8 ± 4.0
SNB	81.1	80.8	80.1 ± 3.9
ANB	−1.9	−0.4	2.7 ± 2.0
U1-SN	106.0	106.3	105.7 ± 6.3
U1-L1	125.6	130.5	125.4 ± 7.9
MP-SN	30.0	28.3	33.0 ± 6.0
FMA	20.8	18.5	31.1 ± 5.6
IMPA	98.3	94.9	93.9 ± 6.2
FMIA	60.9	66.5	54.9 ± 6.1
Y-axis	70.1	70.4	67.3 ± 6.4

第十九次就诊　**口腔正畸科**　2015年9月18日

【主诉】

复诊，无不适。

【检查】

12—22已完成种植修复，上下颌牙列整齐，前牙覆𬌗覆盖正常，磨牙中性，牙龈黏膜无异常，保持良好（图5-1-2-11）。口外上唇较治疗前饱满，侧面型改善（图5-1-2-12）。治疗前后口内外对比照（图5-1-2-13A、图5-1-2-13B，图5-1-2-14）。

【治疗】

建议半年复诊，不适随诊。

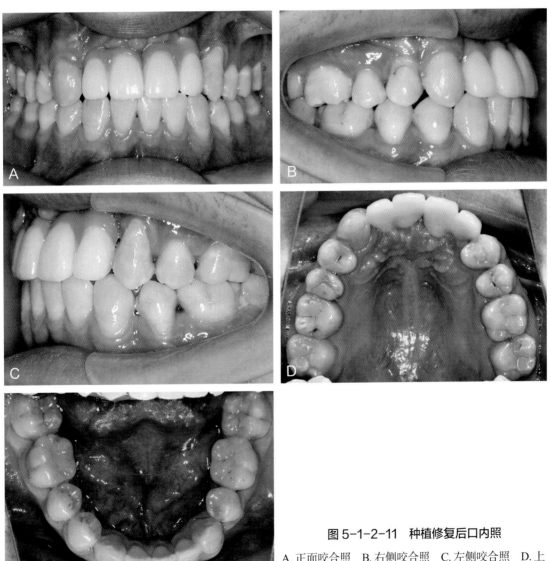

图5-1-2-11　种植修复后口内照

A.正面咬合照　B.右侧咬合照　C.左侧咬合照　D.上颌𬌗面照　E.下颌𬌗面照

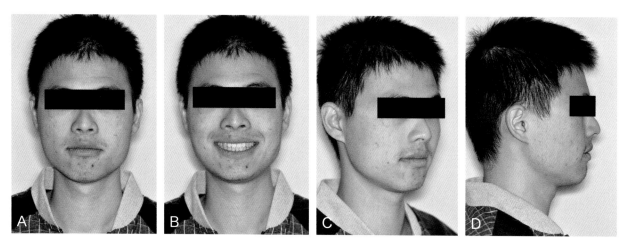

图 5-1-2-12   种植修复后口外像

A. 正面像   B. 正面微笑像   C. 45º 面像   D. 侧面像

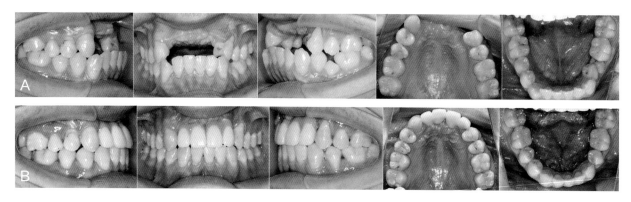

图 5-1-2-13   治疗前后口内照对比

A. 治疗前口内右侧面、正面、左侧面、上颌𬌗面、下颌𬌗面照   B. 治疗后口内右侧面、正面、左侧面、上颌𬌗面、下颌𬌗面照

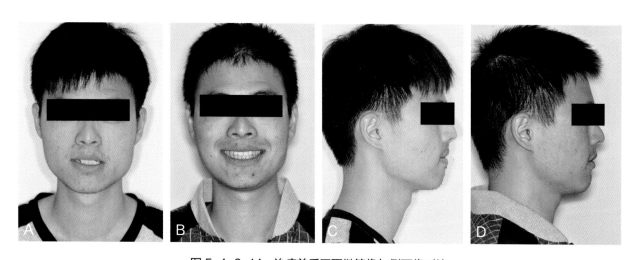

图 5-1-2-14   治疗前后正面微笑像与侧面像对比

A. 治疗前正面微笑像   B. 治疗后正面微笑像   C. 治疗前侧面像   D. 治疗后侧面像

第二十次就诊　口腔正畸科　　2018 年 10 月 12 日

【主诉】

保持 3 年复查。

【检查】

12—22 种植修复完好，全景片未见异常（图 5-1-2-15）。

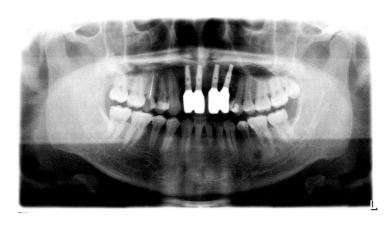

图 5-1-2-15　保持 3 年后全景片

【治疗】

建议 15 行永久材料充填治疗和冠修复、牙体牙髓科治疗 35，定期复查，不适随诊。

第二十一次就诊　口腔正畸科　　2021 年 7 月 12 日

【主诉】

保持 6 年复查。

【检查】

牙列整齐，咬合关系良好，12—22 种植修复完好，全景片示 15 已行冠修复，35 已于外院完成根管治疗，根尖周低密度影消失，余未见异常（图 5-1-2-16）。

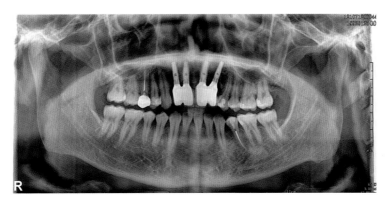

图 5-1-2-16　保持 6 年后全景片

【治疗】

定期复查，不适随诊。

【多学科分析】

1. 正畸矫治与种植前口腔健康维护和病患牙治疗（中山大学附属口腔医院牙体牙髓科，龚启梅副教授）　口腔健康维护至关重要，特别是需要固定正畸矫治患者，由于托槽和弓丝干扰，食物残渣不易清洁，容易存留在牙齿上，使菌斑集聚生长，牙菌斑和软垢长期围绕于托槽极易引起牙脱矿，影响牙的健康和美观，长期积聚在牙颈部的牙菌斑易引起牙龈炎和牙周炎，致使牙龈红肿，易出血，甚至牙槽骨吸收和牙松动。对于矫治前口腔卫生情况较差，牙列中存在较多软垢、色素沉着及牙石，且已发生龋齿和牙龈炎或牙周炎患者，首先要进行口腔卫生宣教，要求进行全口洁治和牙体治疗及系统性牙周治疗，并且追踪观察患者一段时间，确认患者完成相关治疗且口腔卫生维护达到要求后再开始正畸矫治，在正畸矫治过程中密切关注患者的口腔健康维护和牙周病的变化，与相关学科密切协作，以保证正畸矫治的顺利进行和成功。

本病例在正畸前首先进行了 15 的根管治疗，那么根管治疗后的正畸治疗时机如何呢？同时正畸治疗过程中 35 出现根尖周低密度影，表现为慢性根尖周炎的症状，此时是否可以进行根管治疗呢？有研究发现正畸治疗可能会延迟根尖周病变的愈合过程。根管治疗完善的牙不影响正畸牙移动，但根管治疗后的正畸加力不能过早或过大，根管治疗后 3 周内不宜对患牙进行加力；同时，正畸治疗期间要密切关注根管治疗牙的根尖周变化情况。建议每 3 个月拍摄根尖片，对于根尖周病变范围较大的患牙，根管治疗后观察 3 ~ 6 个月再酌情评估进行正畸治疗。本病例最终复查 15 根尖周未见明显异常；35 根尖周病变愈合，根管治疗牙均取得了良好的预后。因此，把握根管治疗的时机，减少和控制正畸过程中的可能风险，从而确保根管治疗和正畸治疗的远期疗效。

2. 上颌前牙缺失矫治要点（中山大学附属口腔医院正畸科，吴莉萍教授）　上颌前牙缺失严重影响美观和功能，患者主要需求是进行前牙种植修复，但其颌骨和牙𬌗关系不利于直接进行种植修复，就需要口腔正畸矫治辅助修复治疗。

对于牙列 12—23 缺失、轻度上颌发育不足的骨性Ⅲ类错𬌗畸形，明确患者的主诉和精准评估患者的错𬌗表现，以确定是否不用通过正颌手术前徙上颌骨改善患者上下颌与前牙区矢状向不调程度，而是通过移动牙齿来补偿颌骨不调的掩饰性正畸治疗，即整平下颌前牙和内收下颌前牙，建立上下颌前牙区正常的矢状和垂直关系，为种植修复上颌前牙提供有利条件。

设计这一类型错𬌗的矫治方案时，需要考虑拔牙模式和拔牙选择。为维持上颌的饱满度和内收下颌前牙，通常选择不拔上颌牙和拔下颌牙的模式。患者尽管上颌缺失 5 个前牙，其现有间隙仅供种植修复 4 个牙位，导致上颌牙弓呈现不对称，但配戴 4 个临时上颌前牙义齿显示上颌牙列中线无明显偏移，因此不再选择拔右侧上颌牙去对称化上颌牙弓，右侧牙髓坏死患牙就需要牙体牙髓科辅助评估预后。而下颌则需要拔牙解除拥挤与内收前牙，拔牙时需要结合排齐下颌牙列和内收下颌前牙需要间隙，协调前牙 Bolton 比不调，维持后牙咬合关系以及拔牙风险等因素，在解决拥挤和整平下颌曲线，内收前牙建立前牙区覆𬌗覆盖关系的同时，尽量保持后牙的良好咬合关系，同时减少拔低位牙影响邻近健康牙的风险，最后选择非常规和非对称拔牙模式。

矫治结束后，A 点前移，同时 B 点后移，患者上下颌矢状向不调程度减轻，上下颌前牙区矢状关系改善，为种植修复创造良好条件，保证上颌前牙种植后前牙有较好的唇倾度和正常覆𬌗覆盖，改善患者咬合功能和侧貌美观同时，有利于修复体的健康与稳定。

3. 上颌前牙缺失种植要点（中山大学附属口腔医院种植科，曾融生教授）　该病例上颌前牙 12—23 缺失，不仅对患者面容美观造成影响，更严重影响咀嚼功能，大大降低其生活质量。

该病例种植难点在于，患者上颌后缩，上下颌矢状向不协调，上牙槽缺损，单纯种植手术无法通过改变基台角度，保证上颌前牙正常的唇倾度和建立正常前牙覆𬌗覆盖关系，且种植牙𬌗力传递不能与牙槽嵴方向平行，易发生修复体不稳定、损坏，无法促进患者咀嚼功能恢复和取得更好的前牙区美观效果，且患者容易出现修复体松动，周围炎症等并发症。经正畸矫治后进行种植修复，有利于种植修复体的美观、健康与稳定。

前牙外伤和缺失患者牙槽嵴骨量往往不足，需要在临床上根据患者的情况进行骨增量，有利于种植体稳固。如果患者的骨缺损严重，则需要自体骨移植术。国内研究表明 GBR 技术能增加唇腭向骨板厚度，由术前（4.17 ± 0.74）mm，增加到术后平均厚度（5.72 ± 1.37）mm，短期种植体保存率 96.8%。因此，上颌前牙区骨量不足应用 GBR 技术同期植入种植体是一种效果稳定，可预期的、安全的骨增量种植手术方式。

4. 拔除埋伏牙和阻生智齿要点（中山大学附属口腔医院颌面外科，杨辛副教授）　埋伏牙和低位水平阻生智齿的拔除相对难度较大，需临床经验较为丰富的医师实施手术，以减少术后并发症。在排除患者拔牙禁忌证的前提下，最好通过 CBCT 进行精确检查，明确埋伏牙的形态和位置，形态上注意有无弯曲，定位上则要明确埋伏牙的位置是靠近唇颊侧还是舌腭侧，与周围组织特别是邻牙及下颌管之间的关系，以便确定手术路径，减少创伤，避免邻近结构的损伤。

患者上颌埋伏多生牙位置较高，根尖与 14 根尖距离较近，术前通过 CBCT 明确多生牙位于 13、14 间根方腭侧，14 牙根未见吸收。因而，拔牙手术采用腭侧翻瓣，根据 CBCT 定位精确去除部分腭侧骨密质，拔除多生牙。手术采用腭侧入路可以避免颊侧去骨损伤 14 血管和神经而引起牙髓坏死。术中一定要注意精确去骨，避免损伤 14 牙根。

阻生智齿的拔除，强调术前对拔牙阻力有正确的分析和判断，然后再决定采用何种最简单有效的方法。患者下颌 38、48 近中水平阻生，CBCT 显示 38、48 远离下颌管，故拔牙风险较低。水平阻生牙同时存在邻牙阻力、根阻力和远中骨阻力，但远中骨质覆盖较薄，远中骨阻力解除可用增隙法或去骨法。邻牙或根部阻力大的低位水平阻生齿，在翻瓣后可采用斜劈法，劈牙时应根据牙齿发育沟位置、阻力位置及骨凿刃的角度来判断骨凿放置的位置和方向。锤击时应使用腕部进行快速而急剧的锤击，避免锤击时角度改变而导致劈牙失败。近年来，随着微创理念的深入，越来越多的医师倾向于采用高速涡轮机去除拔牙阻力，该方法因易于掌握、避免了患者术中对锤击的恐惧而在临床上的应用日益广泛。但该方法使用不当时易产生皮下气肿，严重者可引起纵隔气肿。另外，水路消毒问题一直难以解决，故而术后感染也是该手术方法的常见并发症。

水平阻生智齿拔除时，舌侧骨板骨折是其常见并发症，故而拔除术后应常规检查患牙舌侧骨板有无骨折、移位。若发生移位，应及时复位或取出骨片，避免术后因骨折片暴露而引起疼痛，给患者带来不必要的痛苦。另外，需要控制拔牙时间，患者长时间张口过大可能引起咀嚼肌群功能紊乱，严重的可导致颞下颌关节脱位。若发生关节脱位，应及时复位和颅颌绷带固定，短期内限制张口，一般预后良好；下颌角部骨质薄弱增加骨折风险，骨折伴移位患者应首先对骨折部分进行复位固定。

（吴莉萍）

参考文献

1. WILLIAM R P, HENRY W F, BRENT E L, et al. Contemporary orthodontics. 6th ed. Singapore: Elsevier Pte Ltd, 2018.

2. SILVEIRA G S, DE ALMEIDAl N V, PEREIRA D M, et al. Rosthetic replacement vs space closure for maxillary lateral incisor agenesis: a systematic review. Am J Orthod Dentofacial Orthop, 2016, 150(2): 228-237.

3. WANG J, LI W X, YIN L H. Restoration strategy of dental implant for impacted teeth in the edentulous area. Journal of International Stomatology, 2021, 48(1): 77-81.

4. ANTIC S, VUKICEVIC A M, MILASINOCIC M, et al. Impact of the lower third molar presence and position on the fragility of mandibular angle and condyle: A Three-dimensional finite element study. J Craniomaxillofac Surg, 2015, 43(6): 870-878.

5. CUTILLI T, BOURELAKI T, SCARSELLA S, et al. Pathological fractures of the mandibular angle after lower third molar removal: a case series. J Med Case Rep, 2013, 7(1): 1-7.

6. DE SOUZA R S, GANDINI L J R, DE SOUZA V, et al. Influence of orthodontic dental movement on the healing process of teeth with periapical lesions. J Endod, 2006, 32(2): 115-119.

7. KHAN A R, FIDA M, SHAIKH A. Evaluation of apical root resorption in endodontically treated and vital teeth in adult orthodontic subjects. J Ayub Med Coll Abbottabad, 2018, 30: 506-510.

8. ESTEVES T, RAMOS A L, PEREIRA C M. Orthodontic root resorption of endodontically treated teeth. J Endod, 2007, 33: 119-122.

9. KATARZYNA P, AGATAT, ARKADIUSZ D, et al. The radiological assessment of root features and periodontal structures in endodontically treated teeth subjected to forces generated by fixed orthodontic appliances. A prospective, clinical cohort study. J Clin Med, 2021, 10(10): 2078.

10. ELGALI I, OMAR O, DAHLIN C, et al. Guided bone regeneration: materials and biological mechanisms revisited. Eur J Oral Sci, 2017, 125(5): 315-337.

第二节　牙列缺损

一、病例 1　缺失牙固定修复失败后进行再治疗的全局思考

单牙缺失后可采用固定桥修复或种植修复。固定桥修复中需要对健康邻牙进行牙体预备，当预备过量时可能会导致邻牙的牙髓炎；或者邻牙本身病变治疗不完善时，均会导致固定桥修复失败。固定桥修复失败拆除后进行再治疗时，对缺失牙是进行种植和基牙单冠修复，还是继续采用固定桥修复仍持有不同的观点。

第一次就诊　**牙体牙髓科**　2017 年 5 月 20 日

【基本信息】

患者，40 岁，男性。

【主诉】

右下颌牙龈脓疱半年。

【病史】

患者曾于 5 年前因右下颌牙缺失在外院行右下颌后牙连冠修复，近半年右下颌牙龈出现脓疱，时大时小，近 1 周牙齿咀嚼疼痛。否认全身系统性疾病与药物过敏史等。

【检查】

1. 口内检查　44—47 烤瓷连冠，冠周牙龈轻度红肿，47 和 48 根尖区颊侧黏膜窦道，呈现为 10mm×6mm 的赘生物，未探及牙周袋。48 殆面窝沟龋，牙髓电活力测试无反应，右上颌后牙牙列完整，18 未见明显龋损（图 5-2-1-1A、图 5-2-1-1B）。

2. 根尖片示　47 近中颈部缺损，根尖透射影，延续至 48 根尖区；45 缺失（图 5-2-1-1C、图 5-2-1-1D）。

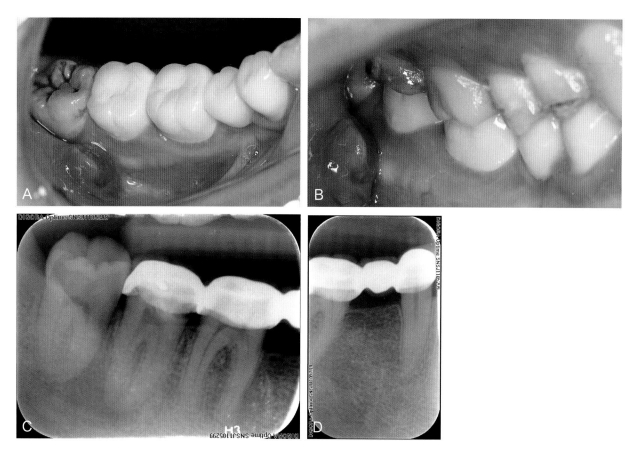

图 5-2-1-1　术前口内照及根尖 X 线片

A、B. 术前 44—48 口内照　　C、D. 44—48 根尖 X 线片

【诊断】

47 和 48 慢性根尖周炎；牙列缺损（45 缺失）。

【治疗计划】

44—47 修复体拆除，评估指标如下。

1. 44 和 46 牙髓活力测试后决定是否行根管治疗术 + 冠修复。

2. 47 视牙体缺损情况确定是否行根管治疗术 + 冠修复。

3. 48 根管治疗术或拔除。

4. 45 种植修复或者固定义齿修复。

根据拆冠后患牙情况制订后续治疗方案。

第一次多学科诊疗讨论　2017 年 5 月 21 日

【讨论目的】

确定 44—48 治疗方案。

【参与科室】

牙体牙髓科、口腔修复科、口腔种植科。

【讨论意见】

1. 口腔修复科　44—47 固定义齿修复体伴 47 慢性根尖周炎，拆冠后观察 47 牙体缺损程度，如果有修复的可行性，需根管治疗术控制根尖周炎症后进行冠修复，44 和 46 是否行根管治疗术要视拆冠后牙髓活力决定，44—46 可采用两种方案进行修复：① 44、45 和 46 固定桥修复；② 44 和 46 单冠修复，45 种植修复。

2. 口腔种植科　从影像资料分析 45 牙槽骨条件良好，可满足种植条件，建议 44 和 46 单冠修复后保留 45 间隙，以便后续的种植体冠部修复。

3. 牙体牙髓科　47 近中颈部缺损，修复体冠部封闭不佳，是形成根尖周病变的主要原因，需要通过根管治疗术控制炎症，但要视拆冠后患牙能否保存为前提；44 和 46 拆冠后如果牙髓活力正常，冠部无明显龋损，应该尽快完成冠修复避免牙髓感染；48 牙髓活力无反应表明牙髓已受感染，和对颌牙有正常咬合关系，患者不愿意拔牙，可直接进行根管治疗术。

【结论】

建议如下治疗选择，与患者沟通，知情同意后确定治疗方案。

1. 44—47 烤瓷联冠固定桥拆除后，行 47 根管治疗术 + 冠修复或拔除后种植。

2. 44、45 和 46 进行固定桥修复或 44 和 46 单冠修复，45 种植修复。

3. 48 根管治疗术或拔除。

第二次就诊　牙体牙髓科　2017 年 5 月 24 日

【主诉】

右下颌牙龈脓疱半年。

【检查】

44—47 烤瓷连冠，冠周牙龈轻度红肿，47 牙龈对应颊侧黏膜窦道，未探及牙周袋。48 深龋，牙髓电活力测试无反应（图 5-2-1-1A、图 5-2-1-1B）。

【治疗】

44—47 烤瓷连冠分段式拆除，超声洁治器去除牙石（图 5-2-1-2A、图 5-2-1-2B）。44 和 46 冠部牙体组织未见明显龋损，牙髓活力测试正常，47 残冠，近远中𬌗面大面积玻璃离子补料。对 44 进行牙体预备、排龈、数字化椅旁 CAD/CAM 口扫取模、全冠修复体软件设计，选择二矽酸锂玻璃陶瓷材料研磨、试戴、上釉、个性化染色、结晶，使用双固化树脂水门汀粘接，完成 44 全瓷冠修复（图 5-2-1-2C～图 5-2-1-2E）。46 临时冠修复。

第三次就诊　**牙体牙髓科**　2017 年 5 月 26 日

【主诉】

右下颌后牙牙冠修复后无不适，牙龈脓疱仍存在。

【检查】

46 和 47 冠预备体，47 近远中殆面玻璃离子充填物，颊侧牙龈窦道。

【治疗】

阿替卡因右下牙槽神经阻滞麻醉，46 去除临时冠，牙体预备、排龈、数字化椅旁 CAD/CAM 口扫取模、全冠修复体软件设计，选择二矽酸锂玻璃陶瓷材料研磨、试戴、上釉、个性化染色、结晶、使用双固化树脂水门汀粘接，完成 46 全瓷冠修复（图 5-2-1-2E、图 5-2-1-2F）。

去除 47 原充填物，去腐，制作近中树脂假壁，上橡皮障，髓腔内见有絮状棉捻，DOM 下清理髓腔，探查 47 根管口，近舌独立根管，远中根管和近颊根管融合成 C 形根管，3% NaClO 冲洗，近中和远中根管预备 30#/06，C 形根管峡部根管双通道预备 25#/06，3% NaClO 与生理盐水交替冲洗，并进行超声荡洗，根管干燥，封入氢氧化钙碘仿糊剂，玻璃离子暂封，嘱 4 周后复诊（图 5-2-1-2G ~ 图 5-2-1-2J）。

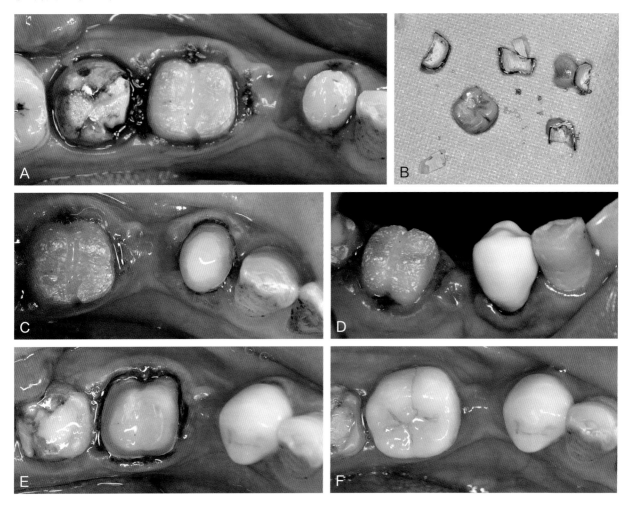

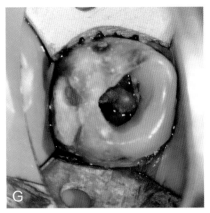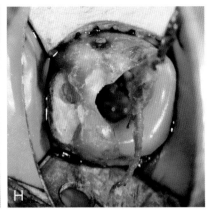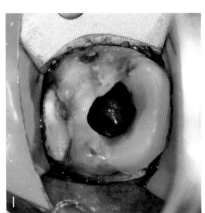

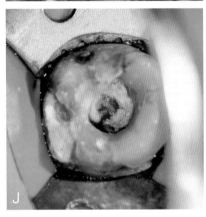

图 5-2-1-2 44 和 46 牙冠修复及 47 根管治疗

A. 44—47 拆冠后口内照 B. 分段式拆除 C. 44 全冠预备 D. 44 二矽酸锂玻璃陶瓷全瓷冠试戴 E. 46 全冠预备 F. 46 二矽酸锂玻璃陶瓷全冠修复 G ~ J. 47 DOM 下髓腔清理、根管预备和封药

第四次就诊 **牙体牙髓科** 2017 年 6 月 23 日

【主诉】

右下颌后牙牙龈脓疱消退。

【检查】

44 和 46 全瓷修复体完好，47 充填物完好，无叩痛，颊侧牙龈窦道愈合。

【治疗】

47 上橡皮障，去除原充填物，保留近中树脂假壁，DOM 下探查，3% NaClO 与生理盐水交替冲洗根管，联合根管超声荡洗，彻底去除根管内封药，干燥根管，主牙胶尖结合生物陶瓷糊剂根管充填，近远中根管平齐根管口切断主牙胶尖，峡部根管融合处切断根管内上端牙胶，热牙胶回填（图 5-2-1-3A ~ 图 5-2-1-3D），玻璃离子暂封。

48 完成一次性根管治疗。行右下牙槽神经阻滞麻醉，48 上橡皮障、开髓，DOM 下见牙髓不成形，探查到近远中两根管口，根管预备至 30#/06，3% NaClO 与生理盐水交替冲洗并超声荡洗，两根管内牙胶尖和生物陶瓷糊剂根充，大块树脂＋纳米树脂充填，抛光（图 5-2-1-3E、图 5-2-1-3F）。

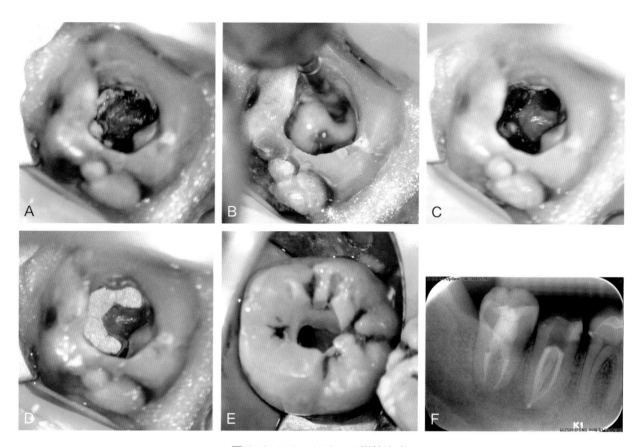

图 5-2-1-3　47 和 48 根管治疗

A ~ D. 47 DOM 下根管超声荡洗去除根管封药，再进行根管充填　E. 48 开髓行根管治疗　F. 47 和 48 根管治疗后 X 线片

第二次多学科诊疗讨论　2017 年 10 月 15 日

【讨论目的】

　　确定 47 修复方案。

【参与科室】

　　牙体牙髓科、口腔修复科、口腔牙周科。

【讨论意见】

　　1. 牙体牙髓科　从患者主诉、口内检查及影像资料分析，47 根尖周炎已经得到控制，可进行冠部修复以恢复功能。

　　2. 口腔牙周科　47 临床牙冠短，冠部修复时如采用冠延长，操作难度较大，根分叉区易暴露，不利于患牙的牙周健康，建议尽量采用毋需冠延长术的修复方式。

　　3. 口腔修复科　47 为 C 形根管，备桩道有根管侧穿的风险，临床牙冠短，常规全冠修复固位形不佳易脱落，因此可考虑髓腔固位冠的方式进行修复。

【结论】

　　建议 47 采用髓腔固位冠的方式进行修复。

第五次就诊 **牙体牙髓科** 2017 年 10 月 16 日

【主诉】

右下颌后牙治疗后无不适。

【检查】

44 和 46 全瓷修复体完好,牙龈未见明显红肿,47 充填完好,无叩痛(图 5-2-1-4A),根尖片:47 根尖阴影较治疗前缩小(图 5-2-1-4B)。

【治疗】

47 去除原玻璃离子充填材料,清理髓腔,大块树脂髓腔内充填,牙体预备,排龈(图 5-2-1-4C、图 5-2-1-4D),数字化椅旁 CAD/CAM 口扫取模,修复体软件设计,选择二矽酸锂玻璃陶瓷研磨、试戴、上釉、个性化染色、结晶、使用双固化树脂水门汀粘接,完成 47 髓腔固位冠修复(图 5-2-1-4E ~ 图 5-2-1-4G)。

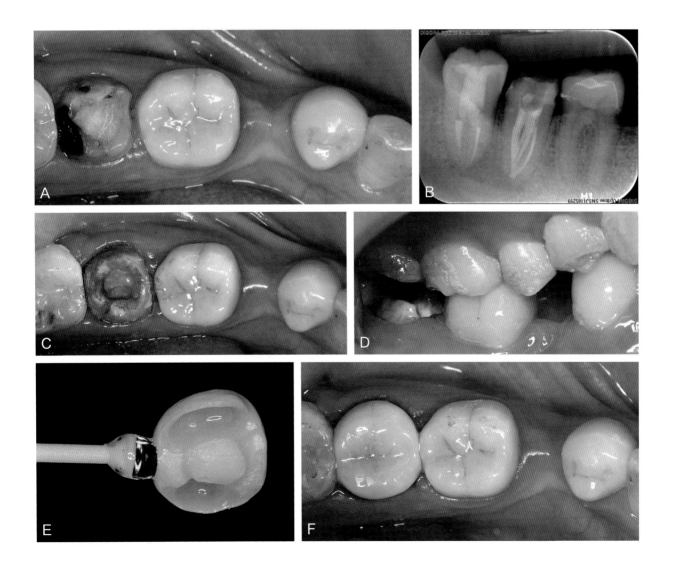

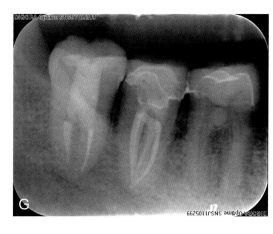

图 5-2-1-4　47 髓腔固位冠修复

A. 47 复查口内照　B. 47 复查根尖片　C. 47 髓腔固位冠牙体预备
D. 咬合空间检查　E. 二矽酸锂玻璃陶瓷修复体　F. 47 修复完成后
口内照　G. 47 修复后根尖片

第六次就诊　**口腔种植科**　2018 年 3 月 12 日

【主诉】

转诊，要求行右下颌缺失牙种植修复。

【检查】

45 缺失，牙槽嵴轮廓稍有塌陷，角化黏膜宽度尚充足，颊舌侧膜龈联合位置正常。近远中牙冠修复，无松动，牙龈软组织外观健康，探诊深度 2mm，无探诊出血。CBCT 示 45 位置牙槽骨宽 6.5mm，可用高度约 13mm。

【治疗】

局麻下 45 位置牙槽嵴顶纵向切口，翻开黏骨膜瓣，预备骨窝，平骨面植入 Zimmer TSV 4.1mm×10mm 种植体一枚，种植体定点准确，轴向恰当，初稳达到 35N·cm。接愈合基台后拉拢缝合颊舌侧黏膜瓣（图 5-2-1-5A、图 5-2-1-5B）。两个月后取模制作氧化锆冠完成修复。术后和修复后 X 线片示种植体三维位置正确，边缘骨稳定，基台和冠完全就位（图 5-2-1-5C、图 5-2-1-5D）。

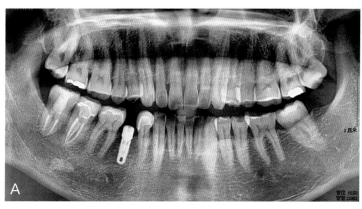

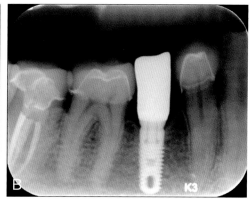

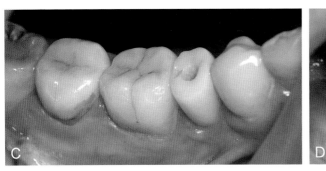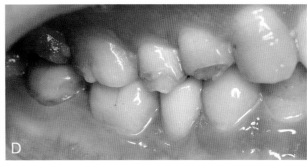

图 5-2-1-5　45 种植修复

A、B.45 种植体植入　C.氧化锆冠部修复　D.咬合检查

第七次复诊　2021 年 3 月 6 日

【主诉】

复查。

【检查】

44—48 无叩痛，44—47 冠修复体完好，牙龈无红肿（图 5-2-1-6A、图 5-2-1-6B），根尖片显示：47 和 48 根尖区未见明显透射影（图 5-2-1-6C ～图 5-2-1-6E）

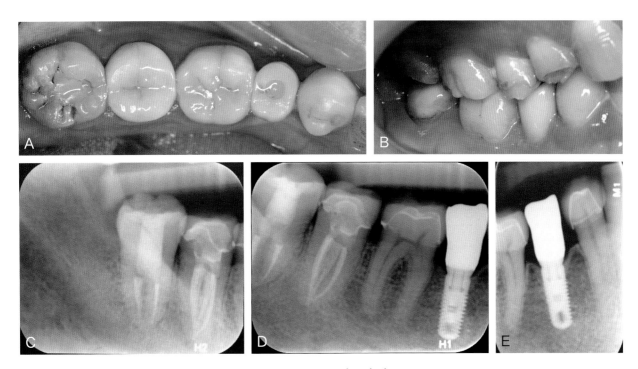

图 5-2-1-6　3 年后复查

A、B.3 年后复查口内照　C ～ E.3 年后复查 44—48 根尖片

【多学科分析】

1. 下颌第二磨牙"C"型根管的根管治疗术（中山大学附属口腔医院牙体牙髓科，童忠春副教授）　保存天然牙是患牙治疗的首选，根管治疗术是目前治疗牙髓根尖周病最有效的方法，认清根管解剖形态特征及可能的变异情况是治疗成功的关键。下颌第二磨牙在口腔咀嚼功能中具有重要的作用，但复杂的根管系统决定了治疗的难度。下颌第二磨牙通常为近远中两根，近中根常为双根管，远中根为单根管，三根管口排列成一个三角形。下颌第二磨牙的近中和远中根管在颊侧或舌侧融合的发生率为13%~52%，这时髓室底根管口的排列呈现一个连续C形，或是2个、3个甚至更多根管口相连成C形，即C形根管。

中国人的C形根管发生率较高，为31.5%。C形根管的解剖形态比较复杂，国内外学者对下颌第二磨牙的C形根管进行不同的分类。Fan等根据影像学表现将C形根管的牙分为三类。Ⅰ型：近、远中2个根管走行一段后融合成1个根管；Ⅱ型：近、远中2个根管各自终止于近中、远中根尖；Ⅲ型：近、远中2个根管中，有1个根管走行一段后融入根分叉影像中，另1个根管终止于根尖。Min等根据髓室和根管口形态将C形根管分为四型。Ⅰ型：一个连续的C形根管；Ⅱ型：近颊远中融合的根管口和近舌根管口；Ⅲ型：近中和远中独立的根管口，其中近中根管口可表现为单独根管口，也可为近颊和近舌两个根管口；Ⅳ型：单根管口或者一个椭圆形根管口。

下颌第二磨牙的C形根管结构可出现在根管内由冠部到根尖的任何位置，根管形态多数不规则，存在侧支根管或C形根管的根尖三角，这种复杂的根管解剖给根管清创和严密根管充填带来困难。传统的手工器械预备技术很难对这些根管的细小部位彻底清创，可能导致根管治疗失败。C形根管需要准确定位和疏通，进行有效的机械和化学预备，防止根管遗漏。

（1）C形根管的预备：清晰地暴露C型根管牙齿的髓腔入路，便于定位和疏通整个根管。当根管口呈连续的C形或呈位于颊侧的弧形时，通常为多个根管，可以插入1支锉位于C形的一端，再插入多支锉位于弧形的中段；当根管口为扁平的椭圆形时，根管数量可能为1个或2个，这时可以插入2支锉，2支锉分别位于根管口两端；当根管口是圆形时，通常只有一个根管，可以插入2支锉。有时髓室和根管钙化时也会影响根管入口的判断，这时需要在显微镜和CBCT的辅助下进行根管数量的判断并疏通根管。为了使根管清创时能够到达C形根管中的所有部位，根管的狭窄区可以用超声装置或者25号以上的镍钛器械进行预备清扫，以达到有效地清创。根管口的狭窄部分不宜使用G钻进行扩大，防止穿孔发生。由于C形根管内的狭窄区和存在较多变异，器械仍难以彻底清理根管内所有部位，因此在机械预备的同时需要采用较高浓度的NaClO进行根管超声荡洗，并结合氢氧化钙根管封药，这是清除根管内和狭窄区感染物的关键。

（2）C 形根管的充填：C 形根管系统在进行根管充填时由于根管形态不规则、侧副根管及交通支存在难以获得的严密三维充填。为了提高 C 形根管充填的质量，国内外众多学者对充填方法进行大量的研究。冷侧压充填法是一种传统的充填方法，但在充填 C 形根管时不易将狭窄区的充填严密，并且侧方加压的侧压力易致薄弱区的根管狭区根折或侧穿，因此冷侧压充填法不适合应用于 C 形根管充填。目前更多学者采用热牙胶充填技术应用于 C 形根管充填。热牙胶充填技术是通过液压力量将牙胶和根管封闭剂注入根管系统，以达到有效的充填，封闭根管空隙。但在 C 形根管中经常存在未预备的区域，降低封闭材料的流动，并且 C 形根管之间的交通支会使根充材料到达根尖区后受到挤压流向另一个根管内，影响根充的质量。Walid 等为了避免热牙胶充填时出现上述问题，先用两个主牙胶尖封闭根尖孔，然后用一大一小两个加压器，先将大号加压器置于近中根管内，用小号加压器充填远中根管，再调换充填近中根管。充填后根尖片显示近中和远中根管中下 1/3 区的交通区域充填影像致密。生物陶瓷糊剂具有良好的流动性，在 C 形根管充填时可以更好地流动入狭窄区和交通支，可以提高根管充填质量。从现有的技术手段来看，热牙胶充填技术仍是下颌第二磨牙 C 形根管最有效的充填方法。

本病例下颌第二磨牙为典型的 C 形根管解剖结构，属于 Min 分型中的 II 型：近颊远中的融合根管口和近舌根管口。我们采用镍钛机械预备和 3% NaClO 超声化学预备，结合根管封药，有效地清除根管内感染物，并采用热牙胶充填术进行严密的根管充填，联合冠部修复，获得良好的治疗效果。

2. 椅旁 CAD/CAM 进行活髓牙牙体缺损修复的优势（中山大学附属口腔医院牙体牙髓科，童忠春副教授）　椅旁 CAD/CAM 修复系统是通过口内摄像头采集数字化印模，代替传统修复体制作过程中的取模、灌模等环节，通过软件设计将生成的修复体模型传输到研磨设备，研磨生成修复体，所制作的修复体精确度可达到或超过传统人工制作的水平。椅旁 CAD/CAM 修复技术已广泛应用于口腔医学领域，以牙体缺损修复为例，椅旁 CAD/CAM 操作系统可对牙体缺损进行嵌体、高嵌体、3/4 冠、全冠的修复，制作完成的修复体在功能与美学上与天然牙相近。椅旁 CAD/CAM 全瓷修复系统具有许多优点：①它打破了过去口内采模、灌模、刻蜡、烧结等传统义齿制作程序，将口内牙体形态以 3D 摄影机直接摄像传入计算机至研磨仪上，快速制成一个新的修复体；②所用瓷块近似天然牙，颜色自然美观，也可上釉烧结；③高精度的光学印模，减少中间环节，避免传统采模、翻模等可能造成的模型误差与变形，大大降低口内采模的不适感；④最大限度保留自然牙体组织；⑤材料不收缩，能建立良好的邻接咬合关系。

本病例拆除固定桥修复体后发现 44 和 46 为活髓牙，利用椅旁 CAD/CAM 进行一次性修复后，可以缩短活髓牙牙体预备后暴露于口腔的时间，降低敏感性，尽快恢复缺损牙的功能。椅旁 CAD/CAM 在进行活髓牙的修复过程中具有很多优势：①省去临时冠的制作；②一次性完成冠部修复，为患者节省时间；③直接完成修复，避免临时修复体脱落，降低牙髓敏感性；④椅旁 CAD/CAM 使用的全瓷材料机械性能好、抗压强、美学效果佳。

3. 髓腔固位冠（endocrown）在根管治疗后牙体修复中的应用（中山大学附属口腔医院修复科，张新春教授） 临床研究数据表明髓腔固位冠在修复磨牙和前磨牙根管治疗后患牙时成功率高于或等于全冠修复。Endocrown 主要是用于根管治疗后具有较大牙体缺损的患牙修复，是利用髓腔和粘接力进行固位的一种修复方式，特别在髓腔壁薄弱和临床牙冠短，不能完成箍效应预备的患牙。随着粘接技术的发展，endocrown 利用髓腔的深度和粘接固位，减少了桩的使用，避免备桩道引起根裂的风险。理论上髓腔深度越深越利于固位和粘接，但同时增加了髓腔侧壁的应力集中，目前多数研究表明 2mm 深的髓腔是临床上比较常用的深度。Endocrown 选择的材料应具有相似于牙体组织的较低弹性模量、较高的机械应力和粘接力，以分散应力和提高抗折力。目前用于 endocrown 的材料主要有长石类玻璃陶瓷、含有树脂成分的复合瓷和二硅酸锂类的玻璃陶瓷。Endocrown 在修复根管治疗后的磨牙中成功率高于前磨牙，但在前磨牙根管治疗后牙体修复中，复合瓷制作的 endocrown 修复体比硅酸锂基铸造玻璃陶瓷修复体具有更高的抗折能力，不可逆性折裂风险较低。

本病例中 47 有过冠修复的预备，我们最终采用具有箍效应的改良型 endocrown 修复患牙。有研究表明箍效应可以增强 endocrown 修复后牙体的抵抗力，但箍效应的预备不应过多磨除牙釉质，这种箍效应预备的肩台最少应位于釉牙骨质界以上。有研究者认为 endocrown 不应预备箍效应的肩台，这样可以保留更多的牙釉质，提高牙釉质的粘接力，并且牙釉质粘接时的修复体位于龈上边缘，可以在橡皮障下完成标准化粘接。

4. 冠延长术在下颌第二磨牙中应用状况分析（中山大学附属口腔医院牙周科，宁杨副教授） 下颌第二磨牙远中面牙体缺损是临床常见的牙体缺损类型，如果缺损位于龈缘以下，会影响牙体牙髓和修复治疗，牙冠延长术是暴露牙体缺损边缘临床常用的治疗方法。牙冠延长术是临床常用的牙周手术方法，主要用于残根残冠的保留或改善牙龈美观问题，通过切除部分牙龈并去除一定量的牙槽骨，满足生物学宽度的要求，保证术后暴露健康的牙体组织和龈缘位置的稳定。但相对于前牙区的位置来说，下颌第二磨牙由于位置深在，视野局限和器械放置受限，一直是临床治疗的难点。下颌第二磨牙远中的牙冠延长术操作难度大，对患者张口度和配合程度要求较高，对术者如何在视野受限的情况下完成治疗也提出了挑战。从解剖部位来看，由于磨牙后区解剖结构、肌肉附着的影响、角化龈缺乏等，术后龈缘位置易发生变化，手术效果具有较大的不确定性。本病例根据牙周科、牙体牙髓科、口腔修复科医师共同讨论制订的治疗方案，将下颌第二磨牙在原有的基础上进行冠部修复，避免牙冠延长术治疗后的并发症。

　　5. 单个牙缺失的修复方式的选择（中山大学附属口腔医院修复科，张新春教授；中山大学附属口腔医院种植科，李京平副教授） 单个牙缺失后常规的修复方式有活动义齿、固定义齿和种植修复，这3种修复方式各有优缺点。活动义齿制作简单、费用低，但活动义齿的稳定性和咀嚼效率均不如固定义齿，患者经常有异物感，设计不合理时会损伤基牙和黏膜组织。固定义齿有较好的舒适感，使用时稳定性和支持性好，行使咀嚼时稳定和不变形，不需要有创伤性的手术治疗，被很多患者接受，但固定义齿修复时需要预备相邻两侧的基牙做成连冠，损伤健康的邻牙，固定义齿修复时固位体的边缘过长或不密合等会引起基牙龋齿、牙龈炎、基牙疼痛等症状，并且邻牙的预备过程中如果操作不当或者适应证控制不严，还有可能导致牙髓炎的并发症。即使邻牙是根管治疗后的患牙，也建议进行单冠修复，因为固定义齿修复时会增加基牙的咬合负担，并且基牙出现并发症时，将会导致整个修复体修复失败，给后续的再治疗带来困难。对于本病例的45缺失，我们最终采用种植修复，这样可以保证每个牙都是独立的治疗，如果后续有再治疗的需要，只需针对该牙单独进行治疗，不需拆除其他牙的修复体，并且可以保持各个牙之间良好的邻接关系，有利于邻间隙清洁，维护牙周健康。本病例是下颌第二前磨牙缺失，利用下颌第一前磨牙和下颌第一磨牙作为基牙进行固定义齿修复，可满足修复体负荷承载，因此加入下颌第二磨牙作为基牙进行固定桥修复是不合理的。过多使用其他牙作为基牙是一种破坏性修复治疗，增加了不可预测的风险。本病例中47出现根尖病变，需拆除所有的修复体进行再治疗，即使45缺失采用44和46作为基牙进行固定义齿修复，47单冠修复，当47出现根尖病变就只需拆除47修复体进行再治疗，减少更多修复体的破坏。

（童忠春）

参考文献

1. FAN B, CHEUNG G S, FAN M, et al. C-shaped canal system in mandibular second molars: Part Ⅱ—Radiographic features. J Endod, 2004, 30(12): 904-908.

2. MIN Y, FAN B, CHEUNG G S, et al. C-shaped canal system in mandibular second molars Part Ⅲ: The morphology of the pulp chamber floor. J Endod, 2006, 32(12): 1155-1159.

3. 殷铭，王俊，刘青梅. C形根管系统的研究进展. 全科口腔医学杂志，2016，3（18）：14-18.

4. 尼娜，李良忠，张成飞. 下颌第二磨牙C形根管及根管充填的研究现状. 新疆医科大学学报，2007，30（3）：300-302.

5. WALID N. The use of two pluggers for the obturation of an uncommon C-shaped canal. J Endod, 2000, 26(7): 422-424.

6. AL-DABBAGH R A. Survival and success of endocrowns: a systematic review and meta-analysis. J Prosthet Dent, 2021, 125(3): 415.e1-415.e9.

7. MAGNE P, CARVALHO A O, BRUZI G, et al. Influence of no-ferrule and no-post buildup design on the fatigue

resistance of endodontically treated molars restored with resin nanoceramic CAD/CAM crowns. Oper Dent, 2014, 39(6): 595-602.

8. EINHORN M, DUVALL N, WAJDOWICZ M, et al. Preparation ferrule design effect on endocrown failure resistance. J Prosthodont, 2019, 28(1): e237-e242.

9. TAHA D, SPINTZYK S, SCHILLE C, et al. Fracture resistance and failure modes of polymer infiltrated ceramic endocrown restorations with variations in margin design and occlusal thickness. J Prosthodont Res, 2018, 62(3): 293-297.

10. CHRISTENSEN G J. Three-unit fixed prostheses versus implant-supported single crowns. J Am Dent Assoc, 2008, 139(2): 191-194.

二、病例 2　牙体缺损再修复序列治疗及咬合重建多学科诊疗

牙体缺损是口腔常见病。当牙体缺损涉及牙数目较多，缺损范围及病变程度较严重时，常常需要牙体牙髓科、牙周科、修复科、正畸科等多学科联合治疗。临床医师应在整体牙科学（complete dentistry）的指导下，力求达到微创、美学、功能相协调的最终修复。

第一次就诊　口腔修复科　2016 年 5 月 15 日

【基本信息】

患者，女性，37 岁。

【主诉】

口内多个后牙牙体缺损，前牙形态色泽不理想，要求修复。

【病史】

患者近日因口内多颗牙原充填物继发龋坏，于我院牙体牙髓科行根管治疗，现要求恢复形态及功能，并希望同时修复前牙改善美观。口内多颗牙多年前曾因龋齿行牙体充填治疗或根管治疗及冠修复，有拔牙史。否认全身系统性疾病与药物过敏史等，幼时有"四环素"口服史。

【检查】

1. 口内检查　23 缺失，无间隙，24 已前移位至该牙位。36、46 缺失，37、38、47、48 前移位并有牙体前倾，致 36、46 间隙基本消失。口内多颗牙（17、26、27、37、38、47）见银汞充填物或牙体缺损，均无叩痛，无松动。12、33、41、42 见烤瓷熔附金属（porcelain fused to metal，PFM）冠，边缘不密合有间隙，牙颈部龈缘变黑，无叩痛无松动。16—14、45 牙体大面积缺损，牙冠破坏多，可见白色暂封物。15、14、12 临床牙冠较短，牙龈缘位置较低，左右不协调。口内前牙牙体不均匀变色，上颌前牙中份有不规则条纹形缺损和变色，22 稍内倾，与邻牙凸度不一致。上颌后牙牙列拥挤，𬌗曲线不良。

右侧后牙咬合接触差，Spee 曲线不协调。左侧后牙牙冠外形不良，磨牙对刃殆，咬合接触欠佳，咬合支撑不理想。前牙区牙龈曲线不齐，牙冠高度对称性较差。

口内卫生较差，可探及牙周袋及龈下牙石，上颌前牙牙龈充血明显，牙周探诊出血 BOP（+），后牙区牙周探诊深度 PD = 2 ~ 4mm（图 5-2-2-1）。

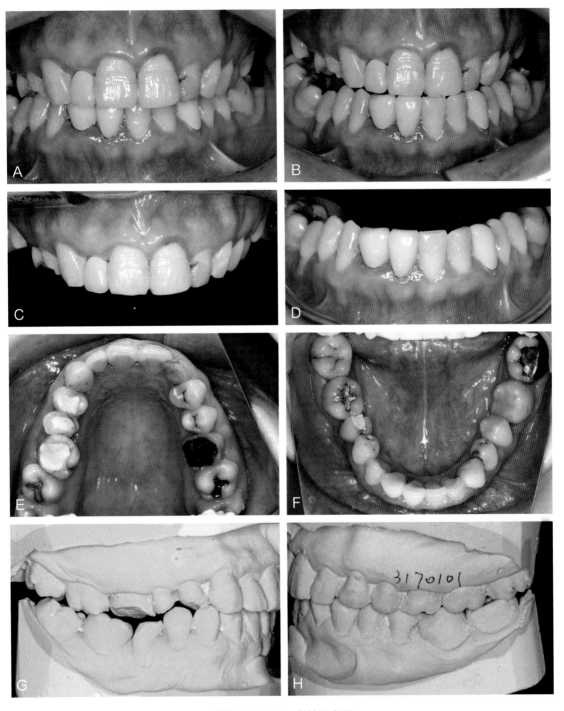

图 5-2-2-1 术前口内照

A. 术前正中咬合照 B. 术前前伸咬合照 C. 上颌正面照 D. 下颌正面照 E. 上颌咬合面照 F. 下颌咬合面照 G. 右侧咬合照 H. 左侧咬合照

2. **口外检查**　患者直面型，中位笑线。面部外形比例协调，无明显畸形（图 5-2-2-2）。

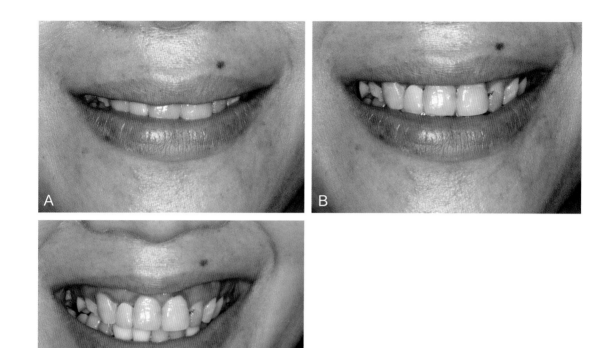

图 5-2-2-2　术前口外照

A. 术前微笑照　B. 术前中笑照　C. 术前大笑照

双侧髁突无明显触痛，无弹响，开口度开口型正常。双侧咀嚼肌无明显触压痛。

3. **影像学检查**　根尖片示 16—14、45 已行根管充填治疗，充填物致密，根尖周未见明显低密度影。33、41、42 冠修复体，根管充填物不致密，根管上段有成品螺纹桩影，根尖周见少许透射影。既往全景片可见 12 桩冠修复，根充物不致密，根尖未见明显低密度影。37、47 近中可见牙槽骨角形吸收（图 5-2-2-3）。

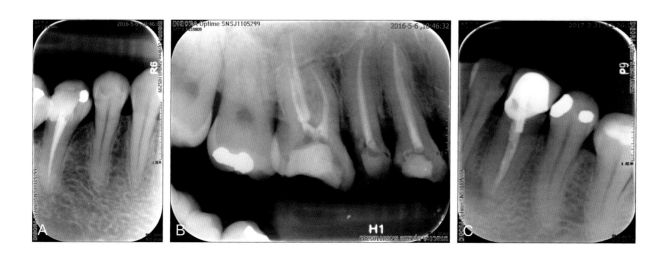

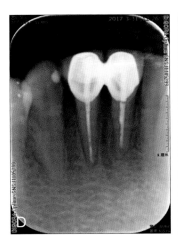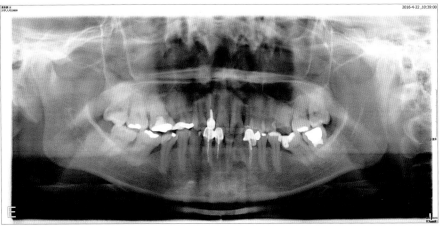

图 5-2-2-3　第一次就诊时影像学资料

A. 45 根尖片　B. 14、15、16 根尖片　C. 33 根尖片　D. 42、41 根尖片　E. 既往全景片

【诊断】

1. 17—14、12、26、27、33、37、38、41、42、45、47、48 牙体缺损。

2. 牙列缺损（23、36、46 缺失）。

3. 牙列不齐。

4. 12、33、41、42 慢性根尖周炎。

5. 慢性牙周炎。

6. 四环素牙。

【治疗计划】

多学科联合治疗（口腔正畸科、牙体牙髓科、口腔修复科、牙周科）。

> 第一次多学科诊疗讨论　2016 年 5 月 17 日

【讨论目的】

确定多学科治疗方案。

【参与科室】

口腔修复科、正畸科、牙周科、牙体牙髓科。

【讨论意见】

1. 口腔正畸科　患者双侧下颌第一磨牙缺失，后牙向前移位致间隙基本消失，但后牙牙体倾斜明显，可考虑利用正畸方法调整双侧下颌第二磨牙、第三磨牙牙体长轴及位置，达到缺失牙（36、46）不用修复的效果，同时解决后牙长轴不正，咬合受力不均，容易食物嵌塞导致龋坏等问题。同期可以利用正畸手段，将上颌后牙牙弓以及左上颌前牙牙列排齐，恢复患者正常的美学牙弓轮廓。后续需要补充头颅侧位定位片。

2. 牙体牙髓科 患者目前龋坏牙已进行治疗，但根管治疗不完善，部分伴有根尖周炎症，需再治疗后再行修复。部分原大面积充填物的患牙，充填物及髓腔，且牙体形态已丧失，影响咬合，建议完善33、41、42根管治疗后进行冠修复以恢复牙冠外形及咬合。

3. 口腔修复科 患者后牙由于缺牙造成邻牙倾斜，部分牙冠由于大面积缺损造成外部形态不良，目前虽然颞下颌关节没有问题，但后牙咬合属于不良咬合，需要尽快恢复正常稳定的咬合，以避免咬合疾病的发生。患者希望解决前牙美观和后牙咬合咀嚼等问题，因此需要先利用暂时修复体恢复咬合和美观，待前期基础治疗完善后再进行正式修复。前牙区除了牙列不齐以外，牙龈曲线不良也对美观影响较大，需要尽量给予纠正和改善。对于部分牙龈曲线不良的患牙，如果患者不接受正畸调整，可以考虑牙冠延长术改善美观。

4. 牙周科 患者上下颌前牙区原PFM冠边缘密合性不佳，可见明显菌斑滞留，导致上颌前牙区牙龈充血红肿明显，全口牙位曲面体层X线片显示多个牙位牙槽骨吸收，患者应按照牙周系统治疗程序进行牙周炎症控制，待牙周炎症消除后再考虑进行牙冠延长术以及永久修复。

【结论】

该病例较复杂，拟定方案如下。

1. 正畸排齐牙列及调整位置，后续进行牙体修复。

2. 不正畸，利用修复方法尽量改善美观和后牙咬合。

两种方案的时间、费用及效果等需要告知患者，待患者知情同意后确定后续治疗方案。

经与患者沟通，患者不愿接受正畸，后续选择方案2处理。

第二次～第四次就诊 牙周科 2016年5月25日—2016年8月28日

【主诉】

要求进行牙周治疗，恢复龈缘健康形态及位置。

【检查】

全口卫生一般，PLI = 2，前牙区牙龈充血红肿，PD = 2 ~ 4mm，BOP（＋），探及龈下牙石。36、46缺失，12、33、41、42见PFM冠，边缘不密合，12过小牙，11、12与对侧同名牙龈缘高度不协调。14、15残冠，余留牙体较少。15远中断面于龈缘下2mm，14—16牙冠大面积暂时充填物，18牙冠伸长、

全景片显示：全口牙牙槽骨水平吸收约根长1/3，双下颌第二磨牙近中见角形吸收。12 RCT后桩冠修复体。

【诊断】

12、14、15 残冠，牙体缺损，慢性牙周炎，18 阻生牙过长（失用）。

【治疗方案】

1. 牙周基础治疗。

2. 12、14、15 择期行冠延长术。

3. 18 择期拔除。

【治疗】

分区局麻下行全口龈下刮治＋根面平整术；12、14、15 行牙冠延长术，修整牙龈曲线。

第五次就诊 修复科／牙体牙髓科 2017 年 4 月 7 日

【主诉】

要求治疗 31、41、42，并进行牙周治疗及牙冠延长术后复查。

【检查】

全口卫生保持一般，PLI＝1，CI＝1，后牙龈缘稍充血。口内牙龈状态基本正常。

15、14、12 已行牙冠延长术，龈缘曲线较一致。12、33、41、42 原修复体仍存，冠边缘位于牙龈缘龈上，边界清晰，影像学检查 12、33、41、42 均 RCT 不全，其中 12 为铸造桩，33、41、42 为成品桩。

【治疗方案】

告知患者前期已行牙冠延长术，12、33、41、42 根充欠致密，12 为铸造桩较难拆除，且根尖无阴影，建议保留铸造桩继续观察。33、41、42 建议拆冠＋拆桩后进行根管再治疗；根管治疗后需进行暂冠修复。

【治疗】

1. 拆除 12、33、41、42 PFM 冠。

2. 33、41、42 橡皮障下去除原根管内容物，进行根管再治疗。

3. 33、41、42 制备暂冠。

第六次～第十次就诊 牙体牙髓科 2017 年 4 月 21 日—2017 年 5 月 26 日

【主诉】

诉左上颌后牙自发性疼痛 3 天，冷热刺激痛，放射至头部。

【检查】

26 远中深龋，探痛明显，冷测延续痛，根尖片示：26 远中深龋及髓。

【治疗计划】

26 根管治疗。

【治疗】

26 局麻下去腐及髓，开髓，封药；复诊时探通根管，测量长度，根管预备，完成根管充填（图 5-2-2-4）。

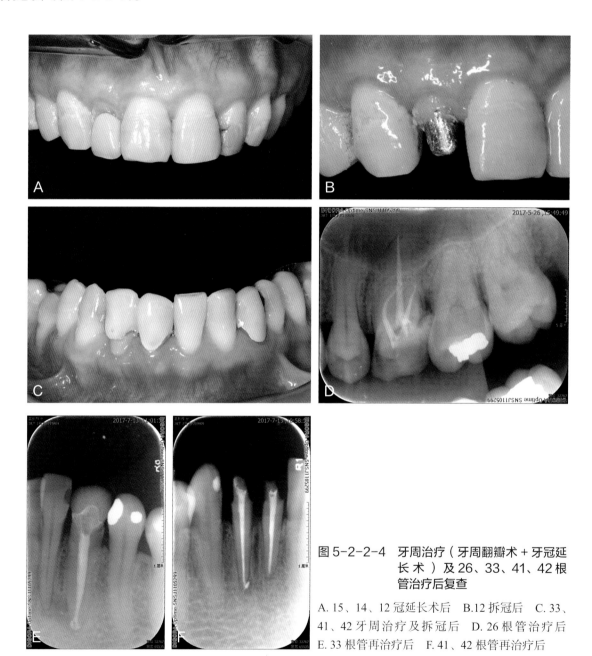

图 5-2-2-4　牙周治疗（牙周翻瓣术 + 牙冠延长术）及 26、33、41、42 根管治疗后复查

A. 15、14、12 冠延长术后　B.12 拆冠后　C.33、41、42 牙周治疗及拆冠后　D.26 根管治疗后　E.33 根管再治疗后　F.41、42 根管再治疗后

【建议】

待牙龈及牙周状态恢复正常，根尖周炎症有明显愈合指征后，需要对全口牙体缺损进行诊断蜡型模拟。

第二次多学科诊疗讨论 2017 年 7 月 15 日

【讨论目的】

牙体牙髓和牙周治疗结束后，修复治疗程序和修复时机的选择，牙体牙周的治疗状态和修复预后的关联。

【参与科室】

牙体牙髓科、牙周科、口腔修复科。

【讨论意见】

1. 牙体牙髓科 患者口内多颗牙进行了根管治疗和再治疗，目前都已经观察了 3 个月以上，疗效确切。目前患者口内仍有数颗大面积充填的患牙，如 37、38，影像学检查显示充填物及髓或近髓，未行根管治疗，根尖周无明显异常。建议加强观察，并保持定期复查，同时和患者沟通，说明预后，必要时考虑进行根管治疗。

2. 口腔修复科 患者主诉问题包括前牙美观改善和后牙咬合需求，而患者后牙基本上失去了正常咬合支撑，有可能导致目前的咬合位置不准确。未来寻求稳定的咬合支撑后进行牙体修复，进而完成全口咬合重建是当前需要考虑的重点任务，而在一个稳定的关节位建立咬合则是咬合重建的第一步，尤其患者先天缺少 23，目前是 24 占据该位置，此区域最后的 28 牙位存在，如何和对颌倾斜移位的 38 建立稳定咬合是一大难点。接下来拟利用暂时修复体来寻找稳定的咬合位置，这个过程维持正常的口腔卫生，避免牙周炎症出现很重要。

3. 牙周科 患者口腔卫生维护能力不足，菌斑控制效果欠佳，且患者牙列不齐，咬合对位欠佳，未来进行临时修复体过渡，观察期较长，长期菌斑控制难以达到，需要加强口腔卫生宣教和及时复诊。建议新的临时冠戴入后，继续观察 2 个月，牙龈稳定后再进行全口诊断修复体制作。

【结论】

戴入新的下颌前牙暂时修复体，继续观察，待口腔牙龈组织稳定后再进行口内诊断蜡型和 mock-up。

第十一次就诊 口腔修复科 2017 年 10 月 19 日

【主诉】

口内牙体牙周治疗后复查，无不适。

【检查】

12、33、41、42 暂时修复体存，无松动。16—14、26、45 充填体或临时冠存，咬合接触偏少。牙龈无明显充血,牙龈曲线较协调。颊侧黏膜窦道未愈,未探及牙周袋,无叩痛,无松动(图5-2-2-5A、图5-2-2-5B)。

全景片显示根管治疗后根尖周情况良好(图5-2-2-5C)。

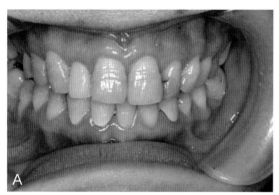
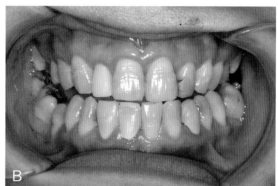
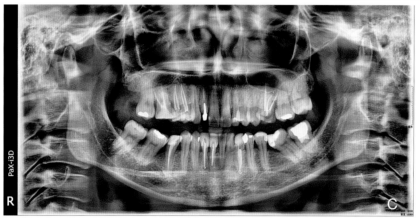

图 5-2-2-5　牙周治疗后恢复稳定状态

A、B.牙周治疗后良好的牙龈状态　C.正式修复前全景片

【治疗】

制取全口初印模,准备确定咬合关系和获得颌位记录。

第十二次～第十八次就诊　**口腔修复科**　2017年12月8日—2018年5月11日

【主诉】

牙周治疗后无不适,双侧后牙区咀嚼无力。

【检查】

16—14、12、26、33、41、42、45暂冠或充填物均存,17、26、27、37、38、47原充填物存,牙冠部分倾斜,咬合接触不良。所有牙体未探及牙周袋,无叩痛,无松动。口内牙龈无红肿充血。

【治疗】

采用双侧手法复位，在前牙去程序化引导下，获得患者正中关系位（centric relation，CR）的咬合记录，并且可重复。通过𬌗架观察分析，患者的正中关系位与牙尖交错位（intercuspal position，ICP）不一致，存在约 1mm 的天然间隙。通过在 CR 制作诊断蜡型，口内 mock-up 后经过口内调𬌗，复查，患者试戴 6 周后无不适，进行正式修复。采用分段分组方式，先进行后牙修复，最后进行前牙修复，完成了微创修复（嵌体、高嵌体、贴面、舌贴面）联合全瓷冠修复的整体修复，修复牙位涉及 16—26、47—38（未修复的牙是 17、27、28、44，先天缺少 23）（图 5-2-2-6 ~ 图 5-2-2-12）。

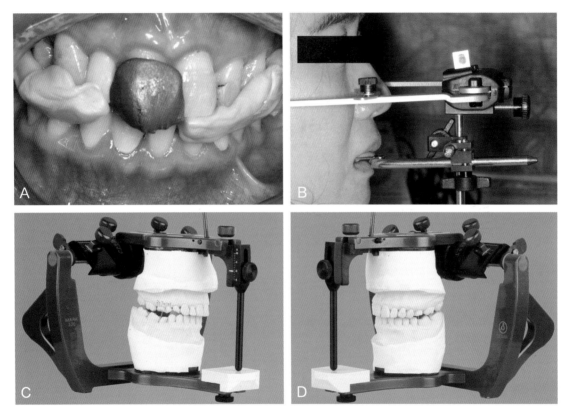

图 5-2-2-6　CR 位下转移咬合关系

A. 前牙去程序化后 CR 咬合记录　B. 面弓转移关系　C、D. 模型上𬌗架可见 CR 与 ICP 不一致，存在约 1mm 间隙

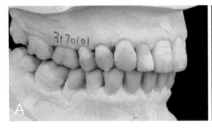
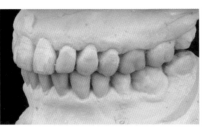
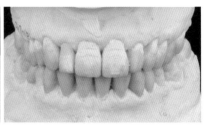

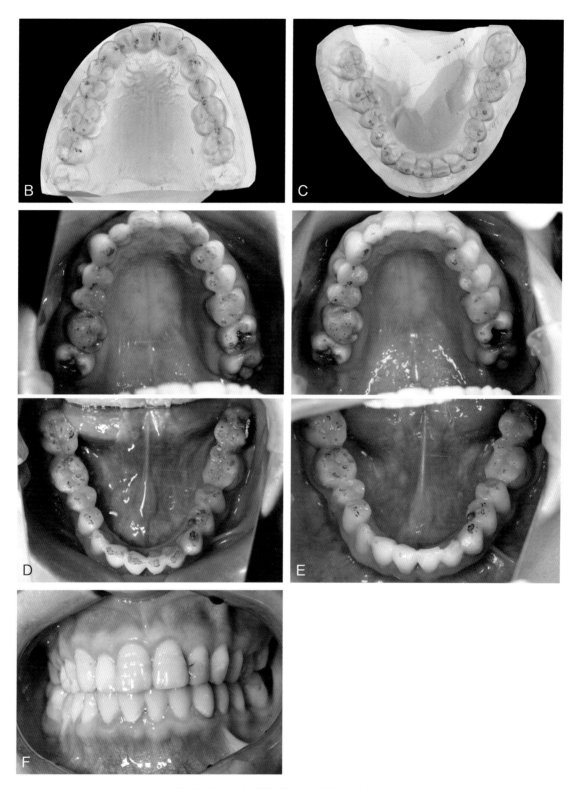

图 5-2-2-7　诊断蜡型和口内 mock-up

A. 诊断蜡型正侧面观　　B. 诊断蜡型上颌咬合面　　C. 诊断蜡型下颌咬合面　　D. 口内 mock-up 后正中咬合𬌗面观　　E. 口内 mock-up 后前伸咬合𬌗面观　　F. 口内 mock-up 后正中咬合正面观

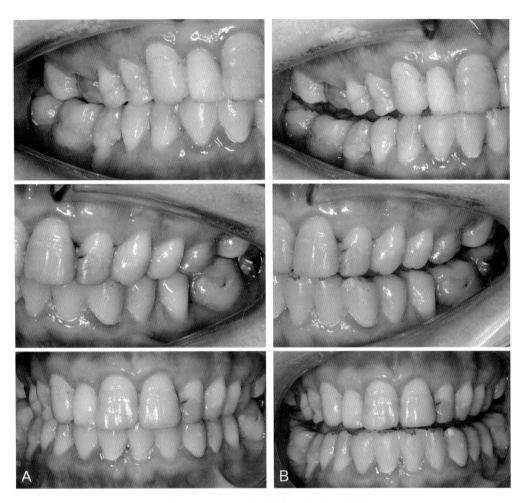

图 5-2-2-8　临时修复 5 周后口内照

A. 正中咬合正侧面观　B. 前伸咬合正侧面观

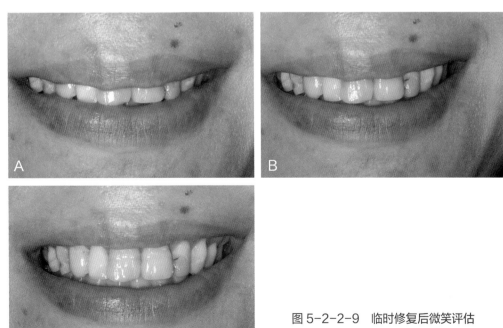

图 5-2-2-9　临时修复后微笑评估

A. 微笑照　B. 中笑照　C. 大笑照

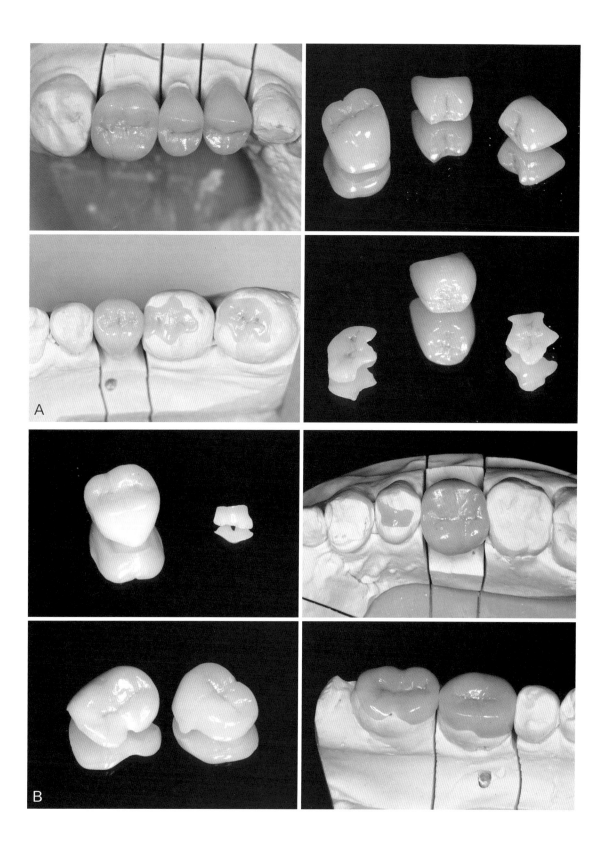

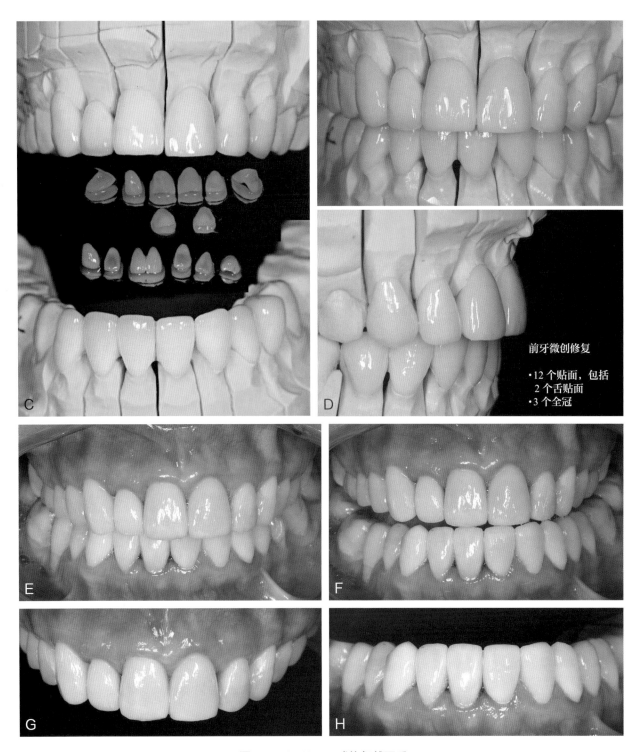

前牙微创修复
· 12 个贴面，包括
  2 个舌贴面
· 3 个全冠

图 5-2-2-10　正式修复戴牙后

A、B. 后牙区修复体　C、D. 前牙区修复体　E. 戴牙后牙尖交错𬌗正面观　F. 戴牙后前伸𬌗正面观　G、H. 修复体正面观

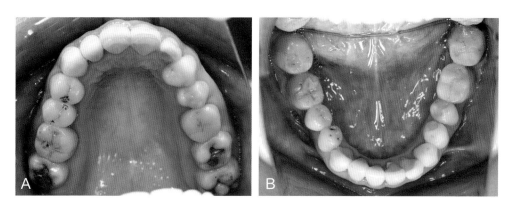

图 5-2-2-11 最终修复体殆面观

A. 上颌 B. 下颌

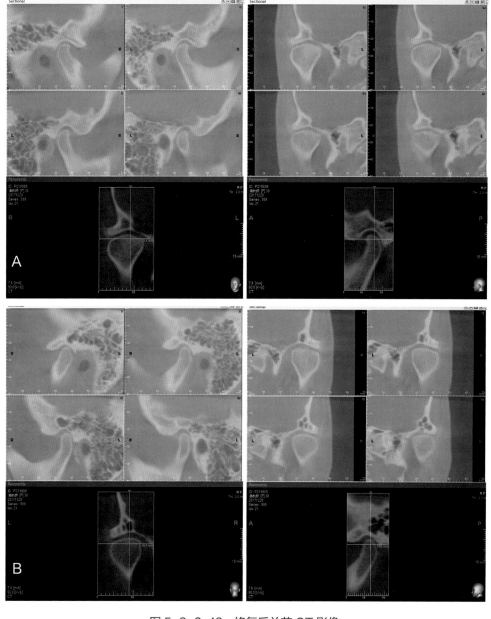

图 5-2-2-12 修复后关节 CT 影像

A. 右侧关节 B. 左侧关节

第十九次就诊　口腔修复科　　2019年11月5日

【主诉】

修复后常规复查。

【检查】

口内修复体固位良好，前牙形态色泽稳定，咬合接触稳定，前伸𬌗、侧方𬌗均无明显早接触，咬合分布均匀。所有牙体未探及牙周袋，无叩痛，无松动。口内牙龈局部有软垢和牙龈充血。

【治疗】

针对个别牙尖抛光，口腔卫生宣教，牙周洁治，嘱定期复诊（图5-2-2-13、图5-2-2-14）。

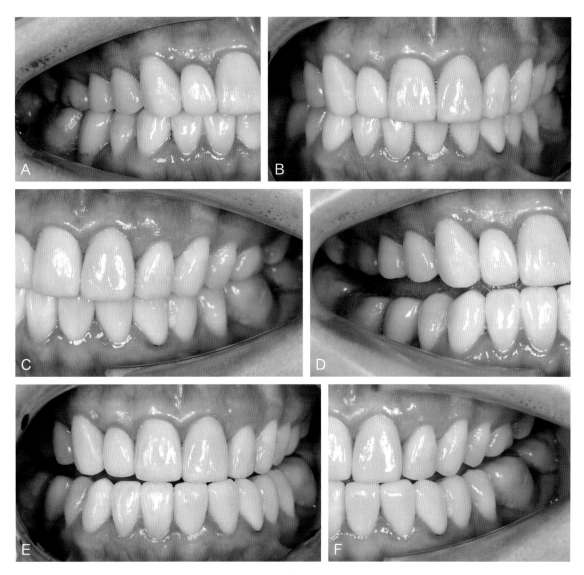

图5-2-2-13　修复后16个月复诊

A.正中咬合右侧面观　B.正中咬合　C.正中咬合左侧面观　D.前伸咬合右侧面观　E.前伸咬合　F.前伸咬合左侧面观

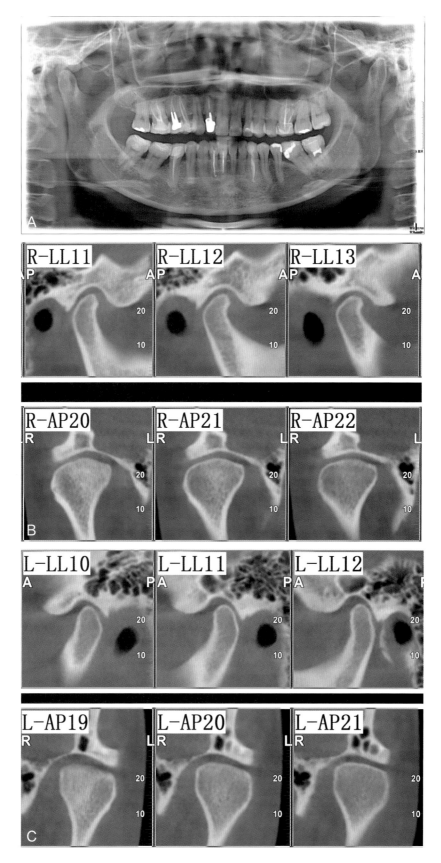

图5-2-2-14 修复后16个月影像资料

A. 全景片 B. 右侧关节CT C. 左侧关节CT

【多学科分析】

1. 严重牙体缺损咬合恢复与咬合重建的修复考量（*中山大学附属口腔医院口腔修复科，张新春教授*） 本病例多颗牙需要修复，包括众多后牙牙体缺损和前牙美学修复。因患者多个后牙或倾斜，或充填，或冠部缺损，并且伴有牙列不齐，后牙有对刃咬合，Spee曲线形态不良等问题，后牙咬合支撑不足。在后牙咬合支撑不足的情况下，前牙常易形成深覆𬌗、早接触、牙外翻、腭侧磨耗等问题，导致前牙受力加大或修复体失败。

本病例口内天然牙列的后牙没有稳定且咬合接触良好的支撑，而患者不愿接受正畸治疗，因此需通过牙冠外形重塑来达到咬合接触和稳定支撑的效果。牙齿外形重塑，除了正畸，还包括调𬌗，充填，冠修复，拔除等手段；另外𬌗平面的确定和咬合建立的基准点也是必须考虑的重点。从咀嚼肌稳定或舒适的角度来看，整个咀嚼系统的平衡是最重要的，在分析咬合之前，必须先确定关节的位置。通过前牙去程序化装置，可达到翼外肌放松及后牙𬌗分离的目的。我们通过寻找确定CR，发现该患者CR和ICP并不一致。因此，是在现有位置ICP（牙尖交错位）建𬌗，还是在CR（正中关系位）建𬌗，是本病例值得讨论的内容。如果在现有ICP建立咬合，右侧后牙的𬌗曲线不良可能需要调磨较多牙齿，并且磨牙区咬合空隙还需要修复或者调磨，牙体损害较多，远期效果可能受影响。如果在CR建立咬合，关节关系更加稳定，后牙修复空间更加充足，其他牙的调磨量也相应减少，Spee曲线也更易获得和谐，同时不会增加咬合垂直距离，因此本病例选择在CR建𬌗并进行修复，戴牙后的检查，也证明了在CR建𬌗表现稳定。

在咬合稳定的基础上，目前修复方式的选择，基本遵循"微创、美观、功能"相协调、修复效果可预期的原则，因此，全瓷类修复体，微创类修复体，越来越多地使用在常规修复中。随着全瓷材料力学性能的提高改善，现代粘接学科的深入发展，未来更加微创和精准的全瓷修复体将会更多展现。

本病例的治疗计划由序列治疗组成，并达到了稳定咬合所要求的5要素：牙列咬合接触良好；前导与下颌功能运动协调；下颌前伸时后牙分离；平衡侧后牙分离，工作侧无咬合干扰；所有这些计划的实施，取决于诊断和治疗过程中的必要手段，如诊断模型上𬌗架，完善的放射学检查，正中关系的获取，面弓转移关系，诊断蜡型的制作，口内mock-up的精准制作，所有这些临床操作步骤的精准性都将直接影响最终修复的精度。对于严重磨耗或前牙深覆𬌗的病例，临时过渡修复体通常会选用全牙列松弛式𬌗垫，以确定稳定的咬合和关节位置，而本病例患者的CR可重复获得，诊断蜡型口内mock-up后咬合稳定，患者没有深覆𬌗，因此较快达到了关节结构稳定和咬合结构稳定的状态，因此得以较快进行正式修复。不足之处是咬合评估检查较局限，如果能够使用咬合分析仪等更多仪器设备或手段来评估咬合则更为理想。

2. 根管再治疗术前评估及操作注意事项（中山大学附属口腔医院牙体牙髓科，胡晓莉教授）　本病例中 33、41、42 已行根管治疗及冠修复，但因咬合重建需重行冠修复，根尖片又显示根管充填物欠填并伴有根尖阴影，因此建议患者在进行新的冠修复前行根管再治疗。根管再治疗的目的是保存患牙在口腔内行使功能。根管再治疗术首先需要通过去除根管内原有的充填物，以便重新建立根管通道，然后再次对根管进行彻底预备、消毒并完成严密充填。在进行根管再治疗前，判断患牙是否符合以下条件，包括：①根充材料能够去除；②根管预备能到位；③X 线片根尖透射影未达到根长的 1/3；④根充材料、分离器械不会进入根尖周病变区内；⑤髓室底无大的穿孔；⑥牙根中份到根尖部根管壁无侧穿孔；⑦根尖周牙槽骨吸收未达根长的 1/2；⑧牙齿松动度 Ⅱ 度以下；⑨牙周袋与根尖周病变未交通。

本病例中 33、41、42 在进行根管再治疗前，经过仔细评估患牙条件，并充分与患者沟通，包括患牙条件、治疗方法、可能遇到的并发症、疗效及费用。在成品桩拆除后，对 33、41、42 行根管再治疗术，操作中尽可能留下多的颈部牙本质（厚度），牙本质肩领对提高牙齿的抗折性至关重要，因此根管预备中要选择适当锥度和尺寸的根管锉以保持牙本质厚度。此外，根管再预备中必须彻底清除旧的根管填充物，并在橡皮障隔离下采用 1.5% ~ 5% NaClO 冲洗，经过严格的根管再预备、诊间封药和根管充填，经 16 个月复查根尖区阴影范围缩小。

3. 本病例进行修复的牙周考量（中山大学附属口腔医院牙周科，宁杨副教授）　该病例患者初诊可见口腔卫生欠佳，全口牙龈不同程度红肿，牙周探诊 2 ~ 5mm，为典型的慢性牙周炎患者，需进行口腔卫生指导并行牙周基础治疗。同时患者原有修复体虽未深入龈下侵犯生物学宽度，但龈缘曲线不佳，在不接受正畸治疗前提下，为改善龈缘曲线需行局部的牙冠延长术。因存在慢性牙周炎，应先行牙周基础治疗控制牙周炎症后方可进行牙冠延长术。

本病例牙冠延长术涉及前牙美学区，术前应进行美学设计，评估术后龈缘理想位置，据此设计切口。标准的龈缘曲线应尽可能左右对称，侧切牙龈缘顶点应位于中切牙与尖牙的龈缘连线根方约 1mm。手术操作中还应该重点关注牙龈乳头，尽量避免手术过程中损伤牙龈乳头。还应使邻面牙槽嵴顶与未来修复体邻面触点下缘保持约 5mm 的距离，有利于龈乳头充盈，防止"黑三角"形成。

牙冠延长术后，为保护患牙结构、便于控制菌斑和引导牙龈的形态回复，需行临时冠修复。永久修复应在术后牙周组织愈合，龈缘位置稳定后进行，一般至少为术后 6 周以上。如果过早修复，可能会干扰组织的正常愈合，并在组织完全愈合后导致修复体边缘的暴露，影响美观。前牙和薄龈生物型的美学修复患者，永久修复时机要更久一些，一般为冠延长术后 3 ~ 6 个月。

（张新春）

参考文献

1. 邓宏燕，张振庭. 咬合重建相关临床问题浅析. 中华口腔医学杂志，2016，51（12）：708-711.

2. DAWSON P E. 功能殆学从颞下颌关节到微笑设计. 张豪，陈俊. 沈阳：辽宁科学技术出版社，2015.

3. EDELHOFF D, AHLERS M O. Occlusal onlays as a modern treatment concept for the reconstruction of severely worn occlusal surfaces. Quintessence Int, 2018, 49(7): 521-533.

4. MOSLEHIFARD E, NIKZAD S, GERAMINPANAH F, et al. Full-mouth rehabilitation of a patient with severely worn dentition and uneven occlusal plane: a clinical report. J Prosthodont, 2012, 21(1): 56-64.

5. KWON H B, KIM H K, SHON W J, et al. A comparison between the occlusal morphology of virtually reconstructed posterior crowns and natural molars. Int J Periodontics Restorative Dent, 2014, 34(4): e73-78.

6. RICHTER J, MEHL A. Evaluation for the fully automatic inlay reconstruction by means of the biogeneric tooth model. Int J Comput Dent, 2006, 9(2): 101-111.

7. 刘洋. 关于咬合重建的几个重要问题. 华西口腔医学杂志，2020，38（4）：357-363.

8. HELLMANN D, ETZ E, GIANNAKOPOULOS N N, et al. Accuracy of transfer of bite recording to simulated prosthetic reconstructions. Clin Oral Investig, 2013, 17(1): 259-267.

9. LERNER J. A systematic approach to full-mouth reconstruction of the severely worn dentition. Pract Proced Aesthet Dent, 2008, 20(2): 81-87.

三、病例 3　成人反殆伴复杂牙体缺损的患牙保存与正畸 - 修复咬合重建

　　成年错殆畸形患者口腔情况复杂，存在上颌发育不足、前牙和后牙反咬合、牙列拥挤等错殆畸形的同时，伴有多颗牙不同程度的牙体缺损、死髓牙、埋伏牙和阻生牙等问题，正畸科医师根据患者的错殆问题进行矫治设计时，需要联合多学科评估患牙的预后与拔牙的风险，尽量保留健康牙和具有保存价值的牙，优先选择拔除没有保留价值的牙、预后差的患牙以及难以牵引入列的埋伏牙，通过正畸矫治解除反殆、竖直阻生智齿替代拔除的磨牙，建立良好的覆殆覆盖和后牙尖窝关系，促进咀嚼功能，改善牙颌与侧貌美观的同时，减少牙体治疗和冠修复的数量，避免进行种植或桥体修复，简化修复治疗，使患者获益。

第一次就诊　口腔正畸科　2007 年 7 月 11 日

【基本信息】

　　患者，28 岁，男性。

【主诉】

　　反殆，多颗牙牙体缺损。

【病史】

　　患者曾于外院行左上颌后牙冠修复。家族有反殆史。否认重大疾病史、颌面外伤史以及不良习惯。全身状况良好。

【检查】

1. 口外检查　正面观基本对称，闭唇肌肉放松。侧面观凹面型，上颌后缩，下颌前突（图 5-2-3-1）。

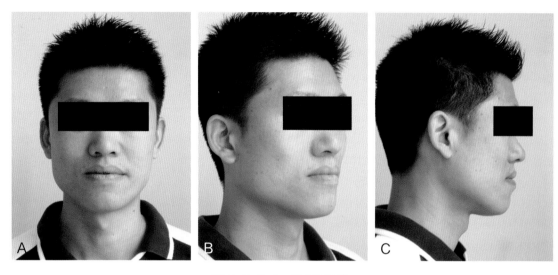

图 5-2-3-1　患者口外像

A. 正面像　B. 45° 面像　C. 侧面像

2. 口内检查　恒牙列，上下颌智齿均存在，13 未见；上下颌牙列不齐；16—22 反𬌗，反覆𬌗 Ⅱ 度，下颌可后退至前牙对刃关系，上下颌牙列中线一致；双侧磨牙近中关系，其中右侧磨牙超近中关系；上下颌牙弓弓形不匹配，上颌牙弓不对称，右侧尖牙区牙弓塌陷，下颌牙弓不规则，45 完全腭向错位，38 近中倾斜阻生，Spee 曲线曲度大；21 和 22 牙冠变色，温度测试无反应；16 和 46 牙釉质发育不全；25 和 26 不良修复体；36 残冠；口腔卫生情况较差，牙龈红肿，牙列中存在牙石及色素沉着（图 5-2-3-2）。

3. 影像学检查　全景片 13 倒置埋伏于 12 和 14 之间根方，牙冠位于鼻底水平，根尖近 14 根尖；16 髓室内可见高密度影，未见根管充填；21 远中邻面、22 近中邻面高密度充填物，周围低密度影；25 和 26 不良修复体，根管未见充填治疗；36 牙冠大部分缺损，根尖圆

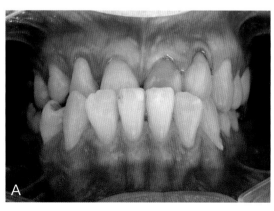
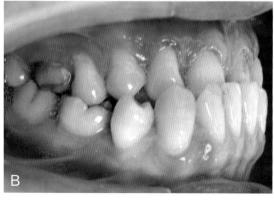

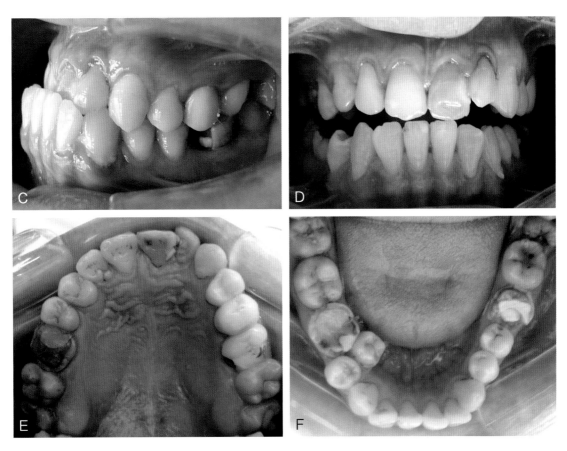

图 5-2-3-2　口内像

A. 口内正面咬合像　B. 右侧咬合像　C. 左侧咬合像　D. 下颌后退至前牙对刃关系时口内正面像　E. 上颌牙弓𬌗面像　F. 下颌牙弓𬌗面像

钝，髓室内可见高密度影，根尖周见低密度影；双侧髁突、下颌骨未见异常（图 5-2-3-3A）。

　　头颅侧位定位片示骨性Ⅲ类，上颌骨发育不足，均角，上颌前牙唇倾度正常，下颌前牙略舌倾（图 5-2-3-3B，表 5-2-3-1）。

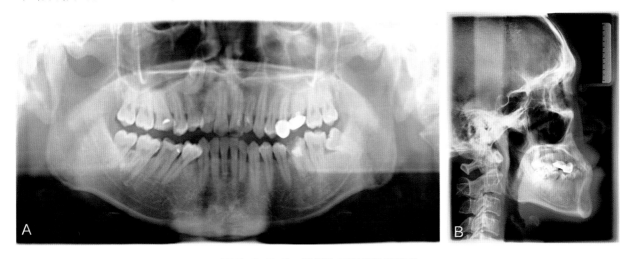

图 5-2-3-3　患者治疗前影像学检查

A. 全景片　B. 头颅侧位定位片

表 5-2-3-1　头颅侧位定位片分析

测量项目	治疗前	正常值
SNA/°	77.0	82.8 ± 4.0
SNB/°	82.3	80.1 ± 3.9
ANB/°	−5.3	2.7 ± 2.0
U1-SN/°	104.0	105.7 ± 6.3
U1-L1/°	137.8	125.4 ± 7.9
MP-SN/°	31.0	33.0 ± 6.0
FMA/°	21.0	31.1 ± 5.6
IMPA/°	87.2	93.9 ± 6.2
FMIA/°	71.1	54.9 ± 6.1
Wits/mm	−12.1	−1.5 ± 2.1
Y-axis/°	69.6	67.3 ± 6.4

4. 模型分析

（1）Bolton 比：前牙 79.3%　全牙 92.7%。

（2）Spee 曲线曲度：3mm。

（3）拥挤度分析：上颌牙列拥挤度 2mm，下颌牙列拥挤度 8mm（表 5-2-3-2）。

表 5-2-3-2　上下颌牙列拥挤度　　　　　　　　　　　　　单位：mm

牙列	可用牙弓长度	应有牙弓长度	拥挤
上颌牙列	116.0	118.0	2.0
下颌牙列	112.5	120.5	8.0

【诊断】

1. Ⅲ类骨面型，上颌后缩，下颌前突。

2. Angle Ⅲ类错𬌗。

3. 右侧第一磨牙至左侧侧切牙反𬌗。

4. 13 埋伏阻生。

5. 45 舌侧错位。

6. 21 和 22 牙髓坏死。

7. 16、46 牙釉质发育不全。

8. 25 和 26 不良修复体。

9. 36 残冠，慢性根尖周炎。

【治疗计划】

多学科联合治疗（口腔正畸科、牙体牙髓科、口腔修复科、口腔颌面外科）

第二次就诊　多学科诊疗讨论　2007 年 7 月 18 日

【讨论目的】

21、22、16、25、26、36、46 治疗和修复预后；拔除 13 埋伏牙的难度和风险，确定正畸拔牙矫治方案。

【参与科室】

口腔正畸科、牙体牙髓科、口腔修复科、口腔颌面外科。

【讨论意见】

1. 牙体牙髓科　21、22 牙冠变色，温度测试无反应，无叩痛，X 线片示 21、22 充填体近髓腔，未见根尖周低密度影，21、22 牙髓坏死，建议 21、22 根管治疗，预后良好。16 和 46 牙釉质发育不全，咨询口腔修复科可否直接冠修复。25 和 26 不良修复体，未行根管治疗，建议口腔修复科拆除 25 和 26 不良修复体，评估预后。36 残冠，慢性根尖周炎，预后不佳。

2. 口腔修复科　21 和 22 牙冠变色，建议根管治疗后行冠修复。16 和 46 牙冠发育不良，可直接冠修复。25 和 26 不良修复体，牙龈黏膜无异常，未探及牙周袋，无叩痛，无松动，拆除 25、26 不良修复体后显示 25 牙冠稍小，可于矫治后行冠修复，预后较好，26 冠缺损严重，预后不佳。

3. 口腔颌面外科　X 线片示 13 高位倒置埋伏于 12、14 之间根方，冠突入上颌窦，但不能确定 13 颊腭侧位置及其与 14 牙根距离，为避免损伤邻牙牙根及明确手术入路，建议进一步完善 CBCT 检查，确定 13 位置及其与周围组织三维关系后择期于正畸治疗前拔除 13。

4. 口腔正畸科　患者虽呈骨性Ⅲ类，凹面型，但症状轻，患者无改善侧面型和颌骨问题的主诉要求，主要需要解除 16—22 反殆，建立前牙覆殆覆盖。患者下颌可后退至对刃，在下颌后退位时代表下颌基骨位置的下牙槽座点后移，患者侧面型改善，因此，正颌手术不是首选方案，需要通过正畸牙移动尽量通过保持或改善上颌牙弓的饱满度，内收下颌前牙进行掩饰性矫治解除反殆，改善侧面型。

对上颌与上颌牙弓的考量：患者因 13 冠向上倒置埋伏，间隙缺失且牵引难度大，可以考虑拔 13。26 残冠，预后差，且 28 存，可以考虑拔 26，利用 26 间隙解除左上颌牙弓拥挤，关闭 26 间隙，改善上颌牙弓不对称并维持上颌牙弓的饱满度，且 28 存在不影响左侧咀嚼功能。

对下颌和下颌牙弓的考量：反𬌗患者需要下颌拔牙内收下颌前牙建立覆𬌗覆盖，在下颌牙弓没有缺失牙和牙弓中线没有偏斜的前提下，需要对称拔牙进行内收。36 残冠，预后不好，拔除 36 提供间隙内收下颌前牙，解除反𬌗，同时前移 37 替代 36，竖直 38，建立良好咀嚼功能。45 虽完全舌向错位，但拔除 45 后不能提供间隙内收下颌前牙；46 牙冠发育不全，𬌗面缺损，拔除 46 后可以排齐 45，且可以提供间隙内收下颌前牙，解除反𬌗，同时 47 替代 46，48 存在，46 拔除后不影响咀嚼功能。

综上，建议拔 13、26、36、46，排齐上下颌牙列，内收下颌前牙，解除反𬌗，建立正常覆𬌗覆盖，并直立 38。

【结论】

经讨论形成口腔正畸科、牙体牙髓科、口腔颌面外科和口腔修复科联合治疗方案。

正畸掩饰性矫治：拔除 13、26、36、46，固定矫治器矫治，排齐上下颌牙列和对称化上下颌牙弓，利用下颌后退并内收下颌前牙解除反𬌗，直立阻生 38，建立前牙正常覆𬌗覆盖，后牙尖窝咬合关系，同时改善侧面型。

矫治前于牙体牙髓科行 21 和 22 根管治疗，口腔颌面外科拔除 13、26、36、46，矫治后口腔修复科行 16、21、22、25 冠修复。

方案优点：只拔除预后差的埋伏牙和患牙，尽量保存健康牙，进行最少量的根管治疗和冠修复，建立正常覆𬌗覆盖和后牙尖窝关系，促进咀嚼功能与牙列健康，改善牙列和侧貌美观。

缺点：拔除预后差的第一恒磨牙和竖直阻生智齿使疗程变长；为协调上下颌牙弓矢状向和宽度不调，采用掩饰性矫治，下颌前牙和后牙较矫治前舌倾；成年人牙槽骨改建慢，正畸治疗牙移动可能使牙槽骨吸收，发生部分牙龈萎缩和形成三角间隙。

告知患者口腔情况及多学科讨论意见和治疗方案、疗程、预后、风险及费用等，患者理解并同意治疗方案，签知情方案同意书。

第三次就诊　**牙体牙髓科**　2007 年 7 月 20 日

【主诉】

口腔正畸科转诊，要求 21、22 根管治疗。

【检查】

21、22 牙冠变色，21 远中邻面，22 近中邻面继发龋，温度测试和电活力测试无反应，无叩痛，X 线根尖片示 21、22 充填体近髓腔，未见根尖周低密度影。

【诊断】

21、22 牙髓坏死。

【治疗】

21、22 橡皮障隔离，开髓、疏通单根管，测量工作长度，采用镍钛机动器械预备根管，预备过程中使用 3% NaClO 冲洗，生理盐水冲洗后 2% CHX 超声终冲洗，吸干后封入氢氧化钙糊剂。2 周后复诊，采用热牙胶垂直加压充填根管，玻璃离子暂封。X 线片示根充恰填。

第四次就诊 口腔颌面外科　2007 年 8 月 5 日

【主诉】

正畸转诊，要求拔 13。

【检查】

X 线片示 13 高位倒置埋伏于 12、14 之间根方，冠突入上颌窦。

【诊断】

13 埋伏。

【治疗】

1. 确认拔牙位置为 13。

2. 调整牙椅至合适体位，口腔 0.1% 碘伏含漱 1 分钟后，眶下缘到颈部皮肤 0.1% 碘伏消毒，铺无菌孔巾。采用眶下神经阻滞麻醉 + 右上颌第一磨牙至左上颌中切牙唇腭侧浸润麻醉。待麻醉显效后，用 15 号刀片于右上颌第一前磨牙远中龈缘作垂直切口达龈沟底，再沿右上颌第一前磨牙到左上颌中切牙的龈缘作水平切口，切开粘骨膜。骨膜剥离器翻起粘骨膜瓣向上达梨状孔上方约 1.0cm，充分显露术野，见右上颌尖牙相应处骨密质隆起，去除部分骨质显露右上颌尖牙牙冠至颈部以下，高速涡轮机截冠，取出牙冠后挺出牙根，修整颌骨锐利边缘，冲洗术创后，组织瓣复位缝合。局部加压止血，冰敷，嘱不适随诊，1 周后拆除缝线。

第五次就诊 口腔颌面外科　2007 年 8 月 19 日

【主诉】

正畸转诊，要求拔 26、36、46。

【检查】

26、36 残冠，预后差；46 牙冠发育不全，𬌗面牙体缺损。

【治疗】

　　1. 确认拔牙位置为 26、36、46。

　　2. 0.1% 碘伏消毒，上颌局部浸润和双侧下牙槽神经阻滞麻醉下，分离牙龈，牙钳摇动牵引拔除 26、36、46，棉球压迫止血。

　　3. 嘱棉球咬 30 分钟后吐出，2 小时内禁止进食。不适随诊。

第六次就诊 　口腔正畸科　　2007 年 8 月 29 日

【主诉】

　　21、22 根管治疗完成，13、26、36、46 拔除后 1 周，配戴矫治器。

【检查】

　　13、26、36、46 拔牙创愈合良好，牙龈黏膜无异常。

【治疗】

　　全口牙抛光清洁，选择直丝弓托槽和磨牙颊面管，安装固定矫治器，24、25 和 27 结扎丝"8"字结扎，34、35 与 37 结扎丝"8"字结扎，45 颊舌侧粘接舌扣，46 舌扣，46 与 45 颊舌侧橡皮链牵引 45 向远中，上下颌牙弓。014 NiTi 圆丝结扎入槽，开始正畸矫治（图 5-2-3-4）。

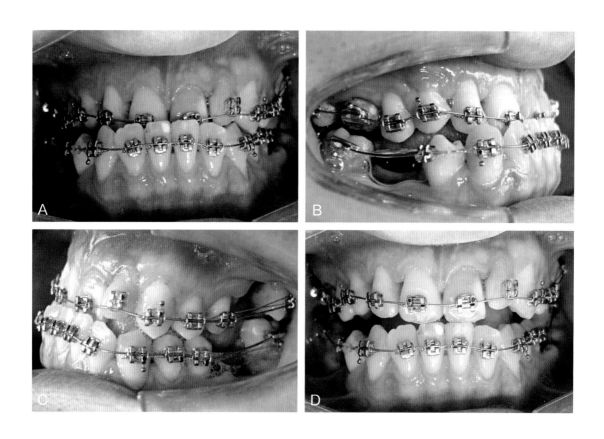

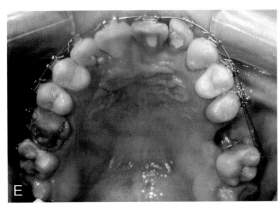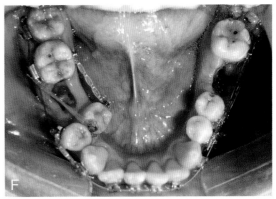

图 5-2-3-4　全口固定矫治器初戴

A. 口内正面咬合像　B. 右侧咬合像　C. 左侧咬合像　D. 下颌后退至前牙对刃关系时口内正面像　E. 上颌牙弓𬌗面像　F. 下颌牙弓𬌗面像

第七次～第九次正畸就诊　**口腔正畸科**　2007 年 10 月 9 日—2008 年 3 月 8 日

【主诉】

正畸复诊，无不适。

【检查】

上下颌牙列排齐整平中。

【治疗】

继续更换上下颌弓丝，排齐和整平上下颌牙列。

第十次正畸就诊　**口腔正畸科**　2008 年 4 月 7 日

【主诉】

正畸复诊，无不适。

【检查】

上下颌牙列较前整齐，25 与 27 间隙，35 与 37，42 与 43，以及 45 与 47 之间间隙，下颌牙列 Spee 曲线曲度大，前牙反𬌗，下颌牙列中线右偏。

【治疗】

上颌 0.017inch×0.025inch（1inch≈2.54cm）不锈钢丝，弹力橡皮圈关闭 25 与 27 间隙；下颌 0.016inch×0.022inch（1inch≈2.54cm）不锈钢丝，35 与 45 远中 T 形曲内收下颌前牙，解除反𬌗（图 5-2-3-5）。

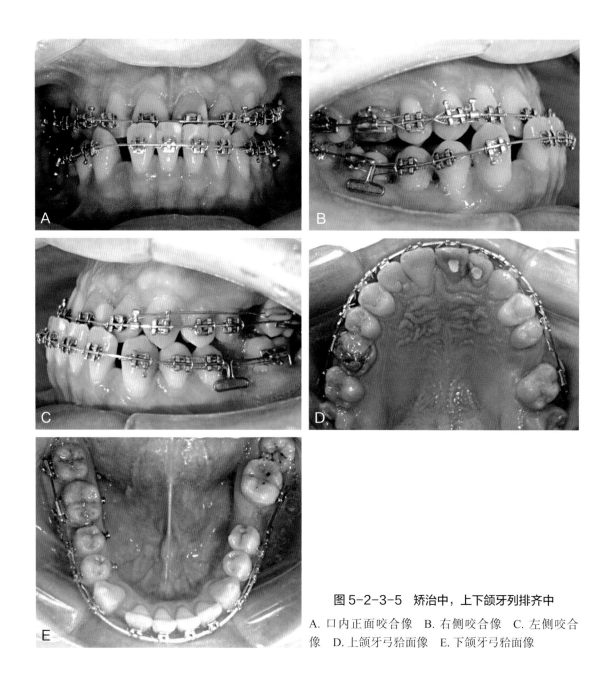

图 5-2-3-5 矫治中，上下颌牙列排齐中
A. 口内正面咬合像 B. 右侧咬合像 C. 左侧咬合
像 D. 上颌牙弓殆面像 E. 下颌牙弓殆面像

第十一次~第十四次正畸就诊 口腔正畸科 2008 年 5 月 29 日—2009 年 1 月 16 日

【主诉】

　　正畸复诊，无不适。

【检查】

　　上下颌牙列关闭间隙中。

【治疗】

　　继续关闭左上颌牙列间隙，内收下颌前牙，关闭下颌牙列间隙。

第十五次就诊 口腔正畸科 2009年3月7日

【主诉】

正畸复诊，无不适。

【检查】

拔牙间隙关闭，前牙反𬌗解除，覆𬌗覆盖正常。

【治疗】

进一步精细调整后牙尖窝咬合关系，准备开始竖直近中倾斜38（图5-2-3-6）。

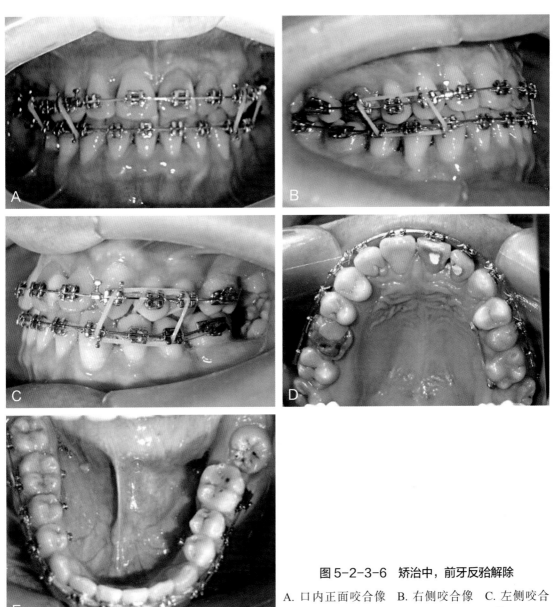

图5-2-3-6 矫治中，前牙反𬌗解除

A. 口内正面咬合像 B. 右侧咬合像 C. 左侧咬合像 D. 上颌牙弓𬌗面像 E. 下颌牙弓𬌗面像

第十六次～第十九次正畸就诊　口腔正畸科　2009 年 4 月 29 日—2009 年 10 月 16 日

【主诉】

正畸复诊，无不适。

【检查】

竖直左下颌第三磨牙中。

【治疗】

继续更换弓丝，进一步竖直近中倾斜 38，精细调整后牙尖窝咬合关系。

第二十次就诊　口腔正畸科　2009 年 11 月 16 日

【主诉】

正畸复诊，无不适。

【检查】

上下颌牙列整齐，前牙覆𬌗覆盖正常，38 直立，双侧后牙尖窝关系咬合紧密，右侧磨牙完全远中关系，左侧磨牙中性关系。

【治疗】

1. 拆除全口固定矫治器，抛光清洁，取印模，制作保持器。

2. 拍口内、外像

口内：上下颌牙列整齐，牙弓对称，前牙覆𬌗覆盖正常，38 直立，右侧磨牙完全远中关系，左侧磨牙中性关系（图 5-2-3-7）。

口外：患者下唇内收，侧面型改善（图 5-2-3-8）。

3. 影像学检查（图 5-2-3-9）

（1）全景片：牙根平行，38 直立，根尖及牙周未见异常（图 5-2-3-9A）。

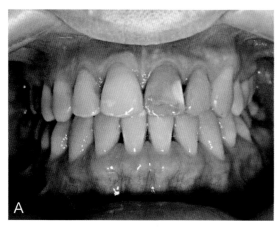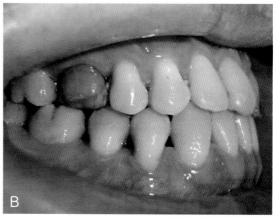

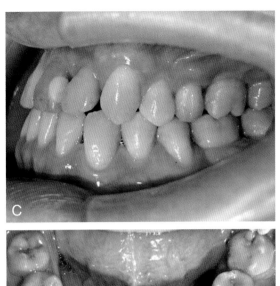

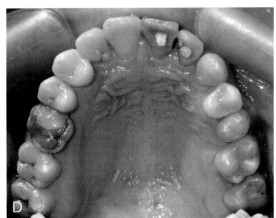

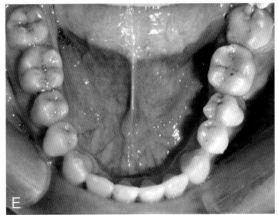

图 5-2-3-7　矫治完成后口内像

A. 口内正面咬合像　B. 右侧咬合像　C. 左侧咬合像　D. 上颌牙弓𬌗面像　E. 下颌牙弓𬌗面像

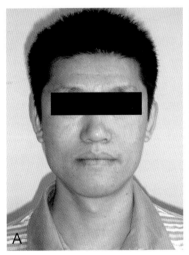
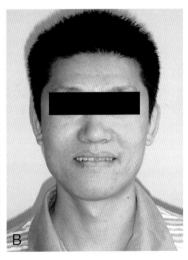
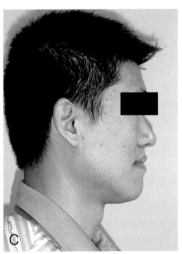

图 5-2-3-8　矫治后口外像

A. 正面像　B. 正面微笑像　C. 侧面像

（2）头颅侧位定位片：骨性Ⅲ类关系改善，上颌前牙前移，下颌前牙大量内收，软组织侧面型改善（图 5-2-3-9B、图 5-2-3-9C，表 5-2-3-3）。

4. 转修复科行 16、21、22、25 冠修复。

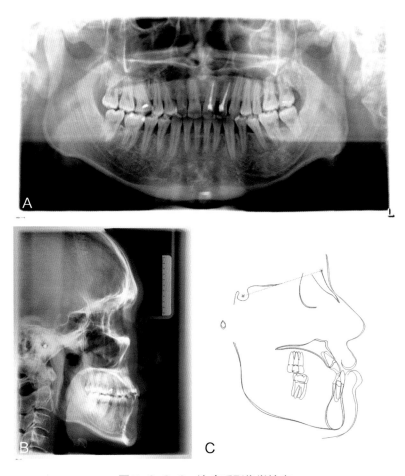

图 5-2-3-9 治疗后影像学检查

A. 治疗后全景片 B. 治疗后头颅侧位定位片 C. 治疗前后 SN 平面头影重叠图

表 5-2-3-3 治疗前后头影测量数据

测量项目	治疗前	治疗后	正常值
SNA/°	77.0	78.1	82.8 ± 4.0
SNB/°	82.3	81.3	80.1 ± 3.9
ANB/°	−5.3	−3.2	2.7 ± 2.0
U1-SN/°	104.0	117.0	105.7 ± 6.3
U1-L1/°	137.8	132.2	125.4 ± 7.9
MP-SN/°	31.0	32.7	33.0 ± 6.0
FMA/°	21.0	23.6	31.1 ± 5.6
IMPA/°	87.2	78.0	93.9 ± 6.2
FMIA/°	71.1	78.4	54.9 ± 6.1
Wits/mm	−12.1	−7.7	−1.5 ± 2.1
Y-axis/°	69.6	70.2	67.3 ± 6.4

第二十一次就诊　口腔正畸科　　2010 年 6 月 15 日

【主诉】

保持半年，复诊。

【检查】

16、21、22、25 已行冠修复，上下颌牙列整齐，前牙覆𬌗覆盖正常，后牙尖窝关系保持良好，牙龈黏膜无异常（图 5-2-3-10、图 5-2-3-11）。

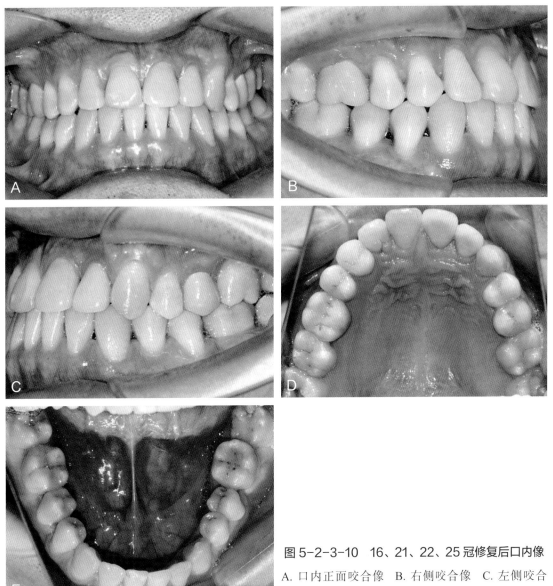

图 5-2-3-10　16、21、22、25 冠修复后口内像

A. 口内正面咬合像　B. 右侧咬合像　C. 左侧咬合像　D. 上颌牙弓𬌗面像　E. 下颌牙弓𬌗面像

【治疗】

建议半年复诊，不适随诊。

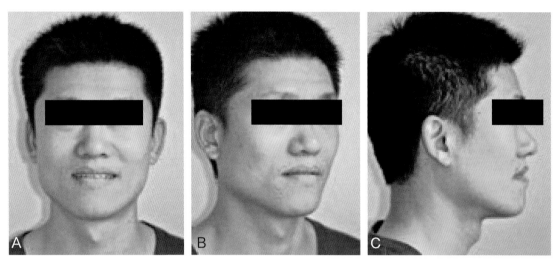

图 5-2-3-11　16、21、22、25 冠修复后口外像

A. 口外微笑像　B. 口外 45º 像　C. 侧面像

【多学科分析】

1. 成年骨性反𬌗伴复杂牙体缺损的矫治考量（中山大学附属口腔医院正畸科，吴莉萍教授）　骨性Ⅲ类错𬌗畸形，常表现为上颌骨发育不足、下颌前突或同时存在，表现为前后牙反𬌗，因为上颌发育不足或下颌发育过度，上颌前后牙会代偿唇倾和颊倾，下颌前后牙代偿舌倾，影响患者咬合功能和面型，甚至影响义齿修复效果和稳定性，患者矫治需求迫切。正畸科医师需要结合口内外检查、模型分析和 X 线头影测量等综合诊断分析，明确患者错𬌗表现和骨性问题的严重性，从而制订合理的矫治计划。

对于严重骨性反𬌗，需要正畸正颌联合治疗，正畸科医师排齐上下颌牙列、整平𬌗曲线、去除患者的牙性代偿和协调上下颌牙弓关系，正颌外科配合手术前徙上颌或后退下颌解决患者的骨性问题，以获得良好的上下颌骨关系和𬌗关系。对于轻度骨性反𬌗，患者主诉要求调整牙𬌗关系，对骨面型畸形没有要求时可以进行掩饰性矫治，即不进行手术解决患者的骨性错𬌗问题，主要利用患者下颌功能性后退改善上下颌矢状和宽度问题，并通过唇倾或维持上颌前牙唇倾度，下颌拔牙解除拥挤，内收下颌前牙，下颌前牙进一步舌倾代偿，矫治反𬌗，建立正常覆𬌗覆盖，同时改善侧面型，解决患者主诉问题。

同时，成年患者口腔内牙列情况复杂，随着年龄的增长，口腔各组织器官会发生不同程度的增龄性变化，如牙釉质脱落、牙体磨耗、牙本质暴露等牙体缺损、残冠、死髓牙、根尖病变、埋伏牙或牙缺失、牙周病、牙槽骨丧失以及颞下颌关节病等多个问题。而成年人组织反应慢，牙槽改建能力弱。正畸科医师需要尽可能根据患者的具体情况，联合牙体牙髓科、口腔颌面外科和口腔修复科等相关科室进行会诊，精准评估和明确病患牙预后、拔牙风险以及需要进行冠修复或义齿修复牙的数目和条件，从而制订最佳治疗和最佳拔牙矫治方案，在达到患者治疗目标和保证健康的同时，减少正畸治疗副作用。

经多学科讨论，正畸科医师对该病例做出拔除没有保留价值的残冠 26 和 36、牙釉质发育不良的 46 和难以牵引入列的埋伏牙 13 的拔牙方案，保留了健康牙和易修复牙，通过正畸矫治排齐错位牙，竖直阻生智齿，内收下颌前牙，关闭拔牙间隙。矫治结束后，建立前牙正常覆𬌗覆盖和良好的后牙尖窝咬合关系，A 点前移，同时 B 点后移，患者凹面型改善，使患者获得最大美学和功能效果的同时，避免种植或桥体修复，仅进行冠修复，简化修复治疗。

为适应上颌发育不足和上颌牙弓，下颌前后牙需要代偿舌倾，下颌拔牙间隙较大，牙移动距离大，但成年患者牙槽改建能力弱，导致下颌前磨牙区牙槽骨降低，牙龈萎缩，三角间隙增大。因此，对成年错𬌗畸形患者，正畸矫治应尽量减少正畸牙移动距离，在矫治过程中还应与牙周科联合治疗，尽量保持牙周的健康和稳定，或者通过牙周骨增量新技术（PAOO）尽量改善牙槽骨降低和牙龈萎缩症状。

2. 埋伏尖牙的精准定位（中山大学附属口腔医院口腔颌面外科，杨辛副教授）　明确上颌埋伏尖牙的形态和准确定位是能否安全拔除患牙的重要前提。早期临床常采用 X 线根尖片进行定位诊断，容易受到普通二维影像技术的局限和口腔颌面组织解剖结构复杂等情况的影响，难以进行准确判断，影响临床手术方案的制订及手术安全性。随着科技进步，目前利用 CBCT 可提供直观且立体的三维重建图像，多角度观察上颌埋伏牙形态结构，精确定位埋伏牙位置、与邻牙及周围组织的关系，通过准确测量分析和诊断，结合全口错𬌗情况确定是否进行开窗牵引埋伏牙入牙列或拔除。因此，埋伏牙的精准定位有利于外科拔除手术方案的制订，明确手术路径，缩短手术时间，避免伤及邻牙。

由于该患者上颌埋伏尖牙形态异常，位置深，冠向上倒置埋伏，开窗牵引难度大，成功率低，且牙列没有间隙，正畸矫治方案可选择拔除埋伏牙，简化治疗，缩短疗程，减少患者痛苦。

拔牙术前要根据患牙位置进行手术设计，根据不同情况设计应对方案。手术切口若位于唇侧应考虑美观问题，尽可能将垂直切口设计在后牙颊侧以减少术后疤痕形成影响美观。缝合时要注意龈缘的精确对位，防止发生术后因龈缘不整齐而影响美观。拔牙过程中应注意精确去骨，保护邻近组织，避免伤及邻牙，必要时患牙可用高速涡轮机分块取出，保留尽可能多的骨质。埋伏牙因位置较高，骨膜完整，术中一般不需要种植骨粉，术后任其自然愈合即可。

3. 前牙根管治疗要点（中山大学附属口腔医院牙体牙髓科，龚启梅副教授）　上颌前牙牙冠变色的原因是由于牙髓组织坏死后红细胞破裂致使血红蛋白分解产物进入牙本质小管所致。虽然患者上颌前牙牙髓坏死，但未见明显根尖周炎症表现，远期预后良好，且上颌前牙维持上唇形态和饱满度及微笑美学，属于具有保留价值的患牙，因此，根管治疗为首选方案。研究发现，髓角内有残余牙髓组织或髓室残留根充材料，是引起术后前牙变色的重要原因，尤其是残余的牙髓组织作用更明显。当无残髓时，髓室内有无根充材料对牙变色的影响无差异，可见残髓可能协同根充材料发挥作用。前牙根管粗大，形态规则，临床上使用镍钛预备器械结合冲洗药物，彻底去除根管内感染物质，可获得良好的清理成形效果，防止牙体硬组织的进一步变色。

常见的牙变色原因有：牙釉质发育不全、氟牙症、四环素牙和牙髓坏死引起的牙变色等。前牙变色严重影响美观，因此是许多人迫切要求解决的问题。变色牙的处理包括牙齿漂白、树脂直接修复、瓷修复体间接修复等几种方式，其中漂白术因术式保守简单，效果明确，目前已经广泛开展，应用于变色死髓牙的治疗，但部分患牙变色时间长或经过反复牙髓治疗，牙本质小管被药物或材料堵塞时，内漂白效果不佳。牙齿漂白可以分为外漂白和内漂白两种方法。本病例中为牙髓坏死导致的牙冠变色，树脂直接修复不能达到美学修复的目的。内漂白法适用于牙髓坏死后的牙变色，是本病例的适应证，因此建议患牙先行髓腔内漂白，改善或消除变色因素，择期再行修复治疗。患者考虑患牙变色时间较长和复诊次数较多等，最终选择直接全冠修复。

4. 前牙美学修复和不良修复体再修复要点（中山大学附属口腔医院修复科，张新春教授）　患者对口腔修复治疗的目标不仅仅是恢复口腔功能，对美学也会有一定的要求。前牙修复是美学修复的重要组成部分，美学设计是美学修复治疗的关键和起点。临床上针对前牙修复，大多考虑应用全瓷类修复体。目前常用的全瓷类修复材料多为玻璃陶瓷类（长石质陶瓷、白榴石基陶瓷、硅酸锂基陶瓷等）和氧化物陶瓷类（氧化铝陶瓷、氧化锆陶瓷等）。全瓷材料是较为理想的修复材料，强度较高，颜色与正常牙相近，修复后整体美学效果较理想。在该病例中，通过正畸治疗恢复了该患者上颌前牙列左右对称性及宽度比，但21、22变色严重影响美观，因此选用了氧化锆全瓷冠，兼顾了通透性和美观性，获得了良好的美学效果。对某些变色严重，遮色效果不理想的患牙，建议提前进行漂白处理，将牙变色程度减轻，将会为未来修复提供更好的基础条件。

不良固定修复体常见于基牙烤瓷冠修复体边缘密合性欠佳，有悬突，表面粗糙等破坏了正常的牙周生理状态，造成局限性牙周炎、牙槽骨吸收和深牙周袋等问题，应尽早进行拆除，并对患牙进行评估，确实无法再修复的患牙需进行拔除。能够保留的患牙，需要完善治疗，再次修复时，必须使受到破坏的牙周组织恢复至生理状态才能进行牙体预备，以保证再次修复后获得美观的牙龈缘形态，同时必须考虑余留牙体的抗力形和固位形型，以获得整个修复体的成功与长期稳定。

（吴莉萍）

参考文献

1. WILLIAM R P, HENRY W F, BRENT E L, et al. Contemporary orthodontics, 6th ed. 2018.

2. MCBEAIN M, MILORO M. Characteristics of supernumerary teeth in non-syndromic population in an urban dental school setting. J Oral Maxillofac Surg, 2018, 76 (5): 933-938.

3. WILCKO M T, FERGUSON D J, MAKKI L, et al. Keratinized gingiva height increases after alveolar corticotomy and augmentation bone grafting. J Periodontol, 2015, 86(10): 1107-1115.

4. ALLAREDDYl V, CAPLIN J, MARKIEWICZ M R, et al. Orthodontic and surgical considerations for treating impacted teeth. Oral Maxillofac Surg Clin North Am, 2020, 32(1): 15-26.

5. GUELZOW A, STAMM O, MARTUS P, et al. Comparative study of six rotary nickel-titanium systems and hand instrumentation for root canal preparation. Int Endod J, 2005, 38(10): 743-752.

6. SABET Y, SHAHSIAH S, YAZDIZADEH M, et al. Effect of deep cryogenic treatment on cyclic fatigue resistance of controlled memory wire nickel-titanium rotary instruments. Dent Res J (Isfahan), 2020, 17(4): 300-305.

7. INGLE J I, BAKLAND L K. Endodontics, 5th ed. Hamilton: BC Decker Inc, 2002.

8. KAMER A R, PIRRAGLIA E, TSUI W, et al. Periodontal disease associates with higher brain amyloid load in normal elderly. Neurobiol Aging, 2015, 36 (2): 627-633.

9. ABDUO J, LYONS K M. Interdisciplinary interface between fixed prosthodontics and periodontics. J Periodontol 2000, 2017, 74(1): 40-62.

四、病例 4　种植联合天然牙全口咬合重建

联合种植牙与天然牙进行咬合重建是口腔种植修复常面临的选择。天然牙的保留有利于牙周本体感受器发挥定位、感温、控力等作用，可通过术前充分的模型演示、蜡型重建咬合，根据天然牙在未来牙弓中的位置决定牙体预备的多少及修复方式，最大程度保留天然牙的活髓状态。由于种植牙和天然牙与牙槽骨连接的方式不同，对𬌗力的缓冲能力不一，种植牙在咬合重建时需要实现种植体保护𬌗，使种植牙与天然牙和谐共存，实现牙列功能的重建。

第一次就诊　**口腔种植科**　2012 年 4 月 17 日

【基本信息】

患者，66 岁，男性。

【主诉】

前牙重度磨耗来院治疗。

【病史】

患者全口多颗牙因龋缺失 3 ~ 5 年未修复，其余牙不同程度磨耗，咀嚼效率低、进食困难要求治疗。否认全身系统性疾病与药物过敏史等。

【检查】

1. 口内检查　11、15、16、36、37、46缺失，牙槽嵴不同程度萎缩；17残根断面至根分叉；35残根近中移位伴松动Ⅰ度；17残根松动Ⅱ度；22、24残根，不松；34、45残冠，不松；12、21、31、32、33、42切端磨耗，可见大面积牙本质暴露；23颈部白色充填体；47殆面银汞充填体（图5-2-4-1A、C、D）；牙髓电活力测试17、22、24、34、35、45无活力，其他余留牙有活力。

2. 影像学检查　全景片显示17、22、24、34、35、45根尖区可见小范围透射影，17根分叉区透射影；缺牙区垂直骨量大于10mm，骨密度较好（图5-2-4-1B）。

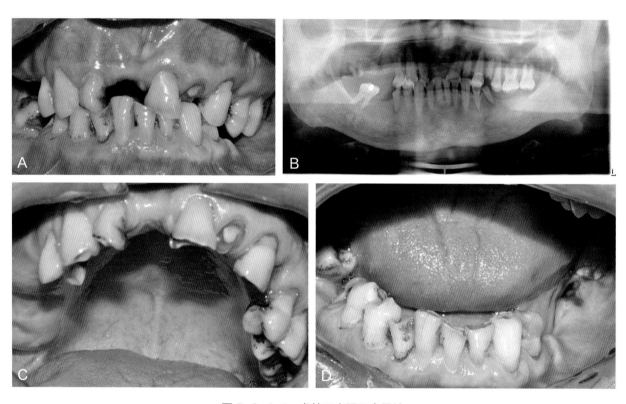

图5-2-4-1　术前口内照及全景片

A.口内咬合照　B.全景片　C.上颌牙列口内照　D.下颌牙列口内照

3. 垂直距离检查　外眦至口角延长线距离70mm，紧咬牙时鼻底至颏底距离66mm。

4. 咬合检查　肌力闭合道与最大牙尖交错位一致，口内双侧各存在1个稳定的咬合支持区，Spee曲线曲度较小，殆平面左右基本对称，前牙对刃殆，部分磨牙缺失无咬合关系。

5. 颞下颌关节检查　面部左右基本对称，双侧颞下颌关节区无压痛、弹响，面部及咀嚼肌触诊无异常，开口型无偏斜，开口度42mm，关节区无压痛、无弹响，下颌运动无受限。CBCT检查显示：双侧关节骨质未见明显增生或吸收，关节间隙基本正常（图5-2-4-5A、B）。

6. 美学评估　部分上颌前牙缺失，余留牙牙体形态严重缺陷，下颌前牙排列轻度拥挤，上颌前牙龈缘线左右不对称，低位笑线，不露龈。

【诊断】

牙列缺损（11、15、16、36、37、46缺失）；17、22、24、35残根；34、45残冠；17、22、24、34、35、45根尖周炎；17根分叉病变；12、21、31、32、33、42磨耗2~3度（Carlssion分级）。

【治疗计划】

1. 藻酸盐制取研究模型及颌位记录。

2. 半可调𬌗架进行模型分析及现有咬合关系诊断。

3. 多学科诊疗会诊制订诊疗方案。

第一次多学科诊疗讨论 2012年4月26日

【讨论目的】

根据模型分析及现有咬合关系诊断情况确定种植修复方案及残冠残根的治疗方案。

【参与科室】

牙体牙髓科、口腔修复科、口腔种植科。

【讨论意见】

1. 牙体牙髓科 建议保留22、34、45行RCT。17残根断面低，X线片根分叉处可见透射影，建议拔除。24断面低于牙槽嵴顶，X线片根管影像不清晰，根尖区透射影，RCT预期治疗效果不良，建议拔除。35残根近中移位伴松动Ⅰ度，建议拔除。12、21、31、32、33、42 X线片未见根尖周透射影，建议保留活髓修复治疗。

2. 口腔修复科 患者由于牙列缺损及磨耗造成垂直距离降低约4mm，拟制作上下颌义齿胶连咬合板升高垂直距离，确定患者最舒适的下颌位置和垂直距离，调磨戴用3个月，在患者完全适应新的颌位、咬合高度后，重新评估口颌系统状况开始正式修复。取印模、记录颌位关系、面弓转移上𬌗架、制作诊断蜡型。修复体制作建议采用氧化锆底加饰瓷的全瓷冠修复方式，缺失牙种植修复体也可采用同种材料。

3. 口腔种植科 拔除不能保留的患牙17、24、35后，考虑11、24、46种植单冠修复，15—17，35—37种植桥修复。

【结论】

拟戴用3个月咬合板至颌位及垂直距离合适。转关系制作诊断蜡型重建咬合（图5-2-4-2A~C、E、F）。拔除17、24、35，保留22、34、45行RCT后纤维桩树脂核修复及全瓷冠修复（图5-2-4-2D）。12、13、21、31、32、33、41、42、43、44保留活髓行全瓷冠修复（图5-2-4-2H、I）。11、24、46种植单冠修复，15—17，35—37种植桥修复。

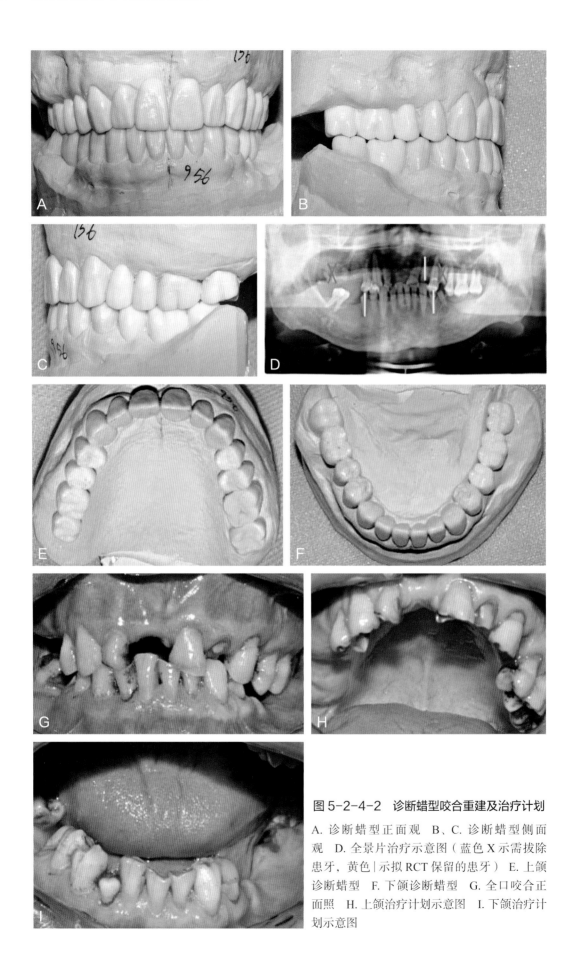

图5-2-4-2　诊断蜡型咬合重建及治疗计划

A. 诊断蜡型正面观　B、C. 诊断蜡型侧面观　D. 全景片治疗示意图（蓝色 X 示需拔除患牙，黄色 | 示拟 RCT 保留的患牙）　E. 上颌诊断蜡型　F. 下颌诊断蜡型　G. 全口咬合正面照　H. 上颌治疗计划示意图　I. 下颌治疗计划示意图

第二次就诊　牙体牙髓科　2012年5月8日

【主诉】

要求治疗22、34、45。

【检查】

22、34、45残冠残根，无叩痛，无松动，未探及深牙周袋，X线片可见根尖区小范围透射影。

【治疗】

22、34、45去龋，开髓，清理根管，3% NaClO冲洗，机械镍钛锉预备至$40^{\#}/04$，封氢氧化钙糊剂，ZOE暂封。嘱2周后复诊。

第三次就诊　牙体牙髓科　2012年5月21日

【主诉】

22、34、45无不适。

【检查】

22、34、45暂封完整，无叩痛，无松动，未探及深牙周袋。

【治疗】

22、34、45去除暂封，清理根管，3% NaClO冲洗，插入牙胶尖拍片示牙胶尖末端距根尖0.5mm，环氧树脂型根充糊剂加牙胶尖侧压充填，拍根尖X线片，玻璃离子暂封。嘱1个月后复诊，评估是否可行桩核冠修复。

第四次就诊　口腔颌面外科　2012年6月4日

【主诉】

要求拔除17、24、35。

【检查】

17、24残根断面低，35残根近中移位伴松动Ⅰ度，X线片示17根尖区及根分叉处透射影。

【治疗】

阿替卡因局部浸润麻醉下微创拔除17、24、35，仔细搔刮拔牙创，去除根尖区肉芽组织，止血，嘱3个月后复诊。

第五次就诊 口腔修复科 2012年6月14日

【主诉】

要求制作咬合板。

【检查】

面型左右基本对称，开口型正常，开口度42mm，关节区无压痛无弹响。CBCT检查显示：双侧关节骨质未见明显增生或吸收，关节间隙基本正常。外眦至口角延长线距离70mm，紧咬牙时鼻底至颏底距离66mm。

【治疗】

全口藻酸盐印模，硬石膏灌制模型。

在患者的最大牙尖交错位升高咬合垂直距离约4mm，咬蜡，上𬌗架，交技工室制作上下颌全牙列接触型义齿胶连咬合板。2周后试戴咬合板，调𬌗，确认垂直距离升高为4mm，息止𬌗间隙约2mm。嘱患者初期仅夜间配戴，适应后逐渐增加配戴时间，直至24小时。嘱每月复诊调𬌗，不适随诊。复诊略。

第六次就诊 口腔修复科 2012年9月24日

【主诉】

咬合板戴用3个月无不适。

【检查】

触诊关节区无压痛，张闭口关节无弹响。拍摄CBCT，与修复前对比，关节的前、后、上间隙基本相等，关节形态亦未发生改变，骨质均未见增生或吸收现象（图5-2-4-5D、图5-2-4-5E）。

【治疗】

嘱继续戴用咬合板，择期永久修复。

第七次就诊 口腔种植科 2012年10月25日

【主诉】

要求种植修复右侧缺失后牙。

【检查】

17、16、15、46缺失，拍CBCT示牙槽嵴顶宽度7~10mm，17区可用骨高度9mm，15、46区骨高大于10mm，骨密度适中。

【治疗】

常规消毒辅巾，盐酸阿替卡因局部麻醉下，17、16、15、46区牙龈切开、翻瓣，牙槽骨修整、定位，逐级进行窝洞预备、攻丝。在 17、15、46 处植入牙种植体 5mm×8mm、4.5mm×11.5mm、4.5mm×11.5mm 共 3 枚，17 初期稳定性 20N·cm 接覆盖螺丝，15、46 初期稳定性 35N·cm，接愈合基台，牙龈修整成型，拉拢缝合。嘱术后口服抗生素。2 周后拆线。

第八次就诊 口腔种植科 2012 年 11 月 26 日

【主诉】

要求种植修复左侧缺失后牙及上颌前牙。

【检查】

11、24、35、36、37 缺失，CBCT 示牙槽嵴顶宽度 5～8mm，可用骨高度大于 10mm，骨密度适中。

【治疗】

常规消毒辅巾，盐酸阿替卡因局部麻醉下，11、24、35、36、37 区牙龈切开、翻瓣，牙槽骨修整、定位，逐级进行窝洞预备、攻丝，在 11 处植入牙种植体 3.8mm×11.5mm 一枚，初期稳定性 15N·cm，接覆盖螺丝，唇侧植入脱蛋白牛骨基质 0.25g，覆盖可吸收胶原膜，减张缝合，埋置式愈合。24、35、37 区分别植入 3.8mm×11.5mm、4.5mm×11.5mm、4.5mm×10mm 三枚种植体，初期稳定性 35N·cm，接愈合基台，穿龈愈合。嘱术后口服抗生素。2 周后拆线。

第九次就诊 口腔种植科 2013 年 3 月 11 日

【主诉】

种植牙无不适，要求修复种植牙。

【检查】

11、17 区牙龈色正常，挤压无不适，15、24、35、37、46 基台无松动，牙龈色正常。全景片示种植体周骨愈合良好。

【治疗】

常规消毒辅巾，盐酸阿替卡因局部麻醉下，11、17 区牙龈切开、翻瓣，接愈合基台，止血，嘱 2 周后复诊。

第十次就诊 口腔种植科 2013 年 3 月 25 日

【主诉】

种植牙无不适，要求全口修复。

【检查】

　　11、15、17、24、35、37、46 基台无松动，牙龈色正常，挤压无不适。22、34、45 RCT 后无不适，X 线片示根充完善，根尖区阴影范围稳定（图 5-2-4-3F）。

【治疗】

　　咬合板从中线切断后分次戴入口内为导板，分区段进行牙体预备及硅橡胶记录咬合关系。其中 12、13、21、31、32、33、41、42、43、44 活髓牙局麻下牙体预备，22、34、45 行纤维桩加树脂核修复后牙体预备，含肾上腺素排龈线排龈；11、15、17、24、35、37、46 取下愈合基台，种植体接转移杆（图 5-2-4-3D、图 5-2-4-3E），闭窗式硅橡胶一次印模，选择永久基台，转移杆接替代体后插回硅橡胶阴模，制作人工牙龈，超硬石膏灌制模型，连同分次取得的左右侧硅橡胶咬合记录交由技工室制作修复体。制作上述预备体临时牙并戴入。

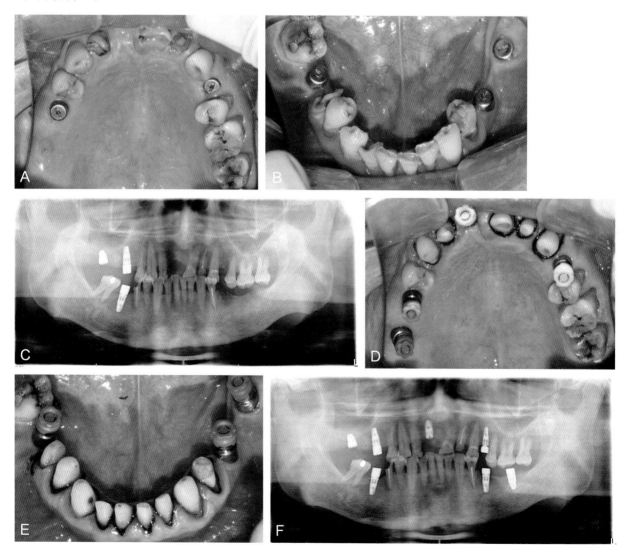

图 5-2-4-3　治疗过程

A. 种植术后 1 个月上颌牙列口内照　B. 下颌牙列口内照　C. 第 1 次种植手术后全景片　D. 二期修复时上颌牙列口内照　E. 二期修复时下颌牙列口内照　F. 第 2 次种植手术后全景片

第十一次就诊　口腔种植科　2013年4月3日

【主诉】

预备牙位及种植牙无不适。

【检查】

11、15、17、24、35、37、46基台无松动，牙龈色正常，挤压无不适。12、13、21、22、31、32、33、34、41、42、43、44、45临时牙完好，无松动，无叩痛。

【治疗】

12、21、22、31、32、33、34、42、45含肾上腺素排龈线排龈，试戴全瓷冠，多功能树脂粘接；11、15、17、24、35、37、46取下愈合基台，试戴永久基台，25N·cm锁紧，无菌棉加树脂封基台，试戴种植冠桥，多功能树脂粘接（图5-2-4-4A～图5-2-4-4C）。去除多余树脂，牙线通畅邻接，全口咬合调整、抛光，嘱渐进性负荷，定期复查。

【治疗完成评价】

通过治疗前后对比，治疗后的美学效果包括颜色、形态、排列改善，牙龈、唇齿美学关系，医患双方均满意。咬合情况检查：牙体咬合面形态改善，ICP咬合接触稳定（图5-2-4-4G、H），种植体保护𬌗建立，前伸及侧方咬合无干扰，前牙浅覆𬌗浅覆盖、Spee曲线曲度改善。面部及口周肌肉无异常，关节区无压痛无弹响，下颌运动无受限。舌运动无受限，发音清晰。牙周健康状况稳定。患者自觉咀嚼、言语等功能舒适、无障碍。

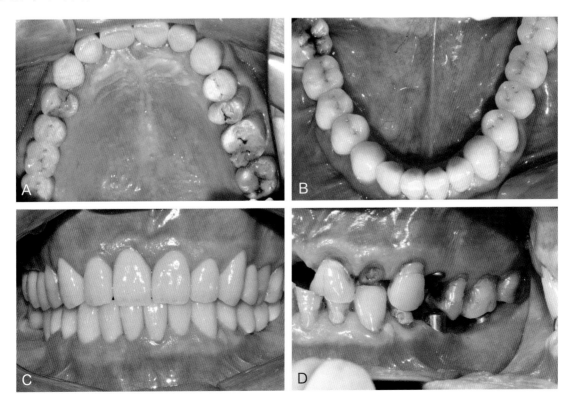

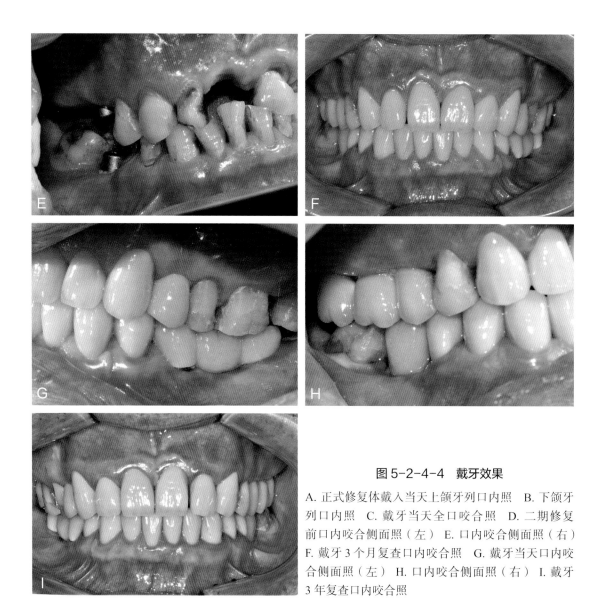

图5-2-4-4　戴牙效果

A. 正式修复体戴入当天上颌牙列口内照　B. 下颌牙列口内照　C. 戴牙当天全口咬合照　D. 二期修复前口内咬合侧面照（左）　E. 口内咬合侧面照（右）　F. 戴牙3个月复查口内咬合照　G. 戴牙当天口内咬合侧面照（左）　H. 口内咬合侧面照（右）　I. 戴牙3年复查口内咬合照

后续维护　口腔种植科

2013年7月23日第1次复查，2014年1月9日第2次复查，2015年1月28日第3次复查，2016年1月7日第4次复查，2017年7月13日第5次复查，2018年8月13日第6次复查，2019年7月12日第7次复查。

治疗后随访结果评价：3个月到6年的时间里，进行定期的病例复查随访，见天然牙修复体完整，边缘紧密贴合，无继发龋、无修复后敏感，牙周健康，种植体周骨水平稳定，种植修复体完整，全口咬合稳定，无𬌗干扰，患者对治疗效果满意（图5-2-4-5C、图5-2-4-4F）。

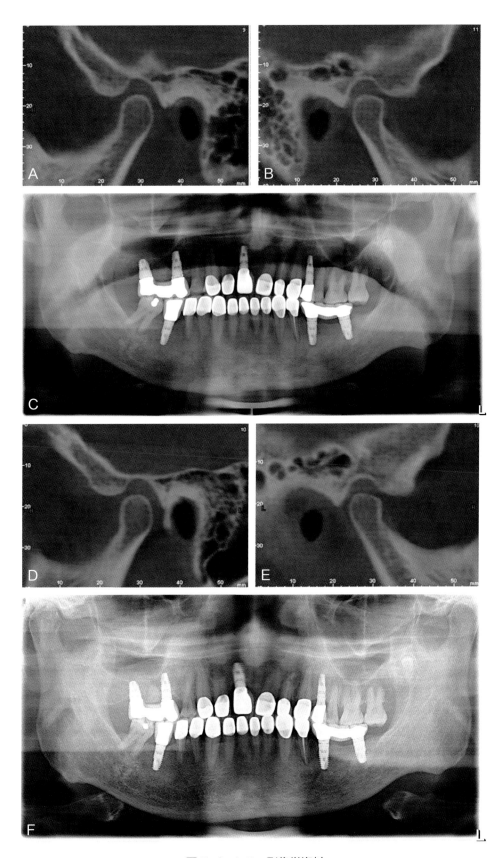

图 5-2-4-5 影像学资料

A. 咬合升高前左侧关节 CBCT B. 咬合升高前右侧关节 CBCT C. 戴牙 3 个月全景片 D. 咬合升高后左侧关节 CBCT E. 咬合升高后右侧关节 CBCT F. 戴牙 3 年全景片

【多学科分析】

1. 咬合重建保留残冠残根时应考虑的因素（中山大学附属口腔医院牙体牙髓科，刘路副教授）　天然牙特别是残冠残根是否保留要考虑以下因素。

（1）冠根比：咬合重建垂直距离升高之后牙冠与牙根高度之比应小于1∶1，这样才能很好地抵抗咬合力尤其是侧向咬合力，该病例所有选择保留的天然牙在咬合重建后冠根比均小于1∶1。

（2）剩余牙体的抗力形，牙体缺损的范围和形状，根管壁厚度都在考虑之列。经过完善的根管治疗，充分暴露根管口，大锥度根管预备都会使剩余牙体的抗力形相对下降，还有些超过10年的残冠残根，由于长期缺乏营养供应牙质变脆，虽然根尖片上看起来还比较完整牙根也够长，修复受力之后很容易出现牙根折裂。

（3）根管治疗的预后，有一些顽固的根尖周炎或者根管形态变异较大，根管治疗不能取得较好效果的患牙应慎重考虑，如糖尿病患者全身免疫因素影响，根尖周感染细菌耐药，出现牙髓-牙周联合病变，根管根尖侧支较多，C型根管，根管异物断针等。

（4）残冠残根的三维位置：如果患牙移位偏离正常牙弓曲线较多，修复后会导致较大侧向受力，可以选择拔除，有些相对完整的患牙可考虑正畸移动至正常位置后保留。

（5）牙根拔除后可能的修复方式：如果牙根拔除后，因全身因素或局部条件所限不能进行种植治疗，则在拔牙前更应慎重，权衡利弊，做出更为个性化的设计。本病例中共有6个残冠残根的去留需要抉择，经过各方综合考虑保留了其中3个（22、34、45）；17因松动和根分叉透射影决定拔除，35因为近中移位且松动而拔除；24则是因为根尖有透射影，且根管形态不清钙化明显，预期根管治疗效果不佳而拔除。

2. 牙齿磨耗的病因及治疗方法（中山大学附属口腔医院牙体牙髓科，刘路副教授）　广义的牙齿磨耗是指牙齿硬组织除龋坏、外伤影响外发生的逐渐丧失。按照病因机制及其表现分为三类：磨耗、磨损和酸蚀。狭义的磨耗，是指牙齿在咀嚼时发生的牙体硬组织缓慢丧失，又称为咀嚼磨耗。咀嚼磨耗属于生理性变化，无显著影响时，不需要特殊治疗。磨损是指在非正常咀嚼运动外，牙齿因受到反复的高强度的机械摩擦而引起的硬组织快速丧失，也称为非咀嚼磨损。这种磨损是一种需要及时治疗和干预的病理性接触，病因通常有咬硬物习惯、不正确的刷牙方法和夜磨牙。酸蚀是指由于酸雾或酸酐长期腐蚀而逐渐脱矿丧失的疾病。脱矿过程与酸的接触有明确关系，而与细菌无关。在这种酸性环境中，牙齿组织的磨耗是由机械和化学因素联合作用导致的。该老年患者是由咀嚼磨耗导致垂直高度下降，表现为全口牙齿有大量的牙釉质和牙本质丧失，部分临床牙冠短小，前牙对刃𬌗。

对于牙齿磨耗的治疗，医师要根据患者的诉求，现病史和既往病史，结合相关的临床检查，对患者磨耗的病因进行分析、判断。在治疗过程中应该运用口腔全科思维进行治疗设计，并尊重患者个人的意愿及要求，为其提供合理的治疗方案，用最安全有效的方式帮助患者恢复咬合关系，重建垂直距离，改善患者咀嚼功能，恢复口颌系统健康。对于重度磨耗的患者，在进行咬合重建治疗时，医师可根据患者的病情需要选择合适的修复形式，常用的如：固定义齿、可摘局部义齿、固定 - 可摘联合修复及种植义齿修复等。

3. 联合天然牙与种植牙共同修复时的注意事项（中山大学附属口腔医院口腔种植科，王劲茗副教授）　咬合重建同时有种植牙和天然牙需要永久修复时，可采用两阶段修复法：第一阶段先于预期高度修复天然牙，第二阶段再修复种植牙。也可天然牙与种植牙同时修复，但该操作技术敏感性高，应谨慎选择。天然牙修复时为提高印模制取的精确性，通常建议采用二次印模法，即硅橡胶重体先取第一次印模，加上轻体后取第二次印模；而种植牙修复时多采用一次印模法，即轻体和重体同时应用，也可选用流动性较好的聚醚硅橡胶同期印模。如果天然牙和种植牙同时修复，则取印模时只能采用一次印模法。取模时因基牙较多操作复杂，技术敏感性高，对术者及助手操作技能有一定要求。如果参与咬合重建的天然牙较多时，应采用种植体保护𬌗，种植修复体咬合应比天然牙低 $20 \sim 100 \mu m$，反之如果天然牙数量较少，则应当考虑由天然牙和种植体共同负担咬合力。本病例在修复阶段采用的是硅橡胶轻体与重体同时应用的一次印模法，咬合重建后天然牙与种植牙数量之比为 19∶9，因此建立了种植体保护𬌗。种植体保护𬌗旨在减小种植修复体上所受𬌗力，以避免种植体咬合过载。种植体咬合过载是指在行使正常口腔生理功能或口腔副功能时，作用在种植修复体上的咬合力，造成了种植体与周围组织结合和 / 或种植体上部结构的破坏。咬合过载通常被认为会造成种植体周围骨吸收，导致种植修复失败。种植体保护𬌗的主要原则：①建立稳定的正中止接触；②咬合接触和咬合力均匀分布；③下颌后退位与牙尖交错位之间协调一致；④有广泛的正中自由域；⑤尽可能采用前牙引导；⑥侧方运动时，工作侧有接触，而非工作侧无𬌗干扰。

4. 咬合重建颌位关系的确定和转移（中山大学附属口腔医院口腔修复科，阎英教授）　咬合重建是指用修复方法对牙列的咬合状态进行改造和重新建立，包括全牙列𬌗面的再造、颌位的确定、恢复合适的垂直距离、重新建立正常的𬌗关系，使之与颞下颌关节及咀嚼肌的功能协调一致，从而消除因咬合异常而引起的口颌系统紊乱，恢复口颌系统的正常生理功能。咬合重建颌位关系的确定包含垂直关系和水平关系两个方面，根据个体情况确定适合的颌位关系是咬合重建成功的前提。

（1）确定垂直关系：确定垂直关系的方法有息止𬌗间隙法、发音法、面部比例法、𬌗垫法、肌电监控法等。但是，目前还没有一种公认的客观准确的方法，其原因主要有两个：①个体的垂直距离并非一个精确的数值；②不同的确定垂直距离的方法均有其局限性。在临床中，为了尽量合理而准确地确定垂直距离，根据一种方法判断患者的垂直距离显然是不够的，仅利用一种方法会增大误差。我们需要了解不同方法的优缺点，根据患者具体情况以及医师的经验，来综合判断、确定和检验垂直距离，不同方法相互验证，并结合患者的感受做一定程度的修整，最终获得一个最适合患者的垂直距离。

（2）确定水平位置关系：确定水平位置关系的方法包括。

1）确定正中关系（Dawson 技术法）：是当前应用最广的确定正中关系和正中关系殆的方法，常用的是"双手技术"。

2）利用原有颌位：当原有颌位能维持正常口颌系统功能时，利用原有的颌位关系，通过后牙咬合法在其肌力闭合道上建殆。

3）适应性正中：一些颞下颌关节结构紊乱的患者，没有正中关系，但其口颌系统也能在正中殆（牙尖交错殆）附近行使正常功能，这种现象称为适应性正中或适应性正中状态。

本例患者，由于后牙缺失未及时修复，造成部分前牙磨耗严重，垂直距离降低，但并未造成口颌系统功能障碍，且双侧前磨牙咬合接触区域各存在一个稳定的咬合支持区，口内咬合状态稳定。我们根据面部比例法选取面中 1/3 的高度来初步确定垂直距离，并在肌力闭合轨道上确定初步水平位置关系，以上下颌义齿胶连咬合板进行 3 个月适应性验证，获取适宜的颌位关系，继而以面弓转移此关系上殆架指导修复体制作，最终使患者获得一个新的、具有正常功能的咬合接触关系。

（王劲茗）

参考文献

1. TROPE M. Implant or root canal therapy: an endodontist's view. J Esthet Restor Dent, 2005, 17(3): 139-140.

2. FELTON D A. Implant or root canal therapy: a prosthodontist's view. J Esthet Restor Dent, 2005, 17(4): 197-199.

3. PARIROKH M, ZARIFIAN A, GHODDUSI J. Choice of treatment plan based on root canal therapy versus extraction and implant placement: a mini review. Iran Endod J, 2015, 10(3): 152-155.

4. MEHTA S B, BANERJI S, MILLAR B J, et al. Current concepts on the management of tooth wear: part 1. Assessment, treatment planning and strategies for the prevention and the passive management of tooth wear. Br Dent J, 2012, 212(1): 17-27.

5. MUTS E J, VAN P H, EDELHOFF D, et al. Tooth wear: a systematic review of treatment options. J Prosthet Dent, 2014, 112(4): 752-759.

6. GOLDSTEIN G, GOODACRE C, GREGOR M K. Occlusal vertical dimension: best evidence consensus statement. J Prosthodont, 2021, 30(S1): 12-19.

7. CALAMITA M, COACHMAN C, SESMA N, et al. Occlusal vertical dimension: treatment planning decisions and management considerations. Int J Esthet Dent, 2019, 14(2): 166-181.

8. SHERIDAN R A, DECKER A M, PLONKA A B, et al. The role of occlusion in implant therapy: a comprehensive updated review. Implant Dent, 2016, 25(6): 829-838.

9. MOREIRA A H, RODRIGUES N F, PINHO A C, et al. Accuracy comparison of implant impression techniques: a systematic review. Clin Implant Dent Relat Res, 2015, 17 Suppl 2: e751-764.

10. PAPASPYRIDAKOS P, CHEN C J, GALLUCCI G O, et al. Accuracy of implant impressions for partially and completely edentulous patients: a systematic review. Int J Oral Maxillofac Implants, 2014, 29(4): 836-845.

五、病例 5　前牙多牙种植修复美学与天然牙修复美学的自身对比

保留天然牙修复还是拔除天然牙种植，是很多口腔科医师面临的选择。尤其在前牙美学区，面临红白美学及轮廓美学的挑战，我们应该从生物、功能、美学等各方面进行综合考量。本病例上颌前牙间隔五年先后行天然牙牙周夹板修复和种植牙桥修复，通过自身对照展现保留天然牙与种植牙的红白美学及轮廓美学效果，为口腔临床医师的选择提供参考。

第一次就诊　口腔种植科　2011 年 3 月 7 日

【基本信息】

　　患者，60 岁，男性。

【主诉】

　　上颌牙列多颗牙松动要求种植修复。

【病史】

　　患者因上颌多颗牙松动，于外院拔除半年至一年。现自觉上颌剩余牙松动，进食困难，要求治疗。否认全身系统性疾病与药物过敏史等。

【检查】

　　1. 口内检查　14、15、16、17、24、27 缺失，上颌前牙散在间隙，11、12、13、21、22、23 松动 Ⅰ ~ Ⅱ 度，PD = 2 ~ 4mm，探诊出血。25、26 松动 Ⅱ ~ Ⅲ 度，PD = 3 ~ 7mm，牙周溢脓。缺牙区牙槽嵴未见明显萎缩。下颌牙列未见松动，牙石 Ⅱ 度。

　　2. 影像学检查　全景片显示 13—23 牙槽骨吸收至根中 1/3。26 根尖周透射影明显。上颌窦气化较好，双侧后牙区骨量不足，右侧缺牙区窦嵴距仅 2 ~ 5mm。骨密度较好（图 5-2-5-1A）。

　　3. 垂直距离检查　外眦至口角延长线距离 69mm，紧咬牙时鼻底至颏底距离 68mm。

　　4. 颞下颌关节检查　面型左右基本对称，开口型正常，开口度 3 指半，关节区无压痛无弹响。

【诊断】

牙列缺损；中重度成人牙周炎。

【治疗计划】

1. 建议全口牙周基础治疗。

2. 藻酸盐取研究模型。

根据牙周治疗完成情况制订后续治疗方案。

第二次就诊 **牙周科** 2011年3月7日

【主诉】

要求进行全口牙周治疗。

【检查】

上颌前牙散在间隙，11、13、21、23松动Ⅰ度，12、22松动Ⅱ度，牙龈色基本正常，PD=2~4mm，BOP（+）。25、26松动Ⅱ~Ⅲ度，26探及根分叉区，根面探及牙石，牙周溢脓，PD=3~7mm，BOP（+），上颌余留牙可见附着丧失。全景片显示13—23牙槽骨吸收至根中1/3，26根尖周透射影明显。

【治疗】

全口超声龈上洁治，过氧化氢溶液冲洗，上碘甘油。

第三次~第五次就诊 **牙周科** 2011年3月14日，2011年3月22日，2011年5月3日

【主诉】

要求继续进行牙周治疗。

【检查】

同第二次就诊。

【治疗】

盐酸阿替卡因局麻下全口余留牙分次行超声龈下刮治，结合局部手工刮治，根面平整，过氧化氢溶液冲洗，局部上派力奥。

第一次多学科诊疗讨论 2011年5月31日

【讨论目的】

根据牙周治疗情况确定上颌余留牙是否保留，并确定种植修复方案。

【参与科室】

口腔种植科、牙周科、口腔修复科、牙体牙髓科。

【讨论意见】

1. 牙周科　经过牙周基础治疗之后患者上颌前牙 PD = 2 ~ 3mm，BOP（ - ），可以考虑保留行牙周夹板修复，注意定期维护。上颌前牙散在间隙，可选用联冠方式进行牙周夹板修复，考虑到上颌前牙附着丧失，部分牙根暴露，建议行 RCT 后，再做牙周夹板修复。如果种植整体设计需要也可以考虑拔除。25、26 经牙周治疗后松动度 Ⅱ ~ Ⅲ 度无改善，建议拔除。

2. 口腔种植科　如果保留上颌前牙做牙周夹板修复，患者双侧后牙区均需要进行种植治疗。两侧上颌后牙区骨量不足，需要做骨增量手术或选择短种植体种植修复，两种情况都不允许即刻负重。建议先行右侧后牙区种植修复，恢复右侧咀嚼功能后，再拔除左侧两枚余留后牙种植修复。如果考虑拔除上颌余留牙，则可以充分利用上颌前牙区骨量及上颌窦前壁斜行种植完成即刻种植即刻负重，术后即可恢复咬合功能。

3. 牙体牙髓科　上颌前牙牙体完整，根管影像清晰，牙周治疗效果好。可考虑根管治疗后行牙周夹板修复。

4. 口腔修复科　建议使用生物相容性较好的贵金属烤瓷连冠完成牙周夹板修复。

【结论】

保留上颌前牙行 RCT 后牙周夹板修复，右上颌后牙区行上颌窦提升植骨，同期种植或不植骨行短种植体种植修复。待完成右侧种植修复后，再拔除 25、26，拔牙 3 个月后左侧上颌后牙区行上颌窦提升植骨，同期种植或不植骨行短种植体种植修复。

第六次就诊　**口腔种植科**　2011 年 6 月 27 日

【主诉】

要求进行右侧上颌后牙种植治疗。

【检查】

右上颌后牙区牙槽嵴宽度理想，角化龈充足，CBCT 测量显示骨嵴顶宽 8 ~ 10mm，窦嵴距 2 ~ 5mm，骨密度良好。

【治疗】

常规消毒辅巾，盐酸阿替卡因局部麻醉下，右上颌后牙区牙龈切开，翻瓣，右侧上颌窦侧壁开窗，仔细剥离上颌窦黏膜，牙槽嵴备洞，于 14、15、17 处植入牙种植体 4.5mm × 11mm 三枚，接覆盖螺丝，扭矩 25N·cm，上颌窦内植入脱蛋白牛骨基质 0.75g，侧壁覆盖可吸收胶原膜，减张缝合创口，埋置愈合（图 5-2-5-1B）。嘱术后口服抗生素，2 周后拆线。

> **第七次，第八次就诊**　口腔种植科　2012 年 2 月 16 日，2012 年 2 月 28 日

【主诉】

右上颌种植牙无不适。

【检查】

双侧后牙区牙龈颜色正常，无压痛。X 线片示 14、15、17 种植体骨结合良好。

【治疗】

盐酸阿替卡因局麻下 14、15、17 区切龈小翻瓣，去覆盖螺丝，接转移杆，种植体水平闭窗式硅橡胶一次印模，转移杆接替代体后插回硅橡胶阴模，制作人工牙龈，超硬石膏灌制模型，14、15、17 接愈合基台。硅橡胶记录咬合，3D 比色板选色 2R1.5，填设计单，选择粘接固位永久基台交技工室制作。2 周后试戴永久基台，25N·cm 锁紧，无菌棉加树脂封基台，试戴贵金属烤瓷种植桥，多功能树脂粘接。去除多余树脂，牙线通畅邻接，咬合调整，抛光。嘱渐进性负荷，定期复查。

> **第九次就诊**　牙周科　2012 年 2 月 29 日

【主诉】

要求复查牙周情况。

【检查】

13—23 无叩痛，松动Ⅰ～Ⅱ度，PD＝2～3mm，BOP（－），X 线片可见骨吸收至根中 1/3。25、26 无叩痛，松动Ⅱ～Ⅲ度，PD＝2～4mm，BOP（＋）。下颌 34、35、45 邻面 PD＝2mm，下颌前牙区牙石Ⅰ度。

【治疗】

全口超声龈上洁治，局部手工龈下刮治，过氧化氢溶液冲洗，上碘甘油。

> **第十次就诊**　牙体牙髓科　2012 年 4 月 23 日

【主诉】

要求 13—23 行根管治疗。

【检查】

13—23 牙体完整，松动Ⅰ～Ⅱ度，X 线片未见根尖区阴影。

【治疗】

盐酸阿替卡因局部麻醉下 13—23 开髓拔髓，清理根管，3% NaClO 冲洗，镍钛锉预备至 40#/04，封氢氧化钙糊剂，ZOE 暂封。嘱 2 周后复诊。

第十一次就诊 牙体牙髓科 2012年5月17日

【主诉】

13—23无不适。

【检查】

13—23暂封完整，无叩痛，松动Ⅰ~Ⅱ度。

【治疗】

13—23去除暂封，清理根管，3% NaClO冲洗，插入40#/04牙胶尖拍片示牙胶尖末端距根尖0.5mm。环氧树脂型根充糊剂加牙胶尖侧压充填，拍根尖X线片，玻璃离子暂封。嘱1个月后复诊，评估是否可行牙周夹板修复。

第十二次，第十三次就诊 口腔修复科 2012年6月14日，2012年7月3日

【主诉】

13—23无不适。

【检查】

13—23暂封完整，无叩痛，松动Ⅰ~Ⅱ度。

【治疗】

13—23行牙体预备，含肾上腺素排龈线排龈；硅橡胶二次印模，超硬石膏灌制模型，硅橡胶咬合记录，比色板选色2R1.5，填设计单，交技工室制作13—23贵金属烤瓷连冠。2周后试戴烤瓷连冠，调整咬合，多功能树脂粘接，拍摄全景片（图5-2-5-1C）。

第十四次就诊 口腔颌面外科 2012年10月9日

【主诉】

要求拔除左上颌后牙。

【检查】

25、26无叩痛，松动Ⅱ~Ⅲ度，X线片示26根分叉处可见透射影。

【治疗】

盐酸阿替卡因局部麻醉下微创拔除25、26，仔细搔刮拔牙创，去除炎性肉芽，止血，嘱3个月后复诊。

第十五次就诊 口腔种植科   2013年2月22日

【主诉】

要求种植左后缺失牙。

【检查】

右上颌后牙区牙槽嵴宽度理想，角化龈充足，CBCT测量显示拔牙后骨愈合良好，骨嵴顶宽7～10mm，窦嵴距2～6mm，骨密度适中。

【治疗】

常规消毒辅巾，盐酸阿替卡因局部麻醉下，左上颌后牙区牙龈切开，翻瓣，牙槽骨修整，定位，24、25、27区逐级进行窝洞预备，敲击内提，植入牙种植体4.5mm×8mm，5mm×6mm，5mm×6mm共3枚，剪短黑色中心柱，牙龈修整缝合。嘱术后口服抗生素，2周后拆线。

第十六次，第十七次就诊 口腔种植科   2013年11月1日，2013年12月2日

【主诉】

左上颌种植牙无不适。

【检查】

左上颌后牙区牙龈颜色正常，无压痛。X线片示24、25、27种植体骨结合良好。

【治疗】

盐酸阿替卡因局麻下24、25、27区切龈小翻瓣，去中心柱，接转移杆，种植体水平闭窗式硅橡胶一次印模，转移杆接替代体后插回硅橡胶阴模，制作人工牙龈，超硬石膏灌制模型。24、25、27接愈合基台。硅橡胶记录咬合，3D比色板选色2R1.5，填设计单，选择粘接固位永久基台交技工室制作。4周后试戴永久基台及贵金属烤瓷种植桥，基台敲击就位，贵金属烤瓷种植桥多功能树脂粘接。去除多余树脂，牙线通畅邻接，咬合调整，抛光（图5-2-5-1A～图5-2-5-1C）。拍摄全景片（图5-2-5-1D）。嘱渐进性负荷，定期复查。

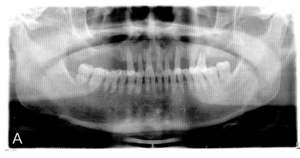
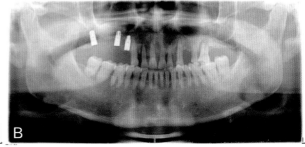

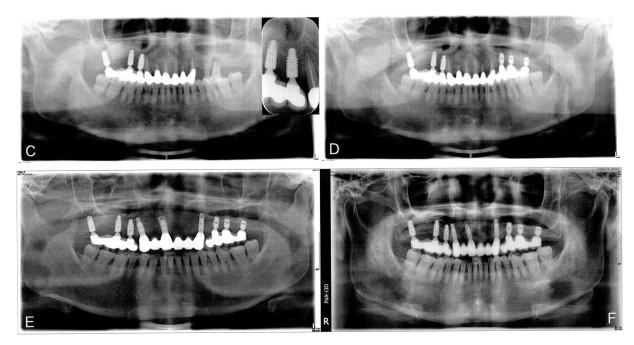

图 5-2-5-1　诊疗过程全景片资料

A. 初诊时　B. 右上颌后牙区上颌窦外提升植骨同期种植体植入后　C. 右上颌后牙种植修复完成及上颌前牙牙周夹板修复完成后　D. 左上颌后牙区上颌窦内提加短种植体植入种植修复完成后　E. 上颌前牙种植修复完成后　F. 前牙种植修复戴牙 2 年后复查

第十八次就诊　**口腔种植科**　2017 年 11 月 26 日

【主诉】

牙周夹板修复 5 年余未复查，现修复体脱落要求治疗。

【检查】

13—23 烤瓷连冠脱落，组织面可见部分牙体组织，口内查 13、12、23 部分牙体缺损，23 可见继发龋，12 松动Ⅲ度，牙周溢脓，PD = 2 ~ 5mm，BOP（＋）。13、11、21、22、23 松动Ⅰ~Ⅱ度（图 5-2-5-2A）。全景片示 12 根周透射影达根尖区，23 近中角形骨吸收。

【治疗】

13—23 牙周过氧化氢溶液冲洗，上碘甘油。

第二次多学科诊疗讨论　2017 年 11 月 26 日

【讨论目的】

根据患者目前上颌前牙情况确定上颌余留牙是否保留，并确定下一步治疗方案。

【参与科室】

口腔种植科、牙周科、牙体牙髓科。

【讨论意见】

1. 牙周科　经过 5 年牙周夹板治疗，其间患者仅做过一次牙周维护，从目前牙周情况看，12 牙周炎已进展至根尖区，无法保留，23 牙周探诊深度有增加，13—23 已不再适合继续牙周夹板修复，建议拔除考虑种植修复。

2. 牙体牙髓科　13、12 部分牙体缺损，23 牙体缺损且有继发龋，加之牙周情况不佳，建议拔除 13—23 后种植修复。

3. 口腔种植科　13—23 现有慢性炎症，可在消炎治疗后行即刻种植同期植骨，延期修复。

【结论】

拟行 13—23 局部治疗，口服消炎药后行即刻种植同期植骨，8 个月后二期修复。

第十九次就诊　口腔种植科　2017 年 12 月 18 日

【主诉】

要求进行上颌前牙种植治疗。

【检查】

13—23 松动Ⅰ～Ⅲ度，角化龈充足，12 牙周挤压有分泌物。全景片示 12 根周阴影达根尖区，23 近中角形骨吸收，骨密度良好。

【治疗】

常规消毒辅巾，盐酸阿替卡因局部麻醉下，13—23 微创拔除，彻底搔刮拔牙创，牙龈切开翻瓣，修整骨嵴（图 5-2-5-2B），于 13、11、23 位点处逐级备洞（图 5-2-5-2C），骨挤压，植入牙种植体 3.7mm×13mm 三枚（图 5-2-5-2D、E），接 3mm 愈合基台，扭矩 25N·cm，跳跃间隙植入脱蛋白牛骨基质 0.25g（图 5-2-5-2F），覆盖可吸收胶原膜，减张缝合创口（图 5-2-5-2G），穿龈愈合。嘱术后口服抗生素，2 周后拆线。

第二十次，第二十一次就诊　口腔种植科　2018 年 3 月 24 日，2018 年 4 月 5 日

【主诉】

种植牙无不适，要求修复。

【检查】

13、11、23 基台无松动，牙龈色正常，挤压无不适。

【治疗】

13、11、23 取下愈合基台（图 5-2-5-2H），种植体接转移杆，闭窗式硅橡胶一次印模，转移杆接替代体后插回硅橡胶阴模，制作人工牙龈，超硬石膏灌制模型，13、11、

23 接回愈合基台。硅橡胶记录咬合，3D 比色板选色 A2，填设计单，选择临时基台交技工室制作树脂临时牙桥。2 周后试戴 13—23 临时牙桥（图 5-2-5-2I），手动拧紧，无菌棉加树脂封口，调𬌗抛光。嘱进软食，定期复查（每月调整临时牙外形，牙龈整塑 3 次）。

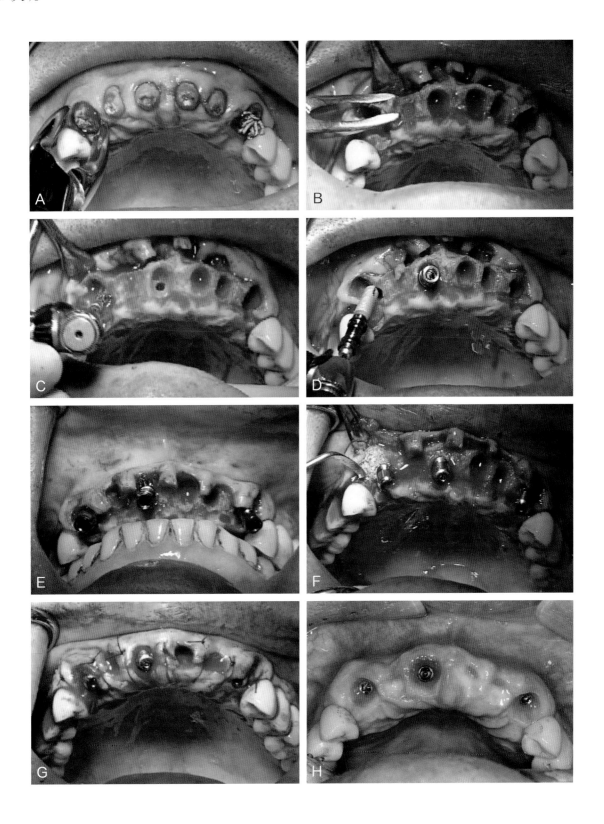

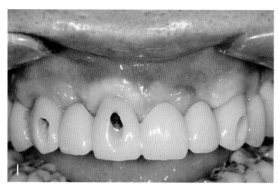

图 5-2-5-2 上前牙即刻种植过程

A. 上颌前牙种植修复术前口内照 B. 上颌前牙拔除后骨嵴修整 C. 拔牙窝内偏腭侧逐级备洞 D. 牙种植体植入 E. 咬合状态时种植体与下颌前牙的位置关系 F. 愈合基台接入及跳跃间隙植骨 G. 减张缝合龈瓣 H. 术后 3 个月牙龈愈合情况 I. 初次戴入种植临时桥的牙龈外形

第二十二次，第二十三次就诊 口腔种植科 2018 年 7 月 2 日，2018 年 7 月 18 日

【主诉】

种植临时牙无不适，要求正式修复。

【检查】

13—23 临时牙无松动，牙龈色正常，覆𬌗覆盖正常，龈缘线及牙龈乳头外形自然，挤压无不适。

【治疗】

取下 13—23 临时牙桥，种植体接转移杆，开窗式硅橡胶一次印模，转移杆接替代体，制作人工牙龈，超硬石膏灌制模型，硅橡胶记录咬合，13—23 临时牙桥戴入，3D 比色板选色 2R1.5，填设计单，交技工室制作个性化钛基台及全瓷牙桥。2 周后取下 13—23 临时牙桥，试戴 13、11、23 个性化钛基台及 13—23 全瓷牙桥，30N·cm 锁紧基台螺丝，无菌棉加树脂封基台，多功能树脂粘接全瓷牙桥（图 5-2-5-3D ~ 图 5-2-5-3F），调整咬合，抛光，拍摄全景片（图 5-2-5-1E）。嘱渐进性负荷，定期复查。

【治疗完成评价】

通过治疗前后对比，治疗后的美学效果包括颜色、形态、排列改善，牙龈、唇齿美学关系，医患双方均满意。患者自觉咀嚼、言语等功能舒适、无障碍。

上颌前牙区红色美学评价：总体牙龈乳头高度稍显不足，左右同名牙牙龈乳头高度一

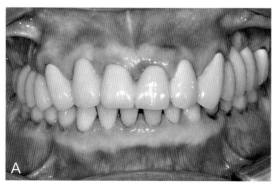

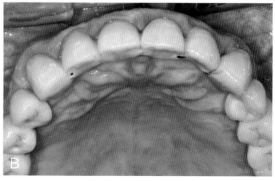

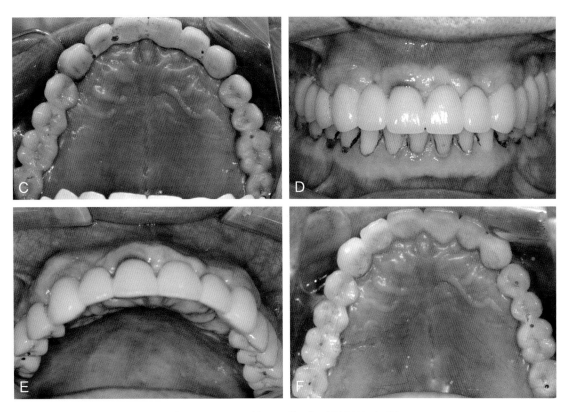

图 5-2-5-3　前牙天然牙与种植牙外形对比

A. 上颌前牙天然牙戴用牙周夹板全口咬合照　B. 上颌前牙天然牙唇腭侧轮廓外形　C. 上颌前牙天然牙上颌口内照
D. 上颌前牙种植牙全口咬合照　E. 上颌前牙种植牙唇腭侧轮廓外形　F. 上颌前牙种植牙时上颌口内照

致，左右同名牙龈缘线高度弧度一致，初戴全瓷桥时，局部牙龈颜色压白，11 种植体龈缘去除粘接剂时有少许出血。

　　上颌前牙轮廓美学评价：13、11、23 种植体唇侧凸度与拔牙种植前相似，12、21、22 桥体对应唇侧牙槽骨外形凹陷明显，与拔牙前差别较大。

【多学科分析】

　　1. 牙周夹板的临床应用（中山大学附属口腔医院牙周科，赵川江教授）　牙周夹板的基本原理是将多个松动牙及健康邻牙连接成一个新的咀嚼单位，以达到固定松动牙，有效分散殆力，减轻牙周支持组织负担，为牙周组织恢复及正常行使功能创造有利条件的目的。

　　当牙齿受不同方向殆力作用时，单颗患牙牙周支持组织不足以承受正常咬合力，易引起继发性殆创伤，甚至发生倾斜移位。夹板固定后，松动牙受力运动变成了部分稳固牙列的整体运动，有效增大患牙对侧向力的耐受性，防止牙齿病理性移位。同时，殆力分散至所有基牙，利用牙周组织的代偿潜力，减轻患牙的牙周负担，使其受力控制在生理范围之内，延长患牙的使用寿命。

　　应用牙周夹板时，须先辨别引起牙齿松动的病因。如存在明显的菌斑相关性牙周支持组织破坏时，应先行牙周基础治疗及患者口腔卫生教育，以控制炎症进展。如存在原发性或继发性殆创伤，应辅以调殆治疗；其他局部刺激因素如不良修复体、牙齿解剖异常，牙列不齐，不良口腔习惯等，也应尽量改善或消除。

　　牙周夹板可分为暂时性和永久性夹板两种。暂时性夹板使用不锈钢结扎丝、复合树脂、高强度玻璃纤维、钛合金材料或正畸固定矫治器制作夹板，将松动牙通过结扎、粘接等方式固定于健康邻牙上，夹持数周或数月不等，一般待牙周组织愈合后可拆除。永久性夹板则通过固定或可摘式修复体制成，适用于多牙松动，尤其是前后牙同时松动的患者。对牙齿松动伴缺牙的患者，可制作带修复体的永久性夹板，如连冠式牙周夹板，同时进行缺牙修复。临床研究显示，牙周夹板的正确使用可以改善患牙松动度、牙周探诊深度和附着丧失等牙周指标，提高松动牙的存活率，并改善咬合功能。

　　该患者因慢性牙周炎致多牙松动或缺失，需行全口咬合重建，后牙采用了种植修复的方式恢复咬合功能；前牙则利用烤瓷连冠式牙周夹板保留其天然牙，以获得良好的美观效果及延长患牙的使用寿命。

　　2. 牙周序列治疗的重要性（中山大学附属口腔医院牙周科，赵川江教授）　牙周序列治疗的目的是为患者重建一个长期健康的牙周环境并恢复一个功能良好的牙列。牙周序列治疗分为4阶段，包括全身干预阶段、基础治疗阶段、纠正局部不利因素（辅助治疗）阶段及维护阶段（牙周支持治疗）。

　　（1）全身干预阶段：目标是消除或减少全身因素对治疗结果的影响，包括对全身系统性疾病（如糖尿病等）的治疗、劝导患者戒烟、用药情况的调整等。

　　（2）基础治疗阶段：为对因治疗阶段，主要目的是通过彻底去除口腔软硬沉积物并消除菌斑滞留因素来实现清洁无感染的口腔状况，同时培养患者口腔清洁习惯。此阶段结束后应评估是否需要辅助治疗及制订支持治疗计划。

　　（3）辅助治疗阶段：强调了机会性感染的后遗症，其治疗措施包括：牙周手术、牙体牙髓治疗、修复正畸治疗等。牙周手术可直视下彻底清洁感染组织，修正软硬组织不良外形，植入骨替代材料及生物屏障膜引导牙周组织再生等，促进牙槽骨新生及临床附着水平的改善，创造便于患者自洁的条件。功能修复则是建立在控制牙周炎症，软硬组织恢复生理形态的基础上，依靠正畸、种植或修复的手段恢复患者牙列的功能和美观。

　　（4）牙周维护阶段：目的是预防再感染和疾病的复发，此阶段需要医师和患者长久共同努力，患者每天有效的清洁以及良好的依从性，医师定期维护复查，都是决定疗效至关重要的因素。很多患者在功能重建之后，往往忽视后续的牙周支持治疗，引起牙周炎复发，牙周状况恶化，最终导致治疗失败。

　　本病例患者完成前牙金属烤瓷连冠固定式牙周夹板修复后，由于未及时进行牙周维护，修复寿命仅达到 5 年多。

3. 全瓷修复体存在的问题（中山大学附属口腔医院口腔修复科，陈晓丹讲师） 该患者种植修复 5 年后，由于修复体脱落二次就诊。临床发现除粘接剂失效外，还有部分基牙牙体折裂。粘接是决定修复成功与否的重要因素，不仅可以为修复体提供良好的固位，还可以影响修复体的美观和边缘封闭。临床上可以通过提高机械固位力和化学结合力获得修复体理想的粘接效果，尤其对于全瓷修复体。全瓷修复体的粘接也是临床医师目前面临的挑战：对于玻璃基陶瓷的粘接处理，首先应对修复体组织面进行氢氟酸酸蚀使表面形成微机械嵌合，然后涂布硅烷偶联剂，以利于全瓷修复体与树脂水门汀之间形成化学结合；对于氧化锆陶瓷，首先应对修复体组织面进行喷砂形成微机械嵌合，但由于过度的机械处理会影响氧化锆材料的力学性能，因此喷砂压力不宜过高，一般不超过 3 个大气压；喷砂材料一般选择直径小于 $50\mu m$ 的氧化铝颗粒；喷砂时间一般为 20 秒，喷砂后涂布 MDP 等磷酸酯类预处理剂形成化学结合。对于树脂基陶瓷，其表面粘接处理取决于玻璃相含量。玻璃相含量较多者采用氢氟酸酸蚀结合硅烷偶联剂；玻璃相较少或不含玻璃相者，则进行喷砂表面粗化处理。

患者进行第二次修复时采用的全瓷修复体，含氧化锆底冠。越来越多的后牙修复体也开始采用二氧化锆全冠修复。由于氧化锆材料自身硬度远高于牙釉质，其在𬌗运循环中对对颌牙的过度磨损也是临床关注的问题。此外，在临床试戴全锆冠时需做必要的咬合调整，从而增加了牙冠的表面粗糙度，加重了对颌牙的磨损。研究表明：高度抛光的氧化锆对牙釉质的磨损低于二硅酸锂增强型玻璃陶瓷，与牙釉质的自然磨耗相当。因此，临床上必须高度重视氧化锆特别是全锆冠的抛光问题。首先采用粒度较粗的金刚砂磨头对修复体进行打磨修整，然后采用粗抛光轮进行平整和预抛光，最后采用细抛光轮进行最后的精细抛光。需注意使用每个抛光磨头压力不可太大，否则损耗过快，且可能改变修复体轮廓。

4. 种植牙龈乳头保留与重建（中山大学附属口腔医院口腔种植科，王劲茗副教授） 该患者前牙修复重建两次：一次为天然牙连冠修复，另一次为种植牙联桥修复。都是考虑到前牙美学的修复效果，包括白色美学，红色美学以及轮廓美学三个层级。其中红色美学要求牙龈龈缘线外形与对侧同名牙一致，牙龈乳头高度与对侧同名牙一致。该病例前后对比可以看出：天然牙牙冠形态偏尖圆形或卵圆形，种植牙牙冠形态则呈现为方圆形；天然牙龈缘曲线凹凸有致，种植牙龈缘曲线则较为平缓；天然牙牙龈乳头高而尖，种植牙牙龈乳头矮而秃；天然牙唇侧轮廓外形丰满，牙根形态可见，而种植牙牙桥部分唇侧凹陷明显，牙根外形不可见。在临床操作中我们通常采用即刻种植或早期种植的方法来最大限度保留软硬组织，而对于已经发生明显骨吸收的病例，则需要结合各种骨增量技术以及软组织增量的技术，用以重建种植牙牙龈乳头。这就要求术者必须掌握恰当的种植体植入时机，选择合适的种植体，同时也应具备一定的手术技能。当然后期临时牙的整塑，也是实现红色美学的重要环节。

5. 前牙多牙种植的注意事项（中山大学附属口腔医院口腔种植科，王劲茗副教授）　该病例在第二次前牙修复重建的过程中，面临前牙多牙种植的难题。重建后我们发现，前牙区种植牙牙龈乳头的高度明显低于天然牙。这是由于天然牙拔除之后破坏了由牙槽骨、牙周膜、牙骨质共同组成的发育单元，导致束状骨吸收，牙间骨嵴降低所致。国际种植学会指南中要求两个相邻种植体之间间距应大于等于3mm，利用数字化导板等技术帮助种植体准确地三维定位，也有利于实现前牙多牙种植美学。有学者建议采用逐步拔除、逐步种植的方法，即拔除一个种一个，利用天然邻牙维持牙间骨嵴高度以获得理想的牙龈乳头高度。在本病例中我们采用间隔种植的方法，于缺牙区的两端及中部植入三枚种植体，通过后期的临时牙牙龈整塑获得了较为一致的前牙红色美学，但与天然牙相比，牙龈乳头的高度仍显不足。

（王劲茗）

参考文献

1. WATKINS S J, HEMMINGS K W. Periodontal splinting in general dental practice. Dent Update, 2000, 27(6): 278-285.

2. SIEGEL S C, DRISCOLL C F, FELDMAN S. Tooth stabilization and splinting before and after periodontal therapy with fixed partial dentures. Dent Clin North Am, 1999, 43(1): 45-76.

3. ESFAHROOD Z R, AHMADI L, KARAMI E, et al. Short dental implants in the posterior maxilla: a review of the literature. J Korean Assoc Oral Maxillofac Surg, 2017, 43(2): 70-76.

4. CHEN S T, BUSER D. Esthetic outcomes following immediate and early implant placement in the anterior maxilla—a systematic review. Int J Oral Maxillofac Implants, 2014, 29 Suppl: 186-215.

5. SIADAT H, ALIKHASI M, BEYABANAKI E. Interim prosthesis options for dental implants. J Prosthodont, 2017, 26(4): 331-338.

6. BUSER D, MARTIN W, BELSER U C. Optimizing esthetics for implant restorations in the anterior maxilla: anatomic and surgical considerations. Int J Oral Maxillofac Implants, 2004, 19 Suppl: 43-61.

7. ROCCUZZO M, ROCCUZZO A, RAMANUSKAITE A. Papilla height in relation to the distance between bone crest and interproximal contact point at single-tooth implants: A systematic review. Clin Oral Implants Res, 2018, 29 Suppl 15: 50-61.

8. RINKE S. Anterior all-ceramic superstructures: chance or risk? Quintessence Int, 2015, 46(3): 217-227.

9. MAZZA L C, LEMOS C A A, PESQUEIRA A A, et al. Survival and complications of monolithic ceramic for tooth-supported fixed dental prostheses: A systematic review and meta-analysis. J Prosthet Dent, 2021, 18: S0022-3913(21)00065-2.

10. UCKAN S, TAMER Y, DENIS K. Survival rates of implants inserted in the maxillary sinus area by internal or external approach. Implant Dent, 2011, 20(6): 476-479.